口腔执业助理医师资格考试

命题规律之专项夺分题典

牙体牙髓病学　牙周病学
儿童口腔医学　口腔黏膜病学

赵庆乐　主编
金英杰医学教育研究院　组织编写

· 北京 ·

目录

牙体牙髓病学 / 001

- 第一单元　龋病 ……………………………………………… 003
- 第二单元　牙发育异常 ……………………………………… 031
- 第三单元　牙急性损伤 ……………………………………… 051
- 第四单元　牙慢性损伤 ……………………………………… 058
- 第五单元　牙本质敏感症 …………………………………… 064
- 第六单元　牙髓疾病 ………………………………………… 067
- 第七单元　根尖周病 ………………………………………… 102

牙周病学 / 117

- 第一单元　概述 ……………………………………………… 119
- 第二单元　牙龈疾病 ………………………………………… 134
- 第三单元　牙周炎 …………………………………………… 170
- 第四单元　牙周炎的伴发病变 ……………………………… 224
- 第五单元　种植体周围组织疾病 …………………………… 227

儿童口腔医学 / 229

- 第一单元　龋病 ……………………………………………… 231
- 第二单元　牙髓病与根尖周病 ……………………………… 253
- 第三单元　咬合发育问题 …………………………………… 277
- 第四单元　牙齿发育异常 …………………………………… 286
- 第五单元　牙外伤 …………………………………………… 291

口腔黏膜病学 / 299

- 第一单元　口腔黏膜感染性疾病 …………………………… 301
- 第二单元　口腔黏膜溃疡性疾病 …………………………… 317
- 第三单元　口腔斑纹类疾病 ………………………………… 326
- 第四单元　唇舌疾病 ………………………………………… 336

牙体牙髓病学

第一单元　龋病

1. 龋病的定义是
A. 牙齿在多种因素的影响下，其组织发生的一种慢性进行性破坏性疾病
B. 在多种生物因素的共同作用下，牙齿硬组织发生急性严重性破坏的一种病变
C. 在以细菌为主的多种因素的影响下，牙齿硬组织发生慢性进行性破坏的一种疾病
D. 在多种内在因素影响下，牙齿硬组织发生慢性进行性破坏的一种疾病
E. 在细菌的影响下，牙齿硬组织发生慢性进行性破坏的一种疾病
【答案】C
【解析】龋病：在以细菌为主的多种因素的影响下，牙齿硬组织发生慢性进行性破坏的一种疾病。

【破题思路】龋病定义会从多角度考核，必须熟记：
① 龋病为在以细菌为主的多种因素的影响下，牙齿硬组织发生慢性进行性破坏的一种疾病。
② 龋病可以称为牙齿硬组织的细菌感染性疾病。
③ 龋病的主要病理变化为有机物分解、无机物脱矿。

2. 龋病可以称为牙齿硬组织的什么感染性疾病
A. 病毒　　　　　　　　B. 细菌　　　　　　　　C. 真菌
D. 支原体　　　　　　　E. 衣原体
【答案】B
【解析】龋病为在以细菌为主的多种因素的影响下，牙齿硬组织发生慢性进行性破坏的一种疾病。因龋病主要病因为细菌，所以龋病亦可称为牙齿硬组织的细菌感染性疾病。

3. 龋病的发病特点是牙体硬组织呈
A. 急性间歇性破坏　　　　B. 急性进行性破坏　　　　C. 慢性间歇性破坏
D. 慢性进行性破坏　　　　E. 持续性脱钙
【答案】D
【解析】龋病为在以细菌为主的多因素作用下发生的牙齿硬组织的慢性进行性破坏性疾病。

4. 龋病病因的四联因素包括
A. 牙齿形态、排列、大小、位置　　　　B. 细菌、宿主、食物、时间
C. 微生物、唾液、蔗糖、时间　　　　　D. 细菌、口腔卫生、牙齿排列、食物
E. 唾液、牙齿、口腔卫生、遗传
【答案】B
【解析】目前广为接受的龋病病因为四联因素学说，包括细菌、宿主、食物、时间。

5. 下列不属于龋病病因范畴的是
A. 细菌和牙菌斑　　　　B. 食物　　　　　　　　C. 宿主
D. 时间　　　　　　　　E. 创伤
【答案】E
【解析】目前广为接受的龋病病因为四联因素学说，包括细菌、宿主、食物、时间。

6. 龋病病因中化学细菌学说的不足之处在于
A. 没有阐明细菌与碳水化合物的关系　　　B. 没有阐明牙面细菌存在的形式
C. 没有为龋病病因的现代理论奠定基础　　D. 缺乏病理学、生物化学的实验依据
E. 只提出无机物脱矿溶解，未提出有机物的分解
【答案】B
【解析】龋病病因学说包括蛋白溶解学说、蛋白溶解-螯合学说、Miller 化学细菌学说、四联因素学说等。Miller 化学细菌学说是现代龋病病因的基础，其总结了口腔微生物分解碳水化合物产酸（即细菌与碳水化合物的关系），酸先导致牙组织脱矿，继之软化残存物（有机物）的分解（即既有无机物脱矿又有有机物分解）等方面的内容。其缺点在于：①不能解释龋病的特异性部位；②未能提出牙菌斑附着的概念（即未提出细菌的存在形式）和局部细菌酶活性的概念；③对于龋病过程中特异性细菌感染的作用未予肯定；④不能解释为什么某

些人是无龋的；⑤不能解释静止龋现象；⑥提出某些情况下牙内无机盐可以析出，有机-无机键可以被破坏，但未能提供任何实验性证据说明成人牙受到这种全身性影响。

7. Miller 化学细菌学说的优点是
   A. 解释了龋病为何从牙平滑面开始
   B. 解释了龋病的特异性部位
   C. 提出了牙菌斑附着的概念
   D. 提出了局部细菌酶活性的概念
   E. 提出了口腔微生物发酵产酸的作用

【答案】E

【解析】Miller 化学细菌学说总结了口腔微生物分解碳水化合物产酸，酸先导致牙组织脱矿，继之软化残存物的分解等方面的内容。

8. 龋发生的始动因素为
   A. 致龋菌
   B. 牙齿结构不良
   C. 唾液分泌减少
   D. 全身营养不良
   E. 蔗糖

【答案】A

【解析】龋病为在以细菌为主的多种因素的影响下，牙齿硬组织发生慢性进行性破坏的一种疾病。其主要病因为细菌，始动因素为牙菌斑，即致龋菌。

9. 龈上菌斑定义正确的是
   A. 矿化的细菌性沉积物，牢固黏附于牙面和修复体表面，由黏性基质和嵌入其中的细菌构成
   B. 未矿化的细菌性沉积物，牢固黏附于牙面和修复体表面，由细菌构成
   C. 部分矿化的细菌性沉积物，牢固黏附于牙面和修复体表面，由黏性基质和嵌入其中的细菌构成
   D. 未矿化的细菌性沉积物，牢固黏附于牙面和修复体表面，由黏性基质和嵌入其中的细菌构成
   E. 以上均不对

【答案】D

【解析】龈上菌斑是龈缘上方的未矿化的细菌性沉积物，牢固黏附于牙面和修复体表面，由黏性基质和嵌入其中的细菌构成。

【破题思路】菌斑要点："未矿化的""由细菌和基质组成""不能被水冲去"。

10. 人类口腔正常菌群中的主要致龋菌
    A. 变形链球菌
    B. 黏性放线菌
    C. 内氏放线菌
    D. 梭形杆菌
    E. 乳杆菌

【答案】A

【解析】变形链球菌、放线菌和乳杆菌是致龋的三大菌种，其中变形链球菌为主要的。

【破题思路】
① 口腔主要致龋菌：变形链球菌、放线菌属和乳杆菌属。
② 主要致龋菌不包括——选"变形链球菌、放线菌属和乳杆菌属"之外的选项。
③ 主要致龋菌包括——变形链球菌、放线菌属和乳杆菌属同时存在的情况下，选择变形链球菌。
④ 与冠部和根部龋坏都有关系的致龋菌——变形链球菌。
⑤ 分解蔗糖能力最强的细菌——变形链球菌。
⑥ 最早定植的细菌——血链球菌。
⑦ 最常分离到的细菌——轻链球菌。
⑧ 根面龋（龈下菌斑）最常分离到的细菌——放线菌。
⑨ 在加速龋病发展中起作用的细菌——乳杆菌属。

11. 变形链球菌菌体表面的黏附素是
    A. 杂聚糖和果聚糖
    B. 葡聚糖和果聚糖
    C. 唾液糖蛋白和胶状物
    D. 表面蛋白和脂磷壁酸
    E. 乳酸脱氢酶和烯醇化酶

【答案】D

【解析】变形链球菌表面黏附素与牙表面获得性膜结合而有利于细菌定植，表面蛋白和脂磷壁酸为主要组成部分。

12. 以下哪一种菌属在加速龋病的发展中可能起主要作用
A. 变形链球菌　　　　　　　　B. 放线菌　　　　　　　　　C. 韦永菌
D. 乳杆菌　　　　　　　　　　E. 类杆菌
【答案】D
【解析】乳杆菌属数量增加是龋病进展的结果，在加速龋病的发展中起主要作用。

13. 口腔中的主要致龋菌是
A. 变形链球菌　　　　　　　　B. 血链球菌　　　　　　　　C. 乳杆菌
D. 唾液链球菌　　　　　　　　E. 放线菌
【答案】A
【解析】变形链球菌：为口腔中主要致龋菌；血链球菌：最早在牙面定植；乳杆菌属：其数量增加是龋病进展的结果；放线菌：促进变形链球菌定植于根面，在龈下菌群和根面龋的牙菌斑中最常分离到。

14. 变形链球菌的致龋性主要取决于
A. 能够在窝沟龋中检测出　　　B. 可以通过唾液传播　　　　C. 能在厌氧状态下生存
D. 可以牢固附着于牙面　　　　E. 产酸性和耐酸性
【答案】E
【解析】变形链球菌的致龋性主要取决于其产酸性和耐酸性。

15. 代谢蔗糖能力最强的细菌是
A. 轻链球菌　　　　　　　　　B. 唾液链球菌　　　　　　　C. 乳杆菌
D. 变形链球菌　　　　　　　　E. 放线菌
【答案】D
【解析】代谢蔗糖能力最强的细菌是变形链球菌。鉴于变形链球菌代谢蔗糖产酸能力最强，所以也是最主要的致龋菌。

16. 关于龋病发病的细菌因素叙述中，正确的是
A. 乳杆菌可能是龋病发生的初始致病菌　　　　B. 放线菌在菌斑内无任何作用
C. 牙菌斑是龋病发生的始动因子　　　　　　　D. 牙菌斑由已矿化的细菌和基质组成
E. 变形链球菌能在菌斑深层缺氧环境中生存
【答案】C
【解析】牙菌斑是龋病发病和牙周病的始动因子。

17. 牙面获得性膜形成后，最初附着于牙面的细菌主要是
A. 黏性放线菌　　　　　　　　B. 变形链球菌　　　　　　　C. 唾液链球菌
D. 血链球菌　　　　　　　　　E. 轻链球菌
【答案】D
【解析】最初附着于牙面的是血链球菌。

18. 变形链球菌组细菌可以分类为
A. 7种血清型亚型 a~g　　　　B. 8种血清型亚型 a~h　　　C. 4种生物型Ⅰ~Ⅳ
D. 6种生物型Ⅰ　　　　　　　E. 以上都不是
【答案】B
【解析】变形链球菌组细菌可以分类为8种血清型亚型（a~h），分成Ⅰ~Ⅴ共5种生物型。

19. 菌斑细菌致龋的基础是
A. 糖代谢　　　　　　　　　　B. 蛋白质代谢　　　　　　　C. 脂肪代谢
D. 无机盐代谢　　　　　　　　E. 以上均是
【答案】A
【解析】龋病发生的基础是糖代谢产酸，在酸的作用下发生牙齿硬组织脱矿。

20. 牙体缺损的首要病因是
A. 磨损　　　　　　　　　　　B. 酸蚀　　　　　　　　　　C. 龋病
D. 外伤　　　　　　　　　　　E. 发育异常
【答案】C
【解析】牙体缺损的病因可以是龋病、外伤、磨损、楔状缺损、酸蚀、发育畸形等，但是最常见的病因还是龋病。

21. 在深龋中，细菌可以通过暴露的牙本质小管感染牙髓，下列说法正确的是
   A. 牙本质厚度 <2mm，牙髓内可找到细菌
   B. 牙本质厚度 <1.1mm，牙髓内可找到细菌
   C. 牙本质厚度 <0.5mm，牙髓内可找到细菌
   D. 牙本质厚度 <0.2mm，牙髓内可找到细菌
   E. 牙本质厚度 <1.5mm，牙髓内可找到细菌
【答案】D
【解析】在深龋中，细菌可经牙本质小管进入牙髓而使牙髓感染，牙本质厚度 <0.2mm，牙髓内可找到细菌。

【破题思路】剩余牙本质厚度 ≥ 2mm 牙髓无不良反应；
0.5~1mm 牙髓轻度反应，少许反应性牙本质形成；
0.25~0.5mm 牙髓反应明显，较多牙本质形成；
<0.25 牙髓炎症严重，可找到细菌，反应性牙本质少，刺激性牙本质较多。

(22~23题共用备选答案)
   A. 下颌第一磨牙
   B. 上颌第一磨牙
   C. 对称性的牙
   D. 上颌侧切牙
   E. 全口牙
22. 在牙列中患龋率最高的牙是
【答案】A
23. 釉质发育不全常发生在
【答案】C
【解析】牙列中患龋率最高的牙为下颌第一磨牙，因为下颌第一磨牙为最早萌出的恒牙，在口腔内时间长并且点隙窝沟复杂。釉质发育不全多对称发生，并且可根据发生的牙位，推测釉质发育不全的年龄：釉质发育不全累及上颌1、3、6，下颌1、2、3、6，则发生于1岁以内，釉质发育不全累及上颌2，则发生于1~2岁，釉质发育不全累及上下颌4、5、7，则发生于2岁以后。

(24~26题共用备选答案)
   A. 温度测验
   B. 染色法
   C. 选择性麻醉
   D. X线检查
   E. 叩诊
24. 诊断牙隐裂的是
【答案】B
25. 鉴别急性牙髓炎上、下牙位的是
【答案】C
26. 诊断邻面龋的是
【答案】D
【解析】诊断牙隐裂常用方法：染色法、咬诊法等；鉴别急性牙髓炎上、下牙位的是选择性麻醉（麻醉上颌或下颌牙，若疼痛消失则疼痛来自麻醉侧，反之亦然）；诊断邻面龋常用X线检查；判断牙髓状态多用温度测验；叩诊可用于检查牙周膜的病变或根尖周病变。

27. 获得性膜功能不包括
   A. 为釉质提供有选择的渗透性
   B. 修复或保护釉质表面
   C. 影响特异性口腔微生物对牙面的附着
   D. 作为菌斑微生物的底物和营养
   E. 是牙齿防御系统的组成部分
【答案】E
【解析】获得性膜功能包括：①为釉质提供有选择的渗透性；②修复或保护釉质表面；③影响特异性口腔微生物对牙面的附着；④作为菌斑微生物的底物和营养。

28. 蔗糖致龋的必要条件是
   A. 菌斑存在
   B. 多次食用
   C. 黏附牙面
   D. 加工精细
   E. 溶解于水
【答案】A
【解析】龋病的发生依赖于菌斑内致龋菌分解蔗糖产酸，进而使牙硬组织脱矿。故蔗糖若要致龋，必须有菌斑的存在。

29. 食物是引起龋病的因素之一，以下观点错误的是
   A. 食物在牙面滞留会引起龋
   B. 吃糖量比吃糖次数对于龋的发生更重要

C. 食物物理性状与龋病发生密切相关　　　　D. 食物糖含量与龋发生有关
E. 蔗糖必须通过细菌作用才能致龋
【答案】B
【解析】吃糖次数比吃糖量对龋病的发生更重要。

> 【破题思路】食物因素考点：
> ① 食糖量越多，患龋情况越严重。
> ② 糖的种类：蔗糖、葡萄糖、果糖、麦芽糖、乳糖、淀粉、山梨醇、木糖醇，致龋性逐渐降低。
> ③ 进食频率越高，越容易致龋。
> ④ 吃糖量与吃糖次数相比，吃糖次数对于龋病的发生更重要。
> ⑤ 精细黏稠的含糖物致龋力大。
> ⑥ 氟化物、磷酸盐具有一定的降低龋坏的效果。

30. 恒牙最易发生龋齿的部位是
A. 咬合面和点隙裂沟　　　　B. 牙齿邻面和牙颈部　　　　C. 扭转和重叠的牙面
D. 釉质发育缺陷的牙面　　　E. 被酸蚀过的牙面
【答案】A
【解析】恒牙最易患龋的部位为咬合面和点隙裂沟，其次为邻面，再次为颊面。

31. 恒牙龋病的最好发牙位为
A. 下颌第一磨牙　　　　B. 上颌第一磨牙　　　　C. 前磨牙
D. 上前牙　　　　　　　E. 下前牙
【答案】A
【解析】恒牙龋病的最好发牙位为下颌第一磨牙，以后依次为上颌第一磨牙、第二磨牙、前磨牙、第三磨牙、上颌前牙，患龋率最低的是下颌前牙。

32. 上颌第一磨牙各面易患龋病的顺序为
A. 咬合面，近中面，腭面，颊面，远中面
B. 咬合面，颊面，近中面，腭面，远中面
C. 咬合面，远中面，腭面，近中面，颊面
D. 咬合面，近中面，远中面，腭面，颊面
E. 咬合面，远中面，近中面，颊面，腭面
【答案】A
【解析】上颌第一磨牙各面易患龋病的顺序：咬合面，近中面，腭面，颊面，远中面（OMPBD）；下颌第一磨牙各面易患龋的顺序：咬合面，颊面，近中面，远中面，舌面（OBMDL）。

33. 患者右侧牙剧痛来急诊。查见右上第一磨牙咬合面龋深，叩痛（+）。左上第一磨牙缺失，要做温度测验时，最好的对照牙应选
A. 右下第一磨牙　　　　B. 右上第二磨牙　　　　C. 左下第一磨牙
D. 右上第二前磨牙　　　E. 左上第二磨牙
【答案】C
【解析】牙髓温度测验的对照牙选择及测验顺序：首选同颌同名牙，其次对颌对侧同名牙，最后为与可疑牙处于同一象限内的健康邻牙。

34. 哪类龋病分类最适用于临床
A. 按发病缓急分类　　　　B. 按进展快慢分类　　　　C. 按解剖部位分类
D. 按病变深度分类　　　　E. 按腐质软硬分类
【答案】D
【解析】龋病可以按照病变进展速度、解剖部位、病变深度、与既往治疗的关系、累及牙体组织等多个方式分类。其中临床最适用的为按病变深度分类方法，以便于指导临床医生治疗方案。
① 按病变进展速度（发病情况）分为：急性龋、慢性龋、静止龋。
② 按解剖部位分为：窝沟龋、平滑面龋、根面龋、隐匿性龋、线形釉质龋。
③ 按病变深度（程度）分为：浅龋、中龋、深龋。
④ 按与既往治疗的关系分为：原发龋、继发龋、再发龋。
⑤ 按累及牙体组织分为：牙釉质龋、牙本质龋、牙骨质龋。

35. 根据龋坏部位的分类不包括
   A. 原发龋和继发龋　　　　B. 咬合面龋和邻面龋　　　　C. 牙釉质龋和牙本质龋
   D. 颈部龋和根面龋　　　　E. 窝沟龋和平滑面龋
   【答案】A
   【解析】原发龋、继发龋是按龋病与充填治疗史的关系分类。未经治疗的牙齿发生的龋坏为原发龋；经充填的牙齿，充填物边缘又发生的龋坏为继发龋。

36. 突然发生、范围广、进行速度快的龋蚀称为
   A. 猖獗龋　　　　B. 湿性龋　　　　C. 奶瓶龋
   D. 环状龋　　　　E. 急性龋
   【答案】A
   【解析】猖獗龋：突然发生、范围广、进行速度快的龋蚀，多见于颌面及颈部放疗患者或舍格伦综合征患者。

【破题思路】①猖獗龋：突然发生、范围广、进行速度快的龋蚀，多见于颌面及颈部放疗患者或舍格伦综合征患者。
②急性龋：多见于儿童或青少年，病变进展快，病变组织颜色较浅，呈浅棕色，质地较软且湿润，很容易用挖器挖除，又称为湿性龋，一般不强调"病变范围广"这一特点。
③奶瓶龋：因不良喂养方式（如夜奶、含奶瓶入睡）导致的龋坏，多发生于上前牙唇侧。
④环状龋：发生于牙颈部，累及乳前牙唇面及邻面围绕牙冠的龋坏。呈卷脱状，多见于牙冠中1/3至颈1/3。以围绕牙齿呈环状为主要特点。

37. 急性龋的临床表现是
   A. 洞内病变组织颜色较深　　　　B. 病变组织质地松软而且湿润　　　　C. 多见于成年人
   D. 修复性牙本质多　　　　E. 牙髓不易受影响
   【答案】B
   【解析】急性龋多见于儿童或青少年，病变进展快，病变组织颜色较浅，呈浅棕色，质地较软且湿润，很容易用挖器挖除，又称为湿性龋。故本题答案为B。

38. 龋病期间不形成或形成很少修复性牙本质的是
   A. 中龋　　　　B. 深龋　　　　C. 急性龋
   D. 慢性龋　　　　E. 继发龋
   【答案】C
   【解析】龋病期间不形成或形成很少修复性牙本质的是急性龋。患急性龋时，病变进展快，牙髓组织来不及形成修复性牙本质，或形成很少，导致牙髓组织容易受到感染，发生牙髓病变。

39. 早期龋是指
   A. 菌斑下方牙釉质白垩状脱钙　　　　B. 牙釉质表面粗糙呈蜂窝状缺损　　　　C. 窝沟色泽变黑，卡探针
   D. 龋洞口小底大呈潜掘形　　　　E. 龋洞洞底位于釉质层内
   【答案】A
   【解析】早期龋表现为釉质脱矿呈白垩色。

40. 根面龋患龋率最高的人群为
   A. 儿童　　　　B. 青少年　　　　C. 成年人
   D. 老人　　　　E. 40岁以上男性人群
   【答案】D
   【解析】老年人牙龈退缩，牙根暴露。根面龋多见于老年人。

41. 与继发龋发生无关的是
   A. 腐质未去净　　　　B. 洞形制备不良　　　　C. 材料调制不当
   D. 充填操作不当　　　　E. 未做窝洞消毒
   【答案】E
   【解析】"未做窝洞消毒"与继发龋的发生无关，因为如果腐质已去净，是否用窝洞消毒剂与洞壁是否存留细菌无关。而其他选项均与继发龋的发生有关。

42. 镜下观察，患牙釉质呈三角形病损，三角形的顶部向着釉牙本质界，底部向着釉质表面，由深层至表层病变可分为透明层、暗层、病损体部和表层。该病变是

A. 釉质浑浊症   B. 平滑面釉质龋   C. 窝沟釉质龋
D. Turner 牙   E. 牙本质龋

【答案】B

【解析】平滑面釉质龋龋损呈三角形（倒三角形），三角形的顶部向着釉牙本质界，底部向着釉质表面；窝沟釉质龋龋损呈锥形（正三角形），底部朝向牙本质，尖朝向釉质表面。

43. 鉴别深龋和牙髓炎时，用冷水做温度测验应避免
    A. 干燥牙面   B. 隔离唾液   C. 先测上牙
    D. 冷水入洞   E. 选对照牙

【答案】D

【解析】深龋和牙髓炎牙髓温度测验结果不同，深龋温度测验结果正常，牙髓炎温度测验结果敏感或迟钝。因深龋龋洞深近髓腔，刺激入洞亦可引起一过性敏感，故利用牙髓温度测验鉴别深龋和牙髓炎时，应避免刺激入洞，产生假阳性结果，造成结果干扰。故答案为D。

44. 变形链球菌可使菌斑 pH 下降至
    A. 3.5 以下   B. 4.5 以下   C. 5.5 以下
    D. 6.5 以下   E. 7 以下

【答案】C

【解析】变形链球菌可使菌斑 pH 下降至 5.5 以下，并维持较长时间，使牙齿硬组织脱矿，即变形链球菌的产酸性和耐酸性。

45. 牙髓感染主要是下列哪种疾病的并发症
    A. 深龋   B. 外伤冠折   C. 楔状缺损
    D. 深牙周袋   E. 发育异常的结构

【答案】A

【解析】深龋进一步的损害是牙髓腔的感染，故牙髓感染主要是深龋的并发症。其他疾病也会引起龋病，但进一步的损害并非牙髓感染，答案选 A。

46. 牙骨质龋属于
    A. 慢性龋   B. 浅龋   C. 中龋
    D. 深龋   E. 隐匿龋

【答案】B

【解析】浅龋：局限于牙釉质或牙骨质的龋坏；中龋：龋坏达牙本质浅层；深龋：龋坏达牙本质中层及深层。

47. 深龋患牙的临床表现是
    A. 食物嵌入洞内痛   B. 偶在夜间隐痛   C. 温度测验一过性敏感
    D. 牙髓电活力测验迟钝   E. 去净腐质后露髓

【答案】A

【解析】食物入洞痛是中龋和深龋的临床表现，B 和 E 是不可复性牙髓炎的表现；C 是可复性牙髓炎的表现；D 本身的描述就不规范，牙髓电活力测验的反应具有判断牙髓是否有活力的作用，不反应敏感或迟钝。牙髓温度测验的结果记录为正常、敏感、迟钝、无反应。

48. 口腔检查的目的是检查
    A. 牙体组织的患病情况   B. 牙周组织的患病情况   C. 口腔黏膜的患病情况
    D. 颌面部分的患病情况   E. 口腔和颌面部患病情况

【答案】E

【解析】口腔检查的目的是检查口腔（包括牙体、牙周、黏膜）和颌面部患病情况。

49. 有效检查早期邻面龋的方法是
    A. 视诊   B. 叩诊   C. 探诊
    D. 透照   E. 咬合翼片

【答案】E

【解析】早期邻面龋有效的检查方法是拍摄咬合翼片，可明确显示邻面龋脱矿的透射区。透照法需要特殊的器械，临床不作常规应用。

50. 对牙髓有刺激的粘固粉是
    A. 氧化锌丁香油粘固粉   B. 聚羧酸锌粘固粉   C. 玻璃离子粘固粉
    D. 磷酸锌粘固粉   E. 复合树脂

【答案】D

51. 龋损的好发牙面居首位的是
A. 𬌗面　　　　　　　　　　B. 近中邻面　　　　　　　　　C. 前牙唇面
D. 远中邻面　　　　　　　　E. 颊面
【答案】A

52. 对诊断龋病无意义的检查方法是
A. 视诊　　　　　　　　　　B. X线检查　　　　　　　　　C. 温度刺激测验
D. 叩诊　　　　　　　　　　E. 问诊
【答案】D
【解析】对诊断龋病无意义的检查方法是叩诊。叩诊用于评估根周膜炎症状况，不能用于龋齿的诊断分类。故本题答案是D。

53. 发生牙本质龋时，临床症状较明显的部位是
A. 接触点处的邻面龋　　　　B. 接触点以上的邻面龋　　　　C. 接近龈缘的颈部龋
D. 接近边缘嵴的𬌗面龋　　　E. 位于近远中的邻𬌗面龋
【答案】C
【解析】牙颈部釉质较薄，易累及牙本质从而发生牙本质龋，且发生牙本质龋后症状较明显。

54. 不符合浅龋的临床表现是
A. 龋损部位透出墨浸状　　　B. 一般无主观症状　　　　　　C. 呈白垩色
D. 探诊时卡住探针尖端　　　E. 探诊时损害局部硬而光亮
【答案】A
【解析】浅龋为局限于牙釉质或牙骨质的龋坏，一般无主观症状，临床检查呈白垩色，探诊硬而光滑卡探针。故用排除法可选A。呈墨浸状的龋坏呈口小底大，一般病变较深。

55. 不属于慢性龋的临床表现是
A. 只见于成年人　　　　　　B. 病变进展慢　　　　　　　　C. 色素渗透超过细菌入侵层
D. 病变组织色深而干硬　　　E. 去腐时不易大块去除
【答案】A
【解析】慢性龋可见于任何年龄阶段，多见于成年人。

56. 窝沟浅龋的诊断主要通过
A. 问诊　　　　　　　　　　B. 视诊　　　　　　　　　　　C. 探诊
D. 染色　　　　　　　　　　E. X线
【答案】C
【解析】窝沟浅龋的早期表现为龋损部位色泽改变，用探针检查时有粗糙感或能钩住探针尖端。

57. 检查继发龋的最佳方法是
A. 探诊　　　　　　　　　　B. 叩诊　　　　　　　　　　　C. 咬诊
D. 拍摄牙X线片　　　　　　E. 染色
【答案】D
【解析】继发龋不易看到及探及，最好选用X线片进行检查。叩诊用于检查牙周膜的病变，咬诊可用于检查牙隐裂，叩诊及咬诊均不属于龋病的检查方法。

58. 浅龋与轻度釉质发育不全的鉴别要点不包括
A. 好发牙位　　　　　　　　B. 好发部位　　　　　　　　　C. 患区质地
D. 患区光滑度　　　　　　　E. 患牙牙体形态
【答案】E
【解析】该题考查的知识点是龋与釉质发育不全的鉴别诊断要点。注意题干提的是否定问题，因此正确答案是这两种疾病的共同点，即都有釉质的缺损而致牙体形态的改变，尤其浅龋和轻度釉质发育不全，均可出现白垩斑、黄褐色斑和釉质的浅缺损，其他答案均为浅龋与轻度釉质发育不全的鉴别要点。

59. 釉质发育不全与浅龋区别为
A. 色素沉着斑　　　　　　　B. 患者无症状　　　　　　　　C. 探诊粗糙感
D. 病损硬而光滑　　　　　　E. 无釉质表面缺损
【答案】D

【解析】釉质发育不全与浅龋均可表现为患者无症状、色素沉着斑。釉质发育不全病损硬而光滑，根据程度不同，可表现为有或无釉质表面缺损；浅龋表现为釉质表面脱矿，探诊粗糙，且一般无釉质缺损。本题主语为釉质发育不全，故选釉质发育不全独有的特点。

60. 冠部浅龋的龋坏程度仅限于
A. 牙釉质内　　　　　　　　　B. 牙骨质内　　　　　　　　　C. 牙釉质或牙骨质内
D. 牙本质内　　　　　　　　　E. 牙骨质或牙本质内
【答案】A
【解析】牙冠部浅龋为发生于釉质内的龋坏。根部浅龋局限于牙骨质。

61. 下列各项中哪项不是深龋的临床表现
A. 冷热刺激痛　　　　　　　　B. 牙髓活力测定正常　　　　　C. 自发痛
D. 食物嵌塞痛　　　　　　　　E. 食酸甜食物敏感
【答案】C
【解析】中龋临床表现为龋洞形成，酸甜冷热入洞刺激痛，刺激去除后症状立即消失（即所有龋病牙髓活力均正常，中龋、深龋可有冷热酸甜刺激入洞疼，刺激去除症状立即消失）。自发痛、放射痛、夜间痛为牙髓炎表现。

62. 下列临床表现可诊断为冠龋的是
A. 探针可伸入底部坚硬的窝沟　B. 着色的不平坦区　　　　　　C. 中度氟牙症的釉质凹陷
D. 底部变软的窝沟　　　　　　E. 釉质上的白斑
【答案】D
【解析】冠龋又分为点隙窝沟龋和平滑面龋，出现颜色改变、形状缺损和质地改变，因龋病主要病理改变为有机物分解、无机物脱矿，所以质地改变为龋病最主要的改变，因而质地变软的窝沟就可以诊断为冠龋。A、B、C、E选项均未涉及质地改变，不能诊断为龋病。

63. 浅龋应与何种疾病鉴别
A. 慢性牙髓炎　　　　　　　　B. 牙本质过敏　　　　　　　　C. 四环素牙
D. 釉质发育不全　　　　　　　E. 楔状缺损
【答案】D
【解析】浅龋为局限于牙釉质或牙骨质的龋坏，所以应与釉质发育不全鉴别。

64. 症状比较明显的中龋部位是
A. 殆面　　　　　　　　　　　B. 舌面　　　　　　　　　　　C. 颈部
D. 颊面　　　　　　　　　　　E. 接触点
【答案】C
【解析】中龋为龋坏达牙本质浅层，牙颈部牙釉质及牙骨质较薄，龋坏较易发展至中龋，且中龋的临床表现比较明显。

65. 龋病导致的牙体硬组织缺损，可由以下哪种方法治疗
A. 药物治疗　　　　　　　　　B. 自行修复　　　　　　　　　C. 充填治疗
D. 再矿化疗法　　　　　　　　E. 以上方法均可以
【答案】C

66. 不符合中龋临床表现的是
A. 可引起牙本质-牙髓复合体反应　　　　　　B. 探诊时，损害局部硬而光滑
C. 龋损进展得较快　　　　　　　　　　　　　D. 有软化牙本质形成
E. 有色素沉着
【答案】B
【解析】中龋临床表现为色、形、质的改变，即龋洞形成，可见色素沉着，探诊质软，且酸甜冷热入洞刺激痛，刺激去除后症状立即消失。探诊硬而光滑非中龋临床表现。

67. 下列各项中，哪一项不是深龋的临床表现
A. 冷热刺激痛　　　　　　　　B. 对酸甜食物敏感　　　　　　C. 偶尔自发痛
D. 食物嵌塞痛　　　　　　　　E. 牙髓活力测验正常
【答案】C
【解析】深龋的临床表现：龋洞形成，龋坏达牙本质中层或深层，冷热酸甜刺激入洞疼，食物嵌入窝洞引起疼痛，刺激去除后疼痛立即消失，无自发痛，牙髓活力测验结果正常。自发痛为牙髓炎的临床表现。

68. 浅龋最常用的常规诊断方法是
 A. 温度刺激测验　　　　　B. 视诊法　　　　　　　　C. 透照法
 D. X 线检查　　　　　　　E. 叩诊法
【答案】D
【解析】浅龋为局限于牙釉质或牙骨质的龋坏，一般无主观症状，临床检查亦不容易发现，最常用的诊断方法为 X 线检查。

69. 下列哪项不是浅龋的临床表现
 A. 釉质白垩色斑点　　　　B. 无明显自觉症状　　　　C. 可卡探针
 D. 对冷热酸甜敏感　　　　E. 探针检查时有粗糙感
【答案】D
【解析】浅龋临床表现：无明显自觉症状，受到外界物理或化学刺激后也无明显反应。临床检查发现釉质呈白垩色改变，探诊粗糙、卡探针。X 线显示：病变位于牙釉质层或牙骨质层。

70. 静止龋出现的条件是
 A. 机体抵抗力增加　　　　B. 龋损处致龋的环境消失　　C. 口腔内致龋菌数量减少
 D. 口腔唾液流量增加　　　E. 摄糖总量减少
【答案】B
【解析】静止龋：口内致龋环境发生改变，原来易致龋的环境消失，龋病不再进展。临床探诊检查，病变多坚硬光滑。

71. 关于静止龋，正确的说法是
 A. 属于急性龋的一种　　　　　　　　　B. 其本质是继发龋
 C. 是由于治疗时未将病变组织去净而发生的　　D. 是由机体抵抗力增加而导致的
 E. 属于慢性龋的一种
【答案】E
【解析】静止龋：口内致龋环境发生改变，原来易致龋的环境消失，龋病不再进展。临床探诊检查，病变多坚硬光滑。其本质属于慢性龋（病变进展慢至不进展，且符合慢性龋临床检查特点——质地硬），是由致龋环境改变导致的。

72. 在下列急性龋的描述中，错误的是
 A. 多见于儿童或年轻人　　　　　　　B. 病变进展较快
 C. 可快速形成修复性牙本质　　　　　D. 牙髓组织易受到感染
 E. 放射龋是其中一种类型
【答案】C
【解析】急性龋：多见于儿童或青少年，病变进展快，易致牙髓感染，不易形成修复性牙本质。

73. 深龋时患牙对牙髓温度测验的反应是
 A. 同对照牙，冷刺激入洞时可有一过性敏感　　B. 一过性敏感
 C. 敏感　　　　　　　　　　　　　　　　　　D. 激发痛
 E. 无反应
【答案】A
【解析】所有龋病牙髓温度测验的结果均正常。中龋、深龋冷热酸甜刺激入洞可引起一过性敏感。故本题答案为 A。可复性牙髓炎的温度测验结果为一过性敏感；牙髓炎的温度测验可表现为敏感或激发痛（激发痛不能作为温度测验结果的表示方式）；牙髓坏死的患牙温度测验结果为无反应。

74. 深龋备洞时，下列哪项措施是错误的
 A. 洞底平，侧壁平直，两者相垂直　　B. 去尽腐质
 C. 保护牙髓　　　　　　　　　　　　D. 洞缘线圆钝
 E. 尽量保留健康牙体组织
【答案】A

75. 窝沟龋中最多的菌是
 A. 乳杆菌　　　　　　　B. 变形链球菌　　　　　　C. 放线菌
 D. 棒状杆菌　　　　　　E. 韦永菌
【答案】B

76. 诊断深龋时的注意事项错误的是
   A. 探龋洞的深度和感觉　　B. 问自觉症状及其时间　　C. 叩诊是否有异常反应
   D. 探清楚穿髓孔的有无　　E. 温度测验时刺激必须进入龋洞
   【答案】E
   【解析】深龋可表现为冷热刺激入洞疼，所以为了与牙髓炎相鉴别，行温度测验的过程中，刺激不能进入窝洞。

77. 牙髓活力温度测验中热刺激的温度范围是
   A. 低于45℃　　B. 45～50℃　　C. 50～55℃
   D. 55～60℃　　E. 高于60℃
   【答案】E
   【解析】牙髓对20～50℃的温度无不适反应，10～20℃的冷水和50～60℃的热水也很少引起疼痛感，故以低于10℃为冷刺激，高于60℃为热刺激。

78. 口腔检查进行探诊时，应该
   A. 只检查主诉牙　　B. 动作轻巧有支点　　C. 用力探入露髓孔
   D. 选择尖锐探针查窦道　　E. 选择圆钝探针查龋齿
   【答案】B
   【解析】探诊应该动作轻巧有支点，尤其对于可能露髓的部位，更应动作轻柔，避免引起患者的突然剧痛。既要检查主诉牙还要检查口内其余牙齿，检查窦道用圆钝探针，检查龋齿用尖探针。

79. 龋病治疗原则中体现终止病变进展的操作是
   A. 去净腐质　　B. 洞衬　　C. 间接盖髓
   D. 制备固位形　　E. 制备抗力形
   【答案】A
   【解析】终止病变进展的首要措施就是去净腐质，洞衬和间接盖髓的目的为保护牙髓，制备固位形和抗力形是对充填体机械性能的要求。

80. 深龋备洞时，下列哪项措施是错误的
   A. 底平壁直的盒状洞形　　B. 原则上应去净腐质　　C. 保护牙髓组织
   D. 正确判断牙髓组织状态是关键　　E. 尽量保留健康牙体组织
   【答案】A
   【解析】深龋的治疗原则：①停止龋病发展，促进牙髓的防御性反应。②保护牙髓：备洞尽量减少产热，应有冷却；以球钻做间断磨除，不向洞底加压；深洞行双层垫底；洞底可保留脱矿软化牙本质；窝洞较深，可不必追求底平壁直。③正确判断牙髓状况。④尽量保留健康牙体组织。

81. 备洞过程中，保护牙髓的措施为
   A. 高速涡轮手机钻须有冷却水伴随　　B. 慢速手机去腐不必保持窝洞干燥
   C. 切削牙体组织应采用持续磨除法　　D. 深龋制备窝洞不能在局部麻醉下操作
   E. 机械去除腐质时应用较大的压力
   【答案】A
   【解析】去腐备洞过程中需注意保护牙髓：高速手机去腐须冷水冷却，慢速手机去腐须保持窝洞干燥（牙髓对干热的耐受力强于对湿热的耐受力）或用冷水冷却，去腐过程需间断磨除，切勿加压，对于深龋备洞极敏感者可局麻下操作。

82. 临床上去除龋坏组织的标准主要根据
   A. 洞壁牙体组织的颜色深浅　　B. 洞壁牙体组织的硬度　　C. 洞底的位置
   D. 预计剩余牙体组织的多少　　E. 患者的敏感程度
   【答案】B
   【解析】临床依据硬度和着色两个标准来判断细菌侵入范围。龋病进展中，脱矿最早，其次为着色，细菌侵入在最后，因此临床操作，不必去除所有着色牙本质，主要依据硬度标准判断是否去净腐质。

83. 龋病充填治疗时，外形设计正确的是
   A. 外形线的总体观应为正方形或长方形　　B. 外形的范围根据龋坏的范围而定
   C. 切削时，应尽量避让窝沟　　D. 外形都不能做预防性扩展
   E. 窝洞的外形线不要求长度和宽度
   【答案】B

【解析】龋病窝洞预备过程中外形线需圆钝光滑，外形范围需根据龋坏范围而定。切削时，应将窝沟龋损及可疑龋损一并去除。若选用银汞合金充填则窝洞尽量不做预防性扩展。窝洞边缘线不宜过长，过长的窝洞边缘易引起继发龋。

84. 能产生正常的修复性牙本质的窝洞，剩余牙本质的有效厚度为
A. 0.5mm 以内　　　　　　　　B. 0.5～1.0mm　　　　　　　　C. 1.0～1.5mm
D. 1.5～2.0mm　　　　　　　　E. 2.0mm 以上

【答案】E

【解析】剩余牙本质厚度与牙髓反应的关系——牙本质有效厚度：
≥2mm 牙髓无不良反应，产生正常的修复性牙本质。
0.5～1mm 牙髓轻度反应，少许反应性牙本质形成。
0.25～0.5mm 牙髓反应明显，较多牙本质形成。
<0.2 牙髓炎症严重，可找到细菌，反应性牙本质少，刺激性牙本质较多。

85. 以英文字母 DLa 记录的窝洞是
A. 远中唇面洞　　　　　　　　B. 颊𬌗面洞　　　　　　　　C. 远中𬌗面洞
D. 近中唇面洞　　　　　　　　E. 舌𬌗面洞

【答案】A

【解析】临床记录规定以各牙面的英文名称的第一个字母表示（大写），远中面（distal）以 D 表示，近中面（mesial）以 M 表示，唇面（labial）以 La 表示，舌面（lingual）以 L 表示，腭面以 P 表示，颊面（buccal）以 B 表示，𬌗面（occlusal）以 O 表示，所以以英文字母 DLa 记录的窝洞是远中唇面洞，所以 A 正确。B 选项颊𬌗面洞以 BO 表示，C 选项远中𬌗面洞以 DO 表示，D 选项近中唇面洞以 MLa 表示，E 选项舌𬌗面洞以 LO 表示。

86. 下列窝洞属于 G.V.Black 分类法中Ⅰ类洞的是
A. 下颌磨牙𬌗面洞　　　　　　B. 下磨牙颊沟龋　　　　　　C. 上前牙腭面洞
D. A 和 B　　　　　　　　　　E. A+B+C

【答案】E

【解析】G.V Black 按窝洞所在牙面将窝洞分为 5 类，分别是：
Ⅰ类洞：为发生于所有牙齿的发育窝、沟内的龋损所制备的窝洞。如上前牙的腭面窝沟洞、磨牙𬌗面洞。
Ⅱ类洞：为发生于后牙邻面的龋损所制备的窝洞。
Ⅲ类洞：为发生于前牙邻面未损伤切角的龋损所制备的窝洞。
Ⅳ类洞：为发生于前牙邻面并损伤切角的龋损所制备的窝洞。
Ⅴ类洞：为发生于所有牙齿的颊（唇）、舌（腭）面近龈1/3牙面的龋损所制备的窝洞。

87. 鸠尾峡的宽度在前牙为邻面洞舌方宽度的
A. 2/3～1/2　　　　　　　　　B. 1/2　　　　　　　　　　　C. 1/3～1/2
D. 1/4～1/3　　　　　　　　　E. 1/5～1/4

【答案】C

【解析】鸠尾峡的宽度一般在后牙为所在颊舌尖间距的1/4～1/3，前牙为邻面洞舌方宽度1/3～1/2。

88. 制备Ⅴ类洞时，要求
A. 有严格的抗力形　　　　　　B. 有适当的固位形　　　　　　C. 底平壁直
D. 与牙面外形一致　　　　　　E. 做鸠尾

【答案】B

【解析】Ⅴ类洞：为发生于所有牙齿的颊（唇）、舌（腭）面近龈1/3牙面的龋损所制备的窝洞。此处牙体组织受力较小，不需要严格抗力形，但此处充填体较容易脱落，所以需要一定的固位形。

89. Ⅱ类洞形咬合面鸠尾形设计根据
A. 邻面龋的深浅　　　　　　　B. 邻面洞的位置　　　　　　　C. 邻面龋的牙体
D. 邻面龋的类型　　　　　　　E. 邻面洞的大小

【答案】E

【解析】Ⅱ类洞是后牙邻面龋损所制备的洞形，通常可在𬌗面辅以鸠尾洞形。对于𬌗面鸠尾是否需要制备，主要依据邻面洞大小及邻面洞固位情况而确定。

90. 在牙冠舌腭面做鸠尾固位形适用于
A. Ⅰ类洞形　　　　　　　　　B. Ⅱ类洞形　　　　　　　　　C. Ⅲ类洞形
D. Ⅳ类洞形　　　　　　　　　E. Ⅴ类洞形

【答案】C

【解析】Ⅲ类洞形是前牙邻面龋洞制备的洞形,当龋损破坏了舌面边缘嵴时,要在牙冠舌面做鸠尾固位形;而Ⅱ类洞形是后牙邻面龋洞制备的洞形,当龋损破坏了咬合面边缘嵴时,所做鸠尾固位形是在咬合面,而不是在舌面;Ⅰ类和Ⅴ类洞形的制备不需要做任何鸠尾固位形;Ⅳ类洞形由于涉及前牙切角的缺损,不能单用充填法修复。

91. 修复发生于前牙邻面并损伤切角的龋损应制备的洞形是
A. Ⅰ类洞形　　　　　　B. Ⅱ类洞形　　　　　　C. Ⅲ类洞形
D. Ⅳ类洞形　　　　　　E. Ⅴ类洞形

【答案】D

【解析】修复发生于前牙邻面并损伤切角的龋损应制备的洞形是Ⅳ类洞。

92. Ⅱ类洞制备时鸠尾峡应位于
A. 窝洞轴髓线角处　　　B. 窝洞轴髓线角边缘右侧　C. 窝洞轴髓线角中线侧
D. 𬌗面的中央　　　　　E. 窝洞的中央

【答案】C

【解析】鸠尾峡应位于轴髓线角内侧,即中线侧。

93. 患者,男,23岁,因左上第二磨牙龋洞,一次性充填后出现冷热痛,无延缓痛,无自发痛。以下哪项不是造成患牙冷热痛的原因
A. 充填未垫底　　　　　B. 牙髓状态判断不正确　　C. 操作不当
D. 充填材料选择不当　　E. 充填体悬突

【答案】E

【解析】充填体悬突可能造成食物嵌塞、牙龈炎,不会造成患牙冷热刺激痛。

94. 患者,女,30岁,2周前左下后牙因龋充填,现出现咬合痛。查:左下第一磨牙近中邻𬌗面树脂充填物完好,温度测验牙髓活力正常,无咬合高点。该牙出现咬合痛可能的原因是
A. 充填材料刺激　　　　B. 意外穿髓　　　　　　C. 充填体悬突
D. 电流作用　　　　　　E. 继发龋

【答案】C

【解析】患牙选用树脂充填,未涉及其他材料信息;意外穿髓应有牙髓症状,题目患牙温度测验正常;电流作用见于口内有异种金属存在,患牙为树脂充填;继发龋不会出现咬合痛。充填体悬突引起食物嵌塞,致龈乳头炎,可以出现咬合痛。

95. 窝洞制备中,以下不属于抗力形设计的是
A. 盒状洞形　　　　　　B. 有一定深度　　　　　　C. 邻面洞制备阶梯
D. 邻面洞制备梯形　　　E. 窝洞外形呈圆缓曲线

【答案】D

【解析】窝洞制备需要一定的抗力形和固位形。抗力形包括:洞深、盒状洞形、阶梯结构、窝洞外形线圆钝、去除薄壁弱尖;固位形包括:侧壁固位、倒凹固位、鸠尾固位、梯形固位。

96. 双面洞的洞底形成阶梯的主要作用是
A. 有利于固位　　　　　B. 均匀分担咬合力　　　　C. 减少牙齿的研磨
D. 节约充填材料　　　　E. 做预防性扩展

【答案】B

【解析】双面洞的洞底形成阶梯的主要作用是均匀分担咬合力。双面洞的咬合面洞底与邻𬌗洞的轴壁形成阶梯,不仅可以分散咬合力,也可起保护牙髓的作用。

97. 下列哪项操作的后果无法达到良好的抗力形
A. 洞底要平,洞底轴壁与髓壁相交形成的轴髓线角不应过于锋锐
B. 洞底洞形要有一定的深度
C. 邻𬌗洞应制成阶梯
D. 邻𬌗洞邻面部分龈壁应做成斜向龈方的斜面
E. 去除薄壁弱尖

【答案】D

【解析】龈壁必须与轴壁垂直,不能斜向龈方。

98. 下列哪种药物不可用于早期龋的化学疗法
    A. 75%NaF 甘油糊剂　　　　　B. 8% 氟化亚锡　　　　　　　C. 氯化锶
    D. 10% 硝酸银　　　　　　　　E. 含氟凝胶
    【答案】C
    【解析】龋病治疗的常用药物有：75% 氟化钠溶液、氟化钠甘油糊剂、氟化亚锡、硝酸银、氨硝酸银及含氟凝胶等。氯化锶为牙本质脱敏的药物。

99. 局部用药治疗龋病的适应证
    A. 大而浅的乳牙龋　　　　　　B. 小而浅的乳牙龋　　　　　　C. 大而深的乳牙龋
    D. 乳前牙邻面浅龋　　　　　　E. 乳磨牙邻面龋
    【答案】D
    【解析】局部用药治疗龋病的适应证：①恒牙早期釉质龋，尤其位于平滑面者；②乳前牙邻面浅龋及乳磨牙咬合面广泛性浅龋，1年内将被恒牙替换；③静止龋。适应证强调"平滑面""广泛性""浅龋"或"静止龋"。

100. 用于再矿化治疗时，再矿化液的 pH 一般调至
    A. 5　　　　　　　　　　　　　B. 6　　　　　　　　　　　　　C. 7
    D. 8　　　　　　　　　　　　　E. 9
    【答案】C
    【解析】再矿化液的 pH 一般调至 7。酸性环境可减弱再矿化液对釉质的再矿化作用。

101. 去除牙本质玷污层最好的方法是使用
    A. 过氧化氢和生理盐水交替冲洗　B. 30%～50% 磷酸作酸蚀剂　　　C. 弱酸类的清洁剂涂擦
    D. 氰基丙烯酸酯涂擦　　　　　　E. 有机苯磷脂涂擦
    【答案】C
    【解析】去除牙本质玷污层最好的方法是使用弱酸类的清洁剂涂擦。用弱酸处理牙本质表面，可去除牙本质玷污层，同时使牙本质表层脱矿。

102. 消毒窝洞理想的药物应该是
    A. 消毒力弱、刺激性小、不损伤深层牙髓活力　　B. 刺激性小、渗透性小、向深层组织侵袭
    C. 刺激性大、消毒力强、足以杀灭细菌　　　　　D. 消毒力强、刺激性小、渗透性小，不使牙体组织变色
    E. 消毒力适中、刺激性小，渗透性小，不使牙体组织变色
    【答案】D
    【解析】消毒窝洞理想的药物应该具备消毒力强、刺激性小、渗透性小，不使牙体组织变色的特点。

103. 最少切割牙体组织的龋齿修复方法是
    A. 银汞充填术　　　　　　　　B. 嵌体修复　　　　　　　　　C. 复合树脂修复
    D. 玻璃离子粘固剂修复　　　　E. 全冠修复
    【答案】D
    【解析】银汞合金需要做预防性扩展，不需要做 45°角短斜面；树脂材料需要做 45°角短斜面，不需要做预防性扩展；玻璃离子只需要去净龋坏组织，既不需要做预防性扩展也不需要做 45°角短斜面。嵌体和全冠不仅要去除龋坏组织，还要进行特殊牙体预备。

104. 牙体粘接修复术洞形制备的特点是
    A. 前牙切角缺损不必磨除正常釉质　　　　　B. 洞缘的釉质壁不必做短斜面
    C. 可不做预防性扩展　　　　　　　　　　　D. 不承受殆力处，可形成盒状洞形
    E. 垫底时可过多覆盖牙本质
    【答案】C
    【解析】牙体粘接修复术洞形制备可不做预防性扩展，需要做 45°角短斜面。

105. 复合树脂充填洞形制备特点是
    A. 底平壁直，洞形必须达到一定的深度
    B. 点线角应圆滑，洞缘角应制备短斜面
    C. 应制备典型的箱状洞，并设计良好的固位形
    D. 洞缘角应呈直角，不宜在洞缘角制备短斜面，需去净无基釉
    E. 无须去净无基釉，但要有良好的抗力形
    【答案】B
    【解析】复合树脂充填主要依靠粘接力，故备洞时只需去净龋坏组织，窝洞点线角圆钝，不追求窝洞底平

壁直，且一般不需要制备特殊洞形，窝洞不需预防性扩展，需要制备45°角洞缘短斜面。

106. 以下哪项是复合树脂充填时洞壁制成斜面的目的
    A. 减少酸蚀面积　　　　　　B. 增强复合树脂抗力　　　　C. 边缘封闭，防止微渗漏
    D. 加强聚合收缩产生的釉质裂纹　　E. 以上都不对
    【答案】B

107. 玻璃离子充填时，对洞形要求哪一项是错误的
    A. 对固位形要求可放宽　　　B. 洞缘可保留无基釉　　　　C. 洞缘釉质做斜面
    D. 不需要做预防性扩展　　　E. 窝洞点、线角圆钝
    【答案】C
    【解析】玻璃离子充填不需要做预防性扩展，亦不需要做短斜面。

108. 中等深度以上的窝洞用银汞合金充填时需要垫底的原因是充填材料
    A. 有牙髓刺激性　　　　　　B. 为温度良导体　　　　　　C. 具有收缩性
    D. 具有微渗漏　　　　　　　E. 其中的汞有一定毒性
    【答案】B
    【解析】中等深度以上的窝洞冷热刺激入洞引起一过性敏感，使用银汞合金充填需要垫底，主要是因为银汞合金是温度的良导体，避免外界温度刺激通过合金引起牙髓反应。

109. 银汞合金填充操作不正确的是
    A. 少量多次填充
    B. 每次送入窝洞的银汞合金量在铺平后不超过1mm厚
    C. 银汞合金从调制到填充完毕、雕刻成形应在6～7min内
    D. 邻𬌗面洞先填𬌗面洞，再填邻面洞
    E. 24h后方可打磨抛光
    【答案】D
    【解析】邻𬌗面窝洞充填应先充填邻面部分再充填𬌗面部分。

110. 邻𬌗双面的洞底形成阶梯，使𬌗力主要由
    A. 𬌗面髓壁和邻面龈壁分担　　　　B. 𬌗面髓壁和邻面轴壁分担
    C. 𬌗面侧壁和邻面龈壁分担　　　　D. 𬌗面侧壁和邻面侧壁分担
    E. 𬌗面髓壁和邻面侧壁分担
    【答案】A
    【解析】邻𬌗双面的洞底形成阶梯，使𬌗力主要由𬌗面髓壁和邻面龈壁分担（𬌗力多为垂直向力，由水平向洞壁承担）。

111. 龋病导致牙体硬组织缺损时可由以下哪种方法治疗
    A. 药物治疗　　　　　　　　B. 窝沟封闭　　　　　　　　C. 充填治疗
    D. 再矿化疗法　　　　　　　E. 自行修复
    【答案】C
    【解析】龋病导致牙体硬组织缺损时需要充填治疗。再矿化治疗及药物治疗用于早期龋无明显硬组织缺损时。窝沟封闭用于龋病未形成时，预防龋病发生；龋病属于慢性进行性破坏性疾病，不能自行修复。

112. 酸蚀剂对牙髓的刺激大小与下列因素有关，除了
    A. 酸的强度　　　　　　　　B. 酸蚀的时间　　　　　　　C. 剩余牙本质的厚度
    D. 牙齿的矿化程度　　　　　E. 酸蚀涂布的压力
    【答案】E
    【解析】酸的强度、酸蚀的时间、剩余牙本质的厚度、牙齿的矿化程度均可影响酸蚀剂对牙髓的刺激大小。

113. 临床常用的酸蚀剂为
    A. 10%～30%柠檬酸　　　　B. 10%～15%磷酸　　　　　C. 30%～50%磷酸
    D. 30%～50%醋酸　　　　　E. 10%～15%醋酸
    【答案】C
    【解析】临床常用的酸蚀剂为30%～50%磷酸。

114. 酸蚀无法起到的作用有
    A. 增大牙齿表面积　　　　　B. 除去釉质表面玷污层　　　C. 保护牙髓活力
    D. 暴露清洁新鲜的釉质　　　E. 活化釉质表层

【答案】C

【解析】酸蚀的作用包括：①溶解釉质表面的羟磷灰石，暴露釉质新鲜层，增大釉质表面可湿性和表面自由能，利于粘接剂渗入；②活化釉质表层；③增大釉质表面的粘接面积和粗糙度。酸蚀后冲洗，可以带走釉质表面玷污层。酸蚀剂对牙髓组织具有一定的刺激性。

115. 牙本质自酸蚀粘接的方式是
    A. 固位洞形　　　　　　　　B. 化学结合　　　　　　　　C. 粘接剂吸附
    D. 微机械锁合　　　　　　　E. 混合层形成

【答案】E

【解析】本题考核的知识点是牙本质粘接机制。酸蚀粘接系统是通过使牙本质表面脱矿、改性，保留玷污层并渗透进入脱矿牙本质中的胶原纤维网内形成混合层而实现粘接的。

116. 全蚀刻体系是指
    A. 能酸蚀釉质的制剂　　　　　　　　　B. 能酸蚀牙本质的制剂
    C. 能酸蚀牙骨质的制剂　　　　　　　　D. 既酸蚀牙釉质又能酸蚀牙本质的制剂
    E. 既酸蚀牙釉质又能酸蚀牙骨质的制剂

【答案】D

【解析】全蚀刻体系是指既酸蚀牙釉质又能酸蚀牙本质的制剂。

117. 粘接剂对牙本质的固位作用不包括
    A. 微机械嵌合　　　　　　　B. 化学键　　　　　　　　　C. 分子间引力
    D. 氢键　　　　　　　　　　E. 压缩结合

【答案】E

【解析】粘接剂对牙本质的固位作用包括：微机械嵌合、化学键、分子间引力、氢键。压缩结合属于金瓷结合力的一种，金瓷结合力还包括：化学结合、压缩结合、机械结合、范德华力。

118. 患者一年前因右上后牙龋坏行充填治疗，昨日进食时牙体组织折裂。临床检查：右上第一磨牙𬌗面大面积银汞充填物，近中腭尖折裂至龈缘。推测其可能的原因不包括
    A. 备洞时未去除无基釉　　　　B. 未制备倒凹　　　　　　　　C. 牙体组织磨除过多
    D. 𬌗创伤　　　　　　　　　　E. 窝洞点、线、角过锐

【答案】B

【解析】近中腭尖折裂，考虑抗力问题，未制备倒凹为固位问题，易导致充填体脱落。其余选项均可引起牙体组织抗力不足。

119. 深龋激发痛不明显，洞底软龋能够彻底去净，治疗方法应选择
    A. 双层垫底，一次完成充填治疗
    B. 局麻后开髓失活，行牙髓治疗
    C. 先做安抚疗法，待一到两周复诊时症状消除后，再以双层垫底充填
    D. 施行活髓切断术
    E. 间接盖髓、双层垫底一次完成充填治疗

【答案】E

【解析】本题题眼在于"激发痛不明显""软龋能够去净"，故选择E。

【破题思路】深龋治疗方法选择（注意把握题眼）：
①普通深龋（没有激发痛，软龋能去净，题目没提激发痛或软龋的问题就默认为普通深龋）——（双层）垫底后充填。
②激发痛——安抚治疗 / 先安抚后垫底充填（重点在于安抚治疗）。
③软龋不能去净——间接盖髓，去净软龋后垫底充填。
④激发痛＋软龋不能去净——先安抚，无症状后间接盖髓，然后垫底充填。

120. 点隙窝沟龋最有效的预防方法是
    A. 向家长宣传点隙窝沟龋齿的知识　　　　B. 定期检查，早发现早治疗
    C. 控制饮食，睡前刷牙　　　　　　　　　D. 应用氟化物、含氟牙膏，氟水漱口
    E. 点隙窝沟封闭术

【答案】E

【解析】对可疑窝沟进行窝沟封闭术是预防窝沟点隙龋的最有效方法，故本题答案是E。其他选项均为龋病的预防方法，此题题眼在"最"字。

121. 玻璃离子水门汀有下述优点，但应除去
A. 在口腔环境中无溶解　　　　B. 可以释放氟化物　　　　C. 与牙齿有化学粘接
D. 对牙髓刺激性小　　　　　　E. 可用于乳牙修复

【答案】A

【解析】玻璃离子水门汀的缺点是强度较小而溶解度较大，因此答案中应选A，其他各项都是玻璃离子水门汀的性能优点。

122. 患者，男，50岁。半年前右上后牙龋病做了充填治疗后一直食物嵌塞，近一周来出现持续性自发性钝痛并有牙龈出血，最可能的原因是
A. 充填时未垫底　　　　　　　B. 备洞时产热过多
C. 深龋使用刺激性较强的消毒药　　　D. 充填时接触点恢复不良
E. 备洞时意外穿髓

【答案】D

【解析】该患者做了充填治疗后一直食物嵌塞，并出现疼痛和牙龈出血，首先考虑充填体与邻牙接触点恢复不良，在牙齿之间形成缝隙，或接触点位置不对，造成垂直嵌塞、食物嵌塞压迫刺激牙龈。充填时未垫底、备洞时产热过多、深龋使用刺激性较强的消毒药物、备洞时意外穿髓导致牙髓症状，冷热敏感或自发痛。

123. 玻璃离子水门汀临床适用于
A. 猖獗龋治疗　　　　　　B. 𬌗面洞充填　　　　　C. 邻面洞充填
D. 楔状缺损充填　　　　　E. 窝沟封闭

【答案】A

【解析】玻璃离子水门汀材料与牙组织有良好的粘接性，固化后释放氟有利于控制猖獗龋的发展。

124. 龋易感者的治疗方法是
A. 诱导再生　　　　　　B. 消除菌斑　　　　　C. 修复
D. 药物涂擦　　　　　　E. 再矿化疗法

【答案】E

125. 不属于龋病预防措施的是
A. 定期复查　　　　　　B. 定期使用氟化物　　　　C. 少吃致龋食品
D. 培养刷牙习惯　　　　E. 服用抗生素类药物

【答案】E

【解析】龋齿的预防不提倡全身使用抗生素。

126. 患者上颌磨牙邻面洞银汞充填1个月后充填物折裂，无咬合痛，可以排除的原因是
A. 鸠尾峡过窄　　　　　B. 轴髓线角过锐　　　　C. 洞缘线位置设计不当
D. 过早受力　　　　　　E. 异种金属电流的作用

【答案】E

【解析】充填体折裂属于抗力问题，由抗力形设计不当或患牙受力引起。异种金属电流引起疼痛，不敢咬合，不引起充填体折裂。

127. 目前效果肯定、易于推广应用的防龋方法是
A. 酶防龋　　　　　　　B. 中药牙膏刷牙　　　　C. 防龋涂料防龋
D. 氟化物防龋　　　　　E. 糖代用品防龋

【答案】D

【解析】氟可以加入饮水、牙膏等里面，可以很好地推广，且具有较肯定的防龋效果。

128. 患者，男，25岁，右上后牙半年前曾有明显的冷热刺激痛史，无自发痛史。现此牙无明显疼痛，食物嵌塞明显，求诊要求直接补牙。查见右上第二磨牙近中颈部龋，探痛（+），未及穿髓孔，冷热测同正常牙，叩痛（-）。诊断为
A. 可复性牙髓炎　　　　B. 慢性牙髓炎　　　　　C. 深龋
D. 龈乳头炎　　　　　　E. 牙髓坏死

【答案】C

【解析】患牙无自发痛病史，有冷热刺激痛病史，探痛（+），冷热测正常，故诊断为深龋。

【破题思路】此题关键点在于"无自发痛"及冷热测同正常牙，无明显牙髓炎的指征，故诊断为深龋。

129. 患者，女，26岁，左下第一磨牙𬌗面龋洞，达牙本质中层，探诊稍敏感，冷刺激进洞后稍敏感。该患牙的诊断可能为

A. 浅龋　　　　　　　　B. 中龋　　　　　　　　C. 深龋
D. 可复性牙髓炎　　　　E. 慢性牙髓炎

【答案】C

【解析】深龋的临床表现为：深龋的龋坏已达牙本质中深层，临床检查有明显龋洞，可有探痛，外界刺激（如冷、热、甜、酸和食物嵌入等）可出现疼痛反应，当刺激源去除后疼痛立即消失，无自发性痛。患牙符合中龋的临床表现，故答案为C。浅龋：局限于牙釉质或牙骨质层，无明显自觉症状，临床检查探诊粗糙卡探针，冷热刺激无反应；中龋：病变达牙本质浅层；可复性牙髓炎：龋洞深，冷热刺激引起一过性敏感；慢性牙髓炎：可有自发痛病史，温度测验为敏感或迟钝。

130. 患者，男，22岁，左上第二磨牙𬌗面龋洞，深达牙本质深层，叩痛（-），冷刺激入龋洞后疼痛剧烈，去除刺激疼痛立即消失，热测同对照牙。该牙诊断可能为

A. 浅龋　　　　　　　　B. 深龋　　　　　　　　C. 可复性牙髓炎
D. 慢性牙髓炎　　　　　E. 急性牙髓炎

【答案】B

【解析】龋洞深达牙本质深层，叩痛（-），冷刺激入龋洞后疼痛剧烈，去除刺激疼痛立即消失，热测同对照牙。此为典型的深龋临床表现，故答案为B。中龋达牙本质浅层；可复性牙髓炎牙髓温度测验为一过性敏感；慢性牙髓炎温度测验结果为疼痛或迟钝；急性牙髓炎温度测验结果为疼痛，并且有夜间痛、自发痛、放射痛等典型临床表现。

131. 患者，女，21岁。主诉左上后牙进食痛1周，平时仅有冷食痛。查龋洞深，叩痛（-）。下面最重要的检查应是

A. 咬诊　　　　　　　　B. 松动度　　　　　　　C. 温度测验
D. 电活力测验　　　　　E. X线片检查

【答案】C

【解析】在龋病的诊断中，温度测验对确定牙髓状态有很大帮助，由于患牙龋洞深，因此极有可能存在牙髓疾病，应尽快做温度测验以明确牙髓状态。确定牙髓状态（正常或炎症），选温度测验；确定牙髓是否有活力，选择电活力测验；确定病变部位、范围或根尖周病变选择X线检查；咬诊多用于牙隐裂的检查；松动度检查牙齿动度，与牙髓活力无关。

132. 患者左下第一前牙3天来遇冷食痛，刺激去除后疼痛持续数十秒后消失。查见该牙近中边缘嵴略透暗色，探诊龋深，未发现穿髓孔。为诊断应选用的检查方法是

A. 咬诊　　　　　　　　B. 叩诊　　　　　　　　C. 光纤透照
D. 温度测验　　　　　　E. X线片检查

【答案】D

133. 男，35岁，右上后牙进食时酸痛。2年前患牙曾行充填治疗。口腔检查：右上第一磨牙𬌗面银汞合金充填物，充填物周边有缝隙，卡探针，叩诊（-），冷刺激（-）。可诊断为

A. 静止龋　　　　　　　B. 继发龋　　　　　　　C. 猛性龋
D. 潜行性龋　　　　　　E. 根面龋

【答案】B

【解析】有充填治疗史，充填物周边有缝隙，故诊断为继发龋，答案为B。静止龋：龋坏环境发生改变，原来进展的龋坏变得静止。有的窝沟龋呈锥形，底部朝向牙本质，尖朝向牙釉质表面，但釉质表面无明显破坏，具有这类临床特征的龋病又称潜行性龋。猛性龋：急性龋的一种类型，短时间内，口内多数牙齿龋坏，多见于颌面部及颈部放疗患者或舍格伦综合征患者。根面龋：多见于老年人，为发生于牙根部的龋坏。

134. 患者，男，82岁，口腔内多数牙冷、热刺激酸痛1个月余。4个月前曾因鼻咽癌接受颌面和颈部放射治疗。口腔检查：口腔内多数牙牙颈部环状龋损，探诊酸痛，冷刺激（+），无延缓痛。最可能的诊断为

A. 静止龋　　　　　　　B. 继发龋　　　　　　　C. 猛性龋
D. 线形牙釉质龋　　　　E. 慢性龋

【答案】C

【解析】口腔内多数牙牙颈部环状龋损,并有颌面及颈部放疗病史,故诊断为猛性龋。线形牙釉质龋:发生于上前牙新生线处的龋坏。

135. 男,40岁,左下后牙遇冷不适,无自发疼,1年前患者曾补牙一次,检查:左下7𬌗面树脂充填物边缘破裂,可钩住探针,叩痛(-),冷刺激(+),刺激后疼痛立刻消失。最可能的诊断是
   A. 中龋　　　　　　　　　B. 深龋　　　　　　　　　C. 继发龋
   D. 急性牙髓炎　　　　　　E. 慢性牙髓炎
【答案】C
【解析】有充填史,树脂充填体边缘破裂,可钩住探针,冷刺激(+),刺激去除疼痛立即消失,故诊断为继发龋(继发龋导致的可复性牙髓炎)。急性牙髓炎、慢性牙髓炎温度测验结果为敏感或迟钝。

136. 患者,女,35岁,左下第一前磨牙远中邻𬌗面深龋,充填治疗2个月脱落,推测可能有以下几方面原因,除了
   A. 窝洞深度不够　　　　　B. 固位形不良　　　　　　C. 继发龋发生
   D. 充填物未垫底　　　　　E. 充填材料比例不当
【答案】D
【解析】充填物未垫底,有可能使患牙受充填物直接刺激导致疼痛,与充填体脱落无关。

137. 患者2周来上后牙遇冷水痛,水吐出后痛即消失。以往无明显不适。检查见患牙有龋洞。该患者最可能患的牙病是
   A. 中龋　　　　　　　　　B. 深龋　　　　　　　　　C. 牙本质过敏症
   D. 急性牙髓炎　　　　　　E. 慢性牙髓炎
【答案】B
【解析】该患者最可能患的牙病是深龋。具有典型的一过性冷刺激痛,无自发痛,可明确诊断。

138. 患者,女,50岁,左上第二磨牙𬌗面龋深达牙本质中层。备洞时发现洞内软化牙本质少而干,呈棕色,不易被挖除,挖除时呈粉状。该患牙应诊断为
   A. 浅龋　　　　　　　　　B. 中龋　　　　　　　　　C. 急性龋
   D. 慢性龋　　　　　　　　E. 静止龋
【答案】D
【解析】龋深达牙本质中层为深龋,软化牙本质少,呈干棕色,不易被挖除,呈粉状为慢性龋的表现,所以本题答案为D,浅龋:局限于牙釉质或牙骨质的龋坏。中龋:牙本质浅层的龋坏。急性龋:龋坏组织颜色浅,质软,病变进展快。静止龋:龋坏环境发生改变,原来进展的龋坏变得静止。

139. 患者,男,30岁。偶然发现右侧下颌磨牙牙面发黑,无明显疼痛症状。检查见𬌗面窝沟深,卡探针,底软,达牙本质浅层。冷热测反应正常,叩痛(-),牙龈无异常。患牙的诊断是
   A. 釉质发育不全　　　　　B. 浅龋　　　　　　　　　C. 中龋
   D. 深龋　　　　　　　　　E. 四环素牙
【答案】C
【解析】牙面发黑,无明显疼痛症状,颌面窝沟深,卡探针,底软,达牙本质浅层,余无异常,所以诊断为中龋。浅龋为龋坏局限于牙釉质层或牙骨质层;深龋为龋坏达牙本质中层或深层;釉质发育不全为釉质的变色和实质的缺损,局限于釉质层,不达牙本质浅层,且质地无明显改变;四环素牙有牙齿发育期间四环素类药物服用史,且为牙本质的着色,多无质地改变。

140. 患者,男,22岁。左上后牙近来常嵌塞食物疼痛,遇冷热甜酸刺激时敏感,但无自发痛。检查发现左上5深龋,探诊洞底敏感,无叩痛。治疗前应当判明的主要问题是
   A. 龋洞的大小　　　　　　B. 龋洞的位置　　　　　　C. 龋坏组织的多少
   D. 腐质颜色的深浅　　　　E. 牙髓-牙本质复合体反应
【答案】E
【解析】食物嵌塞痛、冷热刺激敏感、无自发痛史、探诊洞底敏感、无叩痛,这些都是深龋临床表现,此时应明确龋损是已经引起牙髓炎症还是修复性牙本质已经形成,从而作出下一步治疗计划。

141. 女,16岁。左下后牙遇冷水痛2周,平时无不适。检查见左下第一恒磨牙咬合面龋洞深,叩痛(-),冷水入洞痛,冷测结果同对照牙。该患牙诊断为
   A. 中龋　　　　　　　　　B. 深龋　　　　　　　　　C. 慢性牙髓炎
   D. 急性牙髓炎　　　　　　E. 可复性牙髓炎
【答案】B

【解析】患牙深龋洞，叩痛（-），冷水入洞痛但冷测结果同对照牙，提示尚未出现任何牙髓炎症状，患牙诊断是深龋。

142. 女，45岁。主诉左下后牙食物嵌塞痛。检查：左下第二磨牙温度测验，患牙感觉疼痛且持续一段时间。温度测验的记录应为
A. 敏感　　　　　　　　　B. 疼痛　　　　　　　　　　　　　　C.（+）
D.（++）　　　　　　　　E. 阳性
【答案】A
【解析】牙髓活力温度测验结果是患牙与患者本身正常牙的牙髓对照后的结果，具体表示法为"正常、敏感、迟钝、无反应"四级记录结果。正常：温度刺激后患牙与正常对照牙反应程度相同；敏感：与正常对照牙相比，患牙出现一过性疼痛反应或疼痛持续一段时间；迟钝：与正常对照牙相比，患牙反应慢且轻微许多；无反应：与正常对照牙相比，患牙对温度刺激不产生反应。
① 明确牙髓温度测验结果只有"正常、敏感、迟钝、无反应"，没有"阴性、阳性"或"（+）（-）"等表示方法。
② 熟记每个结果记录的意义。

143. 患者因左下后牙遇甜食痛求诊。检查：左下6远中邻面探诊敏感，冷、热测同对照牙，邻面色素沉着，可卡住探针，冷测同对照牙。诊断为
A. 浅龋　　　　　　　　　B. 中龋　　　　　　　　　　　　　　C. 中深龋
D. 深龋　　　　　　　　　E. 以上诊断均不正确
【答案】B

144. 患者，女，55岁，左上后牙进食冷热食时疼痛明显1周。近2个月来，左上后牙刷牙、进食、饮冷热水时酸痛，近1周进食冷热饮食时疼痛明显增加。无自发痛和夜间痛。口腔检查左上第一磨牙远中邻面牙体少许变黑。第一次就诊确定诊断前还应进行的检查是
A. 进行牙髓活力温度测验　　B. X线片检查　　　　　　　　　　C. 探诊确定是否有深龋洞
D. 先去除釉质后再进行探诊　　E. 以上均是
【答案】E
【解析】本题题干描述只有患者症状，没有检查，所以为了确定诊断还需进行临床检查，包括视诊、探诊、温度测验、X线检查，因为此患牙只有邻面牙体少许变黑，所以必要时还可磨除部分釉质后进行探诊，以确定龋洞深度及牙髓状态。故答案为E。

145. 患者，女，25岁，因牙面斑点要求进行前牙美观治疗，自诉从牙齿萌出后，牙面即有黄色斑块。查：全口牙均可见不同程度散在黄褐色及白垩状斑。该患牙最可能的诊断为
A. 釉质发育不全症　　　　　B. 氟牙症　　　　　　　　　　　　C. 四环素牙
D. 浅龋　　　　　　　　　　E. 遗传性乳光牙本质
【答案】B
【解析】釉质发育不全症多见于对称萌出的牙齿，此患者全口牙可见不同程度散在黄褐色及白垩状斑，故最可能为氟牙症。另外，氟牙症最重要的特点为具有7岁以前高氟地区生活史。四环素牙可见于全口牙齿，前牙比后牙着色重，其着色多为棕褐色；浅龋为龋病的好发部位，少累及全口牙齿；遗传性乳光牙本质为常染色体显性遗传病，患牙呈半透明乳光色。

146. 患者，女，30岁。右上后牙食物嵌入痛，遇冷敏感，无自发痛，检查发现右上6邻𬌗面中龋。需做的窝洞类型是
A. Ⅰ类　　　　　　　　　　B. Ⅱ类　　　　　　　　　　　　　　C. Ⅲ类
D. Ⅳ类　　　　　　　　　　E. Ⅴ类
【答案】B
【解析】右上后牙食物嵌塞，检查发现中龋，此龋坏应为食物嵌塞导致的邻面龋。后牙邻面龋损所备窝洞为G.V Black分类Ⅱ类洞。

147. 患者左下第一磨牙𬌗面浅龋，卡探针，叩痛（-），冷测验正常，无明显症状。该牙正确的处理方案应为
A. 充填治疗　　　　　　　　B. 再矿化治疗　　　　　　　　　　C. 化学疗法
D. 窝沟封闭　　　　　　　　E. 无须治疗
【答案】A
【解析】窝沟浅龋需行充填治疗；平滑面浅龋没有釉质缺损时或对于临近替换期的乳牙可用化学疗法或再矿化疗法；窝沟封闭用于未患龋的患牙，预防龋病发生。

148. 患者上颌前磨牙近中面深龋，探诊敏感，入洞冷测一过性疼痛，去除刺激可缓解，诊断为深龋，备洞时患者极其敏感，该牙当日的最佳处理方案为

　　A. 氧化锌丁香油糊剂安抚　　　B. 双层垫底后充填　　　C. 银汞充填
　　D. 玻璃离子水门汀充填　　　　E. 根管治疗

【答案】A

【解析】本题题眼为"备洞时患者极其敏感"，可选择安抚治疗，2周后若敏感消失，进行垫底充填。

【破题思路】深龋治疗方法选择（注意把握题眼）：
① 普通深龋（没有激发痛，软龋能去净，题目没提激发痛或软龋的问题就默认为普通深龋）——（双层）垫底后充填。
② 激发痛——安抚治疗／先安抚后垫底充填（重点在于安抚治疗）。
③ 软龋不能去净——间接盖髓，去净软龋后垫底充填。
④ 激发痛＋软龋不能去净——先安抚，无症状后间接盖髓，然后垫底充填。

149. 患者，女，30岁。右下后牙进食嵌塞痛2周，偶有喝冷水疼痛，无自发痛。检查发现右下第一磨牙𬌗面深龋洞，冷测反应正常，冷刺激入洞出现一过性敏感，叩痛（-），去净腐质后洞底无穿髓孔。该患牙应做的治疗是

　　A. 双层垫底后充填　　　B. 安抚治疗以消除症状　　　C. 活髓切断
　　D. 直接盖髓　　　　　　E. 根管治疗

【答案】A

【解析】由题干知患牙诊断为深龋。题目未涉及"去腐敏感""备洞敏感""腐质不能去净"等题眼故可直接垫底充填，活髓切断用于去腐未净的年轻恒牙，直接盖髓用于备洞时露髓的情况，根管治疗用于牙髓病根尖周病患牙的治疗。

150. 患者，女，17岁，发现右下后牙有洞2年，近2周出现冷热酸甜刺激痛，无自发痛史。临床检查：右下第一磨牙深龋近髓，探诊敏感，冷测验同对照牙，备洞时患者敏感，软龋不能去净。下述处理方法最合理的是

　　A. 安抚——垫底充填　　　　　　　B. 直接垫底充填
　　C. 安抚——间接盖髓——垫底充填　　D. 安抚——间接盖髓——去净软龋、间接盖髓——垫底充填
　　E. 间接盖髓——垫底充填

【答案】D

151. 女，25岁，右上后牙遇冷刺激敏感2周，无明显自发痛。检查：洞超过牙本质浅层，探诊洞底不敏感，无露髓孔。冷测反应正常，但冰水滴入洞内出现一过性轻度痛感。叩痛（-），牙龈无异常。该患牙的最佳治疗应选

　　A. 银汞合金直接充填　　　　　B. 酸蚀处理后复合树脂直接粘接修复
　　C. 开髓开放引流　　　　　　　D. 麻醉，下一次完成根管治疗
　　E. 失活牙髓后约诊完成根管治疗

【答案】B

【解析】患牙诊断为"深龋"，不需牙髓治疗；银汞充填时需垫底处理。

152. 女，26岁。左上第一磨牙深龋，去腐质后未穿髓。垫底做银汞合金充填。最适合的垫底材料是

　　A. 磷酸锌粘固粉　　　B. 聚羧酸锌粘固粉　　　C. 氧化锌丁香油粘固粉
　　D. EDTA　　　　　　　E. 氢氧化钙

【答案】B

【解析】由题目可知，窝洞近髓未穿髓，聚羧酸锌粘固剂因对牙髓刺激性小，为首选的单层垫底材料，故选B。磷酸锌因其释放的游离酸对牙髓具有一定的刺激性，用于深龋，必须与氧化锌丁香油结合，行双层垫底；EDTA不属于垫底材料，一般用于根管预备的过程中，EDTA溶液也可用于根管冲洗；氢氧化钙用于间接盖髓或直接盖髓，亦不用作银汞合金充填的垫底材料。

153. 男，17岁。右上后牙3天来遇甜酸痛，平时无其他不适。查见14近中边缘嵴约小米大小透暗色区，建议充填用材料是

　　A. 复合体　　　B. 复合树脂　　　C. 银汞合金
　　D. 磷酸锌水门汀　　　E. 玻璃离子水门汀

【答案】B

【解析】"近中边缘嵴约小米大小透暗色区"且"3天来遇甜酸痛"提示患牙为中龋或深龋，应给予充填治疗。该部位充填材料不但要求强度，而且要求美观，因此首选复合树脂，而非其他材料。

154. 患者，男，55岁。主诉左下后牙嵌塞食物，有时遇冷热刺激敏感。检查见左下第一磨牙见深龋，去腐后未见穿髓，拟制备成远中𬌗洞充填，修复时邻面部分应设计的主要固位形是
A. 侧壁固位　　　　　　　B. 牙本质钉固位　　　　　　　C. 倒凹固位
D. 梯形固位　　　　　　　E. 鸠尾固位

【答案】D

【解析】由题目可知，最后形成的预备洞形是Ⅱ类洞，该类洞邻面部分设计的主要固位形是梯形固位，以防止充填体𬌗向脱位。侧壁固位为基本固位形，用于所有牙面。牙本质钉固位多用于复杂洞形。倒凹固位多用于𬌗面。鸠尾固位一般在𬌗面或舌面，防止充填体水平脱位。

155. 患者，女，20岁。因右下后牙冷热痛而就诊，无自发痛。检查发现右下6深龋，探痛，但未穿髓，无叩痛。在治疗该深龋时，错误的操作是
A. 由于窝洞较深，洞壁不必修直　　　　　　B. 为避免穿髓，可保留少量软化牙本质
C. 用大球钻以先中央后四周的方式逐步去除腐质　　D. 可疑有牙髓暴露而又不能肯定时应做安抚治疗观察
E. 接近髓角时，如患者特别敏感，应注意检查有无牙髓暴露

【答案】C

【解析】深龋的治疗原则：①停止龋病发展，促进牙髓的防御性反应。②保护牙髓：备洞尽量减少产热，应有冷却；以球钻做间断磨除，不向洞底加压；深洞行双层垫底；洞底可保留脱矿软化牙本质；窝洞较深，可不必追求底平壁直。③正确判断牙髓状况，是深龋治疗成功的基础。洞深近髓角较敏感者选用氧化锌丁香油糊剂充填，观察1～2周，无症状才做永久性充填。

156. 患者左上第一磨牙缺失，左上第二磨牙近中颈部龋洞，诊断为中龋，其制备的洞形为
A. 邻面的单面洞　　　　　B. 邻𬌗面洞　　　　　　　C. 邻𬌗邻面洞
D. 邻舌面洞　　　　　　　E. 邻颊面洞

【答案】A

【解析】此为Ⅱ类洞，因左上第一磨牙缺失，故可以直接在龋坏处去腐备洞后垫底充填，无须从𬌗面进入，损伤多余的牙体。故答案为A。

157. 窝洞充填后立即产生咬合疼痛的原因是
A. 咬合高点　　　　　　　B. 材料强度过高　　　　　　　C. 充填未垫底
D. 可复性牙髓炎　　　　　E. 有悬突

【答案】A

【解析】窝洞充填后立即产生咬合疼痛多由咬合高点引起，检查可见咬合高点存在。

158. 患者，女，23岁，左下第一磨牙龋达牙本质深层，备洞时近髓处保留少许软龋，放置Ca(OH)$_2$盖髓剂。复诊时间应为
A. 1周　　　　　　　　　B. 2～3周　　　　　　　　　C. 6～8周
D. 1个月　　　　　　　　E. 3个月

【答案】E

【解析】对于曾保留少许软龋的窝洞，一般在3个月后，去尽原有的软龋，再垫底充填。

159. 第一恒磨牙最适宜做窝沟封闭的年龄是
A. 6～7岁　　　　　　　B. 8～9岁　　　　　　　　　C. 10～11岁
D. 12～13岁　　　　　　E. 14～15岁

【答案】A

【解析】窝沟封闭年龄：乳磨牙为3～5岁；第一恒磨牙为6～7岁；第二恒磨牙为11～13岁。

160. 女，26岁。2周前因楔状缺损引起可复性牙髓炎来院做间接盖髓术，术后已无症状，这次修复材料的最佳选择是
A. 大填料型复合树脂　　　B. 混合填料型复合树脂　　　　C. 超微填料型树脂
D. 玻璃离子水门汀　　　　E. 银汞合金

【答案】B

【解析】楔状缺损间接盖髓后修复材料的最佳选择是复合树脂。各种类型的树脂中混合填料型复合树脂兼顾机械力学和美学性能，是目前临床广泛应用的材料。大填料型复合树脂美学性能差；超微填料型树脂机械性

能差；玻璃离子水门汀化学稳定性、机械性能和美观性能不足；银汞合金缺乏粘接性，美观性能差。

161. 男，35岁。2周前因龋坏去医院做后牙复面洞银汞合金充填。术后一直有咬物酸痛。查见患牙充填体上有一亮点，叩诊轻度不适。首选的治疗是

A. 去充填物做检查　　　　B. 去充填体再充填　　　　C. 调磨充填体高点
D. 去充填体做安抚　　　　E. 麻醉下牙髓治疗

【答案】C

【解析】该题考查的知识点是龋病治疗中的问题和处理。后牙复面洞银汞合金充填后充填体上有亮点并有咬物酸痛和叩诊轻度不适，表明患牙有轻度的创伤性根周膜炎，首选的治疗应是调磨充填体，让轻度的创伤性根周膜炎恢复，其他治疗均不对症。

162. 患者，男，20岁，左上前牙深龋，2周前垫底后行树脂充填。术后患牙一直有冷热刺激痛，复诊去除原充填物，用氢氧化钙盖髓、氧化锌安抚，仍有冷热刺激痛，持续一段时间方可缓解。其原因可能为

A. 充填材料选择不当　　　B. 诊断错误　　　　　　　C. 腐质未去净
D. 备洞产热刺激　　　　　E. 垫底材料选择不当

【答案】B

【解析】此患牙充填后一直冷热刺激痛，安抚后仍冷热刺激痛，持续一段时间方可缓解，说明患牙有慢性牙髓炎的症状。故此患者疼痛的原因为患牙诊断错误。

163. 患者，男，72岁，下前牙龋充填后3天，出现肿痛。查：右下尖牙近中邻面树脂充填物完好、叩痛（+）、松动Ⅱ度。颊龈沟变浅、充血、热牙胶测验无反应。该牙上次治疗存在的问题最可能是

A. 牙髓情况判断错误　　　B. 充填时未垫底　　　　　C. 备洞时刺激牙髓
D. 意外穿髓　　　　　　　E. 充填材料选择不当

【答案】A

【解析】患牙充填后3天出现肿痛，叩痛（+），松动Ⅱ度，颊龈沟变浅、充血、热牙胶测验无反应，可诊断为急性根尖周炎，故第一次就诊时牙髓情况判断有误。

164. 患者，女，30岁。半年前在某医院做过右下后牙龋洞银汞合金充填，现牙体折裂一小块，要求重新充填。检查银汞合金充填，舌侧壁牙体折裂一小块。引起折裂的最可能原因是

A. 充填材料过度收缩　　　B. 洞形的点、线角太钝　　C. 鸠尾峡过窄
D. 食物嵌塞　　　　　　　E. 制洞时未去除无基釉

【答案】E

【解析】此患者银汞充填后舌侧牙体部分折断，最可能的原因是制备洞形时没有去除无基釉，导致剩余部分牙体抗力不足而发生折裂，所以E正确。充填材料过度收缩亦导致继发龋；洞形的点、线角太钝有利于牙体组织抗力；鸠尾峡过窄易导致充填体的折裂；食物嵌塞导致牙周问题，多为龈乳头炎。

（165～167题共用题干）

女，20岁。2周来右上后牙遇冷热过敏。检查发现 6DO 深龋，探之未穿髓，病变组织颜色较浅，易剔除。

165. 这种龋齿称为

A. 急性龋　　　　　　　　B. 慢性龋　　　　　　　　C. 静止龋
D. 继发龋　　　　　　　　E. 干性龋

【答案】A

166. 做诊断时应与之鉴别的主要疾病是

A. 慢性闭锁性牙髓炎　　　B. 慢性溃疡性牙髓炎　　　C. 牙本质过敏
D. 急性牙髓炎　　　　　　E. 牙隐裂

【答案】A

167. 在做鉴别诊断时比较有价值的检查方法是

A. X线检查　　　　　　　B. 冷热诊　　　　　　　　C. 探诊
D. 咬诊　　　　　　　　　E. 叩诊

【答案】B

【解析】急性龋发展速度快，病变部位牙本质质地湿软，易以手用器械去除，故提示患牙为急性龋。深龋应与慢性牙髓炎相鉴别，重点是鉴别牙髓状态，而温度测验能明确患牙是否存在炎症。

（168～169题共用题干）

患者，男，20岁。下颌第一恒磨牙颊沟浅龋坏，对龋坏物质进行细菌培养。

168. 其中主要的致龋菌可能为

A. 韦永菌 B. 轻链球菌 C. 奈瑟菌
D. 变形链球菌 E. 乳杆菌
【答案】D

169. 如此人的龋病未治疗，发展为深龋，再次对龋坏物质进行细菌培养，发现有一种致龋菌的数量大量增加，该细菌可能是
A. 韦永菌 B. 轻链球菌 C. 奈瑟菌
D. 变形链球菌 E. 乳杆菌
【答案】E
【解析】龋病的主要致龋菌为变形链球菌（无论是哪种分类的龋病）；乳杆菌数量增加是龋病进展的结果，在加速龋病进展中具有重要作用。

(170～172题共用题干)
男，16岁。左下后牙龋洞，无明显自发疼痛，食物嵌入时疼。检查：左下6𬌗面龋坏，软化牙本质较多，叩痛（-），冷刺激一过性敏感，电活力测验正常。去除无基釉后去腐敏感，不能全部去净。

170. 患牙可能的诊断是
A. 中龋 B. 深龋 C. 慢性龋
D. 慢性牙髓炎 E. 急性牙髓炎
【答案】B

171. 该牙的初诊治疗是
A. 垫底充填 B. 安抚治疗 C. 间接盖髓，垫底充填
D. 活髓切断术 E. 双层垫底后充填
【答案】B

172. 充填时垫底材料选用
A. 磷酸锌粘固粉单层 B. 聚羧酸锌粘固粉单层
C. 玻璃离子粘固粉单层 D. 氧化锌丁香油粘固粉和磷酸锌粘固粉双层
E. 氢氧化钙制剂
【答案】D
【解析】由题干知患牙龋洞深，且去腐敏感，软龋不能去净，为深龋的临床表现；患牙去腐敏感，则初次治疗要先安抚治疗；鉴于题目涉及去腐敏感，则对于此深龋患牙选用氧化锌丁香油粘固粉和磷酸锌粘固粉双层较好，因为氧化锌丁香油具有安抚作用。

(173～176题共用题干)
女，7岁。食冷饮时左后牙感到酸痛2周，无自发痛史，检查发现左下6颊𬌗面深龋，龋蚀范围稍广，腐质软而湿润，易挖除，但敏感。测牙髓活力同正常牙，叩痛（-）。

173. 根据上述临床表现和检查结果，拟诊断为
A. 急性龋 B. 慢性龋 C. 急性牙髓炎
D. 慢性闭锁性牙髓炎 E. 慢性根尖周炎
【答案】A

174. 治疗方案应考虑为
A. 间接盖髓术 B. 活髓切断术 C. 干髓术
D. 活髓摘除术 E. 根管治疗术
【答案】A

175. 首次就诊时，对该患牙应做的处理为
A. 氧化锌丁香油糊剂暂充 B. 垫底即刻充填 C. 活髓切断
D. 局麻下活髓摘除 E. 置放失活剂
【答案】A

176. 若充填后远期出现激发痛和自发痛，多由于
A. 充填物不密合 B. 充填物有早接触 C. 未恢复接触点
D. 充填物形成悬突 E. 继发龋伴发牙髓炎
【答案】E
【解析】"腐质软而湿润，易挖除"属于急性龋的临床表现，患牙腐质软，需行间接盖髓。患牙去腐敏感，需氧化锌丁香油安抚治疗。充填后远期自发痛和激发痛，多是由于继发龋引起的牙髓炎。充填物不密合，引起

继发龋；充填物有早接触，引起充填后近期的咬合痛；未恢复接触点及充填物形成悬突，引起食物嵌塞。

（177～179题共用题干）

女，46岁。右下后牙发黑3个月就诊。患者2年前因右下后牙有洞，曾在医院行充填治疗，近3个月来发现右下后牙发黑，偶有冷水敏感。检查：右下6见黄白色充填物，边缘发黑，探酸，叩诊（−），冷测正常。X线片显示充填物周围低密度影，根周膜连续，根尖周无异常。

177. 患牙最可能的诊断是
A. 牙釉质发育不全　　　　　　B. 牙本质敏感症　　　　　　C. 继发龋
D. 可复性牙髓炎　　　　　　　E. 慢性牙髓炎
【答案】C

178. 若对牙重新充填治疗后近期出现咬合痛，最可能的原因是
A. 充填物有早接触　　　　　　B. 未恢复接触点　　　　　　C. 充填物形成悬突
D. 备洞过程中激惹牙髓　　　　E. 继发龋伴发牙髓炎
【答案】A

179. 充填治疗后近期出现咬合痛，治疗措施是
A. 确定早接触部位，磨除高点　B. 磨除充填物悬突　　　　　C. 安抚治疗
D. 根管治疗　　　　　　　　　E. 局部冲洗上药
【答案】A

【解析】"黄白色充填物，边缘发黑，探酸，X线片显示充填物周围低密度影"，均提示患牙诊断为继发龋，而"冷测正常，根尖周无异常"则排除牙髓炎选项，其余均为干扰选项。充填治疗后出现咬合痛，最可能的原因是充填物有早接触，牙周膜的调节失去平衡，引起牙周创伤。由于充填治疗后近期出现咬合痛诊断为充填物有早接触，有效的处理必然是确定早接触部位，磨除高点。

（180～183题共用题干）

男，30岁，1个月来右侧上后牙食物嵌塞，嵌塞后引起疼痛不能继续吃饭，要求治疗。查右上6龋深，去腐质后未探及穿髓孔，叩痛（−），冷测同对照牙，探及龈乳头出血。

180. 该患牙应诊断为
A. 咬合创伤　　　　　　　　　B. 深龋　　　　　　　　　　　C. 慢性牙髓炎
D. 急性牙髓炎　　　　　　　　E. 可复性牙髓炎
【答案】B

181. 其治疗方案为
A. 调𬌗　　　　　　　　　　　B. 药物治疗　　　　　　　　　C. 垫底后充填
D. 安抚后充填　　　　　　　　E. 根管治疗
【答案】C

182. 该患牙如果治疗，所制备的窝洞为
A. Ⅰ类洞　　　　　　　　　　 B. Ⅱ类洞　　　　　　　　　　 C. Ⅲ类洞
D. Ⅳ类洞　　　　　　　　　　 E. Ⅴ类洞
【答案】B

183. 患牙如果进行充填，充填材料应选用
A. 复合体　　　　　　　　　　B. 复合树脂　　　　　　　　　C. 磷酸锌粘固粉
D. 玻璃离子粘固粉　　　　　　E. 氧化锌丁香油粘固粉
【答案】B

【解析】患牙龋深，冷测同对照牙，故诊断为深龋，普通深龋治疗为垫底后充填；患牙因食物嵌塞导致的深龋，龋坏累及邻面，故所制备的窝洞为Ⅱ类洞，后牙邻面深龋充填首选复合树脂充填。

（184～186题共用题干）

患者，女，20岁，刷牙时出现左上后牙短暂疼痛反应，无自发痛。口腔检查：左上颌第一前磨牙远中邻𬌗面龋，探诊敏感，冷刺激入洞敏感，刺激去除后疼痛立即缓解，叩痛（−），松动（−），牙周未见明显异常。

184. 该牙可诊断为
A. 浅龋　　　　　　　　　　　B. 深龋　　　　　　　　　　　C. 急性牙髓炎
D. 慢性牙髓炎　　　　　　　　E. 牙本质过敏
【答案】B

185. 若行充填治疗，该牙制备的洞形按G.V.Black分类应为

A. Ⅰ类洞　　　　　　　　　　B. Ⅱ类洞　　　　　　　　　　C. Ⅲ类洞
D. Ⅳ类洞　　　　　　　　　　E. Ⅴ类洞
【答案】B

186. 该洞形预备的要点中不包括
A. 颊舌壁应达自洁区　　　　　　　　　B. 邻面应制备成梯形，洞深1.5～2mm
C. 𬌗面应制备鸠尾固位形　　　　　　　D. 点线角圆钝
E. 去除无基釉及薄壁弱尖
【答案】B
【解析】邻𬌗面龋，探诊敏感，冷刺激入洞敏感，刺激去除后疼痛立即缓解，诊断为深龋，若选项存在可复性牙髓炎，也可选择可复性牙髓炎。邻𬌗面龋坏所备窝洞为Ⅱ类洞，Ⅱ类洞邻面梯形的洞深一般为1～1.5mm。

(187～188题共用题干)
患者，女，29岁，1周前因食物嵌塞痛就诊，诊断为深龋，垫底后银汞合金充填。现患者出现冷热刺激敏感，无自发痛及咬合痛。

187. 造成患者术后出现冷热刺激敏感症状的原因有以下可能，除了
A. 备洞过程中的机械刺激　　　B. 垫底材料选择不当　　　C. 龋坏组织未去净
D. 对颌牙有异种金属修复体　　E. 牙髓状态判断错误
【答案】D

188. 如确定术前诊断正常，垫底及充填完好，最适宜的处理方法是
A. 暂避免刺激，观察1～2周　　　　　　B. 脱敏治疗
C. 去除充填体，安抚治疗　　　　　　　D. 去除充填体，更换金属材料
E. 牙髓治疗
【答案】A
【解析】对颌牙有异种金属修复体表现为咬合时，修复体与对颌牙接触出现疼痛，题目未有涉及，此患者的表现为冷热刺激敏感。如确定术前诊断正常，垫底及充填完好，对牙髓刺激引起的疼痛，可避免刺激，观察，若症状不能缓解需行牙髓治疗。

(189～193题共用备选答案)
A. 猖獗龋　　　　　　　　　B. 静止龋　　　　　　　　　C. 继发龋
D. 潜行性龋　　　　　　　　E. 线形牙釉质龋

189. 主要发生于上前牙唇面新生线处
【答案】E

190. 常见于颌面和颈部接受放射治疗的患者，也称为放射性龋
【答案】A

191. 窝沟龋呈锥形，底部朝向牙本质，尖朝向牙釉质表面，病变早期牙釉质表面无明显破坏
【答案】D

192. 由于病变环境发生改变，龋病不再继续发展，损害仍保持原样
【答案】B

193. 龋病治疗后，充填物边缘牙体组织破裂，产生龋病
【答案】C
【解析】考查各类龋病的定义及特点：
猖獗龋：急性龋的一种类型，病变进展很快，多数牙短期内同时患龋，常见于颌面及颈部放疗的患者或舍格伦综合征患者。静止龋：口内致龋环境发生改变，原来易致龋的环境消失，龋病不再进展。临床探诊检查，病变多坚硬光滑。有的窝沟龋呈锥形，底部朝向牙本质，尖朝向牙釉质表面，但釉质表面无明显破坏，具有这类临床特征的龋病又称潜行性龋。线形牙釉质龋：发生于上前牙新生线处的龋坏。
继发龋：龋病经充填治疗后于充填物边缘发生的龋坏。再发龋：龋病经充填治疗后，再发生的新的龋坏（非原龋坏处）。
奶瓶龋多见于婴幼儿，因使用奶瓶喂养引起，多见于上前牙唇侧。
环状龋：发生于牙颈部，累及乳前牙唇面及邻面围绕牙冠的龋坏。呈卷脱状，多见于牙冠中1/3至颈1/3。以围绕牙齿呈环状为主要特点。

(194～198题共用备选答案)
A. Ⅰ类洞　　　　　　　　　　B. Ⅱ类洞　　　　　　　　　　C. Ⅲ类洞

D. Ⅳ类洞　　　　　　　　　　　E. Ⅴ类洞

下列龋病制备的洞形中，根据 Black 分类归为

194. 上颌中切牙腭面洞

【答案】A

195. 上颌侧切牙邻面龋未累及切角

【答案】C

196. 上颌中切牙切角缺损

【答案】D

197. 下颌第一磨牙近中邻面颈部龋

【答案】B

198. 上颌尖牙颊侧颈部龋

【答案】E

【解析】G.V Black 按窝洞所在牙面将窝洞分为 5 类。

(199～203题共用备选答案)

A. 髓壁　　　　　　　B. 轴髓线角　　　　　　　C. 颊轴龈点角
D. 侧壁　　　　　　　E. 洞缘

199. 𬌗面洞底和邻面轴壁相交构成

【答案】B

200. 与𬌗面垂直的洞壁称

【答案】D

201. 颊、轴、龈三个洞壁所成的角称

【答案】C

202. 与洞侧壁垂直，位于洞底覆盖牙髓的洞壁称

【答案】A

203. 窝洞侧壁与牙面相交构成洞的边缘称

【答案】E

【解析】窝洞结构各名词含义：洞壁包括侧壁和髓壁，侧壁指与𬌗面垂直的洞壁，髓壁指位于洞底覆盖牙髓的洞壁，与侧壁垂直；两壁相交构成线角，三壁相交构成点角，洞角以构成它的各壁联合命名，如𬌗面洞底和邻面轴壁相交构成轴髓线角，颊、轴、龈三个洞壁所成的角称颊轴龈点角。窝洞侧壁与牙面相交构成洞的边缘称洞缘。

(204～208题共用备选答案)

A. 银汞合金　　　　　B. 复合树脂　　　　　　　C. 氢氧化钙
D. 玻璃离子水门汀　　E. 磷酸锌粘固粉

204. 常用的后牙充填材料是

【答案】B

205. 常用的垫底材料是

【答案】E

206. 常用的前牙充填材料是

【答案】B

207. 常用的直接/间接盖髓剂是

【答案】C

208. 乳牙充填修复材料

【答案】D

【解析】常用的前牙及后牙充填材料：复合树脂（复合树脂是目前主要的充填材料，考生们的知识要与时俱进）；常用的垫底材料：磷酸锌粘固粉；常用的间接/直接盖髓剂：氢氧化钙；乳牙充填材料：玻璃离子水门汀。

(209～213题共用备选答案)

A. 充填物过高，有早接触　　B. 充填物悬突　　　　　　C. 牙髓状态判断错误
D. 充填材料化学刺激　　　　E. 对颌牙有不同金属修复体

209. 龋齿充填后远期出现自发痛，可能的原因是

【答案】D

210. 龋齿充填后近期出现自发痛，可能的原因是
【答案】C

211. 龋齿充填治疗后咬合痛，与温度刺激无关，可能的原因是
【答案】A

212. 龋齿充填后出现持续性自发性钝痛，可以定位，与温度无关，可能的原因是
【答案】B

213. 龋齿充填后与对颌牙接触时疼痛，可能的原因是
【答案】E

【解析】龋齿充填后出现的疼痛可分为远期疼痛和近期疼痛：远期疼痛（数月或数年）多考虑继发龋（冷热刺激痛）、继发龋演变为的牙髓炎（自发痛）；近期疼痛（三五天或一周）又可细分为牙髓性疼痛、咬合痛、牙周性疼痛、异种电流刺激痛等。近期牙髓性疼痛多考虑牙髓状态判断有误、穿髓孔未发现等，近期咬合痛多考虑咬合高点，近期牙周性疼痛（龈乳头红肿，自发性钝痛与温度刺激无关等）多考虑粘接剂残留等，异种电流刺激痛（与对颌接触疼痛，与温度刺激无关）考虑口内存在异种金属。

（214～216题共用备选答案）
A. 血链球菌　　　　　　B. 轻链球菌　　　　　　C. 变形链球菌
D. 乳杆菌　　　　　　　E. 放线菌

214. 最早定植到获得性膜上的细菌是
【答案】A

215. 龈下菌群和根面龋中最常发现的细菌是
【答案】E

216. 目前认为致龋性最强的细菌是
【答案】C

【解析】血链球菌：最早定植于牙面的细菌；轻链球菌：最常分离到的细菌；变形链球菌：最主要的致龋菌（包括冠部龋和根部龋），是致龋性最强的细菌；乳杆菌：其数量增加是龋病进展的结果。

（217～219题共用备选答案）
A. 窝洞的点线角太锐　　　B. 洞的边缘制备在深窝沟处　　　C. 银汞合金修复体厚度不够
D. 悬突　　　　　　　　　E. 垫底材料选择不当

下列情况的出现可能是由于

217. 牙体折裂
【答案】A

218. 龋齿一次性充填后的激发痛
【答案】E

219. 充填物折断
【答案】C

【解析】牙体折裂为牙体抗力不足，多因为窝洞点线角不圆钝、未去除薄壁弱尖、磨除过多牙体组织、充填材料过度膨胀、咬合力过大等。龋齿一次性充填后的激发痛多由牙髓刺激产生，如粘接材料刺激牙髓、备洞过程的刺激等。充填体折断为充填体抗力不足，如窝洞预备过浅、过窄致充填材料厚度或宽度不足，或充填材料调制不当、充填方法不当、咬合高点、过早承担咬合等。

第二单元　牙发育异常

1. 造成成牙本质细胞变性，不能形成正常牙本质是由于缺乏
A. 维生素 D
B. 维生素 A
C. 维生素 C
D. 钙
E. 磷

【答案】C

【解析】缺乏维生素 C 对牙齿发育的影响是成牙本质细胞变性不能形成正常牙本质。

维生素 D 缺乏引起低钙血症，引起釉质发育不全，钙、磷缺乏同理。

维生素 A 缺乏，成釉细胞不能分化成高柱状，而呈萎缩、扁平状，不能形成正常釉质。

【破题思路】维生素 C 缺乏会造成成牙本质细胞变性，不能形成正常牙本质。

2. 患者，女，25 岁。从小生活在晋西地区，牙齿发黄而求治。检查发现全口牙均有白垩色到褐色斑，个别牙釉质实质性缺损，探诊缺损处质硬。最可能的诊断是
A. 四环素牙
B. 氟牙症
C. 釉质发育不全
D. 牙本质发育不全
E. 特纳牙

【答案】B

【解析】全口牙白垩色到褐色斑，个别牙釉质实质性缺损，探诊缺损处质硬，生活在晋西高氟地区，所以诊断为氟牙症。氟牙症发生在多数牙为长期性损伤，尤以上颌前牙为多见，其斑块呈散在云雾状，边界不明确，有高氟地区生活史，如果 7 岁之后才迁入高氟地区者，不会出现氟牙症。四环素牙是在牙的发育矿化期，服用了四环素族药物，可被结合到牙组织内，使牙着色。一般来说，前牙比后牙着色明显。乳牙着色又比恒牙明显，在牙本质中的沉积比釉质中高 4 倍，而且在釉质中仅为弥散性的非带状色素。又由于黄色层呈波浪形，似帽状，大致相似于牙的外形，所以一次剂量引起的着色能在一个牙的大部分表面看到。釉质发育不全指在牙发育期间，由于全身疾患、营养障碍或严重的乳牙根尖周感染导致釉质结构的异常。轻症表现仅有色泽和透明度的改变，形成白垩状釉质，无自觉症状。重症牙面有实质性缺损，即在釉质表面出现带状或窝状的棕色凹陷。局部因素常见于乳牙根尖周严重感染，导致继承恒牙釉质发育不全，这种情况往往见于个别牙，以前磨牙居多，又称特纳牙。牙本质发育不全是一种常染色体显性遗传疾病，又称遗传性牙本质发育不全。Ⅰ型伴有成骨不全症；Ⅱ型显著特征为牙颈部明显缩窄以致形成一个球根状的牙冠；Ⅲ型患者乳牙髓腔增大，大量暴露。影像学上表现为牙齿由于牙本质萎缩而中空，因而称为"壳状牙"。

【破题思路】6～7 岁之前长期居住在饮水中含氟量高的流行区，会罹患氟牙症。

3. 患者，女，30 岁。因幼儿时经常服用四环素而致全口四环素牙，影响美观要求脱色。行脱色治疗时，选用最适宜的药物是
A. 30% 氢氧化钙
B. 30% 次氯酸钠
C. 30% 过氧化氢
D. 30% 磷酸
E. 30% EDTA

【答案】C

【解析】牙漂白治疗中脱色剂一般为氧化剂，包括各种浓度过氧化氢、过硼酸钠、尿素-过氧化物，其中过氧化氢最常用浓度为 30%～35%；30% 的磷酸通常用于釉质酸蚀，排除 D；氢氧化钙用于根管消毒，排除 A；次氯酸钠、EDTA 用于根管冲洗。

【破题思路】四环素牙齿内脱色使用的过氧化氢浓度为 30%。家用的漂白剂一般为 10%～15% 过氧化脲。

4. 患者，男，20 岁。左上 2 舌侧窝呈囊状深陷，变黑发软，叩痛（−），冷热诊无异常，未穿髓，其诊断和处理是
A. 舌面点隙龋，充填治疗
B. 畸形舌侧窝，预防性充填
C. 牙中牙，间接盖髓、垫底充填
D. 畸形舌侧窝伴深龋，间接盖髓、垫底充填
E. 畸形舌侧窝伴慢性牙髓炎，根管治疗

【答案】D

【解析】畸形舌侧窝为牙内陷中最轻的一种，由于舌侧窝呈囊状深陷，容易滞留食物残渣，利于细菌的滋生，再加上囊底存在发育上的缺陷，常引起牙髓的感染、坏死及根尖周病变。题干中舌侧窝呈囊状深陷，变黑发软，冷热诊无异常，未穿髓，应诊断为畸形舌侧窝伴深龋，未出现牙髓病变，因此处理应间接盖髓；舌面点隙龋，充填治疗，诊断不严谨，没有诊断出龋坏原因，故A错误；畸形舌侧窝，预防性充填，诊断不严谨，没有对龋病做出诊断；牙中牙是发育异常牙内陷中最严重的一种，牙呈圆锥状，且较其固有形态稍大，X线片示其深入凹陷部好似包含在牙中的一个小牙，其实陷入部分的中央不是牙髓，而是含有残余成釉器的空腔；畸形舌侧窝伴慢性牙髓炎时，会有轻度叩痛，冷热诊测验表现为异常，有自发痛史，分为慢性溃疡性牙髓炎、慢性增生性牙髓炎、慢性闭锁性牙髓炎，治疗为根管治疗。

【破题思路】牙内陷当中畸形舌侧窝（舌侧窝呈囊状深陷）+深龋［变黑发软，叩痛（–），冷热诊无异常，未穿髓］，治疗为间接盖髓、垫底充填。

5. 四环素牙中的着色物质主要沉积于
   A. 牙釉质　　　　　　　　　B. 牙本质　　　　　　　　　C. 牙骨质
   D. 牙髓　　　　　　　　　　E. 齿槽骨

【答案】B

【解析】由于釉质和牙本质同时形成在同一基底膜的相对侧，所以同一次的剂量能在两种组织中形成黄色层，但在牙本质中的沉积比在釉质中高4倍，而且在釉质中仅为弥散性的非带状色素。这是由于牙本质磷灰石晶体小，总表面积比釉质磷灰石晶体大，因而使牙本质吸收四环素的量较釉质多。所以四环素牙着色的部位主要在牙本质层。

6. 人体氟摄入量高的主要来源是
   A. 粮食中氟含量高　　　　　B. 蔬菜中氟含量高　　　　　C. 饮水中氟含量高
   D. 燃料中氟含量高　　　　　E. 空气中氟含量高

【答案】C

【解析】首先肯定水中氟含量过高是氟牙症的病因，我国现行水质标准氟浓度为0.5～1mg/L应是适宜的；能否发生氟牙症取决于过多的氟进入人体的时机。氟主要损害釉质发育期牙胚的成釉细胞，因此，过多的氟只有在牙发育矿化期间进入人体，才能发生氟牙症。若在6～7岁之前，长期居住在饮水中含氟量高的流行区，即使日后迁往他处，也避免不了以后萌出的恒牙受累，反之，如7岁后才迁入高氟区者，则不出现氟牙症。

7. 牙发育早期，由牙乳头局部增生并向成釉器突起所导致的成釉器形态分化异常的牙齿疾病是
   A. 畸形舌侧窝　　　　　　　B. 牙内陷　　　　　　　　　C. 畸形中央尖
   D. 牙中牙　　　　　　　　　E. 畸形根面沟

【答案】C

【解析】畸形中央尖的病因：一般认为发生此畸形是由于牙发育期，牙乳头组织向成釉器突起，在此基础上形成釉质和本质；牙内陷为牙发育时期，成釉器过度卷叠或局部过度增殖，深入到牙乳头中所致，根据牙内陷的深浅程度及其形态变异，临床上可分为畸形舌侧窝、畸形根面沟、畸形舌侧尖和牙中牙。

8. 女，36岁。主诉左下后牙残根，要求拔除。平时无不适症状。查左下第一前磨牙牙冠黄褐色残根状，探诊硬且光滑，牙髓活力电测验同对照正常牙。该牙应诊断为
   A. 残根　　　　　　　　　　B. 深龋　　　　　　　　　　C. 静止龋
   D. 特纳牙　　　　　　　　　E. 慢性龋

【答案】D

【解析】当乳磨牙根尖周炎未及时治疗，常引起其下方正在发育的继承恒牙，造成个别牙的牙釉质发育不全，称为特纳牙。该患者左下第一前磨牙的所见就是特纳牙的临床表现，常被误认为龋坏残根，质地与牙齿硬度一致；其他选项均有质的变化，色深，质软，形态改变，即可诊断为龋病。

9. 牙齿发育异常包括以下各类除外
   A. 数目异常　　　　　　　　B. 形态异常　　　　　　　　C. 牙列异常
   D. 结构异常　　　　　　　　E. 萌出异常

【答案】C

【解析】牙发育异常的分类：形态发育异常、结构发育异常、数目异常、萌出异常。
牙发育形态异常包括：大小异常（过小牙、过大牙）、形态异常（牙内陷、畸形中央尖、鹰爪尖、牛牙症、

双生牙、融合牙、结合牙、弯曲牙、额外牙根）。

牙发育结构异常包括：釉质发育不全（遗传性釉质发育不全，营养缺乏、发热性疾病和低钙血症引起的釉质发育缺陷，氟牙症，四环素牙，先天性梅毒牙）、遗传性牙本质发育不全。

牙数目异常：先天性缺牙、多生牙、乳牙前牙列、恒牙后牙列。

牙萌出异常：早萌、迟萌、多牙不萌、埋伏和阻生牙、乳牙固着粘连。

10. 遗传性乳光牙本质属于牙本质发育不全分型中的
A. Ⅰ型　　　　　　　　　B. Ⅱ型　　　　　　　　　C. Ⅲ型
D. Ⅰ型+Ⅱ型　　　　　　E. Ⅰ型+Ⅲ型

【答案】B

【解析】牙本质发育不全分3型：Ⅰ型患者伴有成骨不全症。Ⅱ型显著特征为牙颈部明显缩窄以致形成一个球根状的牙冠，该型即最常见的遗传性乳光牙本质；实际上，该病也是最常见的人类显性遗传病中的一种，人群患病率大约为1/8000。Ⅲ型患者乳牙髓腔增大，大量暴露。影像学上表现为牙齿由于牙本质萎缩而中空，因而称为"壳状牙"。

【破题思路】牙本质发育不全的分类。遗传性乳光牙本质属于牙本质发育不全分型中的Ⅱ型。

11. 牙内陷多发生于
A. 上颌中切牙　　　　　　B. 上颌侧切牙　　　　　　C. 上颌尖牙
D. 前磨牙　　　　　　　　E. 下颌中切牙

【答案】B

【解析】牙内陷为发育时期，成釉器过度卷叠或局部过度增殖，深入到牙乳头中所致。牙萌出后，在牙面可出现一囊状深陷的窝洞。牙内陷常见于上颌侧切牙，偶发于上颌中切牙或尖牙。根据牙内陷的深浅程度及其形态变异，临床上可分为畸形舌侧窝（是牙内陷最轻的一种）、畸形根面沟、畸形舌侧尖和牙中牙（是牙内陷最严重的一种）。

【破题思路】牙内陷常见于上颌侧切牙。

12. 先天性梅毒牙在临床上可表现为
A. 牙本质发育不全　　　　B. 釉质发育不全　　　　　C. 牙内陷
D. 畸形中央尖　　　　　　E. 蕾状磨牙

【答案】E

【解析】先天性梅毒牙包括半月形切牙和桑葚状磨牙等。主要见于恒牙，乳牙极少受累。

A选项描述：牙本质发育不全临床表现为牙冠呈微黄色半透明，光照下呈现乳光。釉质易从牙本质表面分离脱落使牙本质暴露，从而发生严重的咀嚼磨损。X线片可见牙根短。牙萌出后不久，髓室和根管完全闭锁。

B选项描述：釉质发育不全的临床表现按程度将其分为轻症和重症。轻症釉质形态基本完整，仅有色泽和透明度的改变，形成白垩状釉质，这是由于矿化不良、折光率改变而形成的，一般无自觉症状。重症牙面有实质性缺损，即在釉质表面出现带状或窝状的棕色凹陷。受累牙往往呈对称性。

C选项描述：牙内陷的临床表现可分为畸形舌侧窝（是牙内陷最轻的一种）、畸形根面沟、畸形舌侧尖和牙中牙（是牙内陷最严重的一种）。常见于上颌侧切牙。

D选项描述：畸形中央尖在临床当中中央尖折断或破损后，表现为圆形或椭圆形圆环，中央有浅黄色或褐色的牙本质轴，在轴中央有时可见到黑色小点，此点就是髓角，但在此处即使用极细的探针也不能探入。多见于下颌前磨牙，尤以第二前磨牙最多见，偶见于上颌前磨牙。

【破题思路】先天性梅毒牙临床表现为半月形切牙和桑葚状磨牙等。

13. 下列不属于釉质发育不全的病因的是
A. 严重营养障碍　　　　　B. 甲状旁腺功能低下　　　C. 糖尿病
D. 乳牙根尖周感染　　　　E. 猩红热

【答案】C

【解析】釉质发育不全的病因：①严重营养障碍：维生素A、维生素C、维生素D以及钙磷的缺乏，均可影响成釉细胞分泌釉质基质和矿化。②内分泌失调：甲状旁腺与钙磷代谢有密切关系。甲状旁腺功能降低时，血清中钙含量降低，血磷正常或偏高。③局部因素：常见于乳牙根尖周严重感染，导致继承恒牙釉质发育不全。这种情况往往见于个别牙，以前磨牙居多，又称特纳牙。④婴儿和母体的疾病：小儿的一些疾病，如水痘、猩红热等均可使成釉细胞发育发生障碍。糖尿病是牙周病的重要促进因素，并不是釉质发育不全的病因。

> 【破题思路】釉质发育不全的病因：严重营养障碍、内分泌失调、婴儿和母体的疾病和局部因素。

14. 关于氟牙症发病情况的描述不正确的是
  A. 氟主要损害釉质发育期牙胚的成釉细胞
  B. 14岁后才迁入高氟区者出现氟牙症
  C. 饮水氟含量过高是主要病因
  D. 胎盘对氟有一定的屏障作用
  E. 多见于恒牙

【答案】B

【解析】能否发生氟牙症取决于过多的氟进入人体的时机。氟主要损害釉质发育期牙胚的成釉细胞，因此，过多的氟只有在牙发育矿化期间进入人体，才能发生氟牙症。若在6~7岁之前，长期居住在饮水中含氟量高的流行区，即使日后迁往他处，也避免不了以后萌出的恒牙受累，反之，如7岁才迁入高氟区者，则不出现氟牙症；首先肯定水中氟含量过高是本症的病因，我国现行水质标准氟浓度为0.5~1mg/L应是适宜的；氟牙症多见于恒牙，发生在乳牙者甚少，程度亦较轻，这是由于乳牙的发育分别在胚胎期和婴儿期，而胎盘对氟有一定的屏障作用。

> 【破题思路】氟牙症发病情况与饮用水中氟含量和氟进入人体的时机有关。

15. 能引起四环素牙的药物有
  A. 头孢菌素和四环素
  B. 土霉素和地美环素
  C. 链霉素和氯霉素
  D. 林可霉素和庆大霉素
  E. 头孢菌素和米诺环素

【答案】B

【解析】四环素类药物有：四环素、土霉素、金霉素、去甲金霉素和多西环素等。一般认为，四环素和去甲金霉素所致着色深；土霉素和金霉素所致着色浅。金霉素导致牙着色为灰棕色；去甲金霉素导致牙着色为黄色；土霉素导致牙着色为黄色且影响较小；四环素导致牙着色为黄色；米诺环素导致牙着色为黑色；而强力霉素未见报道引起牙颜色改变。

> 【破题思路】能引起四环素牙的药物有：四环素、缩水四环素、盐酸四环素、土霉素、金霉素、去甲金霉素、多西环素等。

16. 氟牙症色素位置较浅，轻度着色病变在釉质外层的
  A. 1/4~1/3处
  B. 1/2~2/3处
  C. 1/3~1/2处
  D. 2/3~3/4处
  E. 1/4~3/4处

【答案】A

17. 釉质发育不全，其表面上形成凹陷的原因如下，除外
  A. 成釉细胞分泌釉质基质障碍
  B. 牙乳头组织向成釉器突起
  C. 釉质基质不能及时矿化而塌陷
  D. 成牙本质细胞变性，不能形成正常牙本质
  E. 成釉细胞不能分化成高柱状细胞

【答案】B

【解析】釉质发育不全，其表面上形成凹陷的原因：成釉细胞分泌釉质基质障碍；釉质基质不能及时矿化而塌陷；成牙本质细胞变性、不能形成正常牙本质；成釉细胞不能分化成高柱状细胞。B选项描述牙乳头组织向造釉器突起形成畸形中央尖。

> 【破题思路】釉质发育不全，其表面上形成凹陷的原因：成釉细胞分泌釉质基质障碍；釉质基质不能及时矿化而塌陷；成牙本质细胞变性，不能形成正常牙本质；成釉细胞不能分化成高柱状细胞。

18. 常见的牙发育形态和结构畸形，不包括
  A. 锥形牙
  B. 多生牙
  C. 斑釉牙

D. 釉质发育不全　　　　　　　　E. 四环素牙

【答案】B

【解析】牙发育形态异常包括：大小异常（过小牙、过大牙）、形态异常（牙内陷、畸形中央尖、鹰爪尖、牛牙症、双生牙、融合牙、结合牙、弯曲牙、额外牙根）。

牙发育结构异常包括：釉质发育不全（遗传性釉质发育不全，营养缺乏、发热性疾病和低钙血症引起的釉质发育缺陷，氟牙症，四环素牙，先天性梅毒牙）、遗传性牙本质发育不全。

牙数目异常：先天性缺牙、多生牙、乳牙前牙列、恒牙后牙列。

牙萌出异常：早萌、迟萌、多牙不萌、埋伏和阻生牙、乳牙固着粘连。

【破题思路】牙发育异常的分类：结构发育异常、形态发育异常、数目异常、萌出异常。

19. 下列关于氟牙症的说法，哪个不正确
A. 发病具有明显的地域特点　　B. 患牙耐酸不耐磨　　C. 乳牙患病的程度较重
D. 水氟含量高是本病的病因　　E. 患牙表层釉质的含氟量高

【答案】C

【解析】氟牙症具有地区性分布特点，为慢性氟中毒早期最突出的症状。我国氟牙症流行区很多，如东北、内蒙古、宁夏、陕西、山西、甘肃、河北、山东、贵州、福建等地都有慢性氟中毒区，故 A 选项描述正确；患牙对摩擦的耐受性差，但对酸蚀的抵抗力强，故 B 选项的描述正确；氟牙症多见于恒牙，发生在乳牙者甚少，程度亦较轻，故 C 选项描述错误；氟牙症发病情况与饮用水中氟含量和氟进入人体的时机有关，故 D 选项描述正确；氟牙症病理表现为柱间质矿化不良和釉柱的过度矿化。这种情况在表层的釉质更显著，表层釉质含氟量是深层釉质的 10 倍左右。由于氟牙症表层釉质呈多孔性，易于吸附外来色素（如锰、铁化合物）而产生氟斑。

【破题思路】氟牙症的病因、发病机制、临床表现。

20. 四环素牙的临床表现如下，除了
A. 前牙着色比后牙明显　　　　　　B. 四环素的疗程数与着色程度成正比
C. 乳牙着色比恒牙明显　　　　　　D. 釉质着色较牙本质深
E. 在牙着色的同时，还有骨组织的着色

【答案】D

【解析】四环素牙着色初呈黄色，在阳光照射下则呈明亮的黄色荧光，以后逐渐由黄色变成棕色或深灰色。这种转变是缓慢的，并被阳光促进，所以切牙的唇面最先变色。一般来说，前牙比后牙着色明显；乳牙着色又比恒牙明显，因为乳牙的釉质较薄、较透明，不易遮盖牙本质中四环素结合物的颜色，故 A、C 选项描述正确。用药总剂量和次数：一般的用药量就可以致牙着色，一次大剂量的四环素足以造成四环素牙。服药的疗程数与着色程度成正比：加深颜色，而不是呈条纹状改变，故 B 选项描述正确。由于釉质和牙本质同时形成在同一基底膜的相对侧，所以同一次的剂量能在两种组织中形成黄色层，但在牙本质中的沉积比在釉质中高 4 倍，而且在釉质中仅为弥散性的非带状色素。这是由于牙本质磷灰石晶体小，总表面积比釉质磷灰石晶体大，因而使牙本质吸收四环素的量较釉质多。故 D 选项描述错误。染色的特点：恒牙列全口均发生，全部牙齿以牙本质为主呈帽状染色，因牙本质、牙釉质代谢极缓慢，所致染色是永久性的。骨组织也可有着色，但可以随代谢逐渐消失。

【破题思路】四环素牙病因、发病机制、临床表现。

21. 下列关于四环素牙的描述，不正确的是
A. 四环素在牙本质中的沉积量高　　　B. 乳牙着色比恒牙明显
C. 前牙着色比后牙明显　　　　　　　D. 可并发釉质发育不全
E. 短期大剂量服用四环素产生的损害较小

【答案】E

【解析】由于釉质和牙本质同时形成在同一基底膜的相对侧，所以同一次的剂量能在两种组织中形成黄色层，但在牙本质中的沉积比在釉质中高 4 倍，而且在釉质中仅为弥散性的非带状色素。这是由于牙本质磷灰石晶体小，总表面积比釉质磷灰石晶体大，因而使牙本质吸收四环素的量较釉质多。故 A 选项描述正确。四环

素牙着色初呈黄色，在阳光照射下则呈明亮的黄色荧光，以后逐渐由黄色变成棕色或深灰色。这种转变是缓慢的，并被阳光促进，所以切牙的唇面最先变色。一般来说，前牙比后牙着色明显；乳牙着色又比恒牙明显，因为乳牙的釉质较薄、较透明，不易遮盖牙本质中四环素结合物的颜色。故B、C选项描述正确。四环素对牙的影响主要是着色，有时也合并釉质发育不全。四环素分子有螯合性质，可与牙组织形成稳固的四环素正磷酸盐复合物，此物质能抑制矿化的两个相，即核化和晶体的生长。故D选项描述正确。在恒牙，着色程度与服用四环素的疗程长短成正比关系，但短期内的大剂量服用比长期给药相等总剂量的作用更大。

【破题思路】四环素牙病因、发病机制、临床表现。

22. 被误认为"双根管"的是哪个分型
   A. 畸形根面沟　　　　　　B. 畸形舌侧窝　　　　　　C. 畸形舌侧尖
   D. 牙中牙　　　　　　　　E. 釉珠
【答案】A

【破题思路】牙内陷的临床分类及其表现。牙内陷临床上可分为：畸形舌侧窝（是牙内陷最轻的一种）、畸形根面沟误认为"双根管"、畸形舌侧尖和牙中牙（是牙内陷最严重的一种）。

23. 影响四环素牙着色程度的因素有
   A. 患者的健康状态　　　　B. 患者的发育情况　　　　C. 骨骼的矿化程度
   D. 牙本质的矿化程度　　　E. 药物的种类、剂量、给药次数
【答案】E
【解析】影响四环素牙染色程度的因素：①药物种类：四环素和地美环素所致着色深；土霉素和金霉素所致着色浅。②用药总剂量和次数：一般的用药量就可以致牙着色，一次大剂量的四环素足以造成四环素牙。服药的疗程数与着色程度成正比：加深颜色，而不是呈条纹状改变。③用药的时期：越在婴幼儿早期用药，牙本质的着色越近釉牙本质界，临床见到的染色程度越明显。故E选项为正确答案。与患者的健康状态、患者的发育情况、骨骼的矿化程度、牙本质的矿化程度并无关系。

【破题思路】影响四环素牙染色程度的因素：①药物种类；②用药总剂量和次数；③用药的时期。

24. 四环素牙着色程度与下列哪种因素无关
   A. 给药时间　　　　　　　B. 给药方式　　　　　　　C. 给药剂量
   D. 服药种类　　　　　　　E. 服药剂量
【答案】B
【解析】用药的时期：越在婴幼儿早期用药，牙本质的着色越近釉牙本质界，临床见到的染色程度越明显。用药总剂量和次数：一般的用药量就可以致牙着色，一次大剂量的四环素足以造成四环素牙。服药的疗程数与着色程度成正比：加深颜色，而不是呈条纹状改变。药物种类：四环素和地美环素所致着色深；土霉素和金霉素所致着色浅。

【破题思路】影响四环素牙染色程度的因素：①药物种类；②用药总剂量和次数；③用药的时期。

25. 下列可以作为着色牙内源性病因的是
   A. 氯己定漱口液　　　　　B. 牙外伤　　　　　　　　C. 咖啡
   D. 菌斑　　　　　　　　　E. 茶叶
【答案】B
【解析】外源性着色由多种原因造成，包括附着在牙表面的菌斑、产色素细菌、饮料、食物等；内源性着色的病因根据牙萌出情况而有所不同。在牙未萌出前，影响牙胚胎发育及硬组织形成的原因包括系统性疾病（如婴幼儿高胆红素血症、血液系统疾病）、四环素类药物的应用等；而在牙萌出后，化学物质、外伤、抗生素使用等也可引起内源性着色牙。

【破题思路】着色牙根据病因的不同，分为内源性着色牙和外源性着色牙两大类。

26. 着色牙漂白常用的过氧化氢的浓度是
A. 1%
B. 2%
C. 3%
D. 15%
E. 30%

【答案】E

【解析】漂白剂一般为氧化剂，各种浓度的过氧化氢、过硼酸钠和过氧化脲是常用的漂白剂。过氧化氢是最有效的漂白剂，各种浓度（30%～40%）均可使用，但常用的是30%～35%的过氧化氢水溶液或含有35%过氧化氢的凝胶，故E选项为正确答案。过氧化脲常用的浓度为5%～20%，对牙髓及其周围软组织有刺激，主要用于冠外漂白；新鲜的过硼酸钠含有95%的过硼酸盐，可释放9.9%的氧气。

【破题思路】漂白剂的应用浓度。常用的是30%～35%的过氧化氢水溶液或含有35%过氧化氢的凝胶。

27. 畸形中央尖最常发生的牙位是
A. 上颌第二侧切牙
B. 上颌第一前磨牙
C. 上颌第二前磨牙
D. 下颌第一前磨牙
E. 下颌第二前磨牙

【答案】E

【解析】畸形中央尖多见于下颌前磨牙，尤以第二前磨牙最多见，偶见于上颌前磨牙，常为对称性发生；而牙内陷常见于上颌侧切牙，偶发生于上颌中切牙或尖牙。

【破题思路】畸形中央尖的好发牙位为下颌第二前磨牙。

28. 关于畸形中央尖的治疗原则，不正确的是
A. 对圆钝无妨碍的中央尖可不处理
B. 调磨牙尖应多次少磨
C. 宜早做牙髓治疗，防止根尖感染
D. 牙刚萌出时若发现这种牙尖，可一次磨除，行盖髓术
E. 中央尖折断露髓的年轻恒牙可采用根尖诱导成形术

【答案】C

【解析】畸形中央尖的治疗：①对圆钝而无妨碍的中央尖可不做处理。②尖而长的中央尖容易折断或被磨损而露髓。牙刚萌出时若发现这种牙尖，可在麻醉和严格的消毒下，将此尖一次磨除，然后制备洞形，按常规进行盖髓治疗。另一种方法是在适当调整对颌牙的同时，多次少量调磨此尖，这样可避免中央尖折断或过度磨损，且可在髓角部形成足够的修复性牙本质而免于露髓。③中央尖折断，已引起牙髓或根尖周病变时，为保存患牙并促使牙根继续发育完成，可采用根尖发育形成术或根尖诱导形成术。故A、B、D、E选项描述正确，而C选项描述错误。对于畸形中央尖的处理还有加固防折，有临床研究报道对刚萌出的牙齿上细而尖的中央尖，为防止其日后折断感染，可用强粘接剂和复合树脂在牙尖周围加固，使畸形尖随着牙齿一同发生生理磨耗，促使髓角外形成继发性牙本质，保持牙髓和牙根正常发育。牙根形成过短而又发生根尖周严重感染的患牙，或根尖周病变与龈沟相通者，或重度松动牙，则应拔除。

【破题思路】畸形中央尖的治疗原则：对圆钝无妨碍的中央尖可不处理、加固防折；如果发生牙髓感染，须做牙髓治疗，严重的根尖周感染或重度松动的牙应拔除。

29. 下列关于畸形中央尖的说法，错误的是
A. 多见于下颌前磨牙
B. 半数有髓角深入
C. 多位于𬌗面中央窝处
D. 高度约1～3mm
E. 成釉器卷叠而造成的

【答案】E

【解析】畸形中央尖多见于下颌前磨牙，尤以第二前磨牙最多见，偶见于上颌前磨牙，常为对称性发生，故A选项描述正确。一般均位于𬌗面中央窝处，呈圆锥形突起，故称中央尖。该尖也可出现在颊嵴、舌嵴、近中窝和远中窝。形态可为圆锥形、圆柱形或半球形等，高度1～3mm；一般认为发生此种畸形是由于牙发育期，牙乳头组织向成釉器突起，在此基础上形成釉质和牙本质；半数的中央尖有髓角深入。

【破题思路】畸形中央尖的病因和临床表现。

30. 特纳牙（Turner tooth）是由于
A. 小儿患水痘或猩红热所引起的
B. 小儿患严重的消化不良所引起的

C. 小儿乳牙根尖周严重感染影响继承恒牙所引起的　　D. 孕妇患风疹或毒血症所引起的
E. 甲状旁腺功能降低所引起的

【答案】C

【解析】釉质发育不全的病因：①严重营养障碍：维生素A、维生素C、维生素D以及钙磷的缺乏，均可影响成釉细胞分泌釉质基质和矿化。②内分泌失调：甲状旁腺与钙磷代谢有密切关系。甲状旁腺功能降低时，血清中钙含量降低，血磷正常或偏高。③婴儿和母体的疾病：小儿的一些疾病，如水痘、猩红热等均可使成釉细胞发育发生障碍。④局部因素：常见于乳牙根尖周严重感染，导致继承恒牙釉质发育不全。这种情况往往见于个别牙，以前磨牙居多，又称特纳牙。其他描述均为釉质发育不全的病因。

【破题思路】特纳牙的定义：常见于乳牙根尖周严重感染，导致继承恒牙釉质发育不全。这种情况往往见于个别牙，以前磨牙居多，又称特纳牙。

31. 患者，女，23岁，因全口牙自幼呈黄色，并随年龄加重为深灰色，要求治疗。查：全口牙呈黄至深灰色，由后至前逐渐加重，表面无实质缺损。问诊应重点采集的信息是
A. 幼时居住地　　　　　　B. 母亲妊娠期间用药史　　　　C. 是否为早产儿
D. 幼时患病用药史　　　　E. 幼时患病史

【答案】D

【解析】因全口牙自幼呈黄色，并随年龄加重为深灰色，查：全口牙呈黄至深灰色，由后至前逐渐加重，表面无实质缺损。根据以上症状怀疑为四环素牙，而四环素牙的发病机制是在牙的发育矿化期间，服用了四环素族药物，故应询问患者用药史，排除A、C、E选项。一般来说，前牙比后牙着色明显，乳牙比恒牙着色明显，题干患者23岁，并有加重趋势，故主要询问患者幼时患病用药情况。

【破题思路】四环素牙齿的发病机制和着色特点。

32. 患者，女，20岁，自觉上前牙牙面有斑点，要求美齿修复。临床检查：全口牙列均可见不同程度白垩色斑块，呈云雾状，边界不明确。患者有高氟区生活史，其最可能的诊断为
A. 釉质发育不全　　　　　B. 氟牙症　　　　　　　　　　C. 四环素牙
D. 浅龋　　　　　　　　　E. 遗传性乳光牙本质

【答案】B

【解析】氟牙症又称氟斑牙或斑釉，具有地区性分布特点。水中氟含量过高是本症的病因。氟牙症临床表现特点是在同一时期萌出牙的釉质上有白垩色到褐色的斑块，严重者还会发釉质的实质缺损，故B选项是正确答案。A选项：釉质发育不全临床表现是在同一时期釉质形成全面遭受障碍时，可在牙面上形成带状缺陷。C选项：四环素牙是在牙的发育矿化期，服用了四环素族药物，使牙着色。主要沉积在牙本质层，似帽状染色。前牙比后牙着色明显，乳牙比恒牙着色明显。D选项：浅龋位于釉质内，位于牙冠的浅龋可分为窝沟龋和平滑面龋。前者的早期表现为龋损部位色泽变黑，进一步仔细检查可发现黑色色素沉着区下方为龋白斑，呈白垩色改变。用探针检查时有粗糙感或能钩住探针。平滑牙面上的早期浅龋一般呈白垩色点或斑，随着时间延长和龋损继续发展，可变为黄褐色或褐色斑点。浅龋有一定的好发部位。E选项：遗传性乳光牙本质属于常染色体显性遗传病，患者常有家族遗传史。临床表现为牙冠微黄色半透明光照下呈现乳光。釉质易从牙本质表面分离脱落使牙本质暴露，从而发生严重的咀嚼磨损。

【破题思路】氟牙症的诊断以及与其他发育异常的鉴别诊断。

33. 患者，女，26岁，要求上前牙美容修复。临床检查：上下前牙均有程度不同的黄褐色斑块，部分患牙有釉质缺损，质硬。最佳的治疗方案为
A. 牙齿漂白　　　　　　　B. 牙髓治疗后桩冠修复　　　　C. 树脂贴面修复
D. 磨除着色部分　　　　　E. 超声波洁治

【答案】C

【解析】牙齿漂白是通过使用化学物质氧化牙齿中的有机着色物质而使牙色变浅的方法，无法修补釉质缺损，故A选项描述错误；牙髓治疗后桩冠修复适用于牙髓疾病、根尖周病、牙周-牙髓联合病变、牙外伤等牙冠破坏严重疾病，故B选项描述错误；着色部分可能为牙本质部分，磨除对牙体损伤更大，故D选项描述错

误；超声波洁治去除龈上牙石、菌斑和色渍，并磨光牙面，以延迟菌斑和牙石沉积，无法消除着色斑块，更无法修补釉质的缺损，故E选项描述错误；复合树脂直接粘接修复技术适用于修复因各种原因造成的牙体组织缺损，还可用于修复前牙轻中度的形态、色泽和排列异常，以及用于修补和改良某些出现缺损的不良树脂、瓷和金属修复体。

【破题思路】各种修复治疗的适应证。

34. 患者，女，13岁，上前牙咬合痛、自发痛3天。口腔检查：左上侧切牙舌面窝处深龋，探诊（−），叩诊（++）。最可能的病因是

　　A. 畸形中央尖　　　　　　　B. 牙周炎　　　　　　　　C. 畸形舌侧窝
　　D. 畸形舌侧尖　　　　　　　E. 牙隐裂

【答案】C

【解析】牙内陷为发育时期，成釉器过度卷叠或局部过度增殖，深入到牙乳头中所致。牙萌出后，在牙面可出现一囊状深陷的窝洞。牙内陷常见于上颌侧切牙，偶发于上颌中切牙或尖牙。根据牙内陷的深浅程度及其形态变异，临床上可分为畸形舌侧窝（是牙内陷最轻的一种）、畸形根面沟、畸形舌侧尖和牙中牙（是牙内陷最严重的一种）。故C选项为正确答案。畸形中央尖多见于下颌前磨牙，尤以第二前磨牙最多见，偶见于上颌前磨牙。常为对称性发生，故A选项描述错误。牙周炎是定植在龈牙结合部的牙菌斑所引起的慢性龈炎，若不及时得到治疗，则有一部分人的牙龈炎病变可向牙周深部组织发展，导致牙齿支持组织（牙龈、牙周膜、牙槽骨和牙骨质）的破坏——牙周袋形成并有炎症，附着丧失和牙槽骨吸收。故B选项描述错误。牙隐裂指牙齿表面由于某些因素长期作用而出现的临床不易发现的细微裂纹，好发于中老年患者的后牙咬合面，以上颌第一磨牙最常见。

【破题思路】畸形中央尖、牙周炎、牙内陷、牙隐裂的鉴别要点。

35. 患者，女，19岁，口腔检查时发现左侧上颌侧切牙畸形舌侧窝，卡探针，冷测验（−），叩痛（−）。该牙的处理方法为

　　A. 观察，定期复查　　　　　B. 预防性充填　　　　　　C. 根管治疗
　　D. 活髓切断术　　　　　　　E. 牙髓摘除术

【答案】B

【解析】根据题干诊断为上颌侧切牙畸形舌侧窝，为了防止龋坏深入，可以行预防性充填。预防性树脂充填指的是两部分内容，包括窝沟封闭和复合树脂充填，更适用于畸形舌侧窝没有合并其他感染的治疗。

【破题思路】畸形舌侧窝的治疗。

36. 患者，男，29岁，左下后牙，牙龈小疱8个月余，要求治疗。查：左下第一前磨牙无龋、𬌗面磨损可见牙本质暴露、牙髓无活力、叩痛（+）、X线片示根尖呈喇叭形。该牙的可能病因为

　　A. 磨损　　　　　　　　　　B. 畸形中央尖　　　　　　C. 𬌗创伤
　　D. 釉质发育不全　　　　　　E. 深龋

【答案】B

【解析】X线片显示根尖呈喇叭形，说明牙根未发育完全，𬌗面有磨损，参考牙位，畸形中央尖可能性大。

【破题思路】畸形中央尖的诊断。

37. 患者，男，30岁，因口腔检查时发现右下第二前磨牙𬌗面中央有一圆钝锥形突起，冷测验（−），叩痛（−）。该牙应如何处理

　　A. 不必治疗，定期观察　　　B. 充填治疗　　　　　　　C. 根管治疗
　　D. 直接盖髓　　　　　　　　E. 活髓切断

【答案】A

【解析】根据题干诊断为畸形中央尖。对于畸形中央尖的治疗有：①对圆钝而无妨碍的中央尖可不做处理。②尖而长的中央尖容易折断或被磨损而露髓。牙刚萌出时若发现这种牙尖，可在麻醉和严格的消毒下，将此尖

一次磨除，然后制备洞形，按常规进行盖髓治疗；另一种方法是在适当调整对颌牙的同时，多次少量调磨此尖，这样可避免中央尖折断或过度磨损，且可在髓角部形成足够的修复性牙本质而免于露髓。③对于畸形中央尖的处理还有加固防折，有临床研究报道对刚萌出的牙齿上细而尖的中央尖，为防止其日后折断感染，可用强粘接剂和复合树脂在牙尖周围加固，使畸形尖随着牙齿一同发生生理磨耗，促使髓角外形成继发性牙本质，保持牙髓和牙根正常发育。④中央尖折断，已引起牙髓或根尖周病变时，为保存患牙并促使牙根继续发育完成，可采用根尖发育形成术或根尖诱导形成术。此牙没有任何异常的临床表现，可以定期随诊观察。

【破题思路】 畸形中央尖的治疗。

(38～40题共用题干)

患者，男，15岁，左下颌后牙自发痛、夜间痛1天。口腔检查：左下第二前磨牙牙冠完整，无明显龋损，粭面可见黑色圆点，温度刺激测验无反应，叩痛（++），牙周无明显异常。

38. 为明确诊断和制订正确的治疗计划还应做的辅助检查是
   A. 牙髓活力电测验 B. 咬诊 C. 温度试验
   D. 细菌培养 E. X线片
   【答案】E

39. 引起该患牙的原因可能是
   A. 静止龋 B. 牙隐裂 C. 畸形中央尖
   D. 釉质发育不全 E. 磨损
   【答案】C

40. X线片检查可能的结果为
   A. 根尖无明显异常 B. 根尖牙骨质增生 C. 根尖与牙槽窝间隙明显增宽
   D. 根尖囊肿 E. 根尖孔呈喇叭口状
   【答案】E
   【解析】根据主诉牙症状可以怀疑为畸形中央尖，故通过X线片观察根尖发育情况来选择治疗方式，若为喇叭口形，则需做根尖诱导成形术，若根尖发育完全，可直接行根管治疗术后修复治疗。

【破题思路】 畸形中央尖的诊断和治疗要点。

(41～43题共用题干)

患者，男，30岁。因牙齿颜色不正常，要求治疗。临床检查：上颌中切牙、尖牙、第一磨牙、下颌前牙及第一磨牙牙面呈白垩色，伴带状缺损。

41. 该疾病应诊断为
   A. 氟牙症 B. 四环素牙 C. 先天性梅毒牙
   D. 釉质发育不全 E. 遗传性牙本质发育不全
   【答案】D
   【解析】根据患牙的位置，并伴有带状缺损的症状，可诊断为重度釉质发育不全。釉质发育不全的患者，多为对称性发病。故D选项描述正确。氟牙症的患者年幼时有在高氟地区的生活史，患牙数量较多，上颌前牙多见，故A选项不符。四环素牙的发病机制是在牙的发育矿化期间，服用了四环素族药物，一般来说，前牙比后牙着色明显，乳牙着色比恒牙明显，故B选项不符。先天性梅毒牙包括半月形切牙和桑葚状磨牙等，主要见于恒牙，乳牙极少受累，故C选项不符。遗传性牙本质发育不全是一种常染色体显性遗传疾病，Ⅰ型伴有成骨不全症；Ⅱ型显著特征为牙颈部明显缩窄以致形成一个球根状的牙冠；Ⅲ型患者乳牙髓腔增大，大量暴露。影像学上表现为牙齿由于牙本质萎缩而中空，因而称为"壳状牙"。

42. 下列符合该病的描述为
   A. 患者具有特定地区的生活史 B. 乳牙不会发生
   C. 与微生物感染有关 D. 患牙对酸的抵抗力强，但不耐摩擦
   E. 双侧对称发病
   【答案】E
   【解析】氟牙症：具有地区性分布特点，多见于恒牙，发生在乳牙者甚少，程度亦较轻，因胎盘对氟有一定的屏障作用。对摩擦的耐受性差，但对酸蚀的抵抗力强。故A、B、D选项描述的都是氟牙症。因其临床表

现确定为釉质发育不全，釉质发育不全的患牙多为对称性发病。

43. 患牙发育障碍的发生时间是
A. 1岁以内　　　　　　　B. 1～2岁　　　　　　　C. 2～3岁
D. 3～4岁　　　　　　　E. 4岁以上
【答案】A
【解析】11、13、16、21、23、26、31、32、33、36、41、42、43、46出现釉质发育不全，表示致病因素发生在1岁以内；12、22受累，可推断致病因素已延续到出生后的第2年；14、15、17、24、25、27、34、35、37、44、45、47受累则表示致病因素发生在2～3岁以后。

【破题思路】釉质发育不全的诊断和临床表现。

(44～48题共用备选答案)
A. 四环素牙　　　　　　B. 氟牙症　　　　　　　C. 釉质发育不全
D. 浅龋　　　　　　　　E. 遗传性乳光牙本质
根据下列临床表现，可诊断为
44. 牙冠呈微黄色半透明，光照下呈现乳光
【答案】E
45. 前牙邻面白垩色或黄褐色，探诊有粗糙感
【答案】D
46. 全口牙釉质呈现灰黄色，表面光滑，前牙着色重于后牙
【答案】A
47. 同一时期发育的牙面上，云雾状白垩色或黄褐色斑块
【答案】B
48. 釉质表面呈白垩色，并出现带状凹陷
【答案】C
【解析】四环素牙着色初呈黄色，在阳光照射下则呈明亮的黄色荧光，以后逐渐由黄色变成棕色或深灰色。这种转变是缓慢的，并被阳光促进，所以切牙的唇面最先变色。一般来说，前牙比后牙着色明显；乳牙着色又比恒牙明显，因为乳牙的釉质较薄、较透明，不易遮盖牙本质中四环素结合物的颜色。氟牙症的临床表现特点是在同一时期萌出牙的釉质上有白垩色到褐色的斑块，严重者还并发釉质的实质缺损。多见于恒牙，发生在乳牙者甚少，程度亦较轻。对摩擦的耐受性差，但对酸蚀的抵抗力强。严重的慢性氟中毒患者，可有骨骼的增殖性变化，骨膜、韧带等均可钙化，从而产生腰、腿和全身关节症状。釉质发育不全的临床表现按程度将其分为轻症和重症。轻症釉质形态基本完整，仅有色泽和透明度的改变，形成白垩状釉质，这是由于矿化不良、折光率改变而形成的，一般无自觉症状。重症牙面有实质性缺损，即在釉质表面出现带状或窝状的棕色凹陷。受累牙往往呈对称性。浅龋位于釉质内，位于牙冠的浅龋可分为窝沟龋和平滑面龋。前者的早期表现为龋损部位色泽变黑，进一步仔细检查可发现黑色色素沉着区下方为龋白斑，呈白垩色改变。用探针检查时有粗糙感或能钩住探针。平滑牙面上的早期浅龋一般呈白垩色点或斑，随着时间延长和龋损继续发展，可变为黄褐色或褐色斑点。浅龋有一定的好发部位。遗传性乳光牙本质临床表现为牙冠呈微黄色半透明，光照下呈现乳光。釉质易从牙本质表面分离脱落使牙本质暴露，从而发生严重的咀嚼磨损。X线片可见牙根短。牙萌出后不久，髓室和根管完全闭锁。

【破题思路】牙发育异常的病因以及临床表现。

疾病	病因	临床表现
釉质发育不全	内分泌失调 严重营养障碍 婴儿和母体的疾病 局部因素：特纳牙	在乳牙、恒牙列均可发生，乳牙受累较少见，龋病发生进展速率较快，同一时期发育的牙齿成组对称地发生，与发育线相吻合，界限清楚
氟牙症	高氟地区居住史	恒牙多见，乳牙很少见 耐酸不耐摩擦
四环素牙	四环素类服药史	恒牙列全口均发生，牙本质呈永久性帽状染色

续表

疾病	病因	临床表现
遗传性乳光牙本质	家族遗传史	髓腔和根管过早地部分或完全堵塞、闭锁
畸形中央尖	成釉器形态分化异常所致	下颌前磨牙多见，下5最多 咬合面颊、舌两尖之间呈副尖或釉质小球。基底部直径约2mm，尖高为2mm
牙内陷	牙冠（成釉器）表面向内卷叠而引起的发育性的形态分化异常	畸形舌侧窝（最轻） 畸形根面沟（易患牙周病，双根管） 畸形舌侧尖 牙中牙（最严重）

（49～51题共用备选答案）
A. 细菌
B. 四环素类抗生素
C. 高氟地区居住史
D. 全身疾患或营养障碍
E. 遗传因素

49. 龋病病因是
【答案】A

50. 氟斑牙的病因是
【答案】C

51. 釉质发育不全的主要病因是
【答案】D

【解析】龋病病因的四联因素：细菌（大量证据已经表明，细菌的存在是龋病发生的先决条件）、食物、宿主和时间。氟斑牙的病因是首先肯定水中氟含量过高，另外能否发生氟牙症取决于过多氟进入人体的时机。釉质发育不全的主要病因：①严重营养障碍：维生素A、维生素C、维生素D以及钙磷的缺乏，均可影响成釉细胞分泌釉质基质和矿化。②内分泌失调：甲状旁腺与钙磷代谢有密切关系。甲状旁腺功能降低时，血清中钙含量降低，血磷正常或偏高。③局部因素：常见于乳牙根尖周严重感染，导致继承恒牙釉质发育不全。这种情况往往见于个别牙，以前磨牙居多，又称特纳牙。④婴儿和母体的疾病：小儿的一些疾病，如水痘、猩红热等均可使成釉细胞发育发生障碍。四环素类抗生素是引起四环素牙的病因；遗传因素是引起遗传性牙本质发育不全的病因。

【破题思路】龋病、氟牙症、釉质发育不全、四环素牙、遗传性牙本质发育不全的病因。

（52～54题共用备选答案）
A. 不处理
B. 少量多次磨除
C. 干髓术
D. 根管治疗术
E. 根尖诱导成形术

52. 圆而钝的畸形中央尖可
【答案】A

53. 长而尖的畸形中央尖可
【答案】B

54. 畸形中央尖已折断伴有根尖周病变的年轻恒牙可做
【答案】E

【解析】畸形中央尖的治疗：①对圆钝而无妨碍的中央尖可不做处理。②尖而长的中央尖容易折断或被磨损而露髓，牙刚萌出时若发现这种牙尖，可在麻醉和严格的消毒下，将此尖一次磨除，然后制备洞形，按常规进行盖髓治疗。③中央尖折断，已引起牙髓或根尖周病变时，为保存患牙并促使牙根继续发育完成，可采用根尖发育形成术或根尖诱导形成术。对于B选项描述的少量多次磨除，是在适当调整对颌牙的同时，多次少量调磨此尖，这样可避免中央尖折断或过度磨损，且可在髓角部形成足够的修复性牙本质而免于露髓；对于畸形中央尖的处理还有加固防折，有临床研究报道对刚萌出的牙齿上细而尖的中央尖，为防止其日后折断感染，可用强粘接剂和复合树脂在牙尖周围加固，使畸形尖随着牙齿一同发生生理磨耗，促使髓角外形成继发性牙本质，保持牙髓和牙根正常发育。

【破题思路】畸形中央尖的治疗。		
治疗	圆钝，接触无碍	不处理、观察
		强粘接剂和复合树脂加固防折
	细而尖	调整对颌牙，多次少量调磨
		一次调磨，盖髓
	牙根形成过短而又发生根尖周围严重感染，或根尖周病变与龈沟相通时拔除	

55. 氟牙症的临床表现特点是
A. 在阳光照射下呈现明亮的黄色荧光
B. 多发生于乳牙且乳牙着色比恒牙明显
C. 对摩擦的耐受性强，对酸蚀抵抗力弱
D. 可发生在单个牙或一组牙
E. 同一时期萌出的牙，釉质上有白垩色到褐色的斑块

【答案】E

【解析】氟牙症的临床表现特点是在同一时期萌出牙的釉质上有白垩色到褐色的斑块，严重者还并发釉质的实质缺损。氟牙症多见于恒牙，发生在乳牙者甚少，程度亦较轻。对摩擦的耐受性差，但对酸蚀的抵抗力强。严重的慢性氟中毒患者，可有骨骼的增殖性变化，骨膜、韧带等均可钙化，从而产生腰、腿和全身关节症状。A选项描述：在阳光照射下呈现明亮的黄色荧光是四环素牙的发病机制；D选项描述：可发生在单个牙或一组牙是釉质发育不全的表现。

【破题思路】氟牙症的临床表现特点是在同一时期萌出牙的釉质上有白垩色到褐色的斑块，严重者还并发釉质的实质缺损。氟牙症多见于恒牙，发生在乳牙者甚少，程度亦较轻。对摩擦的耐受性差，但对酸蚀的抵抗力强。

56. 以下不是氟牙症临床表现的是
A. 分为白垩色型和缺损类型
B. 同一时期萌出牙的釉质上有白垩色到褐色的斑块，严重者还并发釉质的实质缺损
C. 多见于恒牙，发生在乳牙者甚少，程度也较轻
D. 色斑的边界比较明确，其纹线与釉质的生长发育线相平行吻合
E. 对摩擦的耐受性差，但对酸的抵抗力强

【答案】D

【解析】氟牙症临床表现的特点是在同一时期萌出的釉质上有白垩色到褐色的斑块。严重者并发有釉质的实质缺损。根据临床表现及乡亲中亦有相似情况，最应考虑的是氟斑牙。氟斑牙是发育时期，在高氟区生活影响牙的发育。前牙最先受影响，若在此之后搬出高氟区，就可能只有前牙受影响。多见于恒牙，发生在乳牙者甚少，程度亦较轻。对摩擦的耐受性差，但对酸蚀的抵抗力强。严重的慢性氟中毒患者，可有骨骼的增殖性变化，骨膜、韧带等均可钙化，从而产生腰、腿和全身关节症状。故本题A、B、C、E选项描述正确。釉质发育不全的临床特点：在同一时期形成釉质遭受障碍时，可在牙面上形成带状缺陷，色斑的边界比较明确，其纹线与釉质的生长发育线相平行吻合。故D选项描述的是釉质发育不全。

【破题思路】氟牙症的临床特点。

57. 四环素牙外脱色效果不佳的原因为
A. 牙齿着色的方式
B. 牙齿着色的面积
C. 牙齿着色的部位
D. 牙齿着色的程度
E. 四环素族药物的种类

【答案】C

【解析】由于釉质和牙本质同时形成在同一基底膜的相对侧，所以同一次的剂量能在两种组织中形成黄色层，但在牙本质中的沉积比在釉质中高4倍，而且在釉质中仅为弥散性的非带状色素。这是由于牙本质磷灰石晶体小，总表面积比釉质磷灰石晶体大，因而使牙本质吸收四环素的量较釉质多。故四环素牙着色的部位主要在牙本质层，所以外脱色效果不佳。故C选项为正确答案。

【破题思路】四环素牙的着色部位。

58. 遗传性牙本质发育不全的诊断依据是
   A. 牙齿颜色呈白垩色　　　　　B. 隔代遗传　　　　　　　　C. 恒牙列缺失
   D. 牙本质发育异常　　　　　　E. 牙齿髓室和根管闭锁，周围支持骨密度增高
   【答案】D
   【解析】遗传性牙本质发育不全是一组常染色体显性遗传病。最常见的是仅有牙齿结构发育异常的Ⅱ型牙本质发育不全，称为遗传性乳光牙本质。故D选项正确。临床表现为牙冠微黄色半透明光照下呈现乳光。釉质易从牙本质表面分离脱落使牙本质暴露，从而发生严重的咀嚼磨损。Ⅰ型伴有成骨不全症；Ⅱ型显著特征为牙颈部明显缩窄以致形成一个球根状的牙冠；Ⅲ型患者乳牙髓腔增大，大量暴露。影像学上表现为牙齿由于牙本质萎缩而中空，因而称为"壳状牙"。

【破题思路】遗传性乳光牙本质的临床表现特点。

59. 在牙齿发育阶段，如果饮用水中氟含量高于百万分之一，或经其他途径摄入过多的氟，可导致釉质形成不全和钙化不全的是
   A. 釉质发育不全　　　　　　　B. 氟牙症　　　　　　　　　C. 四环素牙
   D. 牙本质发育不全症　　　　　E. 牙骨质发育不全症
   【答案】B

60. 下列哪个时期生活在高氟区，可造成氟牙症发生
   A. 0～7岁　　　　　　　　　　B. 8～15岁　　　　　　　　C. 16～22岁
   D. 23～30岁　　　　　　　　　E. 31岁以后
   【答案】A
   【解析】氟主要损害釉质发育期牙胚的成釉细胞，因此，过多的氟只有在牙齿发育矿化期进入机体，才能导致氟牙症发生。若在6～7岁之前，长期居住在饮水中含氟量高的流行区，即使日后迁往他处，也不能避免以后萌出的恒牙受累，反之，如7岁后才迁入高氟区者，则不出现氟牙症。

【破题思路】氟牙症的病因：6～7岁之前，长期居住在饮水中含氟量高的流行区，可造成氟牙症。

61. 牙中牙是
   A. 融合牙　　　　　　　　　　B. 牙内陷　　　　　　　　　C. 双生牙
   D. 额外牙　　　　　　　　　　E. 畸形中央尖
   【答案】B
   【解析】牙中牙是牙内陷最严重的一种。牙齿呈圆锥状，且较其固有形态稍大；X线显示一个牙包于牙中，其实陷入部分的中央不是牙髓，而是含有残余成釉器的空腔。故B选项为正确答案。A选项融合牙：常由两个正常牙胚融合在一起。引起融合的原因，一般认为是压力所致。如果这种压力发生在两个牙钙化之前，则牙冠部融合，如果这种压力发生在牙冠发育完全之后，则形成根融合为一，而冠分为二的牙。牙本质总是相通连的。C选项双生牙：由一个向内的凹陷将一个牙胚不完全分开而形成不完全的双生牙。通常双生牙为完全或不完全分开的牙冠，有一个共同的牙根和根管。D选项额外牙：发生可能来自形成过多的牙蕾，也可能是牙胚分裂而成。额外牙可发生在颌骨任何部位，但最多见的是"正中牙"，位于上颌两中切牙之间，常为单发，但也可成对。E选项畸形中央尖：多见于下颌前磨牙，尤以第二前磨牙最多见，偶见于上颌前磨牙。常为对称性发生。一般均位于𬌗面中央窝处，呈圆锥形突起，故称中央尖。该尖也可出现在颊嵴、舌嵴、近中窝和远中窝。形态可为圆锥形、圆柱形或半球形等，高度1～3mm。一般认为发生此种畸形是由于牙发育期，牙乳头组织向成釉器突起，在此基础上形成釉质和牙本质。半数的中央尖有髓角深入。

【破题思路】牙内陷的临床分类。

62. 为防止四环素牙的发生，哪些人不宜使用四环素类药物
   A. 青年女性　　　　　　　　　　　　　　　　B. 3岁以下小儿
   C. 妊娠期、哺乳期妇女和8岁以下儿童　　　　D. 8岁以上儿童

E. 所有人

【答案】C

【解析】为了防止四环素牙的发生，妊娠和哺乳期妇女以及8岁以下的儿童不宜使用四环素类药物。

【破题思路】四环素牙的防治原则：妊娠和哺乳期妇女以及8岁以下的儿童不宜使用四环素类药物。

63. 男，24岁，上大学前一直在河北沧州居住，因上前牙有黄黑斑块要求治疗。检查：11、12、21、22唇面有黄褐色斑块，无缺损，表面光滑，质硬，叩痛（-），冷测验（-），乡亲中亦有相似情况。医师最可能的诊断是

    A. 浅龋　　　　　　　　B. 氟斑牙　　　　　　　　C. 四环素牙
    D. 釉质发育不全　　　　E. 静止龋

【答案】B

【解析】氟牙症临床表现的特点是在同一时期萌出的釉质上有白垩色到褐色的斑块。严重者还并发有釉质的实质缺损。根据临床表现及乡亲中亦有相似情况，最应考虑的是氟斑牙。氟斑牙是发育时期，在高氟区生活影响牙的发育。前牙最先受影响，若在此之后搬出高氟区，就可能只有前牙受影响。A选项浅龋的诊断：浅龋位于釉质内，位于牙冠的浅龋可分为窝沟龋和平滑面龋。前者的早期表现为龋损部位色泽变黑，进一步仔细检查可发现黑色色素沉着区下方为龋白斑，呈白垩色改变。用探针检查时有粗糙感或能钩住探针。平滑牙面上的早期浅龋一般呈白垩色点或斑，随着时间延长和龋损继续发展，可变为黄褐色或褐色斑点。浅龋有一定的好发部位。C选项四环素牙的诊断：四环素牙着色初呈黄色，在阳光照射下则呈明亮的黄色荧光，以后逐渐由黄色变成棕色或深灰色。这种转变是缓慢的，并被阳光促进，所以切牙的唇面最先变色。一般来说，前牙比后牙着色明显；乳牙着色又比恒牙明显，因为乳牙的釉质较薄、较透明，不易遮盖牙本质中四环素结合物的颜色。D选项釉质发育不全的诊断：釉质发育不全的临床表现按程度将其分为轻症和重症。轻症釉质形态基本完整，仅有色泽和透明度的改变，形成白垩状釉质，这是由于矿化不良、折光率改变而形成的，一般无自觉症状。重症牙面有实质性缺损，即在釉质表面出现带状或窝状的棕色凹陷。受累牙往往呈对称性。E选项静止龋的诊断：龋病发展到某一阶段时，由于病变环境发生变化，隐蔽部位变得开放，原有致病条件发生了改变，龋病不再继续进行，损害仍保持原状，这种特殊龋损害称为静止龋。也是一种慢性龋。由于相邻牙被拔除，邻面龋的表面容易清洁，牙面菌斑易受到唾液缓冲作用和冲洗力的影响，病变进程自行停止。牙齿咬合面龋损，咀嚼作用可能将龋病损害部分磨平，菌斑不易堆积，病变停止，称为静止龋。

【破题思路】浅龋、氟斑牙、四环素牙、釉质发育不全、静止龋的诊断以及鉴别。

64. 患者，12岁，全口牙齿呈均匀灰色，个别牙齿表面釉质缺损。诊断为

    A. 氟斑牙　　　　　　　B. 四环素牙　　　　　　　C. 遗传性乳光牙本质
    D. 釉质发育不全　　　　E. 先天性梅毒牙

【答案】B

【解析】氟斑牙的诊断：氟牙症临床表现的特点是在同一时期萌出的釉质上有白垩色到褐色的斑块。氟斑牙是发育时期，在高氟区生活影响牙的发育。前牙最先受影响，若在此之后搬出高氟区，就可能只有前牙受影响。故A选项与题干描述不符。四环素牙的诊断：四环素牙着色初呈黄色，在阳光照射下则呈明亮的黄色荧光，以后逐渐由黄色变成棕色或深灰色。这种转变是缓慢的，并被阳光促进，所以切牙的唇面最先变色。一般来说，前牙比后牙着色明显；乳牙着色又比恒牙明显，因为乳牙的釉质较薄、较透明，不易遮盖牙本质中四环素结合物的颜色。故B选项为正确答案。遗传性乳光牙本质的诊断：遗传性乳光牙本质临床表现为牙冠呈微黄色半透明，光照下呈现乳光。釉质易从牙本质表面分离脱落使牙本质暴露，从而发生严重的咀嚼磨损。X线片可见牙根短。牙萌出后不久，髓室和根管完全闭锁。故C选项与题干描述不符。釉质发育不全的诊断：釉质发育不全的临床表现按程度将其分为轻症和重症。轻症釉质形态基本完整，仅有色泽和透明度的改变，形成白垩状釉质，这是由于矿化不良、折光率改变而形成的，一般无自觉症状。重症牙面有实质性缺损，即在釉质表面出现带状或窝状的棕色凹陷。受累牙往往呈对称性。故D选项与题干描述不符。先天性梅毒牙的诊断：先天性梅毒牙包括半月形切牙和桑葚状磨牙等。主要见于恒牙，乳牙极少受累。10%～30%的先天性梅毒患者有牙表征。故E选项与题干描述不符。

【破题思路】氟斑牙、四环素牙、遗传性乳光牙本质、釉质发育不全、先天性梅毒牙的诊断以及鉴别。

(65～69题共用题干)

男，18岁。自幼多个牙齿色深暗着色，无其他不适，要求诊治。

65. 下列不属于病史采集应询问的内容重点的是
A. 乳牙龋病及治疗情况　　B. 婴幼儿时期患病情况　　C. 婴幼儿时期患病用药情况
D. 出生地及饮水条件　　E. 母亲怀孕时患病情况

【答案】A

【解析】该患者的主诉提出了自幼多个牙齿色深暗着色，医生考虑的问题肯定应集中在牙发育异常的疾病方面。故婴幼儿时期患病情况、婴幼儿时期患病用药情况、母亲怀孕时患病情况、出生地及饮水条件都是应该询问的重点内容。

【破题思路】牙发育异常与乳牙龋病的诊断以及鉴别。

66. 口腔检查的必要项目是
A. 视诊和探诊　　B. 叩诊和扪诊　　C. 咬诊和松动度
D. 温度检查　　E. 电活力检查

【答案】A

【解析】因为全口牙发育不全的检查重点是观察患牙着色的特点，包括着色类型和范围，探查釉质表面的光滑度和缺损情况。

【破题思路】牙发育异常的临床检查内容主要为视诊和探诊。

67. 如检查患者发现全口除第三磨牙外多数牙表面呈白垩色或褐色斑块，界限不清，呈云雾状，最应考虑的诊断是
A. 特纳牙　　B. 牙釉质发育不全　　C. 四环素牙
D. 氟牙症　　E. 遗传性乳光牙本质

【答案】D

【解析】患者全口除第三磨牙外多数牙表面均呈白垩色或褐色斑块，界限不清，呈云雾状，这些是氟牙症患牙的着色特点。

【破题思路】氟牙症的诊断。

68. 如果要确定诊断，必须问明
A. 乳牙龋病及治疗情况　　B. 婴幼儿时期患病情况　　C. 婴幼儿患病用药情况
D. 出生地和生活情况　　E. 家族史

【答案】D

【解析】根据上一问可以诊断该患者为氟牙症，病因为氟摄入量过多。氟牙症与患者出生地和生活情况有关。

69. 治疗方法不应考虑
A. 稀盐酸脱色　　B. 漂白脱色　　C. 树脂贴面
D. 烤瓷贴面　　E. 根管治疗后内脱色

【答案】E

【解析】对氟牙症患牙的治疗，可以用磨除、酸蚀涂层法、复合树脂修复和烤瓷冠修复等方法。根据患牙着色的程度不等，选项A～D提出的治疗方法均有可能用到，只有根管治疗后内脱色是不应该考虑的，因为氟牙症的色素来源是釉质发育的异常而不是牙髓。

【破题思路】氟牙症的治疗。

(70～72题共用备选答案)
A. 牙齿结构异常　　B. 牙齿形态异常　　C. 牙齿数目异常
D. 牙齿萌出异常　　E. 牙齿结构、形态均异

70. 牙釉质发育不全症

【答案】A

【解析】在牙齿发育期间，由于全身疾病、营养障碍或严重的乳牙根尖周感染，导致的釉质结构异常称为釉质发育不全症。

71. 氟斑牙

【答案】A

【解析】氟牙症又称氟斑牙或斑釉牙。氟牙症是氟摄入量过高引起的一种特殊类型的釉质发育不全，为结构异常。

72. 畸形中央尖

【答案】B

【解析】畸形中央尖是牙齿在发育期间，成釉器形态分化异常所致的牙形态发育异常。

【破题思路】牙发育异常较为复杂，大体可分为以下类型：

结构发育异常	釉质发育不全、牙本质发育不全、氟牙症、四环素牙
形态发育异常	大小异常：过小牙、过大牙
	外形异常：双生牙、结合牙、融合牙、牙内陷、畸形中央尖
数目异常	先天性缺牙、多生牙
萌出异常	早萌、迟萌、埋伏和阻生牙

（73～76题共用备选答案）

A. 氟斑牙　　　　　　B. 先天性梅毒牙　　　　　C. 畸形舌侧窝
D. 畸形中央尖　　　　E. 釉质发育不全

下述牙位分别是上述何种疾病的好发牙位

73. 前磨牙

【答案】D

【解析】畸形中央尖多见于下颌前磨牙，尤以第二前磨牙最多见。

74. 上侧切牙

【答案】C

【解析】畸形舌侧窝是牙内陷最轻的一种。由于舌侧窝呈囊状深陷窝，容易滞留食物残渣，利于细菌滋生；再加上囊底存在发育上的缺陷，常引起牙髓的感染、坏死及根尖周病变，常发生于上颌侧切牙。

75. 同时期发育的牙

【答案】E

【解析】釉质发育不全可发生在单个牙或一组牙，而氟牙症发生在多数牙。釉质发育不全、恒牙受累表现为在同一时期发育的牙齿成组、对称地出现釉质发育不全的形态异常。

76. 上中切牙和第一磨牙

【答案】B

【解析】梅毒牙多见于11、16、21、26、31、32、36、41、42、46，少见于乳牙列。主要是由于梅毒对组织损害最严重的时期，是在胚胎末期及出生后第1个月；如果梅毒在胚胎早期即严重侵犯组织，则可导致胎儿流产。

【破题思路】各种发育异常的好发牙位。

疾病	好发牙位	诊断
釉质发育不全	出生后第一年（1岁以内）：上颌1、3、6，下颌1、2、3、6 出生后第二年：上颌2 出生后2～3岁以后：4、5、7	同一时期发育的牙齿成组对称地发生、与发育线相吻合、界限清楚
氟牙症	一组牙或全口牙	有在高氟区的生活史
四环素牙	全口牙	四环素族用药史，牙本质呈帽状永久着色

疾病	好发牙位	诊断
遗传性牙本质发育不全	Ⅰ型：乳牙受累较恒牙更严重 Ⅱ型：乳牙、恒牙均受累	髓腔和根管过早地部分或完全堵塞、闭锁
畸形中央尖	下颌前磨牙多见，下5最多	髓室顶中心有向咬合面的突起，常见根尖部呈喇叭口状
牙内陷	上颌侧切牙	畸形舌侧窝（最轻） 畸形根面沟（易患牙周病，双根管） 畸形舌侧尖 牙中牙（最严重）

（77～78题共用备选答案）

A. X线片上显示线样透影，易被误认为副根管或双根管
B. X线表现为根尖周骨质有一圈致密骨白线围绕
C. X线片表现不断形成的牙本质将髓腔和根管过早地部分或完全的堵塞、闭锁
D. X线检查可见髓室顶中心有向𬌗面中央部突起的畸形部分，并常见未发育完成呈喇叭形的根尖部
E. X线片示一个牙包于牙中，其实陷入部分的中央不是牙髓，而是含有残余成釉器的空腔

77. 畸形中央尖X线检查可见
【答案】D

78. 畸形根面沟可在X线片上显示
【答案】A

79. 下列哪项不是先天性梅毒牙的临床表现
   A. 主要见于恒牙，乳牙很少见　　B. 半月形切牙　　C. 桑葚状磨牙
   D. 蕾状磨牙　　E. 锥形牙
【答案】E
【解析】先天性梅毒牙包括半月形切牙、桑葚状磨牙和蕾状磨牙。主要见于恒牙，乳牙极少受累。半月形切牙亦称哈钦森牙。先天性梅毒牙患者有3项特征：①间质性角膜炎；②中耳炎或耳聋；③半月形切牙。这种切牙的切缘比牙颈部狭窄，切缘中央有半月形缺陷，切牙之间有较大间隙。桑葚状磨牙：先天性梅毒牙患者第一恒磨牙的牙尖皱缩，表面粗糙，釉质呈多个不规则的小结节和坑窝凹陷，散在于近𬌗面处，故有桑葚之称；牙尖向中央聚拢，牙横径最大处是在牙颈部。蕾状磨牙：第一恒磨牙较正常牙小，圆顶状。近中面观，牙尖聚拢，但冠部无沟隙或缺损环绕。除了外形畸形外，牙齿表面光滑。

【破题思路】先天性梅毒牙的临床表现。

80. 釉质发育不全与浅龋鉴别的临床表现是
   A. 无自觉症状　　B. 白垩色釉质　　C. 釉质呈黑褐色
   D. 牙面有实质性缺损　　E. 受累牙呈对称性
【答案】E
【解析】釉质发育不全的临床表现按程度将其分为轻症和重症。轻症釉质形态基本完整，仅有色泽和透明度的改变，形成白垩状釉质，这是由于矿化不良、折光率改变而形成的，一般无自觉症状。重症牙面有实质性缺损，即在釉质表面出现带状或窝状的棕色凹陷。受累牙往往呈对称性。故E选项为正确答案。浅龋位于釉质内，位于牙冠的浅龋可分为窝沟龋和平滑面龋。前者的早期表现为龋损部位色泽变黑，进一步仔细检查可发现黑色色素沉着区下方为龋白斑，呈白垩色改变。用探针检查时有粗糙感或能钩住探针。平滑牙面上的早期浅龋一般呈白垩色点或斑，随着时间延长和龋损继续发展，可变为黄褐色或褐色斑点。浅龋有一定的好发部位。故A、B、C、D选项对于这两种疾病都有所表现，只有釉质发育不全才有对称性。

【破题思路】釉质发育不全与浅龋鉴别的临床表现。

81. 畸形舌侧窝的治疗主要取决于
   A. 患者年龄　　B. 患牙牙位　　C. 窝的形状

D. 窝底探诊　　　　　　　　　　E. 并发症

【答案】E

【解析】畸形舌侧窝的治疗应视其牙髓是否遭受感染而定。早期应按深龋处理，将空腔内软化组织去净，形成洞形，间接盖髓。若去腐质时露髓，应将内陷处钻开，然后根据牙髓状态和牙根发育情况，选择进一步处理方法。若牙外形也有异常，在进行上述治疗后酌情进行冠修复，以恢复牙齿原来的形态和美观。所以，对于畸形舌侧窝的治疗主要取决于其并发症。

【破题思路】畸形舌侧窝的治疗。

(82～83题共用备选答案)

A. 氟牙症　　　　　　　　　B. 先天性梅毒牙　　　　　　　C. 畸形舌侧窝
D. 畸形中央尖　　　　　　　E. 釉质发育不全

82. 病损表现在同时期发育的牙的是

【答案】E

83. 侵犯上中切牙和第一磨牙者是

【答案】B

【解析】釉质发育不全发生于同时期发育的牙齿，常为成组的和对称的牙齿，故E选项是第82题的正确答案；先天性梅毒牙侵犯11、16、21、26、31、32、36、41、42、46，少见于乳牙列，故B选项为第83题的正确答案。对于氟牙症的好发牙位是在同一时期萌出的牙齿，多见于恒牙，甚少发生在乳牙；畸形舌侧窝常见于上颌侧切牙，偶发于上颌中切牙或尖牙；畸形中央尖多见于下颌前磨牙，尤其第二前磨牙最多见，偶见于上颌前磨牙。

84. 对釉质发育不全不必要的处理是

A. 口服钙片　　　　　　　　B. 涂氟治疗　　　　　　　　C. 充填缺损
D. 贴面修复　　　　　　　　E. 全冠修复

【答案】A

【解析】釉质发育不全的治疗：釉质发育不全的病损发生在牙齿发育时期，牙齿萌出后才显示，口服钙片已无任何作用。由于矿化较差，易磨耗，一旦患龋发展较快，应进行涂氟等防治处理。如果缺损严重，可采用复合树脂修复或贴面修复，甚至可进行全冠修复。注意本题是否定问题。

85. 用四环素族药物可致恒牙发生四环素牙的时期是

A. 胚胎4个月　　　　　　　B. 胚胎6个月　　　　　　　C. 出生以前
D. 7岁以前　　　　　　　　E. 8岁以后

【答案】D

【解析】四环素牙的病因：人类出生以后到7岁以前是全部牙齿发育和钙化完成的时期，四环素族药物能导致四环素牙，正是在牙齿发育和钙化完成的时期。

86. 引起氟牙症的主要致病因素是

A. 婴儿期高热性疾病　　　　B. 母亲妊娠期的疾病　　　　C. 发育期缺微量元素
D. 人体氟摄入量过低　　　　E. 人体氟摄入量过高

【答案】E

【解析】氟牙症的病因首先肯定水中氟含量过高，其次是取决于过多的氟进入人体的时机。

87. 釉质发育不全造成上颌侧切牙切缘受累时，可推断障碍发生在出生后第

A. 4个月　　　　　　　　　B. 8个月　　　　　　　　　C. 10个月
D. 1年　　　　　　　　　　E. 2年

【答案】E

【解析】11、13、16、21、23、26、31、32、33、36、41、42、43、46出现釉质发育不全，表示致病因素发生在1岁以内；12、22受累，可推断致病因素已延续到出生后的第2年；14、15、17、24、25、27、34、35、37、44、45、47受累则表示致病因素发生在2～3岁以后。

88. 多发生在双尖牙上的形态发育异常是

A. 畸形舌侧尖　　　　　　　B. 畸形中央尖　　　　　　　C. 畸形舌侧窝
D. 牙中牙　　　　　　　　　E. 特纳牙

【答案】B

【解析】畸形舌侧尖、畸形舌侧窝、牙中牙为好发生于上颌侧切牙的形态异常；釉质发育不全发生于同时期发育的牙齿，常为成组的和对称的牙齿；畸形中央尖多见于下颌前磨牙，尤其第二前磨牙最多见，偶见于上颌前磨牙；故 B 选项为本题的正确答案。釉质发育不全的病因中局部因素，常见于乳牙根尖周严重感染，导致继承恒牙釉质发育不全，这种情况往往见于个别牙，以前磨牙居多，又称特纳牙。

89. 牙内陷最轻的一种类型为

A. 畸形舌侧窝　　　　　B. 畸形根面沟　　　　　C. 畸形舌侧沟
D. 牙中牙　　　　　　　E. 畸形中央尖

【答案】A

【解析】牙内陷为发育时期，成釉器过度卷叠或局部过度增殖，深入到牙乳头中所致。牙萌出后，在牙面可出现一囊状深陷的窝洞。常见于上颌侧切牙，偶发于上颌中切牙或尖牙。根据牙内陷的深浅程度及其形态变异，临床上可分为畸形舌侧窝（是牙内陷最轻的一种）、畸形根面沟、畸形舌侧尖和牙中牙（是牙内陷最严重的一种）。

【破题思路】牙内陷的临床分型。

第三单元　牙急性损伤

1. 牙震荡主要表现为
   A. 牙周膜损伤，牙齿硬组织及牙龈无损伤
   B. 牙周膜及牙龈组织损伤，牙体硬组织无损伤
   C. 牙龈组织、牙周膜、牙体硬组织损伤
   D. 牙龈组织及牙体硬组织损伤，牙周膜无损伤
   E. 牙周膜、牙体硬组织、牙槽骨损伤

【答案】A

【解析】牙震荡是牙周膜的轻度损伤，又称为牙挫伤或创伤性根周膜炎，通常不伴牙体组织的缺损。

2. 牙完全脱位离体后，应急处理方法为
   A. 彻底刮净根面
   B. 用纱布包好后去医院
   C. 牙槽窝止血
   D. 体外完成根管治疗术后再植
   E. 就地用自来水冲洗牙齿再放入原位

【答案】E

【解析】完全脱位牙在0.5h内进行再植，90%患牙可避免牙根吸收。因此，牙脱位后，应立即将牙放入原位，如牙已落地污染，应就地用生理盐水或无菌水冲洗，然后放入原位。如果不能即刻复位，可将患牙置于患者的舌下或口腔前庭处，也可放在盛有牛奶、生理盐水或自来水的杯子内，切忌干藏，并尽快到医院就诊。故E选项为正确答案。如果脱位在2h以后再就诊者，牙髓和牙周膜内细胞已坏死，不可能期望牙周膜重建，因而只能在体外完成根管治疗术，并经根面和牙槽窝刮治后，将患牙植入固定。

3. 牙再植后，X线片显示牙根炎症性吸收的时间是
   A. 伤后2~4周
   B. 伤后1~4个月
   C. 伤后半年
   D. 伤后5个月
   E. 伤后半年以上

【答案】B

【解析】炎症性吸收：在被吸收的牙根面与牙槽骨之间有炎症性肉芽组织，其中有淋巴细胞、浆细胞和分叶粒细胞。再植前牙干燥或坏死牙髓存在，都是炎症性吸收的原因。炎症性吸收在受伤后1~4个月即可由X线片显示，表现为广泛的骨透射区和牙根面吸收。如系牙髓坏死引起，及时采取根管治疗术，常能使吸收停止。

4. 牙震荡的处理方法首选
   A. 患牙休息，定期观察
   B. 调磨观察，服止痛药
   C. 调磨观察，结扎固定
   D. 活力测验，活髓切断
   E. 活力测验，根管治疗

【答案】A

5. 牙本质暴露但未露髓的冠折牙，形成足够修复性牙本质的时间是
   A. 冠折后4~6周
   B. 冠折后2~4周
   C. 冠折后6~8周
   D. 冠折后8~10周
   E. 冠折后10~12周

【答案】C

【解析】冠折牙本质已暴露，并有轻度敏感者，可行脱敏治疗。敏感严重者，用临时塑料冠，内衬氧化锌丁香油糊剂粘固，待有足够修复性牙本质形成后（6~8周），再用复合树脂修复牙冠形态，接近牙髓腔时须用氢氧化钙制剂垫底，以免对牙髓产生刺激。

6. 患者，男，21岁，左上1因外伤完全脱落而来诊。关于治疗方法的选择错误的是
   A. 外伤半小时内立即再植
   B. 如果牙齿落地已污染应就地用生理盐水冲洗牙齿立即复位
   C. 若牙脱位时间超过2h，只能在体外做根管治疗后再植
   D. 已污染的脱位牙经生理盐水冲洗后，若不立即复位，则需干燥保存
   E. 脱位牙已污染，经生理盐水冲洗后，可放在牛奶杯内保存待复位

【答案】D

【解析】完全脱位牙在0.5h内进行再植，90%患牙可避免牙根吸收。因此，牙脱位后，应立即将牙放入原位，如牙已落地污染，应就地用生理盐水或无菌水冲洗，然后放入原位。如果不能即刻复位，可将患牙置于患者的舌下或口腔前庭处，也可放在盛有牛奶、生理盐水或自来水的杯子内，切忌干藏，并尽快到医院就诊。如果脱位在2h以后再就诊者，牙髓和牙周膜内细胞已坏死，不可能期望牙周膜重建，因而只能在体外完成根管治疗术，并经根面和牙槽窝刮治后，将患牙植入固定。

7. 患儿，男，9岁，1h前外伤，自觉上前牙变短。临床检查发现左上中切牙较邻牙短2mm，牙冠完整，叩诊（+），牙龈轻度红肿，X线片示根尖周膜间隙消失。该牙的正确处理为

  A. 待其自然萌出，定期观察 B. 复位后固定 C. 根管治疗后复位固定

  D. 复位固定2周后根管治疗 E. 拔除

【答案】A

【解析】对嵌入性脱位的年轻恒牙，不可强行拉出复位，以免造成更大的创伤，诱发牙根和边缘牙槽突的吸收。因此，对症处理，继续观察，任其自然萌出是最可取的处理方法，一般半年内，患牙能萌出到原来的位置。

8. 牙再植后，牙根的牙骨质和牙本质可被吸收并由骨质所代替。这种置换发生的时间是

  A. 受伤后2~4周 B. 受伤后4~6周 C. 受伤后6~8周

  D. 受伤后8~10周 E. 受伤后10~12周

【答案】C

【解析】骨性粘连，牙根的牙骨质和牙本质可被吸收并由骨质所代替，发生置换性吸收，从而使牙根与牙槽骨紧密相连。临床表现为牙松动度减少，X线片示无牙周间隙。这种置换性吸收发生在受伤后6~8周，可能是暂时性的，能自然停止，也可以呈进行性，直至牙脱落。这个过程可持续数年或数十年。

9. 完全脱位恒牙保存在湿润的环境中再植后行根管治疗的最佳时机是

  A. 复位后即刻行根管治疗 B. 再植后3~4周 C. 再植后2个月

  D. 再植后3个月 E. 再植后6个月

【答案】B

【解析】根尖发育完全的脱位牙，若就诊迅速或复位及时，应在术后3~4周再做根管治疗术。因为这类牙再植后，牙髓不可能重建血循环，势必坏死，进而引起炎症性的牙根吸收或根尖周病变。如果再植前做根管治疗术，延长了体外时间，将导致牙根吸收。一般人牙再植后3~4周，松动度减少，而炎症性吸收又正好于此时开始，所以再植后3~4周做根管治疗术是最佳时期。

（10~12题共用备选答案）

  A. 调𬌗 B. 充填治疗 C. 安抚后无症状时充填治疗

  D. 活髓切断术治疗 E. 牙髓治疗

10. 恒牙冠1/2折断，露髓，牙根正常，不松动

【答案】E

【解析】冠折牙髓已暴露的前牙，对牙根发育完全者应用牙髓摘除术；对年轻恒牙应根据牙髓暴露多少和污染程度做活髓切断术，以利于牙根的继续发育。当根端发育完成后，有人主张还应行根管治疗术，因为钙化过程将持续进行并堵塞根管，而在以后做桩核冠修复需要做根管治疗时，却难以进行根管预备和桩的植入，导致难以完成桩核冠修复。

11. 切角部分折断，牙本质暴露，牙根正常，不松动

【答案】B

12. 釉质部分折断，牙根正常，不松动

【答案】A

【解析】冠折缺损少，牙本质未暴露的冠折，可将锐缘磨光。

13. 男，15岁，因左上前牙外伤侧向脱位做了复位固定结扎，固定结扎的时间应是

  A. 1周 B. 4周 C. 2周

  D. 3个月 E. 6个月

【答案】C

【解析】部分脱位牙，应在局麻下复位，结扎固定2周。术后3、6和12个月进行复诊，若发现牙髓已坏死，应及时做根管治疗。

14. 女，10岁，上颌前牙外伤3天，检查发现左上中切牙冠折，近中切角斜形牙体缺损，牙髓暴露，穿髓孔直径约2mm，探痛明显，叩痛（+），松动（−），冷刺激激发痛。X线片示左上中切牙根管口呈喇叭口状。该患牙首选的治疗是

  A. 间接盖髓术 B. 直接盖髓术 C. 活髓切断术

  D. 根管治疗术 E. 拔除患牙

【答案】C

【解析】年轻恒牙外伤以保存活髓为原则。题干中信息示穿髓孔大，可排除A。患者10岁，左上中切牙冠折，X线片示左上一根管口呈喇叭口状，提示该牙根未发育完全。穿髓孔直径约2mm，穿髓孔较大，此时行

直接盖髓术预后不佳，故首选治疗应该是活髓切断术，保存活髓，使牙根继续发育。

15. 牙外伤国际分类法中，以下不属于牙齿脱位损伤的是
A. 牙震动 B. 牙槽骨骨折 C. 嵌入性脱位
D. 半脱位 E. 侧方脱位
【答案】B

16. 关于牙震荡的描述，正确的是
A. 对牙震荡的患牙做牙髓活力测验 B. 年轻恒牙在受震荡后，牙髓不会丧失活力
C. 年轻恒牙在受震荡后，活力很快丧失 D. 牙齿受震荡后，一般有移位
E. 牙震荡一般不伴有牙体组织的缺损
【答案】E
【解析】牙震荡是牙周膜的轻度损伤，通常不伴牙体组织的缺损，故E选项描述正确。牙震荡的临床表现：伤后患牙有伸长感，轻微松动和叩痛，龈缘还可有少量出血，说明牙周膜有损伤。若做牙髓活力测验，其反应不一。通常受伤后无反应，而在数周或数月后反应开始恢复。3个月后仍有反应的牙髓，则大多数能继续保持活力。伤后一开始牙髓活力测验有反应的患牙，若后期转变成无反应，则表示牙髓已发生坏死，同时牙可变色。

17. 牙震荡是
A. 牙周膜损伤 B. 釉质损伤 C. 牙本质损伤
D. 牙骨质损伤 E. 龈组织损伤
【答案】A
【解析】牙震荡是牙周膜的轻度损伤，通常不伴牙体组织的缺损，所以牙震荡仅牙周膜损伤。

18. 女，16岁，3天前右上中切牙外伤，现咬物痛，要求治疗。检查：右上1牙冠完整，叩痛（+），电测验无活力，Ⅰ度松动，龈无红肿、扪痛，未见异常，X线片见根折线在根尖1/3处。该患牙第一次的处理是
A. 调𬌗观察 B. 盖髓治疗 C. 活髓切断
D. 根管治疗 E. 固定结扎
【答案】A
【解析】对根尖1/3折断，在许多情况下只上夹板固定，无须牙髓治疗，有可能出现修复并维持牙髓活力，那种认为根折牙应进行预防性牙髓治疗的观点是不正确的。因为根折后立即进行根管治疗常常有可能把根管糊剂压入断端之间，反而影响其修复。但当牙髓坏死时，则应迅速进行根管治疗术。所以根尖1/3折断，可先调𬌗观察。

(19～21题共用题干)
患者，女，7岁，右上颌中切牙外伤冠折、切角缺损，即刻就诊。口腔检查发现：露髓孔大，探痛明显，可疑叩痛。

19. 治疗首选
A. 直接盖髓术 B. 活髓切断术 C. 拔髓术
D. 根管治疗术 E. 塑化疗法
【答案】B

20. 进行这种治疗成功的关键是
A. 保证患者无痛 B. 保持无菌操作 C. 止血彻底
D. 盖髓剂的选择 E. 拔髓彻底
【答案】B

21. 若治疗成功、家长要求修复缺损的牙冠，应
A. 局部麻醉备牙，全冠修复 B. 桩冠修复 C. 打固位钉，复合树脂充填
D. 切角嵌体 E. 解释病情，待患儿成年后再做修复
【答案】C
【解析】对年轻恒牙应根据牙髓暴露多少和污染程度做活髓切断术，以利于牙根的继续发育。当根端发育完成后，有人主张还应行根管治疗术，因为钙化过程将持续进行并堵塞根管，而在以后做桩核冠修复需要做根管治疗时，却难以进行根管预备和桩的植入，导致难以完成桩核冠修复。故B选项为19题的正确答案。年轻恒牙牙冠的缺损，可用复合树脂修复，故C选项为21题的正确答案。对于活髓切断术成功的关键是保证无菌操作，故B选项为20题的正确答案。

22. 嵌入性牙脱位多见于
A. 错位牙 B. 松动牙 C. 牙周病患牙
D. 乳牙和年轻恒牙 E. 牙冠较短的恒牙

【答案】D

【解析】嵌入性脱位是指牙齿向深部嵌入时临床牙冠变短，邻面或切缘低于正常邻牙；多见于乳牙和年轻恒牙；在复位后2周内应行根管治疗术，但对年轻恒牙，不可强行拉出复位，可随访观察，任其自然萌出。

23. 关于牙震荡的描述，正确的是
  A. 对牙震荡的患牙做牙髓活力测验，其反应不一
  B. 年轻恒牙在受震荡后，牙髓不会丧失活力
  C. 年轻恒牙在受震荡后，活力很快丧失
  D. 牙齿受震荡后，一般会有移位
  E. 牙震荡一般都伴有牙体组织的缺损

【答案】A

【解析】牙震荡的临床表现：伤后患牙有伸长感，轻微松动和叩痛，龈缘还可有少量出血，说明牙周膜有损伤。若做牙髓活力测验，其反应不一。通常受伤后无反应，而在数周或数月后反应开始恢复。3个月后仍有反应的牙髓，则大多数能继续保持活力。伤后一开始牙髓活力测验有反应的患牙，若后期转变成无反应，则表示牙髓已发生坏死，同时牙可变色。

24. 牙脱位后可以发生各种并发症，除了
  A. 牙髓坏死   B. 髓腔变窄或消失   C. 牙根外吸收
  D. 边缘性牙槽突吸收   E. 颞下颌关节紊乱病

【答案】E

【解析】牙脱位后可发生的并发症：牙髓坏死、牙髓腔变窄或消失、牙根外吸收、边缘性牙槽突吸收。

25. 对于年轻恒牙的嵌入性脱位，宜采用的治疗方案是
  A. 任其自然萌出   B. 拉出复位   C. 根管治疗
  D. 正畸治疗   E. 根管治疗+拉出复位

【答案】A

【解析】对嵌入性脱位的年轻恒牙，不可强行拉出复位，以免造成更大的创伤，诱发牙根和边缘牙槽突的吸收。因此，对症处理，继续观察，任其自然萌出是最可取的处理方法，一般半年内，患牙能萌出到原来的位置。

26. 患者，男，19岁，上前牙外伤1h。经检查，诊断为牙震荡。下列处理措施中错误的是
  A. 1～2周内应使患牙休息   B. 若牙髓活力测验，患牙无反应，应做根管治疗
  C. 受伤后1、3、6、12个月定期复查   D. 观察1年后，若牙髓活力测验正常，可不进行处理
  E. 若有牙髓坏死迹象，应进行根管治疗

【答案】B

【解析】牙震荡治疗，1～2周内应使患牙休息，故A选项描述正确；受伤后1、3、6、12个月应定期复查，故C选项描述正确；观察1年后，若牙冠不变色，牙髓活力测验正常，可不进行处理，故D选项描述正确；若有牙髓坏死迹象时，应进一步行根管治疗术，故E选项描述正确；必须记住，在年轻恒牙，其活力可在受伤1年后才丧失。

27. 患者2年前上前牙外伤后出现咬合痛，后逐渐好转，未治疗，此后牙冠逐渐变色。其可能的原因为
  A. 色素沉着   B. 牙髓坏死   C. 牙髓矿化
  D. 牙髓息肉   E. 牙内吸收

【答案】B

【解析】牙外伤的并发症：牙髓充血、牙髓出血、牙髓暂时失去感觉、牙髓坏死、牙髓钙化、牙根吸收。

(28～30题共用题干)

患儿，男，7岁，上前牙冠外伤半小时就诊。口腔检查见右上中切牙冠斜折，探及较大穿髓孔，叩痛（+），X线片示患牙根尖孔未发育完成。

28. 若对患牙进行牙髓电测验，与对照牙比较，其最可能的结果为
  A. 敏感   B. 迟钝   C. 正常
  D. 无反应   E. 非常敏感

【答案】D

【解析】一些患者就诊时，牙髓活力测验无反应，但6～8周后可出现反应。据推测，无活力反应是牙髓在外伤时血管和神经受损所引起的"休克"所致，随其"休克"的逐渐恢复而再出现活力反应。

29. 首选治疗为
  A. 活髓切断术   B. 根尖诱导成形术   C. 牙髓摘除术

D. 直接盖髓术　　　　　　　　E. 根管治疗术

【答案】A

【解析】对年轻恒牙应根据牙髓暴露多少和污染程度做活髓切断术，以利于牙根的继续发育。当根端发育完成后，有人主张还应行根管治疗术，因为钙化过程将持续进行并堵塞根管，而在以后做桩核冠修复需要做根管治疗时，却难以进行根管预备和桩的植入，导致难以完成桩核冠修复。

30. 进行这种治疗成功的关键是

A. 盖髓剂的选择　　　　　　B. 无菌操作　　　　　　　　C. 正确开髓
D. 局麻方式的选择　　　　　E. 正确选择暂封剂

【答案】B

【解析】活髓切断术成功最关键在于无菌操作，不要使牙髓受到污染物刺激。

【破题思路】冠折的临床表现以及治疗方法。

临床表现	治疗
冠折 未露髓	①少量釉质折断无症状：磨光锐缘 ②少量牙本质折断：玻璃离子覆盖，6～8周无症状复合树脂修复 ③牙本质折断近髓：间接盖髓或RCT
冠折 露髓	恒牙：RCT后冠修复 ①<1mm，直接盖髓 ②年轻恒牙>1mm，活髓切断 ③出血暗红或不易止住：根尖诱导

(31～33题共用题干)

患者，男，20岁，1h前进食时咀嚼硬物伤及上前牙。临床检查：左上中切牙牙冠完整，叩痛（+），松动Ⅰ度，龈缘少量出血，患牙无移位。

31. 若患牙牙髓电测验无反应，其最可能的原因为

A. 牙髓坏死　　　　　　B. 牙髓充血　　　　　　C. 牙髓钙化
D. 牙髓休克　　　　　　E. 牙髓感染

【答案】D

【解析】外伤后的患牙短期内会有牙髓休克，一些患者就诊时，牙髓活力测验无反应，但6～8周后可出现反应。据推测，无活力反应是牙髓在外伤时血管和神经受损所引起的"休克"所致，随其"休克"的逐渐恢复而再出现活力反应。

32. 该牙可诊断为

A. 牙震荡　　　　　　　B. 牙髓炎　　　　　　　C. 牙脱位
D. 牙折　　　　　　　　E. 根尖周炎

【答案】A

【解析】外伤患牙只有牙周膜轻度损伤，不伴有牙体硬组织和周围软组织明显外伤称为牙震荡。

33. 该牙即刻处理为

A. 不需治疗　　　　　　B. 调𬌗，观察　　　　　　C. 松牙固定
D. 根管治疗　　　　　　E. 根尖诱导成形术

【答案】B

【解析】牙震荡患牙若无明显疼痛症状可调𬌗，观察即可。

(34～37题共用题干)

患者，男，30岁，外伤致上前牙松动，伸长，疼痛。临床检查：右上中切牙切缘伸长约2mm，舌侧移位，叩痛（++），松动Ⅱ度。牙龈撕裂。X线片示根尖与牙槽窝间隙明显增宽。

34. 该牙诊断为

A. 完全性牙脱位　　　　B. 部分性牙脱位　　　　C. 嵌入性牙脱位
D. 牙震荡　　　　　　　E. 牙折

【答案】B

【解析】部分性牙脱位常有疼痛、松动和移动等表现，同时因患牙伸长而出现咬合障碍。X线片示牙根尖

与牙槽窝的间隙明显增宽。

35. 该牙正确的处理方法是
A. 拔除 B. 复位固定后立即行根管治疗 C. 复位固定，定期观察
D. 根管治疗后复位固定 E. 体外根管治疗，搔刮根面后再植

【答案】C

【解析】部分性牙脱位可以在局麻下复位，结扎固定2周。术后3、6和12个月进行复查，若发现牙髓坏死，应及时做根管治疗术。

36. 该牙可能发生的并发症不包括
A. 牙髓坏死 B. 牙髓钙化 C. 牙根外吸收
D. 牙髓增生 E. 边缘性牙槽突吸收

【答案】D

【解析】牙脱位后可出现牙髓坏死、牙髓腔变窄或消失、牙根外吸收、边缘性牙槽突吸收。

37. 该牙的愈合方式可能为
A. 牙周膜愈合 B. 骨性粘连 C. 炎症性吸收
D. B+C E. A+B+C

【答案】E

【解析】牙再植术后的愈合方式：牙周膜愈合、骨性粘连、炎症性吸收。

(38～39题共用题干)

患者，男，16岁，主诉摔伤上前牙3h，伤后自觉患牙松动，疼痛。临床检查见21临床牙冠变短，与对颌牙失去咬合，未露髓，牙齿动度约2mm，叩痛（+），X线片检查见患牙牙根连续性破坏。

38. 该疾病应诊断为
A. 牙震荡 B. 部分性牙脱位 C. 嵌入性牙脱位
D. 完全牙脱位 E. 牙折

【答案】C

【解析】嵌入性牙脱位：牙向深部嵌入，临床牙冠变短，𬌗面或切缘低于正常牙。

39. 对该病的治疗，正确的是
A. 即刻复位，固定 B. 根管治疗后复位，固定 C. 对症治疗，观察其自然萌出
D. 复位后2周，行根管治疗 E. 降低咬合，使患牙休息

【答案】D

【解析】嵌入性的脱位牙，在复位后2周应做根管治疗术。对嵌入性脱位的年轻恒牙，不可强行拉出复位，任其自然萌出是最可取的处理方法，一般在半年内患牙能萌出到原来的位置。

【破题思路】脱位可分为部分性脱位和完全脱位。

	类型	临床表现	治疗
部分性脱位	脱出性	松动Ⅲ度，患牙伸长 X线：根尖周间隙明显增宽	局麻下复位，结扎固定2周
	侧向性	侧向移位 X线：一侧根尖周间隙增宽	
	嵌入性	临床牙冠变短 X线：根尖周间隙消失	复位后2周作RCT，对年轻恒牙不可强行拉出复位，半年内可萌出
完全性脱位（牙槽窝空虚）		①在0.5h内再植，90%患牙根可避免吸收 ②2h以后再就诊者，体外完成RCT ③可将患牙置于患者的舌下或口腔前庭处，也可放在盛有牛奶、生理盐水最好或自来水的杯子内，切忌干藏 ④2h之内：年轻恒牙，不要贸然拔髓 ⑤2h之内：恒牙，清理，复位后3～4周进行RCT	

(40～42题共用题干)

患者，男，19岁，因上前牙外伤2h就诊。

40. 为了解患牙是否有根折，应进行

A. 视诊   B. 叩诊   C. 松动度检查
D. X 线片检查   E. 温度测验

【答案】D

【解析】X 线片检查是诊断根折的重要指标，但不能显示全部根折病例。摄片时中心射线必须与折裂线一致或平行，方能在 X 线片上显示折裂线，如果中心射线的角度大于正、负 15°～20°，很难观察到折裂线。X 线片不仅有助于根折的诊断，而且也便于复查时比较。

41. 若患者诊断为左上中切牙冠折，露髓孔直径为 2mm，最好进行哪种治疗
A. 活髓切断术   B. 根尖诱导成形术   C. 根管治疗
D. 干髓治疗   E. 盖髓术

【答案】C

【解析】因题干中患者年龄为 19 岁，上前牙萌出年龄为 6～7 岁，恒牙萌出 3～5 年牙根发育完全，所以该患牙为恒牙。冠折露髓者，对牙根发育完成者应行根管治疗术，对年轻恒牙应根据牙髓暴露多少及污染程度做活髓切断或根尖诱导成形术，以利于牙根的继续发育。

42. 根尖 1/3 处折断的患牙处理为
A. 固定并定期观察   B. 牙髓状况良好，可调𬌗，观察   C. 不治疗
D. 牙髓治疗   E. 定期观察

【答案】B

【解析】对根尖 1/3 折断，在许多情况下只上夹板固定，无须牙髓治疗，有可能出现修复并维持牙髓活力，那种认为根折牙应进行预防性牙髓治疗的观点是不正确的。因为根折后立即进行根管治疗常常有可能把根管糊剂压入断端之间，反而影响其修复。但当牙髓坏死时，则应迅速进行根管治疗术。一般认为根折越靠近根尖其预后越好。当根折仅限于牙槽内时，对预后是很有利的，但折裂累及龈沟或发生龈下折时，常使治疗复杂而且预后亦差。根尖 1/3 处根折的患牙，如牙髓状况良好，可调𬌗后观察。

【破题思路】根折的治疗方法。

根折部位	叩痛	松动度	治疗
根尖 1/3	无或轻度	无或轻度	①测定并记录牙髓活动情况 ②根尖 1/3 处折断：调𬌗观察 ③其他部位：未与龈沟相通者，立即复位夹板固定 4 周，定期复查 ④其他部位：折断线与口腔相通者，去除牙冠后断根有一定长度，可切龈、正畸牵引后桩冠修复。牙根过短可拔除
根中 1/3	明显 叩诊浊音	Ⅱ～Ⅲ度	
近龈 1/3			

43. 女，8 岁，前牙外伤 1 周后就诊，右上中切牙冠折 2/3，近中达龈下 1mm，露髓处探诊不痛，叩诊（+），出血暗红，Ⅰ度松动。X 线片未见根折，根发育 8 期。处理方法选择
A. 氢氧化钙活髓切断术   B. 牙髓血管再生术   C. 根尖诱导成形术
D. 根管治疗术   E. 拔除

【答案】C

第四单元　牙慢性损伤

1. 不属于楔状缺损致病因素的是
   A. 横刷牙　　　　　　　　　B. 酸蚀　　　　　　　　　C. 应力疲劳
   D. 牙龈退缩　　　　　　　　E. 牙颈部结构薄弱

【答案】D

【解析】与楔状缺损的发生和发展有关的因素有：不恰当的刷牙方法、酸的作用、牙颈部结构的特点、应力疲劳。

2. 牙隐裂时不宜采用哪种治疗措施
   A. 调𬌗排除干扰　　　　　　　　　　　　B. 治疗后及时做全冠保护
   C. 隐裂浅时用釉质粘接剂处理　　　　　　D. 裂纹达牙本质浅层时，备洞，银汞充填
   E. 有牙髓病变者，牙髓治疗后全冠修复

【答案】D

【解析】牙隐裂的治疗：①对因治疗：消除创伤性𬌗力，调磨过陡的牙尖。②均衡全口𬌗力的负担：诊治其他部位的牙齿疾病，修复缺失牙等。③2～4度隐裂对症治疗：并发牙髓病、根尖周病时进行相应的治疗。④防止劈裂：在做牙髓治疗的同时，应该大量调磨牙尖斜面，永久充填体选用复合树脂为宜；多数隐裂牙仅用调整咬合不能消除致裂牙的力量，故对症治疗之后，必须及时做全冠保护。如果隐裂为近远中贯通型，牙髓治疗的同时应做带环或全冠保护，防止牙髓治疗过程中全冠劈裂。⑤5度隐裂患牙根据牙位和劈裂位置，可做截根术、半切术。因银汞合金充填后会膨胀，禁用于隐裂牙齿的充填。

3. 患者，男，35岁，2个月前开始右上后牙遇冷热酸痛，咀嚼不适，咬到牙齿某一点时引起剧痛，近一周出现阵发性自发痛。检查发现右上6叩痛明显，牙齿不松动，遇冷热引起疼痛，未发现龋坏，咬诊出现定点疼痛。根据患者的症状和临床检查，引起患牙疼痛的最可能原因是
   A. 牙周炎　　　　　　　　　B. 牙隐裂　　　　　　　　　C. 牙震荡
   D. 重度磨损　　　　　　　　E. 咬合创伤

【答案】B

【解析】牙隐裂患者最常见的主诉是较长时间的咀嚼不适或咬合痛，病史可长达数月甚至数年。咬在某一特殊部位引起剧烈疼痛是该病的特征性症状。好发于中老年患者的后牙咬合面，以上颌第一磨牙最常见。对于裂纹的染色检查用2.5%碘酊或其他的染料类药物可使牙面裂纹清晰可见。故B选项为正确答案。牙震荡的定义为：牙周膜的轻度损伤，根尖周牙周膜充血、渗出，甚至轻微出血，常伴有牙髓充血和水肿。牙齿轻微酸痛感，垂直向或水平向叩痛（±～+），不松动，无移位，可有对冷刺激一过性敏感症状。X线片表现正常或根尖牙周膜增宽。重度磨损：釉质完全丧失，牙髓暴露或继发性牙本质暴露，切缘的继发性牙本质或牙髓暴露，牙颈部缺损深大于2mm。

4. 咬诊主要用于检查
   A. 牙髓炎　　　　　　　　　B. 慢性根尖周炎　　　　　　C. 牙隐裂
   D. 牙本质过敏　　　　　　　E. 牙周炎

【答案】C

【解析】牙隐裂的检查方法为咬诊。牙髓炎的检查方法为温度测验；慢性根尖周炎和牙周炎主要依靠X线片来诊断；牙本质过敏症可以用机械刺激的方法检查。

5. 患者，50岁，因左侧上后牙咬物痛3个月就诊，自述咬在某一特定位置时引起较强烈的痛。查：左上6咬合面磨损，可见牙本质暴露，颊尖高陡，近中边缘嵴至舌尖方向似有隐裂。进一步确定隐裂的检查方法是
   A. 叩诊检查　　　　　　　　B. 温度检测　　　　　　　　C. 碘酊染色
   D. 电活力测验　　　　　　　E. X线片检查

【答案】C

【解析】牙隐裂是指发生在牙冠表面的细小、不易发现的、非生理性的细小裂纹。牙位以第一磨牙好发，其次是第二磨牙和前磨牙；部位以前磨牙和磨牙的颊侧颈部、上颌磨牙的近中腭尖等多见。症状有激发痛、咬合痛、自发痛等。疼痛程度与裂缝的深度相关。利用灯光和口镜多角度照射、深色液体（如碘酊、龙胆紫等）的浸染等，有助于裂线的发现；棉卷咬诊、探针加力探诊时如出现明确的疼痛即可确诊。故对此患者诊断为牙

隐裂，检查方法为碘酊染色。

6. 牙隐裂好发于
A. 下颌第一磨牙　　　　　　　B. 上颌第一磨牙　　　　　　　C. 下颌第二磨牙
D. 上颌第二磨牙　　　　　　　E. 上颌前磨牙

【答案】B

【解析】牙隐裂患者最常见的主诉是较长时间的咀嚼不适或咬合痛，病史可长达数月甚至数年。咬在某一特殊部位引起剧烈疼痛是该病的特征性症状。好发于中老年患者的后牙咬合面，以上颌第一磨牙最常见。对于裂纹的染色检查用2.5%碘酊或其他的染料类药物可使牙面裂纹清晰可见。

7. 严重𬌗面磨损引起颞颌关节紊乱病的主要原因是
A. 颌间垂直距离过短，引起关节损伤　　　　B. 边缘嵴和发育沟缺损，导致𬌗面外形不完整
C. 不均匀磨损遗留高陡牙尖，造成咬合创伤　　D. 牙本质过敏，造成𬌗力不足，损害关节
E. 长期的咀嚼使𬌗力集中，损害关节

【答案】A

【解析】磨损可导致的疾病有：牙本质过敏症，一般是磨损等原因导致牙本质暴露出现的酸痛感，磨损愈快、愈重，酸痛感就愈明显；食物嵌塞，边缘嵴和发育沟缺损，导致𬌗面外形不完整；牙髓和根尖周病，过度磨损会导致髓腔暴露，细菌侵入而引起牙髓病、根尖周病；颞下颌关节功能紊乱综合征，𬌗面的重度磨损会导致颌间距离过短，从而引起颞下颌关节病损，出现相应的症状，如关节弹响、疼痛等；创伤，不均匀磨损遗留高陡牙尖，造成咬合创伤。

8. 在临床上，发生楔状缺损的常见频率顺序是
A. 中切牙、侧切牙、尖牙、双尖牙、磨牙　　　　B. 双尖牙、尖牙、磨牙、侧切牙、中切牙
C. 尖牙、中切牙、侧切牙、双尖牙、磨牙　　　　D. 尖牙、双尖牙、磨牙、中切牙、侧切牙
E. 侧切牙、中切牙、尖牙、双尖牙、磨牙

【答案】B

【解析】发生楔状缺损的常见频率顺序是：双尖牙、尖牙、磨牙、侧切牙、中切牙。

9. 属于牙体慢性损伤的组别是
A. 磨损、氟牙症、牙内陷　　　　　　　B. 楔状缺损、牙脱位、四环素牙
C. 牙隐裂、楔状缺损、磨损　　　　　　D. 畸形中央尖、牙内陷、四环素牙
E. 氟牙症、磨损、牙脱位

【答案】C

【解析】牙体慢性损伤有非龋性牙体慢性损伤（磨损、牙酸蚀症、楔状缺损）和牙裂（牙隐裂、牙根纵裂、𬌗创伤性牙根横断）。

10. 男，20岁，昨夜右侧后牙痛未眠，痛为阵发性，服止痛片无效，查右上6牙冠未见龋，叩痛（-），不松动，冷刺激引起剧痛。引起该患牙牙髓疾病的最可能原因是
A. 隐匿龋　　　　　　　　　B. 牙隐裂　　　　　　　　　C. 发育异常
D. 楔状缺损　　　　　　　　E. 咬合创伤

【答案】B

【解析】查右上6牙冠未见龋，叩痛（-），不松动，冷刺激引起剧痛，据此临床表现可考虑为牙隐裂。牙隐裂是指发生在牙冠表面的细小、不易发现的、非生理性的细小裂纹。牙位以第一磨牙好发，其次是第二磨牙和前磨牙；部位以前磨牙和磨牙的颊侧颈部、上颌磨牙的近中腭尖等多见。症状有激发痛、咬合痛、自发痛等。疼痛程度与裂缝的深度相关。

11. 关于酸蚀症，正确的是
A. 仅有牙本质感觉过敏症状　　　　　　B. 多见于喜食甜食者
C. 由酸雾或酸酐作用于牙齿而造成　　　D. 无牙体实质缺损
E. 可引起楔状缺损

【答案】C

【解析】酸蚀症是因长期接触酸或酸酐造成牙体硬组织丧失的疾病。其脱矿过程与酸的关系明确，与细菌无关。

12. 下列哪项不是牙磨损的并发症
A. 牙隐裂　　　　　　　　　B. 颞下颌关节紊乱病　　　　　　C. 食物嵌塞
D. 牙髓病　　　　　　　　　E. 创伤性溃疡

【答案】A

【解析】磨损可导致的疾病有：牙本质过敏症、食物嵌塞、牙髓和根尖周病、颞下颌关节功能紊乱综合征、创伤。

13. 前磨牙楔状缺损应选用的最佳充填材料是
    A. 树脂改性的玻璃离子粘固粉　　B. 化学固化复合树脂　　C. 磷酸锌粘固粉
    D. 银汞合金　　E. 聚羧酸锌粘固粉

【答案】A

【解析】前磨牙的楔状缺损充填时，材料选择一方面考虑材料的粘接性能、溶解度和强度等，另一方面也要考虑美容效果。答案列出的材料中，充填前磨牙的楔状缺损选用的最佳充填材料是树脂改性的玻璃离子粘固粉，因其有化学性粘接，能释放氟而预防继发龋，颜色接近自然牙色，故A选项为最佳答案；化学固化复合树脂易变色；银汞合金要求做固位形，且美容效果不好；磷酸锌粘固粉和聚羧酸锌粘固粉虽有一定的粘接性能，但溶解度和强度明显低于玻璃离子粘固粉。

(14~15题共用题干)

患者，女，40岁，主诉左上后牙遇冷热酸甜刺激时酸痛，无自发痛及夜间痛史。临床检查见左上第一磨牙𬌗面磨耗，部分牙本质暴露，冷刺激无明显反应，颊面颈部楔形缺损，近髓，冷刺激敏感，探诊轻微不适。

14. 该疾病应诊断为
    A. 磨损　　B. 牙本质过敏症　　C. 楔状缺损
    D. 可复性牙髓炎　　E. 磨牙症

【答案】C

15. 该病首要的治疗方法是
    A. 调𬌗　　B. 脱敏　　C. 修复楔状缺损
    D. 安抚治疗　　E. 咬合板治疗

【答案】C

【解析】楔状缺损是发生在牙齿唇、颊面颈部的硬组织缺损。典型的缺损由两个斜面组成，口小底大，呈楔形。楔状缺损往往发生在同一患者的多个牙。一般上颌牙重于下颌牙，口角附近的牙多见于其他区域的牙。楔状缺损的治疗：①缺损不深、症状不明显者可不做处理；②有过敏症状可做脱敏治疗；③缺损较深者可行充填修复；④缺损达牙髓腔，有牙髓感染或根尖周病时，应做相应的治疗；⑤已经或几乎导致牙齿横折者，可在根管治疗术完成后，做桩核冠修复。

16. 患者半年来因右侧后牙咬合痛、冷热痛要求治疗。查：右上6无龋，近中可疑隐裂，冷、热测引起疼痛，刺激去除后疼痛持续数秒，叩痛，右侧后牙不同程度磨损，探诊敏感。该患者主诉牙治疗原则为
    A. 不治疗　　B. 调𬌗　　C. 脱敏
    D. 牙髓治疗后全冠修复　　E. 备洞充填

【答案】D

【解析】对于深的裂线，防止劈裂，在牙髓治疗的同时，应该大量调磨牙尖斜面，永久充填体选用复合树脂为宜。多数隐裂牙仅用调整咬合不能消除致劈裂的力量，故对症治疗之后，必须及时做全冠保护。如果隐裂为近远中贯通型，牙髓治疗的同时应做带环或全冠保护，防止牙髓治疗过程中牙冠劈裂。

(17~19题共用题干)

患者，女，32岁，左上后牙冷热刺激疼痛2周，无自发痛史。口腔检查：左上第一、二前磨牙颊侧颈部缺损至牙本质浅层，表面坚硬光滑，无色素沉着，探诊敏感，冷刺激敏感，刺激去除后即缓解，叩诊(-)，牙周检查(-)。

17. 该牙可诊断为
    A. 磨损　　B. 楔状缺损　　C. 牙隐裂
    D. 深龋　　E. 牙周萎缩

【答案】B

18. 其主要病因是
    A. 刷牙　　B. 牙颈部结构薄弱　　C. 牙体组织疲劳
    D. 酸的作用　　E. 应力集中

【答案】A

19. 最佳治疗方法是
    A. 改正刷牙方式，无须特别治疗　　B. 再矿化治疗　　C. 脱敏

D. 复合体   E. 药物治疗

【答案】D

【解析】楔状缺损是发生在牙齿唇、颊面颈部的硬组织缺损。典型的缺损由两个颊面组成，口小底大，呈楔形。楔状缺损往往发生在同一患者的多个牙。一般上颌牙重于下颌牙，口角附近的牙多见于其他区域的牙。故B为17题的正确答案。与楔状缺损的发生和发展有关的因素有：不恰当的刷牙方法、酸的作用、牙颈部结构的特点、应力疲劳。刷牙不当与楔状缺损有密切的关系，故18题选A。临床流行病学的研究表明：①不刷牙的人很少发生楔状缺损，横向刷牙者，常有严重的楔状缺损；②楔状缺损不发生在牙齿的舌面；③唇向错位的牙楔状缺损常比较严重；④楔状缺损的牙常伴有牙龈退缩、牙根暴露。研究还发现，楔状缺损的严重程度与牙刷毛的硬度、牙膏中颗粒的直径、刷牙的力度呈正相关。楔状缺损的治疗：①缺损不深、症状不明显者可不做处理。②有过敏症状可做脱敏治疗。③缺损较深者可行充填修复；楔状缺损有牙体缺损时可采用复合体或者复合树脂充填。④缺损达牙髓腔，有牙髓感染或根尖周病时，应做相应的治疗。⑤已经或几乎导致牙齿横折者，可在根管治疗术完成后，做桩核冠修复。故19题选D。

20. 发生楔状缺损的主要原因是
A. 不恰当的刷牙   B. 牙颈部结构   C. 酸的作用
D. 牙体组织疲劳   E. 𬌗力

【答案】A

【解析】刷牙是发生楔状缺损的主要原因，其理由是：不刷牙的人很少发生典型的楔状缺损；不发生在牙的舌面；唇向错位的牙楔状缺损比较严重；楔状缺损常伴有牙龈退缩。

21. 牙隐裂的常见临床表现之一是
A. 多见于上前牙   B. 隐裂明显可见   C. 温度测验正常
D. 裂与窝沟重叠   E. 裂不越过边嵴

【答案】D

【解析】牙隐裂的位置：隐裂起自磨牙和前磨牙的咬合面的窝沟，如磨牙和前磨牙的中央窝沟，上磨牙的舌沟等沟底。临床见隐裂与这些窝沟重叠，向一侧或两侧延伸，越过边缘嵴。隐裂方向多为咬合面的近中和（或）远中向走行，或沿一主要承受咬合力的牙尖，如上磨牙近中舌尖附近的窝沟走行。偶见颊舌向隐裂纹。

22. 最有助于检查牙隐裂的方法是
A. 视诊   B. 探诊   C. 叩诊
D. 碘染色   E. X线片

【答案】D

【解析】牙隐裂是指发生在牙冠表面的细小、不易发现的、非生理性的细小裂纹。牙位以第一磨牙好发，其次是第二磨牙和前磨牙；部位以前磨牙和磨牙的颊侧颈部、上颌磨牙的近中腭尖等多见。症状有激发痛、咬合痛、自发痛等。疼痛程度与裂缝的深度相关。利用灯光和口镜多角度照射、深色液体（如碘酊、龙胆紫等）的浸染等，有助于裂线的发现；棉卷咬诊、探针加力探诊时如出现明确的疼痛即可确诊。

（23～25题共用备选答案）
A. 上下颌单尖牙和前磨牙   B. 同一时期萌出的牙   C. 上颌磨牙
D. 前磨牙   E. 下颌前牙

下述疾病最常发生的一组牙是

23. 牙隐裂

【答案】C

24. 楔状缺损

【答案】D

25. 牙釉质发育不全

【答案】B

【解析】牙隐裂是指发生在牙冠表面的细小、不易发现的、非生理性的细小裂纹。牙位以第一磨牙好发，其次是第二磨牙和前磨牙；部位以前磨牙和磨牙的颊侧颈部、上颌磨牙的近中腭尖等多见。故C选项为23题的正确答案。楔状缺损与年龄间存在正变关系，即年龄越大，缺损越重。患者多有横刷牙的习惯。罹患的牙齿为多个甚至全口。常以口角附近的牙齿（尖牙、前磨牙）为重。多见于中年以上患者的前磨牙，其次是第一恒磨牙和尖牙，有时范围涉及第二恒磨牙以前的全部牙齿。故D选项为24题的正确答案。同一时期釉质形成障碍时，可表现为同一时期萌出的牙齿釉质发育障碍，故B选项为25题的正确答案。

【破题思路】慢性损伤好发牙位、病因以及治疗。

疾病	好发牙位	病因	治疗
楔状缺损	前磨牙 其次是尖牙 和第一恒磨牙	①不恰当的刷牙方法：最主要的原因 ②酸的作用 ③牙颈部结构的特点 ④应力疲劳：好发于中老年人	消除病因：使用正确的刷牙方法；纠正口腔内的酸性环境 颈部缺损应尽早使用粘接修复材料改善该处的应力集中状况
磨损	磨牙咬合面 或功能牙尖	牙齿组织结构不完善，咬合关系不良，咬合力负担过重，硬食习惯，不良习惯，全身系统性疾病	改变饮食习惯及不良习惯，治疗全身疾病，制作𬌗垫等
酸蚀症	唇颊面 舌腭面	①外源性酸（唇颊面） ②内源性酸（舌腭面）	①吃酸食后漱口，定期用3%的小苏打漱口，用有再矿化作用的牙膏刷牙等 ②工业酸可戴防酸口罩
牙隐裂	上颌第一磨牙最常见	创伤性𬌗力是牙隐裂发生的重要原因	对因、对症治疗，防止劈裂，根据牙位和劈裂的位置可做截根、半切、拔除术

26. 男，46岁，左上后牙自觉不适数月，有自发痛史。检查发现左上第一磨牙牙尖高陡，见裂纹越过斜嵴达远中边缘，叩痛(±)，冷测无反应。治疗方法

　　A. 暂不处理，定期复查　　　B. 𬌗垫　　　　　　　　C. 根管治疗
　　D. 全冠修复　　　　　　　　E. 粘接裂纹
【答案】C

(27～29题共用题干)
患者，男，45岁，右上后牙咬合痛2个月余。临床检查：右上第一磨牙近中边缘嵴可疑裂纹，探诊(-)，叩痛(±)，冷热刺激可引起疼痛，去除刺激1min左右疼痛可缓解。

27. 该患者还应做下列哪项检查
　　A. 根尖片　　　　　　　　　B. 染色检查　　　　　　C. 咬合片
　　D. 光导纤维　　　　　　　　E. 试验性备洞
【答案】B

28. 引起该患者主诉牙最可能的原因为
　　A. 隐裂　　　　　　　　　　B. 牙本质敏感症　　　　C. 磨损
　　D. 慢性牙髓炎　　　　　　　E. 𬌗创伤
【答案】A

29. 该主诉牙最佳处理为
　　A. 无须治疗，定期观察　　　B. 调𬌗后观察　　　　　C. 银汞合金充填
　　D. 根管治疗后全冠修复　　　E. 复合树脂充填
【答案】D

【解析】牙隐裂是指发生在牙冠表面的细小、不易发现的、非生理性的细小裂纹。牙位以第一磨牙好发，其次是第二磨牙和前磨牙；部位以前磨牙和磨牙的颊侧颈部、上颌磨牙的近中腭尖等多见。利用灯光和口镜多角度照射、深色液体（如碘酊、龙胆紫等）的浸染等，有助于裂线的发现；棉卷咬诊、探针加力探诊时如出现明确的疼痛即可确诊。故对此患者诊断为牙隐裂，检查方法为碘酊染色。对于牙隐裂的治疗如果症状不明显，可调𬌗后随诊观察，若患牙症状较重出现牙髓反应，则应行根管治疗后全冠修复。

30. 牙齿磨耗程度取决于
　　A. 食物种类　　　　　　　　B. 牙齿硬度　　　　　　C. 咀嚼习惯
　　D. 患者年龄　　　　　　　　E. 以上皆是
【答案】E
【解析】牙齿磨耗程度受食物种类、牙齿硬度、咀嚼习惯、患者年龄等的影响。

31. 创伤性牙隐裂治疗上应首先
　　A. 开髓失活　　　　　　　　B. 全冠修复　　　　　　C. 备洞充填
　　D. 调整咬合　　　　　　　　E. 拔除患牙
【答案】D

【解析】引起创伤性牙隐裂的主要原因是咬合创伤，咬合有早接触点，咬合不正常，故应首选调整咬合。

32. 牙隐裂线不明显时常采用的检查方法是
    A. 咬诊　　　　　　　　B. 电活力检测　　　　　　　C. 碘酊染色
    D. 探诊　　　　　　　　E. 冷热诊
【答案】C
【解析】咬诊、探诊、染色法、透照法均可用于隐裂牙的检查。牙隐裂线不明显时常采用的检查方法是染色法，对无症状隐裂牙也能检查出来。

33. 男，45岁，教师，因进食时牙酸疼，检查 4|4 牙龈萎缩、无龋、牙颈部楔状缺损、牙清洁。每日刷牙2次，造成楔状缺损的原因不必考虑的是
    A. 刷牙方法不正确　　　　B. 牙刷毛太硬　　　　　　　C. 刷牙用力过大
    D. 喜进甜食　　　　　　　E. 牙膏中摩擦剂粗糙
【答案】D
【解析】临床流行病学的研究表明：①不刷牙的人很少发生楔状缺损，横向刷牙者，常有严重的楔状缺损；②楔状缺损不发生在牙齿的舌面；③唇向错位的牙楔状缺损常比较严重；④楔状缺损的牙常伴有牙龈退缩、牙根暴露。研究还发现，楔状缺损的严重程度与牙刷毛的硬度、牙膏中颗粒的直径、刷牙的力度呈正相关。故用排除的方法可知D选项为本题的正确答案。喜进甜食是发生龋病的因素。

(34～36题共用题干)

男，42岁，3天来右上后磨牙痛加重，冷热加剧，夜间痛而来就诊。近1年多来，右上磨牙进食时咬到某特定位置时出现撕裂样痛，冷热敏感，平时咬物不适。检查：16咬合面似有近远中方向越过边缘嵴的细裂纹，颊尖高陡，无龋洞，不松动，叩痛（+）。

34. 为明确诊断做的重要检查是
    A. 染色检查　　　　　　　B. 温度测验　　　　　　　　C. 咬合关系检查
    D. 电活力测验　　　　　　E. X线片检查
【答案】B
【解析】因为患者主诉有自发痛和温度敏感，这些症状为牙髓炎的疼痛特点，明确诊断必须用温度测验确定患牙。

35. 最可能的诊断是
    A. 可复性牙髓炎　　　　　B. 急性牙髓炎　　　　　　　C. 慢性牙髓炎急性发作
    D. 急性根尖周炎　　　　　E. 慢性根尖周炎
【答案】C
【解析】因为患者牙痛的病史长达1年多，3天前右上后磨牙开始痛重，冷热加剧，夜间痛而来就诊，检查叩痛（+），表明患牙的诊断应是慢性牙髓炎急性发作。

36. 为明确致病因素所做的检查不包括
    A. 咬诊　　　　　　　　　B. 染色检查　　　　　　　　C. 咬楔检查
    D. 温度测验　　　　　　　E. 电活力测验
【答案】E
【解析】因为患牙检查结果"16咬合面似有近远中方向越过边缘嵴的细裂纹，颊尖高陡，无龋洞，不松动"表明牙髓的感染不是龋损和牙周疾病引起的；加上病史提供的"近1年多来，右上磨牙进食时咬到某特定位置时出现撕裂样痛，冷热敏感，平时咬物不适"均提示患牙可能有牙硬组织疾病——牙隐裂，牙隐裂的检查项目A～D项均可，唯有电活力测验对明确致病因素没有帮助，电活力测验是检查牙髓坏死的方法。

第五单元 牙本质敏感症

1. 牙本质过敏症不是一种
   A. 常见的症状
   B. 独立的疾病
   C. 龋病的症状
   D. 磨损的症状
   E. 牙外伤症状

【答案】B

【解析】牙本质过敏症（又称牙本质敏感症）是指牙齿受到生理范围内的刺激，包括机械、化学、温度、渗透压等时出现的短暂、尖锐的疼痛或不适的现象。刺激的类型有机械（包括摩擦或咬硬物）、温度（冷、热）、化学（酸、甜）、渗透压等。症状特点是随着刺激的来源和离去而迅速出现和消失。一般会累及到几个牙，甚至全口牙。牙本质过敏症是一种症状，而不是一种独立的疾病。

2. 临床检查牙齿敏感症的主要方法是
   A. 冷刺激
   B. 热刺激
   C. 酸、甜刺激
   D. 尖锐探针探查
   E. 叩诊

【答案】D

【解析】牙本质过敏症的主要表现为刺激痛。酸、甜、冷、热等化学和温度刺激可导致酸痛，刷牙、吃硬性食物等机械刺激可导致更为明显的酸痛。探诊是检查牙本质过敏症最常用和简单的方法，即用探针的尖端轻轻划过牙齿的可疑部位，观察患者的反应。

3. 关于牙本质敏感症，正确的是
   A. 并不是所有牙本质暴露的牙齿都出现敏感症状
   B. 是一种独立的疾病
   C. 涂局部麻醉药于牙本质表面能减轻症状
   D. 症状不受健康和气候的影响
   E. 刺激去除后仍痛

【答案】A

【解析】牙本质过敏症是指牙齿受到生理范围内的刺激，包括机械、化学、温度、渗透压等时出现的短暂、尖锐的疼痛或不适的现象。刺激的类型有机械（包括摩擦或咬硬物）、温度（冷、热）、化学（酸、甜）、渗透压等。症状特点是随着刺激的来源和离去而迅速出现和消失。一般会累及到几个牙，甚至全口牙。牙本质过敏症是一种症状，而不是一种独立的疾病。

4. 患者，男，73岁，进食时自觉右下后牙酸痛，无自发痛史。临床检查：右下第一、二磨牙磨耗严重，探诊敏感，冷测（-），叩诊（-），松动（-），牙结石Ⅰ度。其可能的诊断为
   A. 浅龋
   B. 中龋
   C. 深龋
   D. 釉质发育不全
   E. 牙本质敏感症

【答案】E

【解析】牙本质敏感症是指牙齿受到生理范围内的刺激，包括机械、化学、温度、渗透压等时出现的短暂、尖锐的疼痛或不适的现象。刺激的类型有机械（包括摩擦或咬硬物）、温度（冷、热）、化学（酸、甜）、渗透压等。症状特点是随着刺激的来源和离去而迅速出现和消失。一般会累及到几个牙，甚至全口牙。酸、甜、冷、热等化学和温度刺激可导致酸痛，刷牙、吃硬性食物等机械刺激可导致更为明显的酸痛。该患者症状符合牙本质敏感症的诊断，故选E。

5. 龈上洁治术后牙本质过敏的脱敏应选用的药物是
   A. 碘化银
   B. 75%氟化钠糊剂
   C. 晶体麝香草酚
   D. 氨硝酸银
   E. 凝胶

【答案】B

6. 临床上对牙本质敏感症的主要检查方法是
   A. 探诊
   B. 咬诊
   C. 叩诊
   D. 电测验
   E. 化学刺激

【答案】A

【解析】牙本质敏感症主要表现为刺激痛，尤其对机械刺激最敏感，故探诊是临床检查牙本质敏感症最常用的方法之一。

7. 女，65岁，双上后牙咬物酸痛近1个月。检查见右上6磨损中度，探诊数个敏感点，冷测同对照牙。左下6缺失，已有固定桥修复。最合适的治疗方法是

064

A. 药物脱敏 B. 充填治疗 C. 药物离子导入
D. 牙髓治疗 E. 修复治疗

【答案】A

8. 下列关于牙本质敏感症治疗的论述中，不包括
A. 牙本质敏感症可以自愈，不必治疗 B. 牙面的过敏点可用麝香草酚脱敏
C. 牙颈部可用NaF脱敏 D. 较局限的敏感区，可做充填治疗
E. 对牙本质敏感的有效治疗是必须封闭牙本质小管

【答案】A

【解析】该题考查的知识点是牙本质过敏症的治疗原则。提供的答案中，"牙本质过敏症可以自愈，不必治疗"不是治疗原则。虽然牙本质过敏症可以自愈，但须经过一定的时间。如果患牙症状明显，影响进食则必须治疗。

（9～10题共用题干）

患者，女，42岁，近2个月来右上后牙遇冷水及吃甜酸食痛，咬硬物酸软无力，无自发痛史。检查见：右上6釉质磨损，浅黄牙本质外露，硬而光滑，探针探划时有一点酸痛难忍。

9. 该患者的主诉问题是
A. 浅龋 B. 牙隐裂 C. 牙髓炎
D. 釉质发育不全 E. 牙本质敏感症

【答案】E

10. 应做的处理是
A. 调磨观察 B. 脱敏治疗 C. 充填治疗
D. 牙髓治疗 E. 全冠修复

【答案】B

11. 对牙本质过敏症患牙，最敏感的刺激是
A. 冷 B. 热 C. 酸
D. 机械 E. 甜

【答案】D

【解析】牙本质敏感症的是指牙齿上暴露的牙本质部分受到机械、化学或温度刺激时，产生一种特殊的酸、"软"、疼痛的症状。牙本质过敏症不是一种独立的疾病，而是多种牙体疾病共有的一种症状。故E选项为第一问的正确答案。牙本质过敏症的治疗原则：症状较轻者、敏感区广泛或位于龈下者，可首选家中自用脱敏剂，如使用抗牙本质过敏牙膏或漱口液等；中重度患者，可由医生使用药物脱敏治疗或激光治疗；长期不愈的重症患者，必要时采取有创性的治疗如根管治疗术等。牙本质敏感症的主要表现为激发痛，以机械刺激最为显著，其次为冷、酸、甜等，刺激去除后疼痛立即消失。

12. 男，50岁，右下后牙冷酸食及刷牙时有酸痛感，刺激去除后酸痛感立即消失。检查：右下颌第一磨牙牙合面磨损，暴露牙本质，探诊颊斜面有酸痛区，叩痛（-）。考虑该患者的疾病是
A. 浅龋 B. 牙隐裂 C. 磨牙症
D. 酸蚀症 E. 牙本质敏感症

【答案】E

【解析】牙本质敏感症的主要表现为激发痛，以机械刺激最为显著，其次为冷、酸、甜等，刺激去除后疼痛立即消失。用探针尖在牙面上寻找一个或敏感点或敏感区，引起患者特殊的酸、"软"、痛症状。敏感点多发生在咬合面釉牙本质界、牙本质暴露处或牙颈部釉牙骨质界处；可发现在一个或多个牙上。该患者症状符合牙本质敏感症的诊断，故选E。

13. 牙本质敏感症的发病机制被认为是
A. 体液学说 B. 化学细菌学说 C. 活体学说
D. 流体动力学说 E. 蛋白溶解学说

【答案】D

【解析】关于牙本质过敏症的发生机制，迄今还处于学说状态。代表性的学说有3个，分别是神经终末传导学说、成牙本质细胞传导学说和流体动力学说。其中流体动力学说认为牙本质小管内液体流动起重要作用。即作用于牙本质表面的刺激会引起牙本质小管内的液体发生多向流动，这种流动传到牙髓，会引起牙髓神经纤维的兴奋而产生痛觉。电镜观察发现，成牙本质细胞突只见于牙本质小管腔的内1/4，其余部分充满液体；任何轻微刺激都会引起牙本质小管内液体氟流动。另有研究牙本质小管内液体的膨胀系数与牙本质小管壁的系数相差甚大，温度刺激可使小管内液体膨胀或收缩，导致液体发生流动。流体动力学说是目前被广为接受的学说。

14. 下列不引起牙本质敏感的疾病是
A. 磨损　　　　　　　B. 龋病　　　　　　　C. 牙周萎缩，牙颈部外露
D. 楔状缺损　　　　　E. 牙髓坏死
【答案】E
【解析】牙本质敏感症是牙齿受到外界刺激，如温度（冷、热）、化学物质（酸、甜）以及机械作用（摩擦、咬硬物）等引起的酸痛症状，当用尖锐的探针在牙面上滑动时，可找到一个或数个过敏区，它发作迅速、疼痛尖锐、时间短暂，是各种牙体疾病的共有症状，是由于釉质的完整性受到破坏牙本质暴露所致。磨耗、楔状缺损、牙折、龋病、牙周萎缩均可发生牙本质过敏。

15. 正常情况下，最易引起牙本质敏感症的釉牙骨质界结构为
A. 少量牙骨质覆盖在牙釉质表面　　　B. 多量牙骨质覆盖在牙釉质表面
C. 牙釉质与牙骨质端端相接　　　　　D. 牙釉质与牙骨质分离
E. 以上都不是
【答案】D
【解析】釉牙骨质界釉质和牙骨质在牙颈部相连，其相连处有3种不同情况：约有60%是牙骨质少许覆盖在釉质上；约30%是釉质和牙骨质端端相连；还有10%是两者不相连处牙本质暴露，而为牙龈所覆盖。在后一种情况下，一旦牙龈萎缩，暴露牙本质即容易发生牙本质过敏。

16. 治疗牙本质敏感的药物不包括
A. 麝香草酚　　　　　B. 75%氟化钠甘油糊剂　　　　　C. 氯化锶
D. 硝酸银　　　　　　E. 2%碘酊
【答案】E
【解析】药物脱敏治疗根据敏感点的部位选用合适的脱敏药物或方法。常用治疗药物及方法有：①氧化物：氟离子能减少牙本质小管的直径，从而减压传导；②氯化锶：为中性盐，高度水溶性，毒性很低；③氨硝酸银：隔湿，拭干过敏区，涂硝酸银液，再用丁香油还原，至呈黑色为止，还原后所产生还原银，沉淀于牙本质小管中可隔绝传导，应用时，要注意口腔软组织的保护，勿使灼伤；④碘化银：涂3%碘酊0.5min后，再以10%～30%硝酸银液涂擦，可见灰白色沉淀附着于过敏区，0.5min后，如法再涂擦1~2次即可奏效，这是利用硝酸银能使牙齿硬组织内蛋白质凝固而形成保护层，碘酊与硝酸银作用产生新生碘化银沉积于牙本质小管内，从而阻断了传导，但单纯碘酊达不到效果；⑤树脂类脱敏剂。

17. 银化合物治疗牙本质敏感症是利用其
A. 抗菌作用　　　　　B. 抗牙菌斑作用　　　　　C. 机械性阻塞作用
D. 抑制黏附作用　　　E. 减少酸产生作用
【答案】C
【解析】牙齿感觉过敏的发病机制中，流体动力学说被广为接受。根据这个理论，对过敏的有效治疗是必须封闭牙本质小管，以减少或避免牙本质内的液体流动。银化合物沉积于牙本质小管内，从而阻断传导，为机械性阻塞作用，故C选项为正确答案。

第六单元　牙髓疾病

1. 牙髓病的主要致病因素是
   A. 综合因素　　　　　　　　B. 物理因素　　　　　　　　C. 化学因素
   D. 免疫因素　　　　　　　　E. 感染因素
   【答案】E
   【解析】引起牙髓病和根尖周病的原因主要是细菌感染、物理和化学刺激以及免疫反应等，其中细菌感染是导致牙髓病和根尖周病的主要因素。综合因素包括全身疾病、增龄变化、特发因素等。物理因素包括急性创伤、慢性创伤、温度、电流、激光灯。化学因素主要有充填材料、酸蚀剂和粘接剂以及消毒药物等。除以上因素外，牙髓病和根尖周病致病因素还包括一些原因不明的牙外吸收、牙内吸收及病毒感染等。

2. 感染根管内的主要细菌是
   A. 变形链球菌　　　　　　　B. 韦氏球菌　　　　　　　　C. 金黄色葡萄球菌
   D. 肺炎球菌　　　　　　　　E. 产黑色素类杆菌
   【答案】E
   【解析】感染根管内的主要细菌是专性厌氧菌，较常见的有卟啉单胞菌、普氏菌、梭形杆菌、消化链球菌、放线菌等。卟啉单胞菌和在以往分类中属于类杆菌属中的产黑色素类杆菌，是感染根管内最常见的优势菌。

3. 引起牙髓暴露的原因主要是
   A. 深龋　　　　　　　　　　B. 外伤　　　　　　　　　　C. 牙隐裂
   D. 意外露髓　　　　　　　　E. 楔状缺损
   【答案】A
   【解析】深龋是引起牙髓暴露的主要原因，龋病、牙折、楔状缺损、磨损、牙隐裂以及治疗不当等均可引起牙髓直接暴露于口腔环境，使细菌直接侵入牙髓。

4. 可复性牙髓炎行盖髓术治疗后复诊的时间应为
   A. 3～4天　　　　　　　　　B. 5～6天　　　　　　　　　C. 7～8天
   D. 1～2周　　　　　　　　　E. 2～3个月
   【答案】D

5. 由牙周引起牙髓感染的最主要途径是通过
   A. 根尖孔　　　　　　　　　B. 副根尖孔　　　　　　　　C. 侧支根管
   D. 牙本质小管　　　　　　　E. 发育缺陷的结构
   【答案】A
   【解析】根尖孔及侧支根管是牙髓和牙周组织联系的通道。一方面，感染或坏死的牙髓组织、根管内的细菌及毒性产物，通过根尖孔或侧支根管波及根尖周组织导致根尖周或根侧方的病变；另一方面，在牙周病时，深牙周袋内的细菌可以通过根尖孔或侧支根管侵入牙髓，引起牙髓感染，称为"逆行性牙髓炎"。

6. 咬合创伤导致患牙牙髓坏死的因素是
   A. 物理因素　　　　　　　　B. 化学因素　　　　　　　　C. 局部感染
   D. 免疫作用　　　　　　　　E. 遗传因素
   【答案】A
   【解析】物理因素包括急性创伤、慢性创伤、温度、电流、激光灯。咬合创伤属于慢性创伤，是物理因素。

7. 下列因素中哪项不是牙髓感染的途径
   A. 牙髓暴露　　　　　　　　B. 牙本质小管　　　　　　　C. 牙周袋途径
   D. 血源感染　　　　　　　　E. 化学刺激
   【答案】E
   【解析】引起牙髓感染的途径主要包括暴露的牙本质小管、牙髓暴露、牙周袋途径和血源感染。

8. 若牙体缺损累及牙本质或牙髓，可能出现下述临床问题，除了
   A. 牙髓刺激症状　　　　　　B. 牙髓变性或坏死　　　　　C. 根尖病变
   D. 牙髓炎　　　　　　　　　E. 牙龈炎

【答案】E

【解析】牙龈炎主要由菌斑引起，或者是其他疾病表现在牙龈上的症状，与牙体缺损无关，故选E；牙体缺损累及牙本质层或牙髓属于急性创伤，可造成根尖部的血管的挫伤或断裂，使牙髓血供受阻，引起牙髓退变、炎症或坏死，故排除其余选项。

9. 下列因素可以造成牙髓或根尖周的慢性损伤，除了
   A. 创伤性咬合　　　　　　B. 磨牙症　　　　　　C. 窝洞充填物
   D. 修复体过高　　　　　　E. 备洞

【答案】E

【解析】创伤性咬合、磨牙症、窝洞充填物或冠修复体过高都可以引起慢性的咬合创伤，从而影响牙髓的血供，导致牙髓变性或坏死。故正确选项为E。备洞是去除龋坏组织，制备良好的固位形和抗力形。

10. 牙髓失活剂使用不当，可引起
    A. 弥散性硬化性骨髓炎　　　　B. 颌骨化学性坏死　　　　C. 牙骨质增生
    D. 牙髓钙化　　　　　　　　　E. 牙内吸收

【答案】B

【解析】牙髓失活剂封药时间过长会导致砷制剂烧穿髓腔底部，导致药物性或化学性根尖周炎，甚至颌骨化学性骨髓炎直至颌骨化学性坏死。

11. 牙髓失活法最严重的并发症是
    A. 封药后疼痛　　　　　　B. 亚砷酸烧伤牙周组织　　　　C. 急性牙髓炎
    D. 急性根尖周炎　　　　　E. 牙龈乳头炎

【答案】B

【解析】牙髓失活最严重的并发症是烧伤牙周组织导致牙周组织的坏死。

12. 牙髓温度测验最常用的温度范围是
    A. <10℃　　　　　　　　B. 15～20℃　　　　　　C. 25～30℃
    D. 35～40℃　　　　　　 E. 45～50℃

【答案】A

【解析】正常牙髓对冷热刺激有一定的耐受阈，对20～50℃的水一般无明显反应，10～20℃的冷水和50～60℃的热水很少引起疼痛，故以低于10℃为冷刺激，高于60℃为热刺激，因此常用温度范围为<10℃。

13. 做牙髓活力温度测验时，应将冷热刺激源置于
    A. 待测牙唇（颊）面颈1/3或中1/3处　　　B. 待测牙𬌗面中央
    C. 待测牙腭舌侧中1/3　　　　　　　　　　D. 待测牙唇颊面切𬌗1/3
    E. 待测牙舌腭侧切𬌗1/3

【答案】A

14. 以下是可作为牙髓活力温度测验的热刺激源，除了
    A. 热水　　　　　　　　B. 热牙胶　　　　　　C. 加热的金属器械
    D. 橡皮轮打磨生热　　　E. 四氯乙烷

【答案】E

【解析】牙髓活力温度测验冷测法可选用的刺激物有：冰棒、冷水、干冰、四氟乙烷等。热测法可选用的刺激物有加热的牙胶棒、热水、电子加热器或者已做金属冠者可采用橡皮轮打磨生热。

15. 怀疑左下第一磨牙有可复性牙髓炎进行牙髓活力测验时，同𬌗对侧同名牙丧失，应检查的牙是
    A. 左下第一磨牙　　　　B. 左下第二磨牙　　　　C. 右上第一磨牙
    D. 右下第二磨牙　　　　E. 左下第一前磨牙

【答案】C

【解析】牙髓活力测验时先测对照牙，再测可疑患牙。对照牙应首先选择同颌对侧同名牙，如果该牙丧失、有病变或有修复体，可选择对颌对侧同名牙。

16. 牙髓电活力测验用于通过检查
    A. 牙髓血流来反映牙髓的病理状态　　　　B. 牙髓血流来反映牙髓的病变过程
    C. 牙髓血流来反映牙髓的生活状态　　　　D. 牙髓神经的兴奋性来反映牙髓的病理状态
    E. 牙髓神经的兴奋性来反映牙髓的生活状态

【答案】E

【解析】牙髓电活力测验是通过牙髓电活力测验仪来检测牙髓神经成分对电刺激的反应，主要用于判断牙

髓"生"或"死"的状态。牙髓温度测验是根据患牙对冷、热刺激的反应来判断牙髓状态的一种诊断方法。

17. 牙髓电活力测验时注意
 A. 用单电极测验
 B. 不要隔离唾液
 C. 先测对照牙，后测患牙
 D. 在牙面的颈1/3部位测验
 E. 结果用（+）、（-）表示
【答案】C
【解析】牙髓电活力测验时注意事项：先测正常对照牙，后测患牙；不用单电极测验；测量前要吹干被测牙并隔离唾液；在牙唇（颊）面的中1/3部位测验；临床上对牙髓活力测验反应的描述仅为"正常和无反应"。

18. 牙髓活力电测验探头应放置于
 A. 釉牙骨质界
 B. 牙骨质
 C. 唇面中1/3釉质处
 D. 舌面颈1/3釉质处
 E. 唇面切1/3釉质处
【答案】C
【解析】牙髓电活力测验时探头一般放在牙唇（颊）面中1/3釉质处。也有学者主张将探头放在颈1/3处，该处釉质更薄，更接近牙本质，但探头不能接触牙龈，以免出现假阳性结果。

19. 用电测验器来检测牙髓状况，有时会出现假象，发生假阴性反应的主要原因如下，除了
 A. 探头或电极接触了牙龈，使电流流向牙周组织
 B. 患者事先用过镇静剂
 C. 患牙根尖未发育完全
 D. 根管过度钙化的老年患牙
 E. 外伤的患牙
【答案】A
【解析】

假阳性反应	假阴性反应
探头或电极接触大面积的金属修复体或牙龈	患者事先用过镇痛剂、麻醉剂、酒精饮料
未充分隔湿或干燥受试牙	探头或电极未能有效地接触牙面
液化坏死的牙髓	根尖尚未发育完全的新萌出牙
患者过度紧张和焦虑	根管内过度钙化的牙
	才受过外伤的患牙可对电刺激无反应

20. 临床确诊牙髓坏死的最有效检查是
 A. 视诊
 B. 温度测验
 C. 电活力测验
 D. 穿髓孔探诊
 E. 光纤透照
【答案】D
【解析】判断牙髓处于何种状态，可复性、急性或者慢性牙髓炎宜选择温度测验；电活力测验用于判断牙髓是"生"或"死"的状态，但是由于操作的关系可能出现假性反应，故确诊牙髓坏死的最有效检查方法是穿髓孔探诊，探诊疼痛代表牙髓有活力，探诊无反应代表牙髓坏死。

【破题思路】判断牙髓活力最可靠的检测方法是试验性备洞，对两颗位于上下颌或者均在上颌但不相邻的患牙无法做出最后诊断时，可用选择性麻醉。

21. 不能判断患牙是位于上颌还是下颌时，采用哪种辅助诊断手段
 A. 染色法
 B. 咬诊
 C. 透照法
 D. 选择性麻醉
 E. 视诊
【答案】D
【解析】当其他诊断方法对两颗可疑患牙不能做出最后鉴别，且两颗牙分别位于上、下颌或该两颗牙均在上颌但不相邻时，采取选择性麻醉可确诊患牙。上、下颌牙齿无法鉴别时宜选麻醉上颌牙齿。可疑牙均在上颌，宜局部麻醉位置相对靠前的牙齿。

22. 在病理学上，慢性牙髓炎包括
 A. 牙髓充血
 B. 逆行性牙髓炎
 C. 慢性溃疡性牙髓炎
 D. 牙髓退变
 E. 牙内吸收
【答案】C

【解析】慢性牙髓炎在组织病理学上分为慢性闭锁性牙髓炎、慢性溃疡性牙髓炎、慢性增生性牙髓炎。

牙髓充血	①生理性牙髓充血；②病理性牙髓充血
急性牙髓炎	①急性浆液性牙髓炎；②急性化脓性牙髓炎
慢性牙髓炎	①慢性闭锁性牙髓炎；②慢性增生性牙髓炎；③慢性溃疡性牙髓炎
牙髓坏死	坏死、坏疽
牙髓退变	空泡性变、纤维性变、网状萎缩、钙化
牙内吸收	—

23. 可复性牙髓炎临床表现的特点是
A. 患牙有深龋洞　　　　B. 冷水入洞后痛　　　　C. 有阵发性自发痛
D. 热测引起迟缓痛　　　E. 冷测一过性敏感
【答案】E
【解析】可复性牙髓炎相当于牙髓病的组织病理学分类中的"牙髓充血"，表现为冷热酸甜刺激痛，温度测验尤其是冷测验表现为一过性敏感，刺激去除后，仅持续数秒即缓解。

【破题思路】冷水入洞后痛——龋病。
有阵发性自发痛——不可复性牙髓炎。
热测引起迟缓痛——慢性牙髓炎。

24. 可复性牙髓炎与不可复性牙髓炎的鉴别要点为
A. 是否有自发痛　　　　B. 是否有叩痛　　　　C. X线片上根尖区是否有暗影
D. 牙体是否有缺损　　　E. 患牙是否松动
【答案】A
【解析】可复性牙髓炎与不可复性牙髓炎的区别关键在于：

	自发痛	温度测验	叩痛
可复性牙髓炎	无	一过性敏感	无
不可复性牙髓炎	有	反应程度重，持续时间长	可有

25. 急性化脓性牙髓炎有特点的症状是
A. 自发痛阵发性加重　　B. 冷刺激可缓解疼痛　　C. 热刺激可缓解疼痛
D. 痛向对侧面部放散　　E. 刺激除去痛立即消失
【答案】B
【解析】急性化脓性牙髓炎可表现为"热痛冷缓解"、放散性痛，疼痛不能定位。

【破题思路】急性化脓性牙髓炎——"热痛冷缓解"。
急性浆液性根尖周炎——紧咬牙疼痛缓解。

26. 牙髓充血区别于浆液性牙髓炎的特点是
A. 无探痛　　　　　　　B. 无叩痛　　　　　　　C. 无自发性痛
D. 无温度刺激痛　　　　E. 无化学刺激痛
【答案】C

27. 可复性牙髓炎选用的盖髓剂为
A. 抗生素 + 激素　　　　B. 聚羧酸锌水门汀　　　C. 氧化锌丁香油糊剂
D. 碘仿糊剂　　　　　　E. 磷酸锌水门汀
【答案】C

28. 急性牙髓炎需要与下列哪种疾病进行鉴别
A. 急性牙周脓肿　　　　B. 急性浆液性根尖周炎　　C. 龈乳头炎
D. 慢性闭锁性牙髓炎　　E. 急性化脓性根尖周炎
【答案】C
【解析】急性牙髓炎需要与三叉神经痛、龈乳头炎和上颌窦炎相鉴别，故正确选项为C。

【破题思路】

鉴别诊断	三叉神经痛	龈乳头炎	上颌窦炎
疼痛性质	电击、针扎、撕裂痛，程度剧烈	持续的胀痛	持续的胀痛
疼痛部位	定位并沿三叉神经放散痛 突然发作，时间短暂	能定位	上颌4、5、6区胀痛 上颌窦前壁压痛
疼痛特点	有"扳机点"，突然发作 神经止痛药（卡马西平）有效	食物嵌塞 牙间乳头探痛，出血	头痛、鼻塞及流脓鼻涕

29. 口腔内扪诊可以检查以下症状，除了
A. 牙髓炎症程度　　　　　B. 根尖周病范围　　　　　C. 牙齿的松动度
D. 黏膜肿胀范围　　　　　E. 溃疡基底情况
【答案】A

30. 鉴别急性牙髓炎和三叉神经痛的要点是
A. 阵发性痛　　　　　　　B. 放散性痛　　　　　　　C. 扳机点的有无
D. 做过牙髓治疗　　　　　E. 服止痛片无效
【答案】C
【解析】鉴别急性牙髓炎和三叉神经痛的要点是扳机点的有无。扳机点的存在是三叉神经痛的特征性表现之一。

31. 急性牙髓炎的自然结局是
A. 牙髓变性　　　　　　　B. 牙髓萎缩　　　　　　　C. 牙髓钙化
D. 牙髓坏死　　　　　　　E. 牙髓充血
【答案】D
【解析】各型牙髓炎未经治疗最终发展为牙髓坏死。

32. 临床最多见的牙髓疾病是
A. 急性牙髓炎　　　　　　B. 慢性牙髓炎　　　　　　C. 牙髓充血
D. 牙髓钙变　　　　　　　E. 牙内吸收
【答案】B
【解析】慢性牙髓炎是临床最多见的一型牙髓炎，而在深龋的进展过程中，牙髓早已经有了慢性炎症，所以选项B正确。

33. 慢性闭锁性牙髓炎的临床表现如下，除了
A. 不定时的自发痛　　　　B. 热测引起迟缓痛　　　　C. 洞内探及穿髓孔
D. 叩诊多有不适感　　　　E. 有过自发痛病史
【答案】C
【解析】可探及穿髓孔是慢性溃疡性牙髓炎的表现，故选C。
慢性闭锁性牙髓炎表现为：无明显的自发痛，有时可出现阵发性隐痛或钝痛，有长期的冷、热刺激痛史；查及深龋洞、冠部充填体或其他近髓的牙体硬组织疾患；探诊洞内患牙感觉较为迟钝，去净腐质后无肉眼可见的露髓孔；患牙对温度测验和电测验的反应可为敏感，也可为迟缓性痛；多有轻度叩痛（+）或叩诊不适（±）。

【破题思路】

	慢性闭锁性牙髓炎	慢性溃疡性牙髓炎	慢性增生性牙髓炎
特点	长期的冷热刺激痛，阵发性隐痛、定时钝痛。可定位患牙		
穿髓孔	去净腐质不可见	去除腐质可见	红色的肉芽组织增生 探之无痛但极易出血
温度测验	迟缓痛或迟钝	敏感	迟钝
叩诊	（+）或（±）	（-）	
X线		可有根尖周牙周膜 影像模糊、增宽	

34. 年轻恒牙容易形成的牙髓炎是
   A. 牙髓坏死　　　　　　　B. 慢性增生性牙髓炎　　　　　　C. 慢性闭锁性牙髓炎
   D. 牙髓钙化　　　　　　　E. 化脓性牙髓炎
   【答案】B
   【解析】慢性增生性牙髓炎发生条件有2个，即患牙根尖孔粗大，血运丰富以及穿髓孔较大，足以允许炎症牙髓增生成息肉状并自髓腔突出。因此，慢性增生性牙髓炎多见于青少年患者。慢性增生性牙髓炎一般无自发痛，有时进食时患牙疼痛或有出血现象。检查患牙大而深的龋洞中有红色、"蘑菇"形状的肉芽组织，又称作"牙髓息肉"，探之无痛但极易出血。

【破题思路】	
牙髓息肉	肉芽组织充满大而深的龋洞，探之无痛但极易出血
牙龈息肉	龈乳头邻𬌗面龋洞增生形成肉芽组织
牙周膜息肉	肉芽组织由髓室底穿孔处长入连通髓腔的龋损内

35. 慢性牙髓炎就诊时的临床表现如下，除了
   A. 冷热刺激痛　　　　　　B. 食物入洞痛　　　　　　C. 自发痛剧烈
   D. 咬痛轻叩痛　　　　　　E. 洞内穿髓孔
   【答案】C

36. 残髓炎最有价值的诊断指征为
   A. X线检查　　　　　　　B. 电测验　　　　　　　　C. 温度测验
   D. 病史　　　　　　　　　E. 去除原充填物检查患牙根管深处有无疼痛
   【答案】E
   【解析】残髓炎也属于慢性牙髓炎。发生在经牙髓治疗后的患牙，由于残留少量炎症根髓或多根牙遗漏未做处理的根管，进而在治疗后又出现慢性牙髓炎的症状，因而命名为残髓炎。其诊断要点为：①有慢性牙髓炎的症状，常有咬合不适或轻咬合痛；②有牙髓治疗史，患牙牙冠见有做过牙髓治疗的充填体或暂封材料；③强温度刺激患牙有迟缓性痛以及叩诊疼痛；④探查根管内有疼痛感觉。

37. 残髓炎的临床表现如下，除了
   A. 无牙病治疗史　　　　　B. 自发性钝痛　　　　　　C. 热水引起钝痛
   D. 叩诊引起轻痛　　　　　E. 根管深部探痛
   【答案】A
   【解析】残髓炎是经过牙髓治疗的患牙出现了牙髓炎症状表现，强温度刺激患牙有迟缓性痛以及叩痛；且根管深部有探痛，完善治疗后症状消失。

38. 牙内吸收的原因尚不明确，但常可见于
   A. 受过外伤的牙　　　　　B. 再植牙　　　　　　　　C. 活髓切断术后的牙
   D. 盖髓术后的牙　　　　　E. 以上皆是
   【答案】E
   【解析】牙内吸收多发生于乳牙，恒牙偶有发生，见于受过外伤的牙、再植牙及做过活髓切断术或盖髓术的牙。

39. 对急性牙痛患者在未明确患牙前，切忌
   A. 先问全身情况　　　　　B. 先做局麻止痛　　　　　C. 先行温度测验
   D. 先做患牙探诊　　　　　E. 先拍X线片
   【答案】B
   【解析】急性牙痛且患牙未明确多数系牙髓炎症，止痛操作固然重要，但在未明确患牙时局麻止痛会导致牙髓活力测验等检查失去效果，更加无法确定患牙，所以禁忌局麻止痛。

40. 急性牙髓炎自发痛时间的特点为
   A. 吃饭痛　　　　　　　　B. 饭后痛　　　　　　　　C. 遇冷痛
   D. 遇热痛　　　　　　　　E. 夜间痛
   【答案】E

41. 下列哪项不是直接盖髓术的适应证
   A. 根尖孔未发育完全，外伤露髓　　　　　B. 因龋露髓的乳牙

C. 意外穿髓孔直径不超过 0.5mm 的恒牙　　　D. 穿髓孔为 1mm，根尖尚未发育完全的恒牙
E. 外伤露髓，穿髓孔直径不超过 0.5mm

【答案】B

【解析】直接盖髓术的适应证为：根尖孔尚未发育完全，因机械性或外伤性露髓的年轻恒牙；根尖孔已完全发育，机械性或外伤性露髓，穿髓孔直径不超过 0.5mm 的恒牙。

直接盖髓术的禁忌证为：龋源性露髓的乳牙；临床检查有不可复性牙髓炎或根尖周炎表现的患牙。

因龋露髓的乳牙为直接盖髓的禁忌证，故答案为 B 选项。

42. 直接盖髓术最重要的注意事项是
A. 无痛　　　　　　　　B. 动作轻巧　　　　　　　C. 去净腐质
D. 无菌操作　　　　　　E. 充分止血

【答案】D

【解析】无菌操作防止牙髓感染，才能保证直接盖髓术的成功，术中的无菌操作是直接盖髓术成功的保证。无痛、动作轻巧、去净腐质和充分止血也是直接盖髓术的要求，但不是最重要最根本的。

43. 盖髓术中氢氧化钙制剂的主要作用是
A. 强缓冲作用　　　　　B. 屏障作用　　　　　　　C. 促进硬组织形成
D. 抑制细菌产酸　　　　E. 激活酸性磷酸酶

【答案】C

【解析】氢氧化钙盖髓剂的作用：强碱性作用、诱导修复性牙本质形成、激活碱性磷酸酶的活性以及具有一定的抗菌作用。

44. 用于盖髓剂的氢氧化钙制剂的 pH 为
A. 9～12　　　　　　　B. 7～8　　　　　　　　　C. 12.3～14
D. 14.1～15　　　　　　E. 6.5～6.9

【答案】A

【解析】临床使用最广的盖髓剂包括氢氧化钙和 MTA。

氢氧化钙	强碱性，pH 为 9～12，可中和酸性物质，有抗炎作用，促进牙本质桥形成
MTA	有与氢氧化钙类似的强碱性及一定的抑菌作用，具有良好的密闭性、生物相容性、诱导成骨性和 X 线阻射性

45. 下列关于 MTA 的说法错误的是
A. 可用于直接盖髓术　　　B. 与蒸馏水以一定比例混合后呈酸性　　C. 有抑菌作用
D. 生物相容性好　　　　　E. 广泛用于修补髓室穿孔和根管侧穿

【答案】B

【解析】无机三氧化物聚合物（MTA）临床上作为盖髓剂用于直接盖髓术和活髓切断术，还广泛用于髓室底穿孔修补、根管侧穿修补、根尖诱导成形和根尖倒充填等。MTA 具有良好的密闭性、生物相容性、诱导成骨性和 X 线阻射性，具有与氢氧化钙类似的强碱性及抗菌功能。使用时将粉末状 MTA 和蒸馏水按比例混合，初期呈碱性凝胶，3h 后 pH 值升至 12.5 有与氢氧化钙相似的强碱性。

46. 根管治疗的非适应证是
A. 牙髓坏死　　　　　　B. 急性根尖周炎　　　　　　C. 慢性根尖周炎
D. 牙髓-牙周联合病变　　E. 根管闭锁的根尖周炎

【答案】E

【解析】根管治疗的适应证和非适应证为：

适应证	非适应证
牙髓病根尖周病	在牙列中无功能无修复价值的患牙
牙周-牙髓联合病变	牙周情况差的患牙
外伤牙	可疑病灶感染的病原牙
某些非龋性牙体硬组织疾病	张口受限，无法治疗
意向性摘除牙髓的患牙	全身情况不佳
	患者不愿意接受根管治疗

根管闭锁的根尖周炎由于根管闭锁不通不能进行完善的根管治疗。

47. 髓腔预备的要求如下，除了
A. 揭净髓室顶　　　　　　B. 尽量扩大根管口　　　　　C. 磨除牙本质突起
D. 按牙位正确开髓　　　　E. 洞壁与根管连成一线
【答案】B
【解析】揭净髓室顶有助于术者能够看清髓室底、定位根管口，不选A；磨除牙本质突起有助于形成良好的固位形，不选C；不同牙位髓腔解剖特点不同，应按不同牙位正确开髓，不选D；髓腔预备中，要求形成良好的便利形，使进入根管的直线通路通畅，同时还要做到尽量保留健康的牙体组织，因此不能过多扩大根管口，选B。

48. 根管最狭窄处所处的位置应除了
A. 根尖狭窄　　　　　　　B. 根尖牙本质牙骨质界　　　C. 生理性根尖孔
D. 距解剖性根尖 0.5～1mm　E. X线片上根尖的位置
【答案】E
【解析】根管在接近根尖处有一个狭窄的部位，是牙本质牙骨质界，即生理性根尖孔，距离解剖性根尖孔约 0.5～1mm。这个部位就是髓腔预备的终止点，也是根管充填的终止点，也称根尖止点。

49. 测量根管工作长度，测量方法错误的是
A. 患者感觉法　　　　　　B. 根管器械探测法　　　　　C. X线片根管测量法
D. 根管长度电测量仪　　　E. X线数字成像技术
【答案】A

50. 根管充填的终止点应位于
A. 解剖性根尖孔　　　　　B. 生理性根尖孔　　　　　　C. 距根尖 2mm
D. X线片上根尖的位置　　E. 根尖分歧
【答案】B
【解析】根管充填的终止点位于生理性根尖孔，距解剖性根尖孔约 0.5～1mm。

51. 下列不适于根管冲洗的溶液是
A. 3% 过氧化氢溶液　　　B. 17%EDTA　　　　　　　C. 5.25% 次氯酸钠溶液
D. 2% 氯己定溶液　　　　E. 葡萄糖酸钙溶液
【答案】E
【解析】根管冲洗的目的：①消毒灭菌根管；②可溶解坏死牙髓组织；③去除牙本质碎屑、微生物及代谢产物；④去除玷污层；⑤润滑根管壁。目前最常用的根管冲洗药物是 0.5%～5.25% 次氯酸钠和 17% 乙二胺四乙酸（EDTA），也可以用过氧化氢、氯己定、氯亚明（氯胺-T）、抗生素等作为根管冲洗液。葡萄糖酸钙溶液不具备这些性质。

52. 根管预备时，前牙的工作长度具体指
A. 前牙的根管长度　　　　B. X线片上牙齿长度　　　　C. 前牙髓腔实际长度
D. 根管口到根尖狭窄部长度　E. 切缘到根尖狭窄部长度
【答案】E
【解析】工作长度指从牙冠部的参考点到达根尖狭窄处牙本质牙骨质交界的距离，牙冠部的参考点在前牙常用切缘，后牙在牙尖或者洞缘，所以E正确，而A、D的参考点不对，所以都错误。X线片上牙齿长度只能用于估测，准确率不高，所以B错误。前牙髓腔实际长度不包括根管。

53. 关于用 Ca(OH)$_2$ 进行根管封药的说法错误的是
A. 促进根尖孔封闭　　　　B. 杀菌作用　　　　　　　　C. 刺激性小，安全无毒
D. 促进根尖周骨组织修复　E. 封闭牙本质小管
【答案】E
【解析】氢氧化钙呈强碱性而具有很强的抗菌性，对牙本质渗透力强，能减轻疼痛，毒性低，对根尖周骨组织有修复作用，具有促进根尖孔的封闭等特性。但它不具有封闭牙本质小管的作用。

54. 牙髓炎开髓引流的注意事项如下，除了
A. 局麻下进行　　　　　　B. 锐利的钻针　　　　　　　C. 近髓处穿通
D. 不穿通髓腔　　　　　　E. 穿髓孔出血
【答案】D

55. 关于根管充填的目的和作用不正确的是
A. 消除根管内残余感染　　B. 阻断根管与根尖组织的交通　C. 封闭根管系统，阻止再感染
D. 促进根尖周病变愈合　　E. 去除牙髓组织

【答案】E

【解析】根管充填的目的在于通过严密的填塞来封闭根管系统，消除病原体从口腔和根尖周组织进入根管系统的途径，杜绝根管系统的再感染。充填根管不仅有堵塞作用，还可将残留的病原体包绕和封闭，使其无害化。去除牙髓组织是根管预备阶段。

56. 根管治疗中可能引起最严重后果的意外是
A. 器械折断　　　　　　　　B. 根管壁侧穿　　　　　　　　C. 急性根尖周炎
D. 器械误吞、误吸　　　　　E. 皮下气肿

【答案】D

【解析】根管治疗的并发症有急性炎症反应、器械分离于根管内、髓腔穿孔、器械落入消化道及呼吸道、皮下气肿、牙折等。器械落入消化道及呼吸道的情况是极少见的，但也是极严重的。误吞、误吸最好的预防方法是安装橡皮障。

57. 下列根管扩大成形时的注意事项中错误的是
A. 较细的根管或根管口有阻塞时，可先用球钻或大号扩孔钻将根管口稍扩大
B. 凡旋转式的器械，一般旋转不要超过半圈
C. 遇狭窄或钙化根管时可配合使用 EDTA 加大力量通过
D. 边扩锉边冲洗
E. 应在工作长度内进行操作

【答案】C

【解析】扩大根管时切忌使用暴力，遇到阻力时不能用力过大。

58. 关于逆行性牙髓炎，下列说法错误的是
A. 其感染源于深牙周袋　　　　　　　　B. 细菌可通过根尖孔或侧副根管进入牙髓
C. 牙髓感染的走向为从根部牙髓向冠部牙髓　　D. 由根分叉部感染引起的牙髓炎多为局限性牙髓炎
E. 由根尖方向逆行感染引起的牙髓炎，疼痛并不剧烈

【答案】E

【解析】逆行性牙髓炎患者有长期牙周炎病史。近期出现急性牙髓炎或慢性牙髓炎的症状，如表现为急性牙髓炎症状，疼痛加剧。

59. 根管预备的注意事项之一是
A. 首先确定工作长度　　　　B. 冲洗只在机械预备后进行　　　　C. 根管应尽量扩大
D. 器械须超出根尖狭窄部　　E. 可用镍钛锉钻通阻塞根管

【答案】A

【解析】做根管预备前必须测定工作长度，以避免根管预备不足或超出根尖狭窄部。工作长度指从冠部参照点到根尖牙本质牙骨质界的距离。根管预备时须保持根尖狭窄部的原始位置，不能超出。根管预备时扩大根管，形成由根管口至根尖的连续锥形状态。探查通畅根管用预弯的小号K锉。冲洗应伴随在根管预备的每一步操作中。

60. 临床上对感染根管的消毒首选
A. 樟脑酚棉球髓腔封药　　B. 甲醛甲酚棉球髓腔封药　　C. 甲醛甲酚棉捻根管封药
D. 氢氧化钙棉球髓腔封药　　E. 氢氧化钙糊剂根管封药

【答案】E

【解析】本题考核的知识点是感染根管治疗中的诊间封药。氢氧化钙以其强碱性起到抑菌、中和炎症产物和促进组织修复的作用，被推荐为目前临床首选的根管内消毒药物。其作用方式需直接接触根管壁和根尖周组织，所以临床应用时须将氢氧化钙糊剂充填入完成清理和成形的根管中，同时又起到机械屏障作用。用棉球蘸上药物放入髓腔不能起到上述作用，加之酚类和醛类药物毒副作用较大，现已不推荐使用。

61. 根尖狭窄部一般距牙齿根尖的距离为
A. 0mm　　　　　　　　B. 0.1～0.2mm　　　　　　　　C. 0.3～0.4mm
D. 0.5～1.0mm　　　　　E. 2.1～3.0mm

【答案】D

【解析】本题考核的知识点是根管治疗。根据离体牙测量资料，根尖狭窄部距牙齿根尖距离为0.5～1.0mm。这个距离是口腔医生测量工作长度时的参考数据。其他选项均是干扰选项。

62. 根管充填时主牙胶尖的长度应该是
A. 工作长度　　　　　　　　B. 牙齿长度　　　　　　　　C. 根管长度

D. 髓腔长度　　　　　　　　　E. X线片牙长度

【答案】A

【解析】本题考核的知识点是根管治疗。根管充填时主牙胶尖的长度应该是工作长度。工作长度指示的根管是根管充填材料必须填满和严密封闭的空间，不等于牙齿长度、根管长度、髓腔长度和X线片上的牙长度。

63. 无痛技术的局部麻醉方法主要包括
A. 局部浸润麻醉和阻滞麻醉　　　B. 局部浸润麻醉和牙周膜内注射　　　C. 牙周膜内注射和牙髓内注射
D. 阻滞麻醉和牙髓内注射　　　　E. 牙周膜内注射和骨内注射

【答案】A

【解析】无痛技术包括麻醉法和失活法。常用的麻醉法包括局部浸润麻醉和阻滞麻醉。

【破题思路】

麻醉法	
局部浸润麻醉	适用于上颌牙、下颌前牙和乳牙
阻滞麻醉	上牙槽后神经阻滞麻醉适用于上颌磨牙 下牙槽神经阻滞麻醉适用于下颌磨牙
牙周膜内麻醉	牙髓麻醉不全的补充麻醉，适用于血友病患者
牙髓内麻醉	浸润和阻滞麻醉不全时的补充麻醉
失活法	
多聚甲醛	凝固蛋白、坏死牙髓组织无菌性干化 封药时间：2周
金属砷	作用较慢。封药时间：10～12天
亚砷酸	禁用于乳牙。封药时间：24～48h

64. 具有牙髓失活功能的药物是
A. 樟脑酚　　　　　　　　B. 甲醛甲酚　　　　　　　C. 多聚甲醛
D. 对苯二酚　　　　　　　E. 丁卡因

【答案】C

【解析】具有牙髓失活功能的药物包括多聚甲醛、金属砷和三氧化二砷（亚砷酸）。由于三氧化二砷（亚砷酸）无自限性，常对根尖周造成破坏，故临床已不推荐使用。

65. 引起牙髓疾病的主要原因是
A. 细菌感染　　　　　　　B. 物理因素　　　　　　　C. 化学因素
D. 特发因素　　　　　　　E. 遗传因素

【答案】A

【解析】引起牙髓病的原因很多，包括感染因素、创伤因素、物理和化学因素等。感染是牙髓病的主要病因。

66. 影响间接盖髓术预后的因素如下，除了
A. 适应证的选择　　　　　B. 盖髓剂的用量　　　　　C. 牙髓的修复能力
D. 术中的牙髓损伤　　　　E. 全身的健康状况

【答案】B

【解析】间接盖髓术预后与以下因素有关：适应证的选择，操作时牙髓损伤的程度，患牙牙髓、牙本质修复的能力，盖髓剂的选择和患者的全身健康状况。间接盖髓术预后与盖髓剂的用量无关。

【破题思路】

分类	适应证
间接盖髓术	深龋引起的可复性牙髓炎 外伤冠折或牙体预备后的大面积牙本质暴露
直接盖髓术	机械性或外伤性露髓的年轻恒牙 意外穿髓，穿髓孔直径不超过0.5mm

直接盖髓术预后与以下因素有关：
①牙髓暴露的类型、范围、位置和时间；②操作时牙髓损伤的程度；③盖髓剂的选择；④边缘渗漏的存在；⑤患牙牙髓、牙本质器官修复的能力；⑥患者的全身健康状况。

67. 可造成牙髓坏死的原因如下，除外
A. 牙外伤　　　　　　　　B. 探龋感染　　　　　　　　C. 重度氟牙症
D. 畸形中央尖折断　　　　E. 复合树脂充填后
【答案】B

68. 属于开髓器械的有
A. G 钻　　　　　　　　　B. 长柄球钻　　　　　　　　C. P 钻
D. Endo-Z 钻　　　　　　　E. K 型扩孔钻
【答案】D
【解析】髓腔预备器械包括开髓器械和根管探查器械。

开髓器械	高速和低速手机、各种裂钻和球钻 开髓钻（全瓷或烤瓷冠修复的患牙髓腔开通） Endo-Z 钻或 Diamendo 钻（后牙穿髓后揭去髓顶和成形开髓孔）
根管探查器械	根管探针 光滑髓针

69. 若条件允许，下列情况可用一次法完成根管治疗的是
A. 急性根尖周炎患牙　　　　B. 再治疗患牙
C. 局部肿胀患牙　　　　　　D. X 线片表现为根尖阴影大的患牙
E. 根管无感染的牙齿
【答案】E
【解析】对于确诊牙髓炎而无根尖周炎迹象的患牙，可直接完成根管治疗，即一次性根管治疗。

70. 根尖诱导成形术进行永久充填的指征不包括
A. 瘘管闭合　　　　　　　　B. 患牙无明显松动和疼痛　　　　C. 牙根继续发育
D. 根尖有明显硬组织形成　　E. 根尖透射区缩小
【答案】E
【解析】根尖诱导成形术进行永久充填的指征包括：无临床症状，包括患牙无明显松动、牙龈窦管闭合、根管内药物干燥、根管内根尖端有钙化物沉积、X 线片显示根尖周病变愈合、牙根继续发育。

71. 当细菌侵入牙本质，牙本质的厚度为多少时，牙髓内可找到细菌
A. 2mm　　　　　　　　　　B. 1mm　　　　　　　　　　C. 0.3mm
D. 0.2mm　　　　　　　　　E. 0.1mm
【答案】D
【解析】当龋损累及牙本质深层，细菌在未进入牙髓腔之前，其毒性产物就可以通过牙本质小管引起牙髓的炎症反应。

牙本质内细菌距牙髓 < 1.1mm 时	牙髓出现轻度炎症
< 0.5mm 时	牙髓发生明显的炎症
≤ 0.2mm 时	牙髓内可以找到细菌

72. 根管消毒药的性能要求是
A. 渗透性能弱　　　　　　　B. 消毒作用短暂　　　　　　C. 不使管壁染色
D. 弱的杀菌作用　　　　　　E. 对根尖周组织无刺激
【答案】E
【解析】根管消毒药物性能要求有广谱杀菌、渗透力强、效果持续、对根尖周组织无明显的刺激和损害等特点。

73. 根管预备逐步后退法中将用于根尖部预备的最后一支锉称为
A. 初锉　　　　　　　　　　B. 末锉　　　　　　　　　　C. 主锉
D. 回锉　　　　　　　　　　E. 通畅锉

【答案】C

【解析】根管预备逐步后退法中将用于根尖部预备的最后一支锉称为主锉。主锉又称为主尖锉，代表根尖部预备的最大程度，亦代表最终工作宽度。

74. H锉的特点是

A. 螺刃较密　　　　　　　　B. 穿透力强　　　　　　　　C. 弹性较小
D. 带碎屑能力强　　　　　　E. 侧壁切割力强

【答案】E

75. 标准化扩孔钻和锉的刃部长度为

A. 16mm　　　　　　　　　B. 18mm　　　　　　　　　C. 21mm
D. 25mm　　　　　　　　　E. 28mm

【答案】A

【解析】根管切削器械ISO规格尺寸规定器械的工作端切割刃的长度为16mm。

【破题思路】

器械的长度	从尖端到柄的距离：21mm、25mm、28mm、31mm
器械的锥度	0.02mm（长度每增加1mm 直径增加0.02mm） 刃部末端直径（D2）=D1+0.32
器械的编号	器械编号＝尖端直径（D1）×100

76. 10号标准化扩孔钻和锉的尖端直径和刃部末端直径为

A. 0.01mm 和 0.40mm　　　B. 0.10mm 和 0.42mm　　　C. 0.15mm 和 0.47mm
D. 0.15mm 和 0.32mm　　　E. 0.10mm 和 0.32mm

【答案】B

【解析】器械编号＝尖端直径（D1）×100，刃部末端直径（D2）=D1+0.32，故10号标准化扩孔钻和锉的尖端直径和刃部末端直径分别为0.10mm 和 0.42mm。

77. 对于感染根管的治疗更强调

A. 根管清创的质量　　　　　B. 根管成形的形态　　　　　C. 根管冲洗的频率
D. 根管封药的时间　　　　　E. 根管充填的方法

【答案】A

【解析】根管治疗时有效进行根管清理以去除细菌感染病因，是根管治疗成功的首要前提之一。根据根管感染的程度，临床可将患牙分为3类：

患牙分类	治疗原则
活髓患牙	感染控制的重点在于严格坚持无菌操作
死髓患牙（感染根管）	加强根管清创外，还要通过根管封药清除残余感染
再治疗患牙	细菌培养和药敏试验，应用敏感药物 效果不佳时考虑根管外科手术

78. 急性牙髓炎急诊时，正确有效的处置措施是

A. 口服镇痛药　　　　　　　B. 局麻止痛　　　　　　　　C. 开髓开放
D. 摘除牙髓封药　　　　　　E. 开髓封失活剂

【答案】D

【解析】急性牙髓炎以剧烈疼痛为临床特征，应急处理的目的是引流炎症渗出物和缓解髓腔高压，减轻剧痛。A、B、E均不能达到有效止痛的目的。此题的难点在于C和D的选择，摘除炎症牙髓可有效消除疼痛。以往在急诊处置急性牙髓炎时常采用开髓开放的方法，通过髓腔释放压力来减轻患牙疼痛，但如此做法会使口腔细菌进入敞开根管的系统，可能导致本为非感染根管的患牙变为感染根管，进一步导致后续的根管治疗成功率降低。现已不提倡将髓腔开放于口腔环境中。急性牙髓炎临床上摘除牙髓后可行一次性根管治疗，如为急诊，可在摘除牙髓止痛后封药关闭髓腔，避免进一步感染，择期再行根管清理、成形或充填。

79. 下列有关直接盖髓术的叙述中，错误的是

A. 隔离口水，消毒牙面　　　　　　　　　　B. 冲洗窝洞用温生理盐水

C. 盖髓剂必须放在穿髓孔上方　　　　　　　　D. 穿髓孔直径必须大于0.5mm
E. 盖髓后用氧化锌丁香油糊剂暂封
【答案】D

80. 叩诊的注意事项之一是
A. 先叩正常牙，后叩患病牙齿　　　　　　　　B. 用器械的尖头工作端做叩诊
C. 力量按从大到小的顺序进行　　　　　　　　D. 方向和牙长轴垂直查根尖部
E. 方向与牙长轴一致查根周部
【答案】A
【解析】正确的叩诊及注意事项如下：

检查内容	垂直叩——根尖部组织有无炎症 侧向叩——牙周膜有无炎症
器械	平头金属器械的末端
方法	先叩对照牙（对侧同名牙或邻牙），后叩患牙
力量	先轻后重，正常牙不疼为适宜力量
结果	叩痛（−）：适宜力量叩诊反应同正常牙 叩痛（±）：适宜力量叩诊引起不适或异样感 叩痛（+）：重叩引起轻痛 叩痛（++）：介于（+）和（+++）之间 叩痛（+++）：轻叩引起剧烈疼痛

81. 牙髓坏死的临床表现如下，除了
A. 牙暗灰不透明　　　　B. 患牙叩诊正常　　　　C. 牙冠变黑褐色
D. 电活力测验无反应　　E. 温度测验正常
【答案】E
【解析】该题考查的知识点是牙髓坏死的临床表现。备选答案中，牙暗灰不透明、患牙叩诊正常、牙冠变黑褐色和电活力测验无反应均为牙髓坏死的临床表现。而温度测验正常则与牙髓坏死的临床表现相反。牙髓坏死后对温度无反应，偶尔在牙髓坏疽时，热测引起根管内气体膨胀而有感觉。注意该题提的是否定问题，因此标准答案为E，其他均为干扰答案。

82. 根管治疗术最重要的无菌操作是
A. 术者双手浸泡消毒　　B. 紫外线消毒所有器械　　C. 治疗前氯己定含漱
D. 碘伏擦拭患牙　　　　E. 橡皮障隔离患牙
【答案】E
【解析】该题考查的知识点是根尖周炎的治疗。已感染的患牙，一端与口腔相通，另一端通过根尖孔与颌骨的骨髓腔相通，因此根尖周病治疗技术每步骤都严格要求无菌操作。虽然其他项都有利于无菌操作，但与橡皮障隔离相比作用要小。

83. 根管治疗术后疗效评估观察时间为
A. 1年　　　　　　　　B. 半年　　　　　　　　C. 2年
D. 3～5年　　　　　　E. 5年以上
【答案】C
【解析】我国中华口腔医学会牙体牙髓病学会和世界卫生组织（WHO）规定初步疗效判断在术后2年。

84. 疼痛的发作方式属于病史中的
A. 系统病史　　　　　　B. 主诉　　　　　　　　C. 个人史
D. 现病史　　　　　　　E. 患病史
【答案】D
【解析】问诊收集病史是疾病诊断的第一步。询问内容包括：
主诉：包括患病的部位、主要症状和持续的时间；
现病史：疾病开始的时间、临床表现、影响因素、疾病的发作方式、疾病的发展过程和治疗经过；
系统病史：患者的全身疾病史、用药史、出血史；
家族史：询问某些遗传性口腔疾病的家族史，利于诊断。

85. 根管治疗完成后，牙齿强度降低的主要原因是
A. 牙质缺少水分而脱水　　　B. 缺乏营养的供给而脆弱　　　C. 牙冠结构的缺损

D. 咬合力量太大　　　　　　　　E. 充填物过高

【答案】C

【解析】牙髓失去活力后脆性会增加，但是根管治疗完成后，牙齿强度降低的主要原因是牙冠结构的缺损。

86. 根管扩大的标准是
A. 至少比原来根管直径扩大1个器械号　　　　B. 至少比原来根管直径扩大2个器械号
C. 至少比原来根管直径扩大3个器械号　　　　D. 按照医师个人习惯
E. 只要牙胶尖能进入根管即可

【答案】C

【解析】临床普遍采用的标准是主锉比初锉大3个ISO标准号，至少扩大到25号，便于彻底清除根管内的感染物质并利于根管充填。

【破题思路】	
通畅锉	探查了解整个根管的走向并通畅根管 一般采用08号或10号预弯的K锉
初锉	能到达工作长度且抽出时有紧缩感的最大号锉
主锉	完成根尖预备的最大号锉，代表终末工作宽度

87. 使用次氯酸钠作为根管冲洗剂，下列错误的是
A. 有杀菌作用　　　　B. 可润滑根管器械　　　　C. 可溶解坏死组织
D. 有止血作用　　　　E. 浓度为2%～5.25%

【答案】D

【解析】常用的根管冲洗剂主要有0.5%～5.25%次氯酸钠、17%EDTA、氯己定。

次氯酸钠	氧化作用、新生氧作用和氯化作用，刺激性强 溶解残余牙髓组织和有机碎屑
EDTA	去除根管壁的玷污层 在预备钙化和弯曲根管的初始阶段辅助效果较明显
氯己定	阳离子表面活性剂，具有广谱的抗菌特性，不会耐药
2%氯胺-T	较强的杀菌力，刺激性较小，溶解坏死组织也小
过氧化氢	释放新生态氧，具有杀菌和除臭作用

88. 患者，女，30岁，近3个月来自觉两侧咬肌、颞肌酸疼，上下颌牙找不到合适的咬合位置。3个月前因慢性牙髓炎做根管治疗及充填治疗。临床检查示：两侧咬肌、颞肌有触压痛，两侧TMJ无弹响、无压痛，叩痛（±），其原因最可能是
A. 根尖周炎　　　　B. 牙周炎　　　　C. 充填物造成的早接触点
D. 磨牙症　　　　E. 精神紧张

【答案】C

【解析】患牙充填后近3个月来自觉两侧咬肌、颞肌酸疼，上下颌牙找不到合适的咬合位置，其余未见异常，应该是充填后咬合高点导致患侧肌肉紧张。

89. 患者，男，18岁，上前牙受伤，但未折断，半年后，该牙逐渐变色，变色的原因是
A. 患牙失去血液供应　　　　B. 细菌分解产物进入牙本质小管　　　　C. 脓性分泌物进入牙本质小管
D. 胆固醇结晶进入牙本质小管　　　　E. 血红蛋白的分解产物进入牙本质小管

【答案】E

【解析】外伤牙变色是由牙髓出血导致的，牙齿外伤后牙髓血管破裂，血液渗入牙本质小管，血红蛋白分解为有色化合物使牙齿变色。因牙齿未折断，细菌没有进入牙髓。外伤牙的牙髓中不会产生胆固醇结晶。

90. 患者，男，52岁，3日来右下牙痛为阵发性。进冷热食均痛，夜间痛不能入睡，痛时引起耳后痛。2年来牙痛反复发作，外院曾诊断为"三叉神经痛"服药治疗无效而来求治。该患者主诉疾病最可能是
A. 急性牙髓炎　　　　B. 慢性牙髓炎急性发作　　　　C. 急性根尖周炎

D. 急性中耳炎　　　　　　　E. 三叉神经痛

【答案】B

【解析】由上可知患者有自发痛、冷热刺激痛、夜间痛、放射痛，提示有急性牙髓炎，但是有2年牙痛反复发作史，所以诊断为慢性牙髓炎急性发作，所以B正确，A错误。急性根尖周炎无冷热刺激痛，所以C错误。急性中耳炎无牙痛表现，所以D错误。三叉神经痛的疼痛有扳机点，而且诊断为"三叉神经痛"，服药治疗无效。

91. 患者，女，33岁，因左侧上下后牙有自发性疼痛放散至头面部两天来诊。检查：左上第一磨牙牙体未见明显异常，疼痛与温度测验无关，牙髓活力测验表现为迟钝，X线片示髓腔内有阻射的钙化物，对该牙进行局部麻醉可缓解疼痛，该牙最可能的诊断为

A. 三叉神经痛　　　　　　　B. 牙髓钙化　　　　　　　　C. 牙髓坏死
D. 残髓炎　　　　　　　　　E. 上颌窦炎

【答案】B

92. 失活剂导致的牙周组织坏死的临床表现如下，除了

A. 封药后自觉胀痛不适　　　B. 龈组织呈暗灰色坏死　　　C. 牙龈组织的探痛明显
D. 牙轻度咬合痛和叩痛　　　E. 严重者牙槽骨可坏死

【答案】C

93. 患者1日来左侧后牙持续跳痛来急诊。查见左下6O龋深，冷测时疼痛缓解。请问热测时患牙的反应是

A. 同对照牙　　　　　　　　B. 引起剧痛　　　　　　　　C. 一过性敏感
D. 引起迟缓痛　　　　　　　E. 无反应

【答案】B

【解析】急性化脓性牙髓炎的典型症状是温度测验冷测时疼痛缓解，热测验时出现剧烈疼痛。

94. 患者，男，62岁，左下前牙充填后2天，出现自发痛，温度刺激加重。查：左下尖牙颊侧颈区树脂充填物，冷测（+++），叩痛（±）。该牙2天前处理中的问题最可能是

A. 牙髓情况误判　　　　　　B. 材料选择不当　　　　　　C. 充填时未垫底
D. 腐质未去净　　　　　　　E. 备洞时热刺激

【答案】A

【解析】患牙出现自发痛，温度刺激加重为急性牙髓炎的症状，而症状出现在充填后2天，说明在治疗时患牙牙髓的情况判断有误。

95. 患者，女，46岁，因左侧后牙自发性阵发痛，夜间不能入睡2日来诊。检查发现左上第二磨牙和左下第二磨牙均有较深龋坏。用哪种方法可以定位疼痛患牙

A. 探诊　　　　　　　　　　B. 叩诊　　　　　　　　　　C. 热测
D. 冷测　　　　　　　　　　E. 麻醉法

【答案】E

【解析】上下牙同时怀疑为患牙不能明确诊断时，可通过麻醉法定位患牙。方法是麻醉上颌牙齿，如果疼痛症状缓解，说明患牙为上颌第二磨牙；如果麻醉后疼痛不能缓解，说明患牙为下颌第一磨牙。

96. 患者左下后牙进热饮时痛1周，平时无不适。查左下第一磨牙咬合面深龋，探洞底硬，稍敏感，叩痛（+）。热测刺激过去20s后患牙痛重。考虑可能的诊断是

A. 深龋　　　　　　　　　　B. 慢性龋　　　　　　　　　C. 急性牙髓炎
D. 可复性牙髓炎　　　　　　E. 慢性闭锁性牙髓炎

【答案】E

【解析】患者左下后牙进热饮时痛1周，热测刺激过去20s后患牙痛重，说明温度测验结果为迟缓痛，叩痛（+），为慢性闭锁性牙髓炎临床表现。

97. 患者2周前因右下6DO龋洞在外院做银汞合金充填。术后遇冷敏感症状加重。叩痛（+），近日有阵发性自发痛，昨晚因疼痛难以入眠。诊断最可能为

A. 继发龋　　　　　　　　　B. 牙髓坏死　　　　　　　　C. 急性牙髓炎
D. 慢性牙髓炎　　　　　　　E. 可复性牙髓炎

【答案】C

【解析】患牙充填术后出现自发性阵发性疼痛，且夜间加重难以入眠，是慢性牙髓炎急性发作的典型症状。题干中没有该选项，而慢性牙髓炎急性发作属于急性牙髓炎。

98. 患儿，7岁，右下后牙自发痛伴夜间痛1日，冷热刺激加重疼痛，查右下6𬌗面深龋，探洞底感疼痛。

未穿髓，叩痛（－），冷测敏感。临床诊断为

　　A. 急性牙髓炎　　　　　　　B. 慢性牙髓炎　　　　　　　C. 急性根尖周炎
　　D. 慢性根尖周炎　　　　　　E. 牙髓坏死

【答案】A

【解析】急性牙髓炎的典型症状为：自发痛、阵发痛，疼痛不能定位，夜间痛，温度刺激加剧疼痛。题干中描述为"自发痛伴夜间痛1日，冷热刺激加重疼痛"，与急性牙髓炎症状相符。

99. 女，33岁，右下后牙进食痛已3个月，平时热饮痛。查右下7O洞深，探硬，不敏感，叩痛（+），冷测迟钝。该患牙诊断最可能是

　　A. 深龋　　　　　　　　　　B. 牙髓坏死　　　　　　　　C. 急性牙髓炎
　　D. 慢性牙髓炎　　　　　　　E. 可复性牙髓炎

【答案】D

【解析】右下后牙进食痛已3个月，平时热饮痛。查7O洞深，探硬，不敏感，叩痛（+），冷测迟钝。符合慢性牙髓炎的症状。

100. 男，40岁，右上后牙咬物痛已半年，1天前夜间牙痛急诊。查见右上6银汞充填体边缘有龋，叩痛（+），热测引起剧痛，放散至右颞部。该患牙最可能的诊断是

　　A. 继发深龋　　　　　　　　B. 牙本质过敏　　　　　　　C. 可复性牙髓炎
　　D. 慢性闭锁性牙髓炎　　　　E. 慢性牙髓炎急性发作

【答案】E

【解析】患牙咬物痛已半年，1天前夜间牙痛急诊。查见银汞充填体边缘有龋，叩痛（+），热测引起剧痛，放散至右颞部，符合慢性牙髓炎急性发作。

101. 患者，男，37岁，左上颌后牙自发痛放散至头面部5天，在社区医院将左上第一磨牙开髓引流未见明显缓解，来诊。检查：左上第一磨牙𬌗面开髓孔，左上第一磨牙及第二前磨牙牙体未见龋坏及牙周病变，叩痛（+）、冷热刺激敏感、不松动、对𬌗未见明显异常。该患者最可能患哪种疾病

　　A. 残髓炎　　　　　　　　　B. 急性上颌窦炎　　　　　　C. 三叉神经痛
　　D. 急性牙髓炎　　　　　　　E. 可复性牙髓炎

【答案】B

【解析】牙体检查未见明显异常，无三叉神经痛临床表现，位置在左上第一磨牙及第二前磨牙，是上颌窦的位置，可考虑为上颌窦炎症。

102. 患者，男，29岁，右上后牙自发痛2天。查：右上第一磨牙未见明显龋坏，远中有食物嵌塞，龈乳头充血，冷测（+）。最可能的诊断为

　　A. 牙隐裂　　　　　　　　　B. 牙髓炎　　　　　　　　　C. 急性龈乳头炎
　　D. 龈裂　　　　　　　　　　E. 牙周炎

【答案】C

【解析】牙体未见明显龋坏，但是龈乳头有明显症状，患牙可以定位，可以诊断为急性龈乳头炎。

103. 患者，男，46岁，左上后牙食物嵌塞，要求补牙。该牙半年前曾有冷热刺激痛、自发痛，现无明显不适。查：左上第二前磨牙远中龋达牙本质深层、冷测无反应、未探及穿髓孔、叩痛（－），应诊断为

　　A. 深龋　　　　　　　　　　B. 可复性牙髓炎　　　　　　C. 慢性牙髓炎
　　D. 牙髓坏死　　　　　　　　E. 龈乳头炎

【答案】D

【解析】患牙曾有自发痛，现无明显不适，说明牙髓已坏死，但未出现症状，可诊断为牙髓坏死。

104. 男，20岁，一日前左上中切牙外伤。检查：患牙冠折露髓，叩痛（+），不松动，冷测一过性敏感。X线片检查未见根折。治疗应为

　　A. 间接盖髓　　　　　　　　B. 直接盖髓　　　　　　　　C. 活髓切断
　　D. 根管治疗　　　　　　　　E. 根尖诱导成形术

【答案】D

【解析】冠折露髓，叩痛（+），不松动，冷测一过性敏感，X线片检查未见根折，应行根管治疗术后修复治疗。

105. 患者，男，48岁，左下后牙咬硬物时，偶可引起明显疼痛半年余，近两天进冷热食物疼痛较重，要求治疗。查：左下第一磨牙𬌗面磨耗重、舌尖陡高、探诊敏感、远中可见隐裂、冷测（+）、刺激去除后持续数秒、叩痛（±）。该牙的治疗方案应为

A. 调𬌗 B. 脱敏 C. 备洞充填
D. 全冠修复 E. 牙髓治疗后全冠修复

【答案】E

【解析】牙齿磨耗较重，出现牙髓症状，可行牙髓治疗后全冠修复。

106. 患者右上后牙深龋未露髓、冷测（++）、刺激去除后十几秒可缓解，治疗方案应为

A. 直接盖髓术 B. 安抚术 C. 活髓切断术
D. 根管治疗术 E. 双层垫底、充填

【答案】D

【解析】深龋未露髓、冷测（++）、刺激去除后十几秒可缓解，此为慢性牙髓炎症状，需要根管治疗。

107. 患者右上后牙冷热痛半年余，临床检查：牙冠完整，无明显龋坏，近中边缘嵴见细小裂纹，冷刺激疼痛明显，刺激去除后疼痛持续约1min，叩诊（+）。该患牙的治疗原则为

A. 观察，定期复诊 B. 调𬌗 C. 脱敏治疗
D. 根管治疗后全冠修复 E. 备洞充填后全冠修复

【答案】D

【解析】刺激去除后疼痛持续1min说明出现了慢性牙髓炎症状，需要根管治疗后全冠修复。

108. 患者，男，50岁，左下第二磨牙隐裂，拟行根管治疗，X线片显示左下第二磨牙近中根管中度弯曲。宜选择哪种方法进行根管预备

A. 镍钛器械＋逐步深入法 B. 镍钛器械＋标准法 C. 镍钛器械＋逐步后退法
D. 不锈钢器械＋逐步后退法 E. 不锈钢器械＋标准法

【答案】A

【解析】镍钛器械因其不易折断，故比较适用于弯曲根管。逐步深入法，可以避免器械过早进入弯曲根管，减少器械折断机会，也能避免预备弯曲根管时形成台阶。

109. 男，35岁，因下前牙急性根尖周炎行根管治疗，第一次的处理必须做

A. 开髓开放 B. 局部麻醉 C. 开髓拔髓
D. 开髓封失活剂 E. 麻醉下拔除

【答案】C

【解析】急性根尖周炎根管治疗第一次处理需做开髓拔髓，释放髓腔压力，释放有毒物质。

110. 患者因楔状缺损，复合树脂充填后咬合痛。查：左上尖牙颊侧颈区树脂充填物在咬诊时疼痛、冷测（++），去除刺激后疼痛持续几秒钟。治疗方案应为

A. 去除充填物，氧化锌丁香油安抚 B. 去除充填物，氢氧化钙护髓，重新充填
C. 去除充填物，改用玻璃离子充填 D. 根管治疗
E. 脱敏治疗

【答案】D

【解析】左上尖牙颊侧颈区树脂充填物在咬诊时疼痛、冷测（++），去除刺激后疼痛持续几秒钟，此为慢性牙髓炎症状，应行根管治疗。

111. 男，15岁，因右下6急性根尖周炎进行根管治疗。在根管预备后，选择5.2%次氯酸钠、3% H_2O_2，交替冲洗根管，选择该组冲洗液的原因如下，除了

A. 能溶解根管壁牙本质
B. 能产生新生氧
C. 有充分发泡作用能使根管内碎屑朝着牙冠方向排出
D. 有很强的杀菌作用
E. 对坏死组织有溶解作用

【答案】A

【解析】5%次氯酸钠、3% H_2O_2 交替冲洗的作用：能产生新生氧，有充分发泡作用能使根管内碎屑朝着牙冠方向排出，有很强的杀菌作用，对坏死组织有溶解作用。

112. 女，23岁，上前牙2年前不慎折断，未及时处理，现上唇肿胀，检查发现1̲牙冠冠折3/4，叩痛（+++），根管口暴露，探诊（-），牙体变色，前庭沟变浅，并有波动，为缓解疼痛、消除急性炎症，对该病例应及时进行以下应急处理，除了

A. 根管开放引流 B. 消炎止痛 C. 拔牙引流
D. 切开排脓 E. 根管冲洗上药

【答案】C

【解析】患牙可进行如下应急处理：根管开放引流，消炎止痛，切开排脓，根管冲洗上药，不应拔出。

113. 男，70岁，3周前左侧下颌前部肿痛，经消炎药治疗后现已缓解，查见左下2残根，不松动，X线片见左下2根尖周透射区约3mm×5mm，根尖部少量外吸收。当日应做的治疗为

  A. 塑化治疗   B. 覆盖义齿   C. 根尖手术
  D. 根管治疗   E. 拔除

【答案】D

【解析】此患牙应先进行根管治疗后随诊观察，选择进行根尖手术或修复治疗。

114. 根尖囊肿的诊断要点如下，除外

  A. 牙髓活力正常，不松动   B. 根管内有浅黄透明囊液   C. 镜下囊液中胆固醇结晶
  D. X线透射区周边白线围绕   E. 被压迫移位的邻牙和根吸收

【答案】D

115. 患者，男，42岁，1年前左上前牙因牙龈小疱曾行根管治疗，现该牙又出现肿痛，来诊。查：右上中切牙原充填物在根方黏膜充血、扪痛、叩痛（+）、松动Ⅱ度，X线示根管内严密充填、根尖区骨质破坏范围较大。此时宜采取的治疗措施是

  A. 抗炎、止痛   B. 重新根管治疗   C. 抗炎后行根尖手术
  D. 重新根管治疗+根尖手术   E. 拔除患牙

【答案】C

【解析】根管充填良好，可以在充分抗炎后行根尖手术治疗患区。

116. 患者，男，38岁，左上第一磨牙牙髓坏死，初诊拔髓后第2日出现左侧面部肿胀，患牙有浮出感，剧烈疼痛，不敢咬合。可能的原因是

  A. 血源感染   B. 器械超出根尖孔，引起急性创伤   C. 坏死物质推出根尖孔
  D. 药物刺激过强   E. 免疫反应

【答案】C

【解析】拔髓后2日出现急性根尖炎症状，说明在初诊治疗时可能有坏死物质被推出根尖孔，造成感染。

117. 男，62岁，患牙偶有与体位有关的自发痛。检查发现：无明显龋损及其他牙体硬组织病变，牙髓活力测验敏感，叩诊（-），无松动，牙周检查（-）。X线片示：髓腔内有阻射物。应诊断为

  A. 牙髓钙化   B. 可复性牙髓炎   C. 牙髓坏死
  D. 残髓炎   E. 逆行性牙髓炎

【答案】A

118. 男，31岁，上前牙牙体变色半年余，无自发痛，曾有外伤史，牙体检查无龋损及其他牙体硬组织病变，X线片示：根尖无明显异常。牙髓活力电测验无反应，叩诊（-），无松动，牙周检查（-）。应诊断为

  A. 慢性闭锁性牙髓炎   B. 牙髓钙化   C. 牙髓坏死
  D. 慢性根尖周炎   E. 慢性牙周炎

【答案】C

119. 女，30岁，发现上前牙变色2年，无疼痛，检查：右上中切牙色暗黄，无光泽，无缺损，叩诊（-），电活力测验（-），X线片上根尖周未见异常。患牙有外伤史。右上中切牙可能的诊断为

  A. 牙髓钙化   B. 牙内吸收   C. 牙髓坏死
  D. 慢性根尖周炎   E. 氟斑牙

【答案】C

【解析】牙髓坏死无明显自觉症状，牙冠变色，牙髓无活力。诊断要点：①无自觉症状，曾有牙髓炎或牙外伤史；②牙冠呈暗黄色和灰色并失去光泽；③冷热诊和电诊均无反应；④探诊深龋的穿髓孔无反应，开放髓腔时可有恶臭。题干提示牙冠变色且无光泽。

120. 患者上前牙因龋充填后3天出现自发痛，咬合痛。查：11叩痛（++），松动Ⅰ度，充填体完整，牙龈轻度红肿，冷、热测无反应。该患牙3天前处理中的问题最可能是

  A. 牙髓情况误判   B. 材料选择不当   C. 洞形制备不当
  D. 充填时未垫底   E. 腐质没有去尽

【答案】A

【解析】充填后3天出现自发痛，咬合痛，牙龈轻度红肿，冷、热测无反应，说明已经出现急性牙髓炎的症状。充填后短期出现症状的原因是牙髓情况误判。

121. 患者，男，30岁，右面部弥漫性疼痛3天，鉴别是否为牙源性疼痛最有价值的检查手段是
   A. 拍摄曲面体层片　　　　　　B. 叩诊和牙髓电活力检查　　　　C. 选择性麻醉
   D. 问诊和探诊　　　　　　　　E. 牙齿松动度检查

【答案】B

【解析】患者右面部弥漫性疼痛，若为牙源性疼痛，则会出现叩痛，牙髓电活力检查无反应。曲面体层片主要用于检查是否有非牙源性病变，如颌骨囊肿等。如果出现牙齿疼痛不能判断上下颌时宜选择性麻醉。探诊主要用于龋病或者牙本质敏感症的检查。

122. 患者，16岁，右下后牙夜间痛1天，查见右下第一前磨牙咬合面畸形中央尖折断痕迹，冷测引起剧痛，叩痛（-）。诊断为
   A. 急性龋　　　　　　　　　　B. 可复性牙髓炎　　　　　　　　C. 急性牙髓炎
   D. 慢性牙髓炎　　　　　　　　E. 急性根尖周炎

【答案】C

【解析】患者出现夜间痛，冷测引起剧痛，是急性牙髓炎的典型症状。病因是畸形中央尖折断引起牙髓感染。

123. 患者左上第一前磨牙深龋洞，热测引起剧烈疼痛，刺激去除后持续一段时间，诊断应为
   A. 可复性牙髓炎　　　　　　　B. 急性牙髓炎　　　　　　　　　C. 根尖周炎
   D. 慢性牙髓炎　　　　　　　　E. 逆行性牙髓炎

【答案】D

【解析】深龋洞，热测引起剧烈疼痛，刺激去除后持续一段时间，是典型的慢性牙髓炎的症状。

124. 患者，女，37岁，因左上面颊部肿胀1日就诊。检查：左上面颊肿胀，口内检查发现左上颊黏膜转折处红肿，压痛，无波动感。|6近中邻𬌗面龋，探痛（-），叩痛（+++），温度诊（-）。应采取的应急处理为
   A. 开髓引流＋切开排脓　　　　B. 开髓引流＋消炎止痛　　　　　C. 开髓引流＋切开排脓＋消炎止痛
   D. 切开排脓＋消炎止痛　　　　E. 消炎止痛

【答案】B

【解析】面颊部肿胀，黏膜转折处红肿，压痛，无波动感，探痛（-），叩痛（+++），温度诊无反应，诊断为急性根尖周炎。其应急处理措施为开髓引流＋消炎止痛。无波动感，不能切开引流。

125. 患者，女，37岁，近3周来下前牙遇冷热痛。检查见下侧切牙近中舌面龋深近髓未探及穿髓孔，冷测一过性敏感。其处理是
   A. 定期观察　　　　　　　　　B. 服药治疗　　　　　　　　　　C. 充填治疗
   D. 间接盖髓　　　　　　　　　E. 根管治疗

【答案】D

【解析】龋深近髓未探及穿髓孔，冷测一过性敏感，诊断为可复性牙髓炎，治疗方案为间接盖髓。

126. 实习医生准备为患者进行牙髓活力电测验，但其带教老师却否定了他的建议，原因可能为
   A. 患者为女性　　　　　　　　B. 患者年龄大　　　　　　　　　C. 患者年龄小
   D. 患者经济状况差　　　　　　E. 患者带有心脏起搏器

【答案】E

【解析】牙髓活力电测验禁用于带有心脏起搏器的患者。

127. 老年患者，左下第一前磨牙根管治疗时，发现根管内钙化物阻挡，根管预备时可选择的药物是
   A. 2%氯胺　　　　　　　　　　B. 17%EDTA　　　　　　　　　　C. 2%次氯酸钠
   D. 3%过氧化氢溶液　　　　　　E. 生理盐水

【答案】B

【解析】根管冲洗药物主要有以下4类：

0.5%～5.25%次氯酸钠	溶解坏死组织，润滑根管壁，杀菌，刺激性强
17%EDTA	润滑管壁，去除玷污层，钙化阻塞物易于去除
3%过氧化氢	释放新生态氧，杀菌、除臭
氯己定	较强的杀菌抑菌作用（粪肠球菌）

128. 患者，女，43岁，主诉左上后牙自发痛2天，喝冷水可缓解。现怀疑左上第一磨牙急性牙髓炎，进行温度测验时，应先检查
   A. 左上第一磨牙　　　　　　　B. 右上第一磨牙　　　　　　　　C. 左上第二磨牙
   D. 左上第一前磨牙　　　　　　E. 左下第一磨牙

【答案】B

【解析】温度测验时在测验可疑患牙前，应先检测对照牙同颌对侧同名牙，再检测患牙，故应选择右上第一磨牙作为对照牙。

129. 下列关于活髓切断术的叙述不必要的一项是
A. 去净腐质，消毒窝洞　　　　B. 局部麻醉，橡皮障隔湿　　　　C. 术前口服抗生素
D. 去净髓室顶，切除冠髓　　　E. 止血、放盖髓剂、氧化锌丁香油暂封窝洞

【答案】C

130. 患者，女，29岁，右上后牙根管治疗后1周，出现热刺激痛，刺激去除后疼痛持续一段时间。查：右上第一磨牙充填物完好，叩诊略感不适，热测（+），不松动。引起疼痛的原因可能为
A. 继发龋　　　　　　　　　B. 遗漏根管　　　　　　　　　C. 劈裂
D. 根尖周炎　　　　　　　　E. 可复性牙髓炎

【答案】B

【解析】根管治疗后出现热刺激痛，且刺激去除后疼痛持续一段时间，即出现了慢性牙髓炎的症状，说明在治疗过程中遗漏了根管。由题干给出的右上第一磨牙充填物完好，可排除选项A；如果是患牙劈裂，一般不会出现热测（+），并且劈裂部分松动，排除C；根尖周炎也不会出现热刺激痛，由于患牙曾行根管治疗，排除E。

131. 患者，30岁，患牙无自发痛和冷热刺激痛史，2年前患牙曾有外伤史，未经过治疗，查：牙冠完整，呈暗黑色，无光泽，叩痛（－），温度及电活力测验无反应，X线片未见根尖周明显异常。患牙应诊断为
A. 牙髓纤维性变　　　　　　B. 牙髓坏死　　　　　　　　　C. 牙髓变性
D. 牙内吸收　　　　　　　　E. 牙髓充血

【答案】B

【解析】患牙有外伤史，牙冠变色，温度及电活力测验无反应，X线片未见根尖周明显异常，说明牙髓坏死。

132. 患者，20岁，26深龋，曾有过夜间疼痛，遇冷热痛，检查：26龋未穿髓，电测反应迟钝，叩诊（－），应诊断为
A. 可复性牙髓炎　　　　　　B. 慢性闭锁性牙髓炎　　　　　C. 慢性增生性牙髓炎
D. 慢性溃疡性牙髓炎　　　　E. 牙髓坏死

【答案】B

【解析】根据患者的主诉，26深龋，曾有过夜间疼痛，遇冷热痛，检查：龋未穿髓，电测反应迟钝，叩诊（－），应诊断为慢性闭锁性牙髓炎。

133. 患者1天来右侧后牙自发性痛，夜间加重，查见右上第二前磨牙近中深龋，确定患牙诊断的检查方法是
A. 叩诊　　　　　　　　　　B. 探诊　　　　　　　　　　　C. 温度测验
D. 电活力测验　　　　　　　E. X线片检查

【答案】C

【解析】患者右侧后牙自发性痛，夜间加重，说明出现了急性牙髓炎的症状。判断牙髓状态应该选择温度测验。

【破题思路】判断牙髓状态：温度测验；
判断牙髓活力有无：电活力测验；
判断牙髓活力最可靠的方法：试验性备洞。

134. 患者，女，36岁，右上后牙遇冷水痛5天，平时无其他不适。检查见右上第一前磨牙咬合面龋深达牙本质中层，叩诊（+），冷测引起尖锐痛，刺激去除后痛持续数十秒。考虑最可能的诊断是
A. 深龋　　　　　　　　　　B. 牙本质过敏症　　　　　　　C. 可复性牙髓炎
D. 急性牙髓炎　　　　　　　E. 慢性牙髓炎

【答案】E

【解析】患者右上后牙遇冷水痛5天，龋深达牙本质中层，叩诊（－），冷测引起尖锐痛，刺激去除后痛持续数十秒，是慢性牙髓炎的症状。

【破题思路】深龋温度测验结果正常，仅冷热刺激入洞引起一过性敏感，刺激去除，症状立即缓解。可复性牙髓炎是一过性敏感，刺激去除后持续数秒钟即可缓解。急性牙髓炎温度测验极其敏感，刺激去除后，疼痛持续一段时间。

135. 患者，女，18岁，检查时发现左下第一磨牙穿髓孔，用尖锐探针探查时剧痛伴少量暗色血液渗出，牙面堆积大量牙石，最可能诊断为
　　A. 慢性闭锁性牙髓炎　　　　　　B. 急性牙髓炎　　　　　　　　C. 慢性溃疡性牙髓炎
　　D. 慢性增生性牙髓炎　　　　　　E. 残髓炎
【答案】C
【解析】患者为青少年，有穿髓孔，用尖锐探针探查时剧痛伴少量暗色血液渗出，因失用性致牙面堆积大量牙石，诊断为慢性溃疡性牙髓炎。

136. 制备窝洞时腐质去尽未发现露髓，在修整洞形后，髓角处有一红点，轻探剧痛。应判断为
　　A. 腐质未去尽　　　　　　　　　B. 意外穿髓孔　　　　　　　　C. 龋坏穿髓孔
　　D. 有色素沉着　　　　　　　　　E. 以上都不是
【答案】B
【解析】腐质已去净，修整洞形后，髓角处有一红点，说明是在备洞时意外穿髓。

137. 患者，男，24岁，1年前运动时上前牙碰伤，当时有咬物疼痛，无其他不适，未治疗后发现牙冠变色，原因是
　　A. 牙髓充血　　　　　　　　　　B. 色素沉着　　　　　　　　　C. 牙髓变性
　　D. 牙髓坏死　　　　　　　　　　E. 髓腔闭锁
【答案】D
【解析】患牙外伤后未治疗后发现牙冠变色，说明牙髓已经坏死。引起牙齿变色的原因是血红蛋白分解。

138. 患者下磨牙干髓治疗已3年，近3周咬物不适，喝热水有时痛，睡前自发钝痛。最应考虑的诊断为
　　A. 继发龋　　　　　　　　　　　B. 残髓炎　　　　　　　　　　C. 急性牙髓炎
　　D. 急性根尖周炎　　　　　　　　E. 慢性根尖周炎
【答案】B
【解析】患牙已经过干髓治疗，治疗后又有出现咬物不适，喝热水有时痛，睡前自发钝痛等牙髓炎的症状，所以诊断为残髓炎。

139. 患者，12岁，25𬌗面龋洞，备洞时意外露髓，针尖大小，临床处理应选择
　　A. 直接盖髓术　　　　　　　　　B. 间接盖髓术　　　　　　　　C. 活髓切断术
　　D. 干髓术　　　　　　　　　　　E. 根管治疗
【答案】A
【解析】12岁，25为年轻恒牙，备洞时意外露髓的小的穿髓孔，可以采取直接盖髓，以保存活髓为第一位，所以选A。

140. 女，20岁，右下第一磨牙龋洞深，探底中等硬度，不敏感，热测引起迟缓痛，刺激去除后疼痛持续时间长。应考虑的疾病是
　　A. 牙髓坏死　　　　　　　　　　B. 急性牙髓炎　　　　　　　　C. 可复性牙髓炎
　　D. 慢性增生性牙髓炎　　　　　　E. 慢性闭锁性牙髓炎
【答案】E
【解析】本题考核的知识点是慢性牙髓炎的诊断。"患牙深龋洞，探底中等硬度，不敏感，热测引起迟缓痛，刺激去除后疼痛持续时间长"均提示可能患了牙髓炎。因无急性症状，不考虑急性牙髓炎；温度测验排除可复性牙髓炎和牙髓坏死的诊断；探诊洞底中等硬度，提示慢性闭锁性牙髓炎。

141. 女，38岁，3天前在外院用复合树脂充填楔状缺损，术后出现冷热刺激激发痛，自发痛阵发加重，昨晚疼痛影响睡眠，此时该患牙的牙髓状态最可能处于
　　A. 正常　　　　　　　　　　　　B. 坏死　　　　　　　　　　　C. 急性炎症
　　D. 慢性炎症　　　　　　　　　　E. 变性
【答案】C
【解析】病史短暂，且出现自发痛、夜间痛症状，可明确急性炎症的诊断，故本题答案是C。易误选D。

142. 女，35岁，右下后牙遇冷、热敏感，食物嵌塞，但无自发痛，检查发现龋洞较深、近髓，去除软化牙本质时，患者感到明显疼痛，对该患牙首选的治疗方法是
　　A. 氢氧化钙直接盖髓，永久充填　　B. 聚羧酸锌粘固粉垫底，永久充填　　C. 局麻下开髓做牙髓治疗
　　D. 安抚治疗或间接盖髓　　　　　　E. 磷酸锌粘固粉垫底，永久充填
【答案】D
【解析】深龋或可复性牙髓炎去除软化牙本质敏感时，可行安抚治疗或间接盖髓。

143. 男，33 岁，右下后牙遇冷刺激敏感 3 个月，近 2 日出现自发痛，放射到右侧面颊部，阵发加重，至晚上不能入睡。检查：48 前倾阻生，47 颈部深洞，探诊腐多，无露髓孔，冷测迟缓反应，热测激发剧痛，叩痛（±），牙龈正常。47 最佳的治疗应是
    A. 麻醉下开髓开放　　　　　B. 麻醉下开髓封失活剂　　　　　C. 麻醉下行牙髓摘除术
    D. 麻醉下即刻拔除　　　　　E. 择期拔除后再治疗
    【答案】C

144. 女，56 岁，左上后牙遇冷刺激痛 3 个月，昨晚出现自发痛，阵发加重，放射至同侧头颞部。检查：颈部浅楔状缺损，探诊不敏感。冷、热测激发疼痛，且持续数十秒钟。叩痛（+），远中牙周袋 5mm，Ⅰ度松动，牙石（++），牙龈缘红肿。X 线片示：牙槽骨水平吸收至根中 1/2，远中牙槽骨垂直吸收至根尖。该患牙确切的临床诊断是
    A. 慢性牙髓炎　　　　　　　B. 可复性牙髓炎　　　　　　　　C. 逆行性牙髓炎
    D. 急性牙髓炎　　　　　　　E. 慢性牙髓炎急性发作
    【答案】C
    【解析】深牙周袋，且表现为急性牙髓炎症状，在无明显牙体病损来源的情况下，可明确逆行性牙髓炎的诊断。

145. 男，50 岁，1 天前 41 深龋洞牙痛，外院开髓治疗后，仍有阵发性剧烈疼痛，并放散向同侧面部，查 41 深龋洞内塞满食物，穿髓孔针眼大，探痛不明显。温度测验迟钝，叩痛（++），龈不红肿。应做的处理是
    A. 调整咬合　　　　　　　　B. 封失活剂　　　　　　　　　　C. 口服止痛药
    D. 髓腔封丁香油球　　　　　E. 麻醉下拔髓引流
    【答案】E
    【解析】该题考查的知识点是牙髓炎的治疗。患牙上次治疗开髓过，引流不畅。现已是牙髓炎晚期，已经出现根尖周炎的症状，必须麻醉下拔髓，方可达到控制根尖周炎的效果，其他处理（B 和 D）会加速疾病发展或（A 和 C）效果不显著。

146. 女，18 岁，主诉左下后牙钝痛半年，检查：26 𬌗面深龋，探诊不敏感，机械去腐反应迟钝，叩痛（+），冷热诊迟缓性反应痛。主诉牙的治疗方法应为
    A. 充填治疗　　　　　　　　B. 安抚治疗　　　　　　　　　　C. 直接盖髓术
    D. 活髓切断术　　　　　　　E. 根管治疗
    【答案】E
    【解析】该题考查的知识点是慢性闭锁性牙髓炎的诊断和治疗原则。该患者已有患牙自发钝痛半年之久，患牙深龋洞底探诊迟钝，叩痛（+），冷热诊迟缓性反应痛均提示主诉牙的诊断为慢性闭锁性牙髓炎，故治疗方法应为根管治疗。慢性闭锁性牙髓炎时，叩痛（+）表明牙髓全部受累，故不应选用充填治疗和活髓保存疗法。

147. 女，40 岁，近 1 周来左上后牙持续钝痛，近半年有食物嵌塞，检查见左上 6、7 邻面均有中深龋洞，有嵌塞食物；温度测验同对照牙，叩痛（+），龈乳头红肿扪痛，探诊出血。患者主诉疾病的诊断应是
    A. 深龋　　　　　　　　　　B. 慢性牙髓炎　　　　　　　　　C. 急性牙髓炎
    D. 急性龈乳头炎　　　　　　E. 可复性牙髓炎
    【答案】D
    【解析】该题考查的知识点是急性牙髓炎的鉴别诊断。有龋中等深度，温度测验同对照牙，说明龋病尚未涉及牙髓，且有食物嵌塞，所以患牙的诊断为急性龈乳头炎，龈乳头炎时嵌塞的两邻牙因牙周膜水肿均可有轻度叩痛。

148. 女，19 岁，因楔状缺损引起可复性牙髓炎来院做间接盖髓已 2 周，术后已无症状，修复选用的垫底材料应是
    A. 流动树脂　　　　　　　　B. 氢氧化钙　　　　　　　　　　C. 磷酸锌水门汀
    D. 玻璃离子水门汀　　　　　E. 氧化锌丁香油水门汀
    【答案】B
    【解析】本题考查的知识点是间接盖髓术。可复性牙髓炎恢复后可以做充填，应尽量减少操作对牙髓的刺激，而又要达到充填恢复缺损经久耐用的要求，故选用的垫底材料应是盖髓剂氢氧化钙。

149. 男，34 岁，1 天来右后牙夜间痛影响睡眠，痛放散到右半侧头面部。检查见右下第一前磨牙咬合面畸形，中央尖折断痕迹，冷测引起剧痛，叩痛（-），医师诊断为
    A. 畸形中央尖　　　　　　　B. 可复性牙髓炎　　　　　　　　C. 急性牙髓炎
    D. 慢性牙髓炎　　　　　　　E. 急性根尖周炎

【答案】C

【解析】该题考查的知识点是急性牙髓炎的诊断。该患牙咬合面畸形中央尖折断后,通过暴露了的髓角感染牙髓,引起牙髓炎症,患者出现了典型的急性牙髓炎的症状,炎症尚未涉及根尖周组织。畸形中央尖是导致急性牙髓炎的病因,并非诊断。

150. 女,25岁,1周前因深龋引起可复性牙髓炎已做间接盖髓术,术后冷水敏感加重,叩痛(+),偶有夜间钝痛。复诊时的处理应是

A. 直接充填　　　　　　　B. 更换盖髓剂　　　　　　　C. 开髓开放
D. 牙髓摘除术　　　　　　E. 拔除患牙

【答案】D

【解析】"深龋引起可复性牙髓炎已做间接盖髓术"是医生试图让充血的牙髓恢复正常,但患牙不一定能恢复正常,治疗本身就有观察的含义。1周来患牙出现"术后冷水敏感加重,叩痛(+),偶有夜间钝痛",提示患牙已转成不可复性牙髓炎,且为慢性牙髓炎的临床表现。开髓开放虽可缓解疼痛,但会使根管感染,现已不主张采用此种做法。其他选项均为干扰选项。

151. 男,32岁,近2个月来右上后牙阵发性疼痛,1日来持续跳痛,并牵涉到右侧颞部,现口含冷水和带冷水瓶来就诊。检查见有深龋洞,无探痛,叩痛(+),龈未见异常。X线片未见根尖周明显异常。该牙的诊断是

A. 深龋　　　　　　　　　B. 可复性牙髓炎　　　　　　C. 慢性闭锁性牙髓炎
D. 急性化脓性牙髓炎　　　E. 急性化脓性根尖周炎

【答案】D

【解析】患者右上后牙阵发性疼痛已有2个月,1日来又出现"持续跳痛"并放散到右侧头颞部等,为急性牙髓炎的表现。"带冷水瓶来就诊"提示冷可缓解牙痛。这些都是典型的急性化脓性牙髓炎的临床表现,排除深龋和其他类型的牙髓炎,"X线片未见根尖周明显异常"可排除根尖周炎的诊断。

152. 男,54岁,1年来右侧后牙痛,每次发作电击样痛,持续不到1min。检查见右上下后牙多个龋齿和残根。为鉴别三叉神经痛的诊断,首先应询问患者的是

A. 服药史　　　　　　　　B. "扳机点"　　　　　　　　C. 咀嚼痛
D. 夜间痛　　　　　　　　E. 冷热刺激痛

【答案】B

【解析】虽然夜间痛和冷热刺激痛也是急性牙髓炎与三叉神经痛的鉴别诊断要点,但"扳机点"是三叉神经痛临床表现中最具诊断意义的特殊症状,为鉴别三叉神经痛的诊断,首先应询问患者的是是否有"扳机点"。

153. 患者,男,63岁,左下第一磨牙磨耗重,现出现自发痛,拟行根管治疗,根管治疗的步骤为

A. 根管预备和充填
B. 根管预备、根管消毒和根管充填
C. 根管清理、根管消毒和根管充填
D. 机械预备、根管消毒和根管充填
E. 根管清理、根管预备和根管充填

【答案】B

【解析】基础知识。根管治疗步骤为根管预备、根管消毒和根管充填。

154. 一患者,左上前牙慢性根尖周炎,拟行根管治疗,X线片示该牙根尖孔尚未形成。为了确定工作长度,宜选择以下哪种方法

A. 感觉法　　　　　　　　B. 拍X线片　　　　　　　　C. 根管长度电测法
D. 冠根比例计算法　　　　E. 平均长度法

【答案】B

【解析】考查确定工作长度的方法。年轻恒牙确定根管工作长度时仅依据根测仪结果不准确,需要结合X线片。

155. 患者,男,16岁,左下第一磨牙龋洞食物嵌塞要求补牙。查见此牙远中邻𬌗面深龋洞,探痛(±),松动Ⅰ度,冷测(±),颊侧牙龈包块,则此牙应诊断为

A. 慢性牙髓炎　　　　　　B. 慢性根尖周炎　　　　　　C. 可复性牙髓炎
D. 牙髓坏死　　　　　　　E. 以上均有可能

【答案】B

【解析】此牙远中邻𬌗面深龋洞,探痛(±),松动Ⅰ度,冷测(±),且颊侧牙龈包块,说明已为慢性根尖周炎。

156. 患者,女,25岁,因右上后牙冷热刺激痛2日就诊,检查发现远中邻面深龋,探痛(+),叩痛(−),

冷诊一过性敏感，X线示龋坏近髓，最先考虑的治疗方法是
　　A. 直接充填治疗　　　　　　　　B. 间接盖髓术　　　　　　　　C. 塑化治疗
　　D. 根管治疗　　　　　　　　　　E. 根尖诱导成形术
【答案】B
【解析】远中邻面深龋，探痛（+），叩痛（−），冷诊一过性敏感，X线示龋坏近髓，诊断为可复性牙髓炎，治疗为间接盖髓术。

（157～163题共用题干）

女，25岁。主诉右下磨牙进冷食时不适1周。检查：23殆面龋洞，达牙本质中层，未露髓，探痛，叩痛（−），无松动，冷测验同对照牙。

157. 主诉患牙的诊断应为
　　A. 中龋　　　　　　　　　　　　B. 深龋　　　　　　　　　　　C. 牙本质过敏症
　　D. 可复性牙髓炎　　　　　　　　E. 慢性牙髓炎

158. 与主诉患牙鉴别的疾病应是
　　A. 中龋　　　　　　　　　　　　B. 深龋　　　　　　　　　　　C. 牙本质过敏症
　　D. 可复性牙髓炎　　　　　　　　E. 慢性牙髓炎

159. 对主诉患牙的治疗方法为
　　A. 直接充填　　　　　　　　　　B. 垫底充填　　　　　　　　　C. 药物治疗
　　D. 间接盖髓　　　　　　　　　　E. 牙髓治疗

160. 如果该患牙检查结果同前，仅冷测验为一过性敏感。该牙的诊断应为
　　A. 中龋　　　　　　　　　　　　B. 深龋　　　　　　　　　　　C. 牙本质过敏
　　D. 可复性牙髓炎　　　　　　　　E. 慢性牙髓炎

161. 此时患牙的治疗方法为
　　A. 直接充填　　　　　　　　　　B. 垫底充填　　　　　　　　　C. 药物治疗
　　D. 间接盖髓　　　　　　　　　　E. 牙髓治疗

162. 如果该患牙检查结果为无探痛，叩痛（+），冷测验迟缓性痛。该牙的诊断应为
　　A. 中龋　　　　　　　　　　　　B. 深龋　　　　　　　　　　　C. 牙本质过敏
　　D. 可复性牙髓炎　　　　　　　　E. 慢性闭锁性牙髓炎

163. 此时患牙的治疗方法为
　　A. 直接充填　　　　　　　　　　B. 垫底充填　　　　　　　　　C. 药物治疗
　　D. 间接盖髓　　　　　　　　　　E. 牙髓治疗
【答案】B、D、B、D、D、E、E
【解析】本题考查的知识点是深龋的诊断、鉴别诊断和相应的治疗。用于考核考生的综合应用能力。

157题：根据"进冷食时不适1周。检查：殆面龋洞，达牙本质中层，未露髓，探痛，叩痛（−），无松动，冷测验同对照牙"，应诊断为"深龋"。

158题：主诉为进冷食时不适1周，则与主诉患牙鉴别的疾病应是可复性牙髓炎。

159题：根据第159题已将主诉患牙诊断为深龋，则对主诉患牙的治疗的方法必然为垫底充填。

160题：根据提示，如果该患牙检查结果同前，仅冷测验为一过性敏感，该牙的诊断应为"可复性牙髓炎"。

161题：此时患牙的治疗方法当然选择间接盖髓，因此答案是D，其他均为干扰答案。

162、163题：根据提示，如果该患牙检查结果为无探痛，叩痛（+），冷测验迟缓性痛，则该牙的诊断应为慢性闭锁性牙髓炎。此时患牙的治疗的方法必然选择牙髓治疗。

（164～167题共用备选答案）
　　A. 直接盖髓术　　　　　　　　　B. 间接盖髓术　　　　　　　　C. 牙髓切断术
　　D. 局麻下拔髓　　　　　　　　　E. 安抚治疗

164. 有症状不可复性牙髓炎剧烈疼痛时应急处理
【答案】D

165. 深龋引起的可复性牙髓炎，牙髓活力测验正常，X线显示根尖周组织正常的恒牙
【答案】B

166. 根尖孔未形成，因外伤露髓的年轻恒牙，露髓孔小于0.5mm
【答案】C

167. 深龋备洞极敏感

【答案】E

【解析】不可复性牙髓炎剧烈疼痛可诊断为急性牙髓炎或慢性牙髓炎急性发作，其应急处理为局麻下拔髓。深龋引起的可复性牙髓炎，牙髓活力测验正常为间接盖髓术的适应证。根尖未发育完成的年轻恒牙，无论是龋源性、外伤性或机械性露髓，均可行牙髓切断术以保存活髓，直到牙根发育完成。深龋备洞极敏感应先做安抚治疗，待症状消失后再行进一步处理。

(168～170题共用题干)

男，50岁，1周来右侧后牙咬物不适，冷水引起疼痛。近2日来，夜痛影响睡眠，并引起半侧头、面部痛，痛不能定位。检查时见右侧上、下第一磨牙均有咬合面龋洞。

168. 为确定牙位进行的一项检查是

A. 探诊　　　　　　　　B. 叩诊　　　　　　　　C. 松动度检查
D. 温度测验　　　　　　E. X线片检查

【答案】D

【解析】根据题意，判断可能是急性牙髓炎，可以用温度测验加以判断。

169. 患牙的诊断最可能是

A. 深龋　　　　　　　　B. 可复性牙髓炎　　　　C. 急性牙髓炎
D. 慢性牙髓炎　　　　　E. 牙髓坏死

【答案】C

【解析】根据题意：患者自发痛、冷刺激痛、夜间痛、放射痛、疼痛无法定位，检查有咬合面龋洞，最有可能是急性牙髓炎。

170. 如经检查后不能确定患牙的颌位，应做

A. 咬诊　　　　　　　　B. 麻醉测试　　　　　　C. 温度测验
D. 牙周袋探诊　　　　　E. X线片检查

【答案】B

【解析】检查后不能确定患牙的颌位，上、下第一磨牙均有咬合面龋洞，需要鉴别时因上下颌的感觉神经不一样，可以采用麻醉法。

(171～173题共用题干)

患者，女，30岁，右上后牙因深龋复合树脂充填治疗1天后出现自发痛，喝冷水可缓解。临床检查：右上第二磨牙远中邻𬌗树脂充填物，热测敏感，冷测症状缓解，叩痛（±），松动（－）。

171. 该患牙拟诊为

A. 急性根尖周炎　　　　B. 牙髓充血　　　　　　C. 继发龋
D. 咬合创伤　　　　　　E. 急性化脓性牙髓炎

【答案】E

【解析】出现自发痛，热测敏感，冷测症状缓解，为典型的急性化脓性牙髓炎症状。

172. 其原因可能为

A. 复合树脂化学刺激　　B. 垫底材料选择不当　　C. 对牙髓状态判断失误
D. 充填体悬突　　　　　E. 异种金属电流作用

【答案】C

【解析】充填后一天出现症状，说明充填前对牙髓情况的判断不准确。

173. 该牙正确的治疗方案为

A. 去除充填物，安抚治疗　B. 调𬌗，继续观察　　　C. 重新选择垫底材料后充填
D. 根管治疗　　　　　　　E. 口服抗生素

【答案】D

【解析】牙髓炎的患牙治疗方法为根管治疗。

(174～176题共用题干)

患者，男，69岁，左下后牙自发痛，夜间痛，喝冷水可缓解2天，来诊。检查：左下第一磨牙牙体未见龋坏，松动Ⅱ度，远中牙周袋5mm，叩痛（＋）。

174. 为了进一步确诊，还需进行哪项检查

A. X光片　　　　　　　B. 冷测验　　　　　　　C. 热测验
D. 咬诊　　　　　　　　E. 叩诊

【答案】C
【解析】急性化脓性牙髓炎出现的症状是热痛冷缓解，故应热测，观察患牙反应。

175. 左下第一磨牙应该诊断为
    A. 慢性根尖周炎　　　　　　B. 急性牙周脓肿　　　　　　C. 逆行性牙髓炎
    D. 急性浆液性牙髓炎　　　　E. 急性根尖周炎
【答案】C
【解析】牙体本身无龋坏，远中存在牙周袋，并且有松动，说明牙髓的炎症是来自牙周的逆行性感染。

176. 该患牙宜采取的治疗方案为
    A. 牙髓治疗　　　　　　　　B. 牙周治疗　　　　　　　　C. 牙髓治疗＋牙周治疗
    D. 根尖外科手术　　　　　　E. 消炎后拔除
【答案】C
【解析】牙周-牙髓联合病变，应在治疗牙髓病的同时治疗牙周疾病。

(177～180题共用题干)
患者，女，30岁，右上颌第一磨牙根管治疗后1周，现该牙出现遇热刺激后延迟痛。查：右上第一磨牙邻𬌗面树脂充填物完好，叩诊略感不适，X线片显示根管适充。

177. 患者右上第一磨牙最可能的诊断为
    A. 残髓炎　　　　　　　　　B. 根尖炎　　　　　　　　　C. 牙龈乳头炎
    D. 牙周炎　　　　　　　　　E. 三叉神经痛
【答案】A
【解析】根管治疗后的患牙疼痛，可能为残髓炎和遗漏根管。

178. 为明确诊断，首选的检查为
    A. X线片　　　　　　　　　 B. 热测验　　　　　　　　　C. 咬诊
    D. 染色法　　　　　　　　　E. 牙周探诊
【答案】B
【解析】热测验可检查牙髓炎症。

179. 引起患牙病变最可能的原因是
    A. 食物嵌塞　　　　　　　　B. 继发龋　　　　　　　　　C. 根管治疗时遗漏 MB_2 根管
    D. 牙隐裂　　　　　　　　　E. 根尖微渗漏
【答案】C
【解析】上颌第一磨牙的 MB_2 根管是临床常见的易被遗漏根管。

180. 应急处理为
    A. 去除充填物，氧化锌安抚　　　　　　　　B. 去除病髓，髓腔置CP球，氧化锌暂封
    C. 去除充填物和根充物，开放引流　　　　　D. 服用消炎止痛药
    E. 不处理，观察
【答案】B
【解析】检查到遗漏根管后应打开髓腔，于髓腔放置消毒药物，缓解炎症反应。

(181～183题共用题干)
患者，男，40岁。两周来右侧咬物不适，冷水引起疼痛，近两日来夜间疼痛，影响睡眠，并引起半侧头痛，疼痛不能定位，检查右侧上、下磨牙𬌗面均有深的龋洞。

181. 根据患者疼痛的性质，患牙最可能诊断为
    A. 急性牙髓炎　　　　　　　B. 急性冠周炎　　　　　　　C. 三叉神经痛
    D. 急性上颌窦炎　　　　　　E. 急性中耳炎
【答案】A
【解析】根据患者临床表现牙面有龋坏，冷刺激痛转变为自发痛、夜间痛，疼痛不能定位，最可能的诊断为急性牙髓炎。

182. 为确定患牙进行的检查是
    A. 探诊　　　　　　　　　　B. 叩诊　　　　　　　　　　C. 温度测验
    D. X线检查　　　　　　　　 E. 松动度检查
【答案】C
【解析】急性牙髓炎时冷热刺激可使疼痛加重，有助于牙髓炎的诊断。

183. 对患牙的应急处理为
  A. 拔除　　　　　　　　　　B. 开髓引流　　　　　　　　　C. 消炎止痛
  D. 安抚治疗　　　　　　　　E. 间接盖髓充填
【答案】B
【解析】其应急处理为局麻下开髓引流，释放髓腔内压力，缓解疼痛。

(184～185题共用题干)
　　患者，女，30岁。右下后牙自发性疼痛2天，冷热刺激疼痛加剧，就诊检查可见：右下第三磨牙近中斜位阻生，冠周稍红肿，右下第二磨牙远中颈部探及龋洞，探诊（++），叩诊（+）。

184. 引起疼痛的原因为
  A. 急性冠周炎　　　　　　　B. 慢性牙髓炎急性发作　　　　C. 急性根尖周炎
  D. 可复性牙髓炎　　　　　　E. 慢性牙髓炎
【答案】B
【解析】患牙自发痛，冷热刺激疼痛加剧，可探及深龋洞，探痛（++），叩诊（+），可诊断为慢性牙髓炎急性发作。

185. 对此患者最合适的应急处理为
  A. 3%过氧化氢冲洗冠周上药　　B. 服消炎镇痛药　　　　　　　C. 右下第二磨牙开髓引流
  D. 拔除右下第三磨牙　　　　　E. 针刺止痛
【答案】C
【解析】慢性牙髓炎急性发作的应急处理为开髓引流，缓解牙髓压力，减轻疼痛。急性期不能选择拔牙。

(186～187题共用题干)
　　患者，女，25岁。主诉：右下磨牙进食时不适数日。检查：牙面龋洞，达牙本质层，未露髓，探痛，叩痛（-），无松动，冷测验一过性敏感。

186. 该牙的诊断应为
  A. 中龋　　　　　　　　　　B. 牙髓充血　　　　　　　　　C. 浆液性牙髓炎
  D. 慢性牙髓炎　　　　　　　E. 牙本质过敏
【答案】B
【解析】牙髓充血是牙髓炎症的早期表现，其病理变化可以逆转，又称可复性牙髓炎。诊断要点：①牙齿对温度刺激，尤其对冷刺激敏感，无自发痛；②温度测验反应迅速，局限，刺激除去后疼痛立即消失；③检查有深龋等近髓的牙体硬组织损害。而牙本质过敏表现为对机械和化学刺激敏感。该患者的表现符合牙髓充血的特点。

187. 治疗的方法为
  A. 磨除法　　　　　　　　　B. 再矿化法　　　　　　　　　C. 药物治疗
  D. 磷酸锌粘固粉充填　　　　E. 氧化锌丁香油粘固粉安抚
【答案】E
【解析】可复性牙髓炎的治疗主要是除去刺激并保存活的牙髓；安抚治疗：深龋时仔细除去腐质，消毒窝洞后用氧化锌丁香油粘固粉安抚牙髓，2～4周后无症状再做永久充填；消除创伤：调𬌗。

(188～189题共用题干)
　　患者，男，40岁，戴用下颌磨牙修复体一年余，近来出现对冷热刺激敏感，并有自发痛而就诊。查：下颌第一磨牙PFM全冠修复体，叩痛（±），触点及边缘良好。

188. 该病例出现自发性疼痛的原因可能是
  A. 继发龋　　　　　　　　　B. 牙髓炎　　　　　　　　　　C. 金属微电流刺激
  D. 粘固剂选用不当　　　　　E. 意外穿髓或管壁侧穿
【答案】B
【解析】急性牙髓炎的特点是剧烈疼痛，疼痛性质具有下列特点：①自发性阵发性痛；②夜间痛；③温度刺激加剧疼痛；④疼痛不能自行定位。该患者对冷热刺激敏感，并有自发痛，首先考虑发生牙髓炎。

189. 视目前该病例的具体情况，可供选择的进一步检查与处理方案是
  A. 检查咬合　　　　　　　　B. 拆除修复体　　　　　　　　C. X线牙片检查
  D. 冠边缘贴合情况　　　　　E. 温度测验与牙髓治疗
【答案】E
【解析】牙髓活力温度测验是根据患牙对冷或热刺激的反应来检查牙髓状态的方法，是区别龋和牙髓炎最

好的方法；急性牙髓炎患者，温度测验时患牙的反应极其敏感，刺激去除后，疼痛症状要持续一段时间。该患者首先考虑诊断为牙髓炎，故应行温度测验明确诊断并帮助确定患牙，然后行牙髓治疗。

（190～192题共用题干）

患者，男，60岁，左侧后牙自发痛2天，一年多来该侧后牙遇冷或热痛，2天前开始，夜痛不能入睡，查：13龋深，探诊敏感，叩痛（+），不松动，冷测引起剧痛。

190. 该患牙的诊断最可能是
A. 深龋 B. 三叉神经痛 C. 急性牙髓炎
D. 可复性牙髓炎 E. 慢性牙髓炎急性发作

【答案】E

【解析】此病例应该诊断为慢性牙髓炎急性发作，其诊断要点：①剧烈的自发性疼痛，阵发性发作，夜间痛，遇冷、热刺激疼痛加重，疼痛为放射性，不能明确指出患牙；②患牙长期冷热痛、进食痛，偶有自发性钝痛等慢性牙髓炎病史；③叩痛（±）。

191. "夜痛"的性质是
A. 激发痛 B. 自发痛 C. 牵涉性痛
D. 放射性痛 E. 迟缓性疼痛

【答案】B

192. 该患牙的治疗是
A. 根管治疗 B. 盖髓治疗 C. 干髓治疗
D. 充填治疗 E. 射频治疗

【答案】A

【解析】慢性牙髓炎常用根管治疗术来保存患牙。根管治疗用机械和化学处理的方法，消除髓腔内特别是根管内的感染源，经过根管冲洗、消毒和充填封闭根管，防止根尖再感染，促进已经发生的根尖周病变痊愈。

（193～197题共用题干）

男，42岁。半年来左上后牙遇冷热过敏，但无自发痛，近1个月来，除冷热过敏外隐隐作痛。近1周出现自发痛，阵发性加剧，夜间痛。检查发现左上第二磨牙近中𬌗龋深穿髓，探痛明显，叩痛（±）。

193. 该牙的确切诊断是
A. 急性根尖周炎 B. 急性牙髓炎 C. 慢性根尖周炎
D. 慢性牙髓炎急性发作 E. 慢性牙髓炎

【答案】D

【解析】患者有半年的冷热痛史，但无自发痛，说明曾经有慢性牙髓炎，现在有刺激痛、自发痛、夜间痛，表现为牙髓炎急性症状，检查近中𬌗龋深穿髓，所以诊断为慢性牙髓炎急性发作。

194. 最佳治疗方法是
A. 活髓切断 B. 直接盖髓 C. 牙髓摘除术
D. 干髓治疗 E. 拔除

【答案】C

【解析】慢性牙髓炎的牙髓炎症扩散，髓腔已有感染应用牙髓摘除术，去除感染源。

195. 如患者左侧上、下颌后牙均有患牙，患者不能对患牙定位。最能确定患牙位置的方法是
A. 麻醉法 B. 探诊 C. 叩诊
D. 咬诊 E. 扪诊

【答案】A

【解析】牙髓急性炎症，疼痛无法定位，温度测验结果可帮助定位患牙，但是没有此选项，而且是上、下颌后牙的鉴别，因上下颌的感觉神经不一样，可以用麻醉法鉴别。

196. 当该患牙出现阵发性剧痛一段时间后，未经治疗疼痛反而减轻，但出现咀嚼痛，其最可能的原因是
A. 对疼痛逐渐适应 B. 炎症分泌物自行引流 C. 牙髓逐渐坏死
D. 机体免疫力增强 E. 已出现根尖周炎

【答案】E

【解析】牙髓炎没有控制，进一步发展会导致根尖周炎，而且咀嚼痛是根尖周炎的表现。

197. 做鉴别诊断时，最有价值的检查方法是
A. X线检查 B. 温度测验 C. 探诊
D. 咬诊 E. 视诊

【答案】B

【解析】可复性牙髓炎一般无X线片表现，探诊无特异性。咬诊一般少用。视诊检查可用于龋病，也无特异性。可复性牙髓炎的明显特点是冷测反应一过性敏感，可以和不可复性牙髓炎、龋病等鉴别。

（198～201题共用题干）

患者，男，20岁，因上前牙外伤1h来诊。查：右上中切牙冠折露髓，叩诊（+），X线片未见明显异常，拟行根管治疗。

198. 关于该病例，下列说法错误的是
   A. 此患牙根管深部尚未感染，称为非感染根管
   B. 特别注意避免将医源性感染带入根管深部
   C. 根管预备的主要任务是去除根管内的牙髓组织并成形根管
   D. 主锉至少要大于初锉3个号，以清除根管壁内的感染物质
   E. 可在局麻下一次完成根管治疗

【答案】D

【解析】该患牙根管为非感染根管，根管壁尚未感染，根管预备只需去除根管内的牙髓组织并成形根管。

199. 如用逐步后退法预备根管，若主尖锉定为25#，工作长度20mm，则30#锉的工作长度应为
   A. 18mm   B. 19mm   C. 20mm
   D. 21mm   E. 22mm

【答案】B

【解析】主尖锉定为25号，每增大1号器械，插入根管的深度应减少1mm。

200. 若采用热牙胶垂直充填技术充填根管，应将主牙胶尖的尖端剪去
   A. 0.5mm   B. 0.5～1mm   C. 1～2mm
   D. 3～4mm   E. 5～7mm

【答案】A

【解析】热牙胶充填时，一般剪去牙胶尖尖端0.5mm。

201. 若充填后拍X线片发现根管充填材料超充，根管内充实，则
   A. 观察，若有临床症状，取出后重新充填   B. 立即取出重新充填
   C. 观察，若有临床症状，行根尖外科手术   D. 立即行根尖外科手术
   E. 拔除

【答案】C

【解析】根管充填材料超充，若取出可能导致超充部分断裂而无法取出，而该患牙根管内充实，所以可以先观察，若出现临床症状，可通过根尖外科手术取出超充部分。

（202～203题共用题干）

患者，男，30岁，左下前磨牙冷热不适数月，检查：左下5颈部缺损，已露髓，探痛，叩痛（+），无松动，热测引起疼痛。

202. 应诊断为
   A. 楔状缺损   B. 深龋   C. 酸蚀症
   D. 慢性牙髓炎   E. 慢性根尖周炎

【答案】D

203. 选用的治疗方法是
   A. 盖髓术   B. 活髓切断   C. 干髓术
   D. 根管治疗   E. 塑化治疗

【答案】D

【解析】患者左下5颈部缺损，已露髓，探痛，叩痛（+），无松动，热测引起痛，说明颈部楔缺已致慢性溃疡性牙髓炎。正确的处理方法是根管治疗。

（204～205题共用题干）

患者，男，14岁，上颌牙龈溢脓月余，Ⅰ型龋，无探痛，叩痛（+），温度测验无反应，唇侧牙龈根尖处见一瘘管，挤压少量溢脓，松动（−）。

204. 临床诊断应为
   A. 慢性根尖周炎   B. 牙髓坏死   C. 牙周炎
   D. 残髓炎   E. 龋

【答案】A

205. 临床治疗宜采用
A. 活髓切断术　　　　　　B. 姑息治疗　　　　　　C. 根管治疗
D. 干髓术　　　　　　　　E. 塑化术
【答案】C
【解析】患者上颌牙龈溢脓，叩痛（+），温度测验无反应，唇侧牙龈根尖处见一瘘管，挤压少量溢脓，为慢性根尖周炎的典型症状。治疗选择根管治疗。

(206～208题共用题干)
男，32岁，3天前右上后磨牙开始阵发性自发痛，冷热加剧，半夜疼痛而来就诊。2年前右上磨牙进食时不慎咬到小石子，有撕裂样疼痛，近一年多来，冷热敏感，检查隐裂，无龋洞，叩痛（±）。

206. 临床检查最可能发现的是
A. Ⅲ度松动　　　　　　　B. 深牙周袋　　　　　　C. 温度测验敏感
D. 牙髓电活力测验无反应　E. X线片示根尖周透射区
【答案】C

207. 最可能的诊断是
A. 急性牙髓炎　　　　　　B. 慢性闭锁性牙髓炎　　　C. 慢性牙髓炎急性发作
D. 急性根尖周炎　　　　　E. 慢性根尖周炎
【答案】C

208. 治疗方案为
A. 干髓术　　　　　　　　B. 盖髓术　　　　　　　　C. 牙髓塑化治疗
D. 根管治疗+调𬌗　　　　E. 根管治疗+调𬌗+全冠修复
【答案】E
【解析】患者两年前右上磨牙进食时不慎咬到小石子，有撕裂样疼痛，检查到隐裂，说明是𬌗创伤致牙隐裂。近一年多来，冷热敏感，说明时间长，为隐裂引起慢性牙髓炎的症状。3天前出现阵发性自发痛，冷热加剧，半夜疼痛，为慢性牙髓炎急性发作的症状，故温度测验会出现敏感。治疗为根管治疗+调𬌗+全冠修复。

(209～214题共用题干)
男，35岁，右上后牙夜间痛1日，3个月来右下后牙有冷刺激痛，咬物不适，近日夜痛影响睡眠，并放散至右半侧头、面和耳后部痛。检查：右上第一磨牙咬合面深龋洞，探诊敏感，叩痛（-），不松动，冷测一过性敏感。右下第一磨牙颊面深龋洞，探诊敏感，叩痛（-），不松动，冷测正常。右侧下第二磨牙有咬合面和邻面深龋洞，右下第三磨牙近中阻生。

209. 根据患者疼痛的性质，主诉患牙最可能的诊断是
A. 深龋　　　　　　　　　B. 可复性牙髓炎　　　　　C. 急性牙髓炎
D. 智齿冠周炎　　　　　　E. 急性中耳炎
【答案】C

210. 为确定患牙进行的检查是
A. 探诊　　　　　　　　　B. 叩诊　　　　　　　　　C. 松动度
D. 温度测验　　　　　　　E. X线片检查
【答案】D

211. 右下第一磨牙疾病的诊断为
A. 深龋　　　　　　　　　B. 牙本质敏感　　　　　　C. 急性牙髓炎
D. 慢性牙髓炎　　　　　　E. 可复性牙髓炎
【答案】A

212. 右上第一磨牙疾病的诊断为
A. 深龋　　　　　　　　　B. 牙本质敏感　　　　　　C. 急性牙髓炎
D. 慢性牙髓炎　　　　　　E. 可复性牙髓炎
【答案】E

213. 主诉牙当日的治疗是
A. 垫底充填　　　　　　　B. 安抚观察　　　　　　　C. 牙髓摘除
D. 冲洗上药　　　　　　　E. 消炎止痛
【答案】C

214. 对该患者的治疗设计不包括
   A. 垫底充填　　　　　　　B. 间接盖髓　　　　　　　C. 根管治疗
   D. 患牙拔除　　　　　　　E. 耳鼻喉科诊治
   【答案】E
   【解析】由于患者右上后牙夜间痛1日，出现了自发痛、夜间痛，并有放散痛。3个月来右侧下后牙冷刺激痛，咬物不适。推测患牙最可能的诊断是由深龋引起的急性牙髓炎。温度测验是区别龋、其他炎症和牙髓炎最好的方法，其他诊断方法只能做参考。据提示检查：右下第一磨牙颊面深龋洞，探诊敏感，叩痛（−），不松动，冷测正常。右下第一磨牙诊断为深龋。右上第一磨牙咬合面深龋洞，探诊敏感，叩痛（−），不松动，冷测一过性敏感，为可复性牙髓炎的典型临床表现。由于已选择主诉患牙最可能的诊断是急性牙髓炎，当日的有效治疗肯定是牙髓摘除。垫底充填和安抚观察适用于深龋或可复性牙髓炎，止痛药只是治疗急性牙髓炎的辅助治疗。对该患者的治疗设计包括间接盖髓、垫底充填、根管治疗和患牙拔除。由于下后牙的急性牙髓炎可以引起半侧头、面和右耳后部的放散性痛，患者未出现其他急性中耳炎的症状，因此没有必要与急性中耳炎鉴别，故不必建议五官科诊治。注意题干提的是否定问题。

（215～216题共用题干）

男，28岁，右上后牙遇酸甜食物敏感1个月就诊，患者1个月来进食酸甜食物感右上后牙敏感，不敢用右侧咀嚼，无夜间痛、自发痛。检查：16龋坏，内有食物残渣及较多腐质，探诊酸软，叩诊（−），动度正常。冷测一过性敏感。牙髓活力电测验读数为25，对照牙读数为18。X线片显示16龋坏近髓角，根尖周无异常。

215. 若患牙去尽腐质后窝洞底部位于牙本质深层，应诊断为
   A. 牙本质敏感症　　　　　B. 深龋　　　　　　　　　C. 可复性牙髓炎
   D. 急性牙髓炎　　　　　　E. 慢性牙髓炎
   【答案】C

216. 患牙的治疗方案是
   A. 树脂充填　　　　　　　B. 安抚治疗　　　　　　　C. 直接盖髓
   D. 活髓切断　　　　　　　E. 根管治疗
   【答案】B
   【解析】题干中"遇酸甜食物敏感，无夜间痛、自发痛，冷测一过性敏感"提示患者牙髓充血，因此患牙最可能的诊断是可复性牙髓炎。深龋冷测验正常，仅刺激入洞会引起疼痛；不可复性牙髓炎温度测验引起剧痛或迟缓痛，有自发痛病史。由于患牙诊断为可复性牙髓炎，故处理是安抚充血牙髓。

（217～223题共用题干）

女，30岁，右侧后牙夜间隐痛3天，2个月来，该部位一直存在进甜食和冷物刺激痛。检查：右下第一磨牙颊面中龋洞、探诊不敏感，叩痛（−）。右下第二磨牙远中颈部深龋洞，探诊中等敏感，洞内有食物嵌塞，叩痛（+），不松动，远中龈乳头肿大，探之出血。右下第三磨牙近中阻生，远中龈缘发红，探之出血。右上第二前磨牙和第一磨牙颊侧颈部有沟形缺损，探之质硬且光滑，右上第三磨牙缺失。余未见异常。

217. 为明确诊断，进一步要做的重要检查是
   A. 扪诊　　　　　　　　　B. 咬诊　　　　　　　　　C. 温度测验
   D. 电活力测验　　　　　　E. 牙周袋检查
   【答案】C

218. 根据病史和检查，患者主诉的患牙最可能是
   A. 右下第一磨牙　　　　　B. 右下第二磨牙　　　　　C. 右上第二前磨牙
   D. 右上第一磨牙　　　　　E. 右下第三磨牙
   【答案】B

219. 根据病史和检查，患者主诉疾病的诊断最可能是
   A. 深龋　　　　　　　　　B. 牙龈乳头炎　　　　　　C. 可复性牙髓炎
   D. 慢性牙髓炎　　　　　　E. 智齿冠周炎
   【答案】D

220. 应与之鉴别的主要疾病是
   A. 深龋　　　　　　　　　B. 可复性牙髓炎　　　　　C. 牙龈乳头炎
   D. 慢性牙髓炎　　　　　　E. 智齿冠周炎
   【答案】A

221. 对主诉疾病当日有效的处理方法是
   A. 垫底充填　　　　　　　B. 去腐安抚　　　　　　　C. 冲洗上药
   D. 摘除牙髓　　　　　　　E. 消炎止痛
   【答案】D

222. 患者口腔疾病的治疗设计不包括
   A. 充填治疗　　　　　　　B. 盖髓治疗　　　　　　　C. 局部用药
   D. 根管治疗　　　　　　　E. 患牙拔除
   【答案】B

223. 对主诉疾病治疗远期疗效的观察至少应在术后
   A. 2 周　　　　　　　　　B. 3 个月　　　　　　　　C. 半年
   D. 1 年　　　　　　　　　E. 2 年
   【答案】E

【解析】患者主诉右侧后牙夜间隐约痛 3 天，2 个月来，该部位一直存在进甜食和冷物刺激痛，提示有自发痛、冷甜刺激痛，可能有慢性牙髓炎存在。检查内容涉及右后 5 个牙齿，鉴别牙髓炎的患牙，必须用温度测验才能诊断，而不是其他检查方法。根据病史和检查："右下第二磨牙远中颈部深龋洞，探诊中等敏感，洞内有食物嵌塞，叩痛（+）"，提示可能有慢性牙髓炎存在，即患者的主诉患牙最可能是右下第二磨牙，主诉疾病最可能是慢性牙髓炎。另外，远中龈乳头肿大，探之出血，表明该处有牙龈乳头炎，是应与主诉疾病进行鉴别的主要疾病。其他患牙的检查：右下第一磨牙颊面中龋洞、探诊不敏感，叩痛（-），提示患龋。右下第三磨牙近中阻生，远中龈缘发红，探之出血，提示轻度龈炎，并非智齿冠周炎。右上第二前磨牙和第一磨牙颊侧颈部有沟形缺损，探之质硬且光滑，提示有楔状缺损，无牙髓受损的提示。由于以上确定了主诉疾病最可能是慢性牙髓炎，对主诉疾病当日有效的处理方法必然是"摘除牙髓"，并进行根管治疗；而其他口腔问题用垫底充填、局部用药、根管治疗和智齿拔除等处理，只有盖髓治疗不必要。主诉疾病慢性牙髓炎根管治疗远期疗效的观察至少应在术后 2 年。

(224～226 题共用题干)
女，35 岁，因左下后牙对冷热刺激敏感 1 周前来就诊，检查发现左下第一磨牙殆面深龋洞，探诊洞底感酸痛，冷测反应一过性敏感，叩痛（-）。牙龈无异常。

224. 该患牙的诊断是
   A. 深龋　　　　　　　　　B. 可复性牙髓炎　　　　　C. 急性牙髓炎
   D. 慢性牙髓炎　　　　　　E. 牙髓钙变
   【答案】B

225. 做鉴别诊断时，最有价值的检查方法是
   A. X 线检查　　　　　　　B. 温度测验　　　　　　　C. 探诊
   D. 咬诊　　　　　　　　　E. 视诊
   【答案】B

226. 其处理方法应是
   A. 安抚治疗　　　　　　　　　　　　B. 磷酸锌粘固粉垫底永久充填
   C. 聚羧酸锌粘固粉垫底永久充填　　　D. 氧化锌丁香油粘固粉垫底永久充填
   E. 直接永久充填
   【答案】A

【解析】温度测验一过性敏感，无自发痛且叩痛（-），可明确诊断为可复性牙髓炎。温度测验可用于评估患牙牙髓状态。对可复性牙髓炎可先予以安抚治疗。

(227～231 题共用题干)
女，22 岁。左侧后牙夜间痛 2 天。近 1 年来，左上后牙咬物不适，冷热敏感。2 天前左侧磨牙痛重，热痛加剧，分不清具体患牙，痛时引起左头部痛，夜间痛重。检查 5MO 龋洞破坏大，叩痛（+），不松动。

227. 为明确诊断做的最重要检查是
   A. 扪诊　　　　　　　　　B. 叩诊　　　　　　　　　C. 温度测验
   D. 电活力测验　　　　　　E. X 线片检查
   【答案】C

228. 主诉牙最可能的诊断是
   A. 可复性牙髓炎　　　　　B. 急性牙髓炎　　　　　　C. 慢性牙髓炎急性发作

D. 急性根尖周炎　　　　　　　E. 慢性根尖周炎

【答案】C

229. 为明确患病牙的颌位,应做的检查是
A. 咬诊　　　　　　　　B. 染色检查　　　　　　　C. 麻醉测验
D. 温度测验　　　　　　E. 电活力测验

【答案】C

230. 如果左下第二前磨牙冷测一过性敏感,叩痛(-),该患牙的诊断应考虑为
A. 可复性牙髓炎　　　　B. 急性牙髓炎　　　　　　C. 慢性牙髓炎急性发作
D. 急性根尖周炎　　　　E. 慢性根尖周炎

【答案】A

231. 患者的治疗设计不应包括
A. 充填术　　　　　　　B. 盖髓术　　　　　　　　C. 根管治疗
D. 全冠修复　　　　　　E. 根尖手术

【答案】E

【解析】因为患者主诉"2天前左侧磨牙痛重,热痛加剧,分不清具体患牙,痛时引起左头部痛,夜间痛重",为急性牙髓炎的疼痛特点,明确诊断必须用温度测验,其他检查不能做出明确诊断。因为患者牙痛的病史长达1年,检查叩痛(+),均表明患牙的诊断应是在慢性牙髓炎基础上的急性发作。患者左侧上下均有患牙,牙髓炎的痛不定位,因此为明确患病牙的颌位,应做的检查只能是麻醉测验。根据提示:左下第二前磨牙龋深近髓,冷测一过性敏感,叩痛(-),这是可复性牙髓炎的典型临床表现。对于2个因大面积龋损引起的可复性牙髓炎和慢性牙髓炎急性发作的患牙,盖髓术、根管治疗、充填术和全冠修复都是治疗设计应包括的,只有根尖手术是不必要的。

(232～236题共用题干)

女,28岁,1周前因右上第一磨牙龋洞食甜物痛而直接做银汞充填。充填后觉冷热刺激痛,并逐渐加重,但无自发痛。检查:充填物完好,叩痛(-),冷测引起一过性痛。

232. 该患牙出现的问题是
A. 牙本质过敏症　　　　B. 可复性牙髓炎　　　　　C. 急性牙髓炎
D. 慢性牙髓炎　　　　　E. 急性根尖周炎

【答案】B

233. 其原因最可能为
A. 备洞刺激牙髓　　　　B. 腐质未去干净　　　　　C. 充填时未垫底
D. 术前诊断错误　　　　E. 电流刺激牙髓

【答案】C

234. 该患牙的处理首选
A. 行脱敏治疗　　　　　B. 做安抚治疗　　　　　　C. 做牙髓治疗
D. 垫底后充填　　　　　E. 改材料充填

【答案】B

235. 如果充填后无其他不适,只在对颌时觉刺痛,检查:充填物完好,叩痛(-),冷测同对照牙;右下第一磨牙面金属全冠完整,此时,分析发生症状的原因最可能为
A. 备洞刺激牙髓　　　　B. 腐质未去干净　　　　　C. 充填时未垫底
D. 术前诊断错误　　　　E. 电流刺激牙髓

【答案】E

236. 此时,该患牙的处理应选
A. 行脱敏治疗　　　　　B. 做安抚治疗　　　　　　C. 做牙髓治疗
D. 垫底后充填　　　　　E. 改材料充填

【答案】E

【解析】根据病史该患牙有龋洞食甜物痛,患的是中龋,直接做银汞充填后,出现了冷刺激引起一过性痛的症状,而无自发痛,故应诊断为可复性牙髓炎,经过治疗牙髓有可能恢复健康。根据该病历提供的资料,原因最可能为中龋洞直接用银汞合金充填而没做垫底,因此,口腔内进食的温度可以直接刺激牙髓组织。由于已诊断为可复性牙髓炎,应首选安抚治疗,其他治疗均不对症。根据提示内容"如果充填后无其他不适,只在对颌时觉刺痛,检查:充填物完好,叩痛(-),冷测同对照牙;右下第一磨牙面金属全冠完整",分析发生症

状的原因最可能为患牙对颌时,两种不同金属材料之间可有电流发生,刺激牙髓。其相应的处理应选改非金属材料,如复合树脂充填。

(237～239题共用备选答案)

A. 牙髓切断术或根尖诱导成形术　B. 干髓术　　　　　　　　　　C. 间接盖髓术
D. 直接盖髓术　　　　　　　　　E. B+D

237. 根尖尚未形成的年轻恒牙深龋露髓,可采用

【答案】A

238. 年轻恒牙冠折未露髓者,一般采用

【答案】C

239. 乳牙备洞时意外露髓,可采用

【答案】D

【解析】对于根尖尚未形成的年轻恒牙深龋露髓,牙髓出现病变,因此直接盖髓术已不适用,而应采取牙髓切断术,并诱导根尖形成。对于年轻恒牙冠折未露髓者,因牙髓未受到感染,因此可采用间接盖髓术。乳牙备洞时意外穿髓,则可采用直接盖髓术。

(240～242题共用备选答案)

A. 药物性根尖周炎　　　　　　　B. 牙周炎咬合痛　　　　　　　　C. 残髓炎
D. 药物性牙周组织坏死　　　　　E. 继发牙髓炎

240. 充填物过高,咬合时出现早接触可引起

【答案】B

241. 备洞时未去尽龋坏组织,致使充填后龋损继续发展,可引起

【答案】E

242. 以亚砷酸失活剂置于邻面洞时,由于封闭不严,药物渗漏可引起

【答案】D

【解析】牙周炎咬合痛一般由充填物过高,咬合时出现早接触,或电流作用引起。继发牙髓炎可由深洞未护髓,去腐未净等引起。残髓炎是根管治疗不彻底,残留部分感染牙髓引起的。药物性牙周组织坏死可由砷剂等失活剂渗漏到牙周组织引起。

(243～246题共用备选答案)

A. 咀嚼痛　　　　　　　　　　　B. 放射性锐痛　　　　　　　　　C. 自发性隐痛,冷热刺激痛
D. 阵发性电击样痛　　　　　　　E. 张口闭口痛

下述疾病最可能表现出上述哪一种性质的疼痛

243. 急性牙髓炎

【答案】B

244. 牙周炎

【答案】A

245. 急性根尖周炎

【答案】A

246. 慢性牙髓炎

【答案】C

【解析】急性牙髓炎的疼痛为自发性阵发痛,夜间痛,温度刺激加剧疼痛,疼痛呈放散性,不能定位。牙周炎可以引起咀嚼痛。急性根尖周炎有自发性、持续性疼痛,轻轻咬合即引起剧烈疼痛,疼痛不放散,可定位。慢性牙髓炎可有自发性隐痛、长期的冷热刺激痛病史。

(247～249题共用备选答案)

A. 机械性刺激敏感　　　　　　　B. 突发性电击样痛　　　　　　　C. 定点性咀嚼剧痛
D. 疼痛不定位,夜间加重　　　　E. 刺痛入洞引起疼痛

对下述疾病可能出现的疼痛描述正确的是

247. 三叉神经痛

【答案】B

248. 急性牙髓炎

【答案】D

249. 深龋

【答案】E

(250～252题共用题干)

男，60岁。一年来右侧上后牙痛，疼痛多在傍晚发生，并涉及右眶下部和颞部。患者数年前曾有头痛及流涕史。查 5|DO 6|O龋深，叩痛(+)，扪痛(-)。

250.为明确诊断必须做的检查是
A.牙髓电活力测验　　　　　B.牙髓温度测验　　　　　C.耳鼻喉科会诊
D.X线片检查　　　　　　　E.松动度检查

【答案】B

【解析】右上5、6龋深，叩痛阳性，可怀疑有牙髓炎症，需要鉴别可复性牙髓炎或者慢性牙髓炎，所以需要做牙髓温度测验。

251.该患者主诉疾病最可能是
A.深龋　　　　　　　　　　B.慢性鼻窦炎　　　　　　C.急性牙髓炎
D.慢性牙髓炎　　　　　　　E.可复性牙髓炎

【答案】D

【解析】此患者疼痛持续一年多，所以应该不是急性牙髓炎，应该为慢性牙髓炎，所以 D 正确，C 错误。深龋不会夜间痛，所以 A 错误。慢性鼻窦炎有流鼻涕、上颌窦区压痛，所以 B 错误。可复性牙髓炎没有自发疼痛，所以 E 错误。

252.治疗设计中最重要的是
A.垫底充填　　　　　　　　B.根管治疗　　　　　　　C.盖髓治疗
D.拔除残根　　　　　　　　E.耳鼻喉科就诊

【答案】B

【解析】盖髓治疗用于深龋未穿髓或深龋露髓孔比较小者，所以 C 错误。垫底充填是在根管充填之后垫底充填，所以 A 不是最重要的设计，A 错误。此患者牙冠完整，所以不需要拔除残根，D 不选。不需要耳鼻喉科就诊，所以 E 不选。慢性牙髓炎需要进行彻底的根管治疗，去除感染，然后进行严密充填，预防再感染，故选 B。

(253～255题共用备选答案)
A.GG 钻　　　　　　　　　B.镍钛根管锉　　　　　　C.拔髓针
D.光滑髓针　　　　　　　　E.侧压充填器

253.用于拔髓的器械是
【答案】C

254.用于成形根管的器械是
【答案】B

255.用于根管充填的器械是
【答案】E

【解析】拔髓应使用有倒刺的拔髓针，镍钛根管锉是目前根管成形的常用器械，侧压充填器用于根管侧压充填。

(256～258题共用备选答案)
A.直接盖髓术　　　　　　　B.间接盖髓术　　　　　　C.活髓切断术
D.根管治疗　　　　　　　　E.根尖手术

256.外伤时间短、露髓孔小的年轻恒牙应采用
【答案】A

257.成熟恒牙因龋引起可复性牙髓炎应采用
【答案】B

258.老年患者下颌切牙根管部分钙化伴根尖周炎应采用
【答案】D

【解析】年轻恒牙根尖孔未形成，因外伤或机械性因素露髓，且外伤时间短、露髓孔小的患者应选用直接盖髓术。成熟恒牙因龋引起可复性牙髓炎应选用间接盖髓术。老年患者下颌切牙根管部分钙化伴根尖周炎，提示根管内感染是根尖周炎的致病因素，应选用根管治疗。根尖手术不是首选。

第七单元 根尖周病

1. 不可以用作根管充填的糊剂是
   A. 氢氧化钙糊剂
   B. 碘仿糊剂
   C. 氧化锌丁香油糊剂
   D. 钙维他糊剂
   E. 氟化钠甘油糊剂

【答案】E

【解析】氟化钠甘油糊剂为比较常用的脱敏剂。糊剂类根管充填材料种类很多，大多是由粉与液调拌而成糊状，充填后可硬化，例如根管糊剂、氢氧化钙及其制剂、含三聚甲醛的新三锌糊剂、碘仿糊剂、氧化锌丁香油酚粘固剂、Rickert根管粘固剂、Grossman根管封闭剂以及氯仿牙胶等。钙维他（Calvital）糊剂由关根经10多年临床和组织病理学研究提出，目前在日本应用较广泛。

2. 根尖切除术的适应证
   A. 根管充填不完善，根尖周病变久治不愈
   B. 器械折断于根管内，堵塞不通，根尖病变不愈合
   C. 根尖周肉芽肿
   D. 慢性根尖周脓肿
   E. 牙周病变涉及根尖周组织

【答案】B

【解析】根尖切除术适用于不能用常规方法进行根管治疗术的病例，例如根管治疗术失败而无法除去原有根管充填物或已做桩冠，或根管弯曲、狭窄，或根管器械折断在根管内堵塞不通，或根尖折断已形成慢性根尖周炎，或慢性根尖周炎合并难于取出的超充根充材料等。一般只用于前牙、前磨牙，磨牙视解剖情况可酌情处理。

【破题思路】对于A、C、D、E选项涉及的病变，首选的治疗方法是根管治疗。

3. 根尖发育已完成的恒牙牙髓炎症波及根髓时治疗方法是
   A. 干髓术
   B. 活髓切断术
   C. 直接盖髓术
   D. 牙髓摘除术
   E. 间接盖髓术

【答案】D

【解析】恒牙各个原因引起的牙髓炎波及根髓时首选的治疗方法是牙髓摘除术。根尖炎的治疗首选根管治疗术。

【破题思路】干髓术：急、慢性早期牙髓炎，不易保存活髓的牙齿；现在临床基本已经淘汰。活髓切断术：不宜做盖髓治疗，或盖髓治疗失败的年轻恒牙、外伤露髓或局限于冠髓的牙髓炎。直接盖髓术：牙体预备或去除龋坏组织时的意外穿髓，外伤露髓时间较短且穿髓孔小于1mm。牙髓摘除术：当牙髓炎症波及全部牙髓组织时，可将牙髓全部摘除，再用一定的材料充填根管，达到保存患牙的方法。间接盖髓术：用于深龋或牙折近髓引起的早期可逆性牙髓炎。

4. 间接盖髓术的适应证是
   A. 中龋
   B. 浅龋
   C. 意外穿髓
   D. 去腐未净穿髓
   E. 可复性牙髓炎

【答案】E

【解析】间接盖髓术的适应证为：①深龋、外伤等造成近髓的患牙；②深龋引起的可复性牙髓炎，牙髓活力正常，X线片显示根尖周组织健康的恒牙；③无明显自发痛，去净腐质未见穿髓却难以判断是慢性牙髓炎或可复性牙髓炎时，可采用间接盖髓术作为诊断性治疗。本题选项中可用间接盖髓术治疗的是可复性牙髓炎。

【破题思路】龋病首选的治疗方法是充填。意外穿髓的患牙，露髓孔小（恒牙0.5mm，年轻恒牙1.0mm）首选直接盖髓，露髓孔大选择活髓切断。腐质未去干净露髓，临床诊断为慢性牙髓炎，需要进行牙髓摘除。

5. 根管机械预备的目的如下，除了
   A. 清除主根管内感染
   B. 清除根管壁的感染
   C. 扩大根尖孔以利引流
   D. 减少弯曲根管的弯曲度
   E. 预备根管形态以利充填

【答案】C

【解析】根管机械预备时为了防止细菌和根管内容物推出根尖孔外，要在根尖孔形成根充挡，不可扩大根尖孔，所以此题选 C。

> 【破题思路】
> 根管机械预备的目的：
> ① 清理根管内的感染物质和感染的牙本质。
> ② 扩大根管，形成连续的锥形结构，有利于充填。
> ③ 保持根尖部狭窄部的原始位置，根充挡（牙本质牙骨质界）。
> 时机：根管预备必须在急性炎症控制之后方可进行。

6. 评定根管预备器械性能的指标如下，除了
   A. 穿透力　　　　　　　　B. 器械弹性　　　　　　　　C. 侧壁切割力
   D. 带碎屑能力　　　　　　E. 工作端的长短

【答案】E

【解析】根管预备时候，要形成根充挡，有穿透力反而会侧穿或破坏根充挡。根管有弯曲，需要根管预备器械有弹性，根管预备要切割取出根管的感染侧壁，根管预备还需要在预备后带出碎屑，以防碎屑堵塞，工作端的长短需要标准化。

> 【破题思路】ISO 规格尺寸规定如下：
> ① 工作端切割刃的长度为 16mm（恒定不变）。
> ② 器械的长度：从尖端到柄的距离可分别为 21mm、25mm、28mm、31mm。
> ③ 锥度：所有器械刃部的锥度是一致的，为 0.02mm，即长度每增加 1mm 直径增加 0.02mm。
> D2（刃部末端直径）=D1+0.32mm。

7. 标准化扩孔钻刃部的长度为
   A. 16mm　　　　　　　　B. 21mm　　　　　　　　C. 25mm
   D. 28mm　　　　　　　　E. 31mm

【答案】A

8. 根管预备常用的器械是
   A. 裂钻、根管扩大器、拔髓针　　　　　　B. 根管锉、球钻、根管扩大器
   C. 扩孔钻、根管扩大器、根管侧压器　　　D. 机用扩孔钻、根管锉、根管侧压器
   E. 机用扩孔钻、根管锉、根管扩大器

【答案】E

【解析】根管预备目的为形成自根管口至根尖孔连续锥形的管状结构，便于下一步充填，相应地选择合适的器械。机用扩孔钻用于扩大根管口，根管锉切割根管侧壁使之成形，根管扩大器旋转时有穿透和切割效果；裂钻用于开髓的最初阶段和修整髓腔壁，拔髓针用于根管探查去除牙髓或取出棉捻；球钻用于髓腔预备，排除 B；根管侧压器用于根管充填。

9. 根管治疗器械的种类如下，除了
   A. 倒锥钻　　　　　　　B. 拔髓针　　　　　　　C. 根管锉
   D. 光滑髓针　　　　　　E. 根管扩大针

【答案】A

10. 试测主牙胶尖合适的重要指标是
    A. 与牙根管的长度一致　　　B. 达到患牙根管的工作长度　　　C. 在取出时根尖部有回拉阻力
    D. 刚能进入根管的根尖狭窄部　E. 与根备后的根管锥度一致

【答案】C

【解析】主尖进入根管达到标记长度后向外拉出有"回拉阻力"，可初步确定，说明主尖在根尖部与根管壁紧密贴合，此为重要指标。

11. 根管充填时主尖应达距 X 线片所示根尖
    A. 0.1～0.15mm　　　　　　B. 0.2～0.25mm　　　　　　C. 0.3～0.4mm

D. 0.5～2mm E. 2.5～3mm

【答案】D

【解析】根管充填时主尖应达距X线片所示根尖0.5～2mm，故选D。

12. 根管预备前必须完成的重要步骤是
    A. 测定工作长度 B. 根管内清洗 C. 根管口预备
    D. 拍X线片 E. 进入髓腔

【答案】A

【解析】根管预备前的步骤：牙髓失活术或拔髓、测量根管长度。根管预备步骤：扩大根管与冲洗根管交替。其中测量根管长度是最基础的步骤。

【破题思路】根管预备的时机：急性炎症控制之后。根管预备之前应该先测量工作长度。

13. X线片根尖周透射区包括数牙时确诊病原牙的主要依据是患牙
    A. 有无龋洞 B. 是否有牙周疾病 C. 牙髓有无活力
    D. 有无窦道 E. 有无叩痛

【答案】C

【破题思路】慢性根尖周炎X线检查见围绕患牙根尖部的透射区（指向性特点）。
注意：初步诊断为慢性根尖周炎，检查是X线片检查。阴影包含相邻的几颗牙检查为牙髓活力测验。

14. X线检查在下列疾病的诊断中具有十分重要的意义，除了
    A. 急性浆液性根尖周炎 B. 邻面龋 C. 畸形中央尖
    D. 根折 E. 慢性根尖周炎

【答案】A

【解析】急性根尖周炎的诊断主要靠临床表现，慢性根尖周炎的诊断主要靠的是X线片。

【破题思路】邻面龋的早期可以用𬌗翼片检查。

15. 根管和根尖周的感染是
    A. 以厌氧菌为主的混合感染 B. 以需氧菌为主的混合感染 C. 厌氧菌的感染
    D. 需氧菌的感染 E. 兼性厌氧菌的感染

【答案】A

【破题思路】感染根管内的细菌主要是厌氧菌，尤其是专性厌氧菌，包括类杆菌（产黑色素和不产黑色素类杆菌）、梭杆菌、真杆菌等。感染途径大多为牙髓途径。

16. 下列因素不能引起急性根尖周炎的是
    A. 牙髓病变 B. 根管器械超出根尖孔 C. 咬合创伤
    D. 化学性刺激 E. 牙髓电活力测验

【答案】E

【破题思路】根尖炎的病因：感染、创伤、化学刺激。牙髓病变为感染因素，也是最主要的因素。

17. 下列关于急性化脓性根尖周炎的临床表现，不正确的是
    A. 患牙出现自发性剧烈的持续性跳痛 B. 患牙伸长感
    C. 咬牙时疼痛可暂时缓解 D. X线片可无明显异常
    E. 患牙叩痛（++）～（+++），松动Ⅱ～Ⅲ度

【答案】C

18. 男，28岁，右上后牙近几日咬合痛，并有患牙发麻浮出感觉，咬紧患牙，疼痛可缓解。检查发现右上6近中邻𬌗面龋坏，叩痛（++），冷热诊（−），探诊（−）。可能的诊断是

A. 急性浆液性根尖周炎 B. 慢性根尖周炎
C. 慢性闭锁性牙髓炎 D. 急性化脓性根尖周炎
E. 不可复性牙髓炎

【答案】A

【解析】咬合痛，并有患牙发麻浮出感觉，咬紧患牙，疼痛可缓解。此症状为典型急性浆液性根尖周炎的特有症状。

19. 患者，男，27岁，因下前牙肿痛3天来诊。查：左下侧切牙有早接触、牙石Ⅱ度、颊龈沟变浅、波动感、牙髓无活力、Ⅲ度松动、叩痛（+++）、下颌部皮温增高。该牙最可能的诊断为

A. 殆创伤 B. 急性牙槽脓肿
C. 急性牙周脓肿 D. 急性蜂窝织炎
E. 急性颌骨骨髓炎

【答案】B

【破题思路】

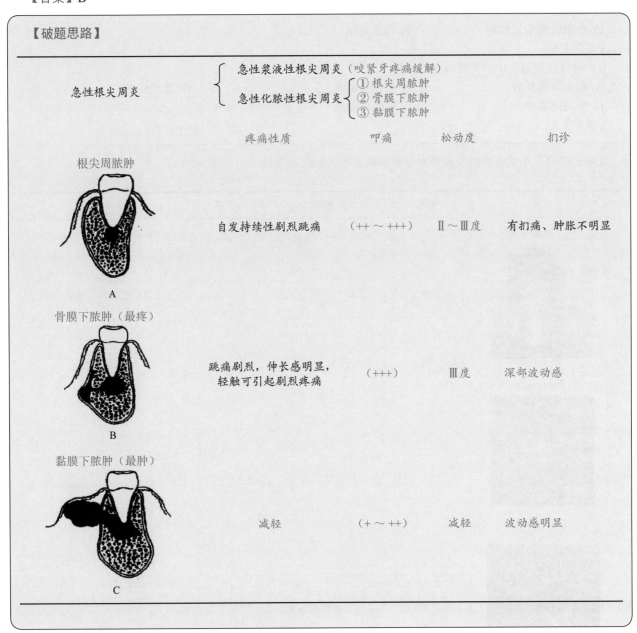

20. 急性根尖周炎浆液期初期特有的自觉症状是

A. 咬合轻钝痛 B. 牙根部发木感 C. 根尖部不适感
D. 紧咬时疼痛缓解 E. 患牙浮出感觉

【答案】D

21. 患者，男，67岁。右下侧切牙根管治疗过程中，发现根管内有钙化物阻挡，根管预备时可选择的药物是
A. 2%氯胺溶液 B. 3%过氧化氢溶液 C. 氯己定
D. 17%EDTA 溶液 E. 2%次氯酸钠溶液
【答案】D
【解析】根管的化学预备对于根管狭窄、钙化或根管内异物常用 EDTA 来处理，它可与体内的钙结合，形成螯合钙。

> 【破题思路】用 3%过氧化氢溶液和 2%次氯酸钠溶液用来冲洗根管。
> 根管冲洗液：0.5%～5.25%次氯酸钠液+17%EDTA（最为推荐）。
> 氯己定：用于根管再治疗的末次冲洗，螯合到根管壁上可产生缓释作用。

22. 急性根尖周炎应急处理正确的是
A. 在局麻下进行 B. 开通髓腔，引流根管 C. 穿通根尖孔
D. 有脓肿时切开排脓 E. 以上均是
【答案】E

23. 慢性根尖周炎中的主要病变类型是
A. 根尖周肉芽肿 B. 致密性骨炎 C. 牙槽脓肿
D. 根尖周脓肿 E. 根尖周囊肿
【答案】A

【破题思路】不同类型的慢性根尖周炎 X 线片表现特点不同：

病变	形态	范围	边界	周围骨质
根尖周肉芽肿	圆形	较小，直径<1cm	清楚	正常或稍微致密
慢性根尖周脓肿	不规则	大小不一，较弥散	不清楚	呈云雾状
根尖周囊肿	圆或椭圆	大小不一，豌豆大到鸡蛋大	清晰	致密骨白线围绕

病变	形态	范围	边界	周围骨质
致密性骨炎	—	—	—	围绕根尖周的一团致密骨（好发于青壮年的下6）

24.急性化脓性根尖周炎时下列哪种排脓方式对根尖周组织破坏最小
A.通过根尖孔经根管从冠部缺损处排脓 B.通过牙周膜从龈沟或者牙周袋排脓
C.通过骨髓腔突破骨膜、皮肤向外排脓 D.通过骨髓腔突破骨膜、黏膜向外排脓
E.突破鼻底黏膜向鼻腔排脓
【答案】A

25.急性化脓性根尖周炎最常见的排脓途径为
A.根尖孔——根管——冠部缺损 B.根尖周——骨膜下——黏膜下 C.根尖周——骨膜下——皮肤
D.根尖周——骨膜下——上颌窦 E.根尖部——牙周袋
【答案】B

【破题思路】

急性根尖周炎（诊断主要依靠临床表现）
- 急性浆液性根尖周炎（初期咬紧牙疼痛缓解）
- 急性化脓性根尖周炎
  - ①根尖周脓肿
  - ②骨膜下脓肿（最疼，变平，深波动）
  - ③黏膜下脓肿（最肿，半球形，明显的波动感）

急性化脓性根尖周炎排脓途径：
最佳：根尖孔——根管——龋洞。
最常见：根尖周——骨膜下——黏膜下。
破坏最大：牙周膜——龈沟。

26.男，48岁。近1周来右上后牙自发钝痛、头痛和全身不适。检查右上牙未见任何牙体疾病，14、15、16均有叩痛（+），右面颊相应处按压痛。医师诊断应考虑的疾病是
A.急性牙髓炎 B.慢性牙髓炎 C.急性中耳炎
D.急性上颌窦炎 E.急性蜂窝织炎
【答案】D
【解析】该题考查的知识点是急性牙髓炎的鉴别诊断，急性牙髓炎可与急性龈乳头炎、三叉神经痛、急性上颌窦炎进行相鉴别。急性上颌窦炎时，患侧的上后牙可以出现自发钝痛、轻叩痛，该患者的自觉症状和检查，加上有"右面颊相应处按压痛"症候，均提示患者是患右侧急性上颌窦炎。病例中未提供其他疾病的任何临床表现。

27.根管充填应达到的标准为
A.恰填 B.超填 C.欠填
D.糊剂超填 E.牙胶尖欠填
【答案】A
【解析】根管充填的标准为恰好严密填满，充填物距根尖端0.5～2mm，根尖部根管内无任何X线透射影像。此为恰填。
①恰填：恰好严密填满，充填物距根尖端0.5～2mm，根尖部根管内无任何X线透射影像。
②欠填：根管内充填物距根尖端2mm以上，或根尖部根管内仍遗留有X线透射影像。
③超填：一是填满根管，超出了根尖孔；二是根管内充填不严密，根充物超出根尖孔。

28.已行完善根管治疗的患牙,若冠部充填物脱落,则
A.因根管已进行严密充填,根管不会再感染
B.微生物在1～3天内会渗透至整个根管
C.微生物在数月内就会渗透至整个根管
D.微生物在2～6周会渗透至整个根管
E.微生物在3个月内会渗透至整个根管
【答案】E

29.患者,女,42岁,左上后牙半年前曾出现自发痛、夜间痛,现已缓解,现因左上后牙咬物痛3天,来诊。查:左上第一磨牙远中邻面深龋近髓,探诊(−),叩痛(+),略松动。该患者左上第一磨牙最可能的诊断为
A.深龋
B.可复性牙髓炎
C.急性牙髓炎
D.慢性闭锁性牙髓炎
E.慢性根尖周炎
【答案】E
【解析】左上后牙半年前曾出现自发痛、夜间痛,现已缓解,说明曾有牙髓炎症状。左上后牙咬物痛3天,左上第一磨牙远中邻面深龋近髓,探诊(−),叩痛(+),略松动,表明已出现根尖炎症状。

30.男,30岁。半年前因左下第一磨牙咀嚼痛到某医院充填过,但一直咀嚼不适,两周前又发生明显咀嚼痛,根尖处牙龈红肿压痛,叩诊(++),X线片示充填体已进入髓室内,根尖周有豌豆大小之透射区,该患牙最准确的诊断是
A.急性牙髓炎
B.急性根尖周炎
C.慢性根尖周炎
D.慢性牙髓炎急性发作
E.慢性根尖周炎急性发作
【答案】E
【解析】发生明显咀嚼痛,根尖处牙龈红肿压痛,叩诊(++),此为急性症状。X线片示充填体已进入髓室内,根尖周有豌豆大小之透射区,是慢性根尖周炎的典型X线表现,因此选E。

31.患者,女,67岁,因左上后牙龈小疱来诊。查:左上第一、二磨牙区颊侧黏膜瘘管、牙髓无活力、叩诊(+)、松动Ⅱ度,摄根尖片可见透射区范围较大约14mm×19mm,还应进一步检查,以排除
A.慢性根尖周炎
B.根尖周肉芽肿
C.颌骨囊肿或其他肿物
D.牙周脓肿
E.上颌窦炎
【答案】C
【解析】根据题干最有可能的诊断为慢性根尖周炎,X线显示颌骨低密度透射区,也有可能为颌骨囊肿病变,因此,需要排除颌骨囊肿病变。而上颌窦炎一般会出现头痛、鼻塞、流涕等症状,因此不考虑上颌窦炎。

32.患者,女,26岁。3年前曾受外伤,未经任何治疗,近1个月来发现唇侧略有膨隆,无明显疼痛。专科检查:右上1牙冠色泽变暗,Ⅰ度松动,叩痛(+);扪诊唇侧乒乓球感,无波动感;牙髓活力测验无反应。首选的诊断是
A.牙槽脓肿
B.角化囊肿
C.根尖周炎
D.根尖周囊肿
E.牙瘤
【答案】D
【解析】根尖周囊肿属于慢性根尖周炎,一般无明显自觉症状,有的患牙可在咀嚼时有不适感。也有因主诉牙龈起脓包而就诊者。检查可见牙冠变色,失去光泽,牙髓活力测验无反应。患牙对叩诊的反应无明显异常或仅有不适感。根据题干描述可知该患者首选的诊断是根尖周囊肿。

【破题思路】牙槽脓肿一般会出现搏动性跳痛,不敢咬合等症状。
角化囊肿好发的位置为下颌角和下颌体部,穿刺物可见角化物。
牙瘤分组合性牙瘤和混合性牙瘤,组合性牙瘤可见牙样小体,混合性牙瘤可见混杂排列的牙体组织。

(33～35题共用题干)
患者,女,30岁,喜酸食,左下前牙胀痛、伸长感3天,来诊。检查:前牙开𬌗,左下中切牙牙体未见明显龋坏,牙体变色,切缘磨耗重,唇舌侧牙齿表面呈熔融状外观,叩痛(++),X线片示根尖区暗影,龈正常,未探及牙周袋。

33.最有可能的诊断是
A.𬌗创伤
B.牙髓坏死
C.急性根尖周炎
D.牙周脓肿
E.磨耗
【答案】C

【解析】前牙开𬌗，左下中切牙牙体未见明显龋坏，牙体变色，切缘磨耗重，唇舌侧牙齿表面呈熔融状外观，叩痛（++），X线片示根尖区暗影，龈正常。根据检查可确定为急性根尖周炎。

34. 可能的病因为
A. 𬌗创伤　　　　　　　B. 酸蚀　　　　　　　　C. 牙菌斑
D. 夜磨牙　　　　　　　E. 牙周逆行感染

【答案】B

【解析】因前牙开𬌗，可确定不是𬌗创伤导致。未提及牙菌斑和夜磨牙，提及喜酸食，唇侧牙面被酸蚀严重，切面酸蚀严重，故可能病因为酸蚀。

35. 除常规治疗外，应给予患者的口腔卫生指导是
A. 自我菌斑控制　　　　B. 治疗磨牙症　　　　　C. 减少酸性食物摄入
D. 定期做牙周治疗　　　E. 配合药物治疗

【答案】C

【解析】针对诊断，应减少酸性食物摄入。

【破题思路】看到胀痛伸长的临床症状诊断为急性根尖周炎，题干里提及酸食，牙齿外观呈熔融状，为酸蚀症引起的牙体的根尖周炎。在治疗的时候除了常规的对症治疗，还需要对因治疗，减少酸性食物的摄入。

(36～37题共用题干)

男，14岁，上颌牙龈时常流脓多日。查右上2深龋，探无穿髓孔，松动Ⅱ度，叩痛（±），温度测验无反应，患牙唇侧根尖处有一瘘管。

36. 为明确诊断，需做的检查是
A. 电活力测验　　　　　B. 涂片检查　　　　　　C. 瘘管检查
D. X线片　　　　　　　E. 穿刺

【答案】D

【解析】X线片可检查根尖情况，确定患牙。

37. 临床治疗宜采用
A. 活髓切断　　　　　　B. 塑化治疗　　　　　　C. 开放引流
D. 根管治疗　　　　　　E. 干髓术

【答案】D

【解析】牙龈瘘管说明患牙需要进行根管治疗，去除病因后，瘘管消失。

【破题思路】见到牙龈瘘管首先可能的诊断是慢性根尖周炎有瘘型，诊断慢性根尖周炎首选的检查方法是X线片，为了明确瘘管的来源可以做诊断丝检查。明确诊断之后，首选的治疗方法是根管治疗。

(38～40题共用题干)

男，36岁。2周前发现右下后牙龈有小疱，平时无明显不适。检查见右下第一磨牙咬合面龋深，穿髓孔探无感觉，叩痛（±），右下第二磨牙根尖处牙龈有瘘管开口，压挤有少许脓液流出。X线片见右下第一磨牙近中根尖X线透射区不规则，边界模糊。

38. 主诉牙应诊断为
A. 慢性牙髓炎　　　　　B. 慢性牙槽脓肿　　　　C. 根尖囊肿
D. 根尖肉芽肿　　　　　E. 慢性牙周炎

【答案】B

【解析】根据X线检查根尖投射区，可排除牙髓炎症。根据龋洞可排除牙周炎。根尖囊肿的X线投射区边界清晰，也可排除。根尖肉芽肿不会形成瘘管，无脓液流出，也可排除。

39. 为确诊牙龈瘘管的病牙，应做
A. 瘘管探诊　　　　　　B. X线片检查　　　　　C. 牙周袋探诊
D. 瘘管诊断性X线片　　E. 牙周袋诊断性X线片

【答案】D

【解析】为确诊牙龈瘘管的病牙可做瘘管诊断性X线片，以确定患牙。

40. 主诉牙的治疗是
   A. 充填治疗　　　　　　　　B. 塑化治疗　　　　　　　　C. 根管治疗
   D. 根尖手术　　　　　　　　E. 拔除
   【答案】C
   【解析】牙槽脓肿的患牙应先行根管治疗术后随诊观察，选择是否进行根尖手术。

(41～43题共用题干)

男，35岁。因5天来右下后牙肿痛，今日全身不适来就诊。查患者痛苦面容，右面颊部肿胀较明显。右下第一前磨牙远中颈部龋深穿髓，无探痛，Ⅲ度松动，叩痛(++)，牙龈红肿明显，移行沟变平。

41. 还应为患者做的检查如下，除了
   A. 测体温　　　　　　　　　B. 牙髓温度测验　　　　　　C. 查白细胞计数
   D. X线片检查　　　　　　　 E. 扪诊颌下淋巴结
   【答案】B

42. 该患牙最可能的诊断为
   A. 急性牙周脓肿　　　　　　B. 急性牙槽脓肿　　　　　　C. 急性间隙感染
   D. 急性化脓性牙髓炎　　　　E. 急性颌骨骨髓炎
   【答案】B

43. 扪诊牙龈肿胀有波动感的方法是
   A. 棉球口内扪诊　　　　　　B. 单指口外扪诊　　　　　　C. 二指口内扪诊
   D. 二指口外扪诊　　　　　　E. 双手口外扪诊
   【答案】C
   【解析】温度测验对根尖周炎的诊断意义不大。根据题干描述，可诊断为急性牙槽脓肿即急性化脓性根尖周炎。双指交替按压牙龈肿胀部位扪诊有助于病损波动感检查和定位。

【破题思路】根据题干形容的临床表现可能的诊断为急性根尖周炎，急性根尖周炎患者会出现体温升高、血细胞增高等全身症状。温度测验对于根尖炎的诊断没有帮助，牙髓炎需要进行温度测验，因此此题不需要进行温度测验。根尖区脓肿的扪诊方法为双指交替按压检查脓肿的波动感。

(44～50题共用题干)

女，55岁，左上后牙牙龈反复肿痛近1年，且口腔内有臭味。因糖尿病控制饮食约2年。检查：左上第二磨牙远中邻面深龋洞达髓腔，探诊不敏感，叩诊(±)，颊侧根尖部牙龈充血；左上第一磨牙咬合面中龋洞，探诊敏感，颊侧远中根尖部牙龈红肿，有窦道口，扪压有稀脓液溢出；左上第三磨牙低位颊倾。左侧后牙牙龈轻度红肿，牙石(++)，全口口腔卫生状况差，软垢(++)。余未见异常。

44. 为明确诊断，进一步的临床检查是
   A. 扪诊　　　　　　　　　　B. 咬诊　　　　　　　　　　C. 温度测验
   D. 电活力测验　　　　　　　E. 牙周袋检查
   【答案】D

45. 根据病史和检查，患者的主诉患牙最可能是
   A. 左上第一磨牙　　　　　　B. 左上第二磨牙　　　　　　C. 左上第二前磨牙
   D. 左下第一磨牙　　　　　　E. 左上第三磨牙
   【答案】B

46. 如果X线片见主诉患牙的根尖周透射区圆形，直径约3mm×5mm，边界弥散不清，该主诉牙的诊断最可能是慢性
   A. 牙髓炎　　　　　　　　　B. 根尖周脓肿　　　　　　　C. 根尖周囊肿
   D. 根尖周肉芽肿　　　　　　E. 根尖周炎急性发作
   【答案】B

47. 为探明左上第一磨牙远中根尖部窦道口的病源，应
   A. 拍摄根尖X线片　　　　　B. 做窦道口探诊　　　　　　C. 做窦道口切除术
   D. 拍摄窦道口诊断丝牙片　　E. 拍摄左上第一磨牙CBCT
   【答案】D

48. 该患者的治疗方案不包括

A. 根管治疗 B. 患牙拔除 C. 全口洁治
D. 缺失牙修复 E. 口腔卫生宣教

【答案】D

49. 可能影响该患者病变愈合的因素是

A. 年龄 B. 牙龈炎 C. 口腔臭味
D. 口腔卫生状况 E. 糖尿病的控制

【答案】E

50. 评价主诉疾病治疗疗效的最主要项目是

A. 自觉症状 B. 临床检查 C. 患牙功能
D. 根尖 X 线片 E. 血糖检测

【答案】D

【解析】根据题干："左上后牙牙龈反复肿痛近1年,且口腔内有臭味。检查:左上第二磨牙远中邻面深龋洞达髓腔,探诊不敏感,叩诊(±),颊侧根尖部牙龈充血;左上第一磨牙咬合面中龋洞,探诊敏感,颊侧远中根尖部牙龈红肿,有窦道口,扪压有稀脓液溢出",提示患者患的疾病已不是牙髓疾病,而是已发展为根尖周病了。为进一步明确诊断,首先的临床检查是电活力测验,找到可疑患牙。根据病史和检查,患者的主诉患牙最可能是左上第二磨牙,其他牙无相关的临床表现。左上第一磨牙虽然远中根尖部牙龈红肿,有窦道口,扪压有稀脓液溢出,但该牙仅有咬合面中龋,探诊敏感表明牙髓为活髓,因此45题答案是B,其余均为干扰选项。

根据提示,X线片见根尖周透射区圆形,直径约 3mm×5mm,边界弥散不清,则该主诉牙的诊断最可能是慢性根尖周脓肿,无其他疾病的诊断依据。为探明左上第一磨牙远中根尖部窦道口的病源,应照窦道口诊断丝牙片,其他检查方法无效。根据患者的病情,对其口腔疾病的治疗方案包括根管治疗、患牙拔除、全口洁治和口腔卫生宣教。对该患者而言,除了牙髓治疗本身的因素外,糖尿病的控制可能是影响该感染、发生牙疾病愈合的因素。因为根尖周骨质的破坏是慢性根尖周炎的主要病理变化,所以根尖 X 线片是对主诉疾病治疗疗效观察的主要项目。

51. 患者,女,左下第二磨牙根尖周炎,拟行根管治疗。X线片示根管较细,中段影像模糊。根管预备过程中可选用的理想化学预备药物为

A. 次氯酸钠 B. 过氧化氢 C. EDTA
D. 氯仿 E. 氯胺-T

【答案】C

【解析】由于EDTA能增加药物对牙本质小管的渗透性,对于扩大钙化或弯曲的根管效果较好。该患牙 X 线片示根管较细,中段影像模糊可能为钙化的牙髓,故选 EDTA 最理想。

52. 女,23 岁。上前牙充填术后 3 天出现自发痛,不敢咬合。检查:左上5牙冠充填体,叩痛(++),松动Ⅰ度,牙龈轻度红肿,冷热测无反应。该患牙的诊断应是

A. 牙髓坏死 B. 急性牙髓炎 C. 慢性牙髓炎
D. 急性根尖周炎 E. 急性牙周炎

【答案】D

【解析】该题考查的知识点是急性根尖周炎的诊断。充填后3天出现了根尖周炎症状:叩痛(++),松动Ⅰ度,牙龈轻度红肿,冷热测无反应,应该诊断为急性根尖周炎,而非牙髓炎和牙髓坏死。

【破题思路】当题干中出现冷热测无反应时,首先应考虑的是牙髓无活性,但是题干中表明叩痛(++),说明根尖周是存在问题的,结合充填和疼痛的时间为3天,发生时间不长,可以判断为急性根尖周炎。

疾病名称	诊断要点
牙髓坏死	牙冠变色、无光泽;X 线片示根尖周影像无明显异常
急性牙髓炎	自发性疼痛、温度刺激痛、疼痛不能定位,有放散痛、夜间痛
慢性牙髓炎	有自发痛史或长期冷、热刺激痛史,牙髓活力温度测验迟钝,叩痛(−)/(±)
急性根尖周炎	患牙有咬合痛,能定位;有牙髓的牙体疾病,牙髓诊断性试验无反应,不同程度的叩痛

53. 女,35 岁。近 3 天来左上后牙持续性痛。检查见左上4远中有深龋洞,牙髓无活力,叩痛(+++),牙龈红肿扪痛,左面颊相应处肿胀痛。医师诊断应考虑的疾病是

A. 急性牙髓炎   B. 慢性牙髓炎   C. 急性化脓性根尖周炎
D. 急性上颌窦炎   E. 急性蜂窝织炎

【答案】C

【解析】本题考查的知识点是急性化脓性根尖周炎的诊断。病例中"近3天来左上后牙持续性痛。检查见左上4远中有深龋洞，牙髓无活力，叩痛（+++），牙龈红肿扪痛，左面颊相应处肿胀痛"表明患者已由牙髓炎发展为急性化脓性根尖周炎，但并无急性上颌窦炎和急性蜂窝织炎的症状和体征。

【破题思路】急性根尖周炎是有4个发展阶段，分别是急性根尖周炎的浆液期、根尖周脓肿期、骨膜下脓肿期、黏膜下脓肿期。

症状和体征	浆液期	根尖周脓肿期	骨膜下脓肿期	黏膜下脓肿期
疼痛	咬合痛	持续跳痛	胀痛极剧烈	减轻
叩痛	(+)～(++)	(++)～(+++)	(+++)最剧烈	(++)～(+)
扪诊	不适	疼痛	极痛，深波动感	浅波动感
根尖部牙龈	无变化/潮红	红肿，局限	红肿明显，广泛	肿胀明显
全身症状	无	无/轻	乏力，发热	减轻/无

54. 女，45岁。上前牙不敢触碰1天。检查左上2见深龋洞，牙髓无活力，叩痛（+++），牙龈轻度红肿，扪痛不明显。当日的主要治疗是

A. 备洞充填   B. 开髓开放   C. 开髓拔髓
D. 根管充填   E. 消炎止痛药

【答案】C

【解析】该题考查的知识点是急性根尖周炎的治疗。根尖周炎时，对周围组织破坏最小的引流通道是经根管，因此，治疗时不仅要打开髓腔，而且要拔髓以通畅引流通路，方可达到消炎止痛的目的。备洞充填不能用于根尖周炎或牙髓病的治疗；如果牙齿可以保留的话，开髓开放，会造成根管内的二重感染；根管充填是常规根管治疗的最后一步；消炎止痛药只能是辅助治疗。

【破题思路】急性根尖周炎的治疗是根据疾病处于哪个分期及患牙是否能够保留。

如患牙可保留：	
浆液期	根管预备后封抑菌、抗炎消毒药
根尖周脓肿期	髓腔封药的同时进行根尖部环钻术引流
骨膜下脓肿期	封药的同时进行脓肿切开
黏膜下脓肿期	封药的同时进行脓肿切开
如患牙不能保留，则开髓，待症状缓解后给予拔除患牙	

55. 女，50岁。左侧上后牙诊断为牙隐裂引起的急性根尖周炎，其隐裂为近远中走向，现已做完根管治疗，下一步必须做的治疗是

A. 银汞充填   B. 树脂充填   C. 嵌体修复
D. 桩冠修复   E. 牙冠修复

【答案】E

【解析】该题考查的知识点是牙隐裂的治疗。该患者裂纹近远中走向的隐裂牙极易发生完全劈裂，根管治疗后应尽快做全冠修复，防止牙齿劈裂。而有关隐裂治疗时材料的选择是不可以选择银汞材料的，因为银汞有膨胀性。

【破题思路】有关牙隐裂引起的根尖周炎的治疗，在治疗的同时还应该大量调磨牙尖。而多数隐裂牙仅用调𬌗是不够的，还应在治疗之后及时做全冠保护。

(56~63题共用题干)

男，58岁。上前牙反复肿痛4年，要求诊治。年轻时左上前牙有洞曾在医院治过。检查见左上2大面积黄白色充填物边缘发黑，叩痛（±），左上3牙尖部折断，牙冠变色，叩痛（-），左上23间唇侧龈近根尖部有瘘管口。

56. 为明确主诉牙的诊断最重要的检查是

A. 牙齿松动度　　　　　　B. 牙周袋检查　　　　　　C. 温度测验
D. 电活力测验　　　　　　E. X线片检查

【答案】E

57. 主诉牙的诊断应是

A. 继发龋　　　　　　　　B. 牙髓坏死　　　　　　　C. 慢性牙髓炎
D. 慢性根尖周脓肿　　　　E. 慢性根尖周肉芽肿

【答案】D

58. 确定瘘管的病原牙的检查是

A. 瘘管探诊　　　　　　　B. 牙周袋探诊　　　　　　C. 定位X线片检查
D. 诊断丝X线片检查　　　E. CT检查

【答案】D

59. 分析与左上3牙髓感染有关的因素最可能是

A. 磨损　　　　　　　　　B. 外伤冠折　　　　　　　C. 牙周疾病
D. 咬合创伤　　　　　　　E. 不良充填体

【答案】B

60. X线片见：左上2根管内有充填物，距根尖部3mm，根据根管内有充填物的情况，记录其根管充填的质量为

A. 恰填　　　　　　　　　B. 欠填　　　　　　　　　C. 超填
D. 不满意　　　　　　　　E. 充盈不足

【答案】B

61. 为该患者设计的治疗计划中不包括

A. 根管治疗　　　　　　　B. 根管再治疗　　　　　　C. 修复缺损
D. 根尖手术　　　　　　　E. 烤瓷冠修复

【答案】D

62. 根管治疗完成，根管充填的质量满意。为了观察确切的疗效，复查的时间应为

A. 3周　　　　　　　　　 B. 6个月　　　　　　　　 C. 12个月
D. 24个月　　　　　　　　E. 36个月

【答案】D

63. 定期复查时发现，根尖部仍有瘘管口，根尖周有约5mm×6mm X线透射区。建议采用的治疗是

A. 调整咬合　　　　　　　B. 重做缺损修复　　　　　C. 再次根管治疗
D. 根尖切除手术　　　　　E. 重做烤瓷冠修复

【答案】D

【解析】因为题干提供的病史和临床表现提示患牙可能是慢性根尖周炎，但患牙根尖周的X线透射区是确诊依据，明确诊断进一步最重要的检查只能是X线片检查。根据提示，均为慢性根尖周脓肿的临床表现，表明主诉牙的诊断应是慢性根尖周脓肿。确定瘘管的病原牙的检查只能是诊断丝X线片检查，其他检查不能辨清瘘管的病原牙。根据题干提供的证据"左上3牙尖部折断，牙冠变色，叩痛（-）"分析，与左上3牙髓感染有关的因素只能是外伤冠折，而磨损、牙周疾病、咬合创伤和不良充填体均未提供依据。因为该患者左上23的慢性根尖周炎的治疗设计应包括根管治疗、修复缺损、定期复查和烤瓷冠修复。治疗计划中不应包括根尖手术，而根尖手术的适应证则是根管治疗失败且不适合根管再治疗的牙齿。慢性根尖周炎经完善的根管治疗后，其远期疗效的观察至少应在术后2年。根据提示："定期复查时发现，左上23根尖部仍有瘘管口，根尖周有约5mm×6mm X线透射区"表明治疗效果不佳，临床症状仍有，根尖周X线透射区扩大，应判断为失败，建议采用根尖切除手术。

【破题思路】慢性根尖周炎可有4种病变类型，分别为根尖周肉芽肿、慢性根尖周脓肿、根尖周囊肿、根尖周致密性骨炎。前3种均以骨破坏病损为特征，最后1种则是以局部骨质增生性病变为主。

病变	形态	范围	边界	周围骨质
根尖周肉芽肿	圆形	较小,直径<1cm	清楚	正常/稍显致密
慢性根尖周脓肿	不规则	大小不一,较弥散	不清楚	云雾状
根尖周囊肿	圆/椭圆	豌豆大到鸡蛋大	清晰	致密的骨白线

(64～65题共用备选答案)
A. 氧化锌丁香油糊剂 B. 复方碘液 C. 75%氟化钠甘油糊剂
D. 碳酸氢钠溶液 E. 2%氯亚明

64. 根管冲洗用
【答案】E
65. 牙龈窦道口上药用
【答案】B
【解析】氧化锌丁香油糊剂可以作为根充糊剂。复方碘液可以作为牙龈窦道上药。75%氟化钠甘油糊剂可以作为脱敏剂。碳酸氢钠碱性溶液是抗真菌用药。2%氯亚明为根管冲洗剂。

(66～68题共用备选答案)
A. 木榴油 B. 樟脑酚合剂 C. 70%～75%乙醇
D. 甲醛甲酚 E. 麝香草酚乙醇溶液

与以下所描述性质相符的药物是
66. 有较好的镇痛作用和弱的消毒作用
【答案】B
67. 有较强的消毒作用,对根尖周组织的刺激性小
【答案】A
68. 有较强的消毒作用并有明显刺激性
【答案】D
【解析】木榴油有较强的消毒作用,但消毒力比甲醛甲酚合剂差,遇脓液坏死组织等有机物质仍有消毒作用,可镇痛,刺激性较小;樟脑酚合剂在酚类合剂中毒性较小,是一种作用温和、有较好镇痛作用和抗菌作用的药物;甲醛甲酚合剂消毒作用较强,甲醛可与腐败蛋白质的各种中间产物和最终产物结合成无毒的物质,甲酚则可与腐败脂肪的产物结合起皂化反应,它可以除臭、杀菌,但有明显的刺激性。

【破题思路】

氢氧化钙制剂	目前最常用,杀菌力强,刺激性小,封药1周
甲醛甲酚(FC)合剂	用以消毒坏疽或感染严重的根管。根管内有少量残髓时杀菌力最强,对根尖刺激性大,封药5～7天,可作为半抗原
樟脑酚(CP)	用于感染较轻根管的消毒
木榴油	用于消毒化脓和腐败坏死根管,年轻恒牙可将药捻放入根管内
抗生素+激素	应用于感染严重、久治不愈的根管。封入根管7～14天
碘仿糊剂	用于根尖渗出较多且叩痛久不消失时,砷制剂外漏的。封药2周

(69～72题共用备选答案)
A. 樟脑酚 B. 甲醛甲酚 C. 木榴油
D. 抗生素+激素 E. 碘仿

以下情况最合适选用的根管消毒剂为
69. 前牙外伤的根管
【答案】A
70. 感染严重成人根管
【答案】B

71. 感染严重年轻恒牙根管
【答案】C
72. 感染根管久治不愈
【答案】D
【解析】樟脑酚有较好镇痛作用，可用于牙外伤；甲醛甲酚合剂常用于牙髓坏死的病例，它可以除臭、杀菌，适用于严重感染的根管消毒；木馏油刺激性较小，用于年轻恒牙；抗生素+激素能够延长封药时间，恒速释药，安全可靠，有良好的组织相容性，适用于经久不愈的感染根管。

(73～75题共用备选答案)
A. 根尖部无明显变化
B. 根尖部有圆形的投射影像，边界清晰
C. 根尖周骨质较疏松，呈云雾状，透射区边界不清
D. 根尖周透射区边界清，有致密骨白线围绕
E. 根尖部局限性致密阻射影像，无透射区

73. 慢性根尖周脓肿X线片的影像特点是
【答案】C
74. 根尖周囊肿X线片的影像特点是
【答案】D
75. 根尖周致密性骨炎X线片的影像特点是
【答案】E
【解析】X线检查显示出患牙根尖区骨质变化的影像。不同类型的慢性根尖周炎在X线片上各有特点：①慢性根尖脓肿：透影区边界不清楚，形状也不规则，周围骨质较疏松而呈云雾状；②较小的根尖周囊肿在根尖片上显示的透射影像与根尖周肉芽肿难以区别，大的根尖周囊肿可见有较大的圆形透射区，边界很清楚，并有一圈由致密骨组成的阻射白线围绕；③根尖周致密性骨炎表现为根尖部骨质呈局限性的致密阻射影像，无透射区，多在下颌后牙发现。

(76～79题共用备选答案)
A. 电诊法 B. X线检查 C. 染色法
D. 麻醉疗法 E. 嗅诊

下列疾病必须应用的检查方法是
76. 慢性根尖周炎
【答案】B
77. 鉴别急性牙髓炎上下牙位
【答案】D
78. 牙隐裂
【答案】C
79. 牙髓坏死
【答案】A

(80～81题共用备选答案)
A. 扪诊法 B. 电诊法 C. 染色法
D. 温度测验 E. X线片检查

80. 检查慢性根尖周炎必须应用的方法是
【答案】E
81. 检查牙髓坏死必须应用的方法是
【答案】B
【解析】慢性根尖周炎多表现为没有自觉症状，但X线片的检查有典型的表现，临床上必须有X线片的检查才能做出诊断，所以80题选E。牙髓坏死的典型表现是牙髓活力丧失，而电诊法正是测牙髓活力，用于判断牙髓状态，用电诊法可以诊断牙髓坏死。

【破题思路】牙隐裂的检查可以用染色法，用2%的碘酊。
怀疑一颗牙为牙髓病变时，比如题干里说明患牙出现冷热刺激痛，首选的检查方法为温度测验。怀疑牙髓坏死，首选电活力测验。脓肿、淋巴结的检查，颌下腺的检查，腮腺区肿物的检查可以用扪诊。

(82～84题共用备选答案)
A. 距根尖端1.5mm，根尖部根管内无任何X线透射影像
B. 在距根尖端5mm处从近中侧穿，根尖部根管内无根充物
C. 齐根尖端，根尖部近根管壁处有线状X线透射影像
D. 出根尖孔约1.5mm，根尖部根管内无任何X线透射影像
E. 仅在一个根管内，另一根根管内无任何根充物

82. 根管充填后，X线片示根管充填为欠充的影像是

【答案】C

83. 根管充填后，X线片示根管充填为恰充的影像是

【答案】A

84. 根管充填后，X线片示根管充填为超充的影像是

【答案】D

【解析】欠填在X线片上表现为根管内充填物距根尖端2mm以上，或充填物的根尖部仍可见X线透射影像；恰填为充填合格，X线片上表现为根管内充填物恰好严密填满根尖狭窄部以上的空间，充填物距根尖端0.5～2mm，且根尖部无X线投射的根管影像；超填分为两种情况，一种是根管内充填致密，根充物超出根尖孔，另一种为根管内充填不致密，根充物超出根尖孔。

【破题思路】

X线片检查根管充填情况：
① 恰填：恰好严密填满，充填物距根尖端0.5～2mm，根尖部根管内无任何X线透射影像。
② 欠填：根管内充填物距根尖端2mm以上，或根尖部根管内仍遗留有X线透射影像。
③ 超填：一是填满根管，超出了根尖孔；二是根管内充填不严密，根充物超出根尖孔。

牙周病学

第一单元　概述

1. 对附着龈宽度描述正确的是
   A. 龈缘至膜龈联合的距离　　B. 龈沟底至膜龈联合的距离　　C. 龈缘至龈沟底的距离
   D. 龈沟底至釉牙骨质界的距离　　E. 保障牙周健康的附着龈宽度至少3mm

【答案】B
【解析】附着龈的宽度是指从膜龈联合至正常龈沟底的距离。

2. 用有刻度的牙周探针探测牙周袋时应注意下列几点，除了
   A. 支点应稳　　B. 探测力量应掌握恰当　　C. 探测角度要垂直
   D. 探测位置和角度要恰当　　E. 按顺序探测

【答案】C
【解析】用有刻度的牙周探针探测牙周袋时应注意：支点要稳、探测力量恰当、探测位置和角度恰当、按顺序探测，因此A、B、D、E均正确。备选答案中只有C探测角度要垂直是错误的，探针应与牙体长轴平行，探针要紧贴牙面。所以此题应选C。

【破题思路】

探诊方法	工具	牙周探针：尖端为钝头，顶端直径为0.5mm
	探诊方法	①改良握笔式；②探诊力量20～25g；③探针与牙长轴平行；④提插方式移动探针；⑤探诊按照一定顺序
检查内容		①探诊深度（PD）：龈缘至袋底或龈沟底的距离。健康牙龈的龈沟探诊深度不超过2～3mm
		②附着水平（AL）：袋（沟）底至牙釉质牙骨质界的距离
		③探诊后出血
		④根分叉病变的检查：用普通的弯探针或专门设计的Nabers探针检查
		⑤龈下牙石

3. 口腔科医师在治疗中易形成的不利于牙周组织健康的因素如下，除了
   A. 两牙邻面均有充填体　　B. 银汞充填物悬突　　C. 冠的颊面凸度过大
   D. 正畸矫治器边缘达龈下　　E. 基牙的咬合负担过大

【答案】A
【解析】该题考核的知识点为牙周疾病的局部促进因素中，由不当治疗而导致的因素，备选答案中B、C、D、E项的内容都可以促进牙菌斑堆积，属于不利于牙周健康的因素，而答案A中两牙邻面均有充填体并不对牙周健康构成威胁，只有当充填体不良时才成为致病因素，因此正确答案为A。

4. 关于获得性膜的功能，不正确的描述为
   A. 修复或保护釉质表面　　B. 提供有选择的渗透性
   C. 不影响特异性口腔微生物对牙面的附着　　D. 作为菌斑微生物的底物
   E. 作为菌斑微生物的营养

【答案】C
【解析】获得性膜的形成最初由唾液蛋白或糖蛋白吸附至牙面，形成一层无结构、无细胞的薄膜，刚开始形成时对牙面具有保护作用，A正确；它形成的速度很快，在刚清洁过的牙面上，数分钟内便可形成，1～2h迅速增厚，在龈缘区较厚、牙尖区较薄，由蛋白质、碳水化合物和脂肪等组成，能为细菌黏附提供特殊受体，具选择性吸附细菌至牙面的作用，可促进早期细菌的黏附定植，还为其他细菌附着提供表面，能决定细菌附着的顺序，又可作为细菌的营养，所以B、D、E正确。获得性膜会影响特异性口腔微生物在牙面的附着，故本题答案是C。

5. 龈上菌斑中的优势细菌为
   A. 革兰阳性需氧菌和兼性菌　　B. 革兰阳性兼性菌　　C. 革兰阳性兼性菌和厌氧菌
   D. 革兰阴性能动菌　　E. 革兰阴性厌氧菌

【答案】A

【解析】龈上菌斑中的优势细菌为毒力较弱的革兰阳性需氧菌和兼性菌,所以 A 正确。B 选项不够全面;C 选项中革兰阳性兼性菌和厌氧菌为附着性龈下菌斑优势菌;D 选项革兰阴性能动菌和 E 选项革兰阴性厌氧菌均为非附着性龈下菌斑优势菌。故本题答案是 A。

【破题思路】

牙菌斑分类		分布部位	主要菌群	致病性
龈上菌斑		近牙龈和不易清洁的部位	G⁺需氧菌和兼性菌	与龋病发生、龈上牙石形成有关
龈下菌斑	附着性龈下菌斑	牙周袋内附着于牙根面的菌斑	G⁺兼性菌和厌氧菌	与龈下牙石的形成、根面龋、根面吸收及牙周炎有关
	非附着性龈下菌斑	牙周袋内不附着于牙根面的菌斑	G⁻厌氧菌和能动菌	与牙槽骨的快速破坏有关,与牙周炎的发生发展关系密切,被认为是牙周炎的"进展前沿"

6. 测量附着水平正确距离是
A. 龈缘 - 袋底 B. 牙颈部 - 袋底 C. 龈缘 - 釉牙骨质界
D. 釉牙骨质界 - 袋底 E. 以上全不是
【答案】D
【解析】附着水平是指釉牙骨质界至袋底的距离,因此 D 正确。A 选项龈缘至袋底的距离称为探诊深度;B、C 选项无此说法。

7. 牙周病预防重点集中在
A. 牙石的控制 B. 消除菌斑 C. 控制致病菌
D. 控制唾液菌量 E. 控制菌斑
【答案】E
【解析】牙周病的始动因子是牙菌斑,因此预防重点集中在控制菌斑,故选 E。A 选项牙石是牙菌斑堆积的局部促进因素,所以 A 选项错误;菌斑只能控制而不能消除,所以 B 选项错误。

【破题思路】牙周病的三级预防

一级预防	促进健康、有效的口腔措施,刷牙、使用牙线、使用牙间清洁器、定期口腔检查等
二级预防	早期诊断治疗,袋内刮治、根面平整、牙周手术治疗等
三级预防	修复缺失的牙槽嵴和缺失牙,改善美观和功能

8. 下列是引起牙齿松动的原因,除外
A. 𬌗创伤 B. 牙周袋深部刮治 C. 牙周膜急性炎症
D. 牙周翻瓣术后 E. 牙槽骨吸收达 1/2 以上
【答案】B
【解析】长时间𬌗创伤会引起牙齿松动,A 正确;牙周膜急性炎症,牙周膜周围有脓液时可引起牙齿松动,C 正确;牙周翻瓣术后,可引起牙齿暂时性松动,D 正确;牙槽骨吸收,牙齿缺少了支持可引起牙齿松动,E 正确;但牙周袋深部刮治,不会引起牙松动,所以此题应选 B。

【破题思路】

引起牙齿松动的原因	
牙槽骨吸收	(最主要原因)
𬌗创伤	当牙周炎症伴有𬌗创伤的情况下,会造成牙槽骨的垂直吸收,牙周膜间隙楔形增宽,牙齿松动度增大
牙周膜急性炎症	急性根尖周炎或牙周脓肿等引起的牙周膜的急性炎症
牙周翻瓣手术后	手术创伤和部分去骨致暂时性松动度增加(洁治、刮治)
女性激素水平变化	

9. 下列是由局部刺激因素引起的牙周疾病，除了
   A. 单纯性龈炎　　　　　　　B. 慢性牙周炎　　　　　　　C. 多发性龈脓肿
   D. 龈乳头炎　　　　　　　　E. 肥大性龈炎

【答案】C

【解析】在备选答案中 A、B、D、E 的疾病一般都有明显的局部刺激因素，只有多发性龈脓肿的病因尚不清楚，未明确是由局部刺激因素引起的，故正确答案选 C。

【破题思路】	
始动因子	牙菌斑（软而未矿化的细菌和基质）
局部因素	①牙石；②解剖因素；③牙齿异位；④咬合创伤；⑤食物嵌塞；⑥不良习惯；⑦牙面着色；⑧医源性因素
全身因素	①遗传因素；②性激素；③吸烟；④有关的系统疾病；⑤精神压力

10. 牙周探诊深度是指
    A. 龈缘至膜龈联合的距离　　　　　　　　B. 牙周袋底至牙槽骨嵴顶的距离
    C. 牙周袋底至釉牙骨质界的距离　　　　　D. 游离龈沟底至膜龈联合的角化牙龈的距离
    E. 龈缘至牙周袋底的距离

【答案】E

【解析】牙周探诊深度即是牙周探针来探查龈沟的深度，即是龈沟深度，也就是牙周袋深度。

11. 生物学宽度由以下哪些结构组成
    A. 结合上皮的冠根向宽度＋骨嵴顶冠方的结缔组织
    B. 结合上皮的冠根向宽度＋龈沟深度
    C. 结合上皮宽度＋龈沟深度＋骨嵴顶冠方的结缔组织
    D. 探诊深度＋骨嵴顶冠方的结缔组织
    E. 探诊深度减龈沟深度

【答案】A

【解析】生物学宽度包括结合上皮及结合上皮的根方（即结合上皮的冠根向宽度）和牙槽嵴顶之间（即骨嵴顶冠方）的纤维结缔组织，对于指导冠延长术具有重要意义。

12. 非附着性龈下菌斑中占优势的是
    A. 革兰阳性球菌　　　　　　B. 革兰阳性丝状菌　　　　　C. 革兰阴性能动菌
    D. 革兰阴性球菌　　　　　　E. 革兰阳性杆菌

【答案】C

【解析】非附着性龈下菌斑优势菌为革兰阴性厌氧菌和能动菌，所以选项 C 正确。

13. 牙周病的局部致病因素如下，除了
    A. 食物嵌塞　　　　　　　　B. 咬合创伤　　　　　　　　C. 牙齿扭转错位
    D. 位于龈上的冠缘　　　　　E. 银汞充填体悬突

【答案】D

【解析】延伸到龈下的修复体边缘对牙龈的危害较大，使牙菌斑增多，导致或加重牙龈炎症，而位于龈上的冠缘因为自洁作用好则不会出现此种现象，所以不是局部致病因素。A 选项食物嵌塞和 B 选项咬合创伤均可导致牙槽骨垂直吸收，所以属于牙周病的局部致病因素。C 选项牙齿扭转错位和 E 选项银汞充填体悬突均易导致菌斑堆积、食物嵌塞，因而好发牙周疾病。所以 A、B、C、E 均是牙周病的局部致病因素，此题选择 D 选项。

14. 牙槽骨水平吸收时形成的牙周袋通常为
    A. 骨上袋　　　　　　　　　B. 骨下袋　　　　　　　　　C. 复杂袋
    D. 一壁骨袋　　　　　　　　E. 三壁骨袋

【答案】A

【解析】骨上袋为牙周袋底在牙槽嵴顶的上方，牙槽嵴为水平型吸收，高度明显降低导致了骨上袋的形成。B 选项是由于牙槽嵴垂直型吸收导致牙周袋底在牙槽嵴顶的下方，所以形成骨下袋。骨下袋根据骨质破坏后剩余骨壁分为一壁骨袋、二壁骨袋、三壁骨袋、四壁骨袋，所以 B、D、E 均错误。C 选项是一种螺旋形袋，起源于一个牙面，但扭曲回旋于一个以上的牙面或根分叉区，称为复杂袋。此题选择 A 选项。

【破题思路】	
骨上袋	牙周支持组织发生破坏后所形成的真性牙周袋，袋底位于釉牙骨质界的根方、牙槽骨嵴的冠方，牙槽骨一般呈水平型吸收
骨下袋（骨内袋）	真性牙周袋的袋底位于牙槽嵴顶的根方，袋壁软组织位于牙根面和牙槽骨之间，牙槽骨呈垂直型吸收

15. 与牙槽骨快速破坏有关的菌斑是
A. 窝沟处的菌斑　　　　　B. 以革兰阳性需氧菌为主的菌斑　　　　C. 龈上菌斑
D. 非附着性龈下菌斑　　　E. 附着性龈下菌斑
【答案】D
【解析】A 选项窝沟处的菌斑和龋病发生有关；B 选项以革兰阳性需氧菌为主的菌斑主要是龈上菌斑优势菌，所以和牙龈炎、龋病、龈上牙石有关；C 选项同 B 选项；D 选项非附着性龈下菌斑主要和牙周炎、牙槽骨快速破坏有关。E 选项附着性龈下菌斑主要和龈下牙石、根面龋、根吸收、牙周炎有关。此题选择 D 选项。

16. 牙周炎时的组织破坏特点为
A. 持续性破坏　　　　　　B. 长时间静止，短时间破坏　　　　　　C. 长时间破坏，短时间静止
D. 进行性破坏　　　　　　E. 渐进性破坏
【答案】B
【解析】牙周炎会交替出现静止和破坏，且前者较长。故此题选择 B 选项。

【破题思路】本题为 A1 型题，以记忆为主。

17. 临床探诊时，龈沟正常探诊深度应
A. ≤3mm　　　　　　　　B. ≤2mm　　　　　　　　　　　　　　C. 1.8mm
D. 1.5mm　　　　　　　　E. 1.0mm
【答案】A
【解析】龈沟正常探诊深度应≤3mm，此题选择 A 选项。

【破题思路】本题为 A1 型题，以记忆为主。

18. 能产生白细胞毒素的牙周致病性微生物是
A. 牙龈卟啉单胞菌　　　　B. 伴放线聚集杆菌　　　　　　　　　　C. 具核梭形杆菌
D. 福赛坦菌　　　　　　　E. 中间普氏菌
【答案】B
【解析】白细胞毒素是伴放线聚集杆菌（Aa）产生的外毒素，属膜损伤毒素，具有溶血性，造成牙周组织破坏，所以 B 选项正确。

【破题思路】伴放线聚集杆菌（Aa）产生白细胞毒素。牙龈卟啉单胞菌（Pg）产生牙龈素。

19. 造成牙龈炎症和牙周破坏的常见原因中不包括
A. 银汞悬突　　　　　　　B. 深窝沟　　　　　　　　　　　　　　C. 咬合创伤
D. 食物嵌塞　　　　　　　E. 边缘不密合的全冠
【答案】B
【解析】银汞悬突和边缘不密合的全冠不利于自洁，促进牙菌斑堆积从而破坏牙周组织，A、E 正确；咬合创伤和食物嵌塞均可导致牙槽骨垂直吸收从而破坏牙周组织，C、D 正确；而选项 B 深窝沟主要易于龋病的发生而不会造成牙龈炎症和牙周破坏，此题选择 B 选项。

【破题思路】牙周病的局部致病因素有以下几点：①牙石；②解剖因素；③牙齿位置异常、拥挤；④咬合创伤；⑤食物嵌塞；⑥不良习惯；⑦牙面着色；⑧医源性因素。

20. 诊断牙周炎的关键指标是

A. 牙龈出血 B. 牙龈红肿 C. 真性牙周袋形成
D. 龈袋形成 E. 牙齿遇冷和热疼痛

【答案】C

【解析】A选项牙龈出血、B选项牙龈红肿、D选项龈袋形成均是牙龈炎症和牙周炎都可有的临床表现，而两者最主要的区别就是是否有真性牙周袋形成，是否有牙槽骨吸收和附着丧失的形成，所以选项C正确；E选项牙齿遇冷和热疼痛，牙齿龋坏、牙髓疾病、牙周疾病都可能出现此种临床表现，并不是牙周炎的关键指标。所以此题选择C选项。

21. 检查接触点最好用
A. 探针探查 B. 牙线检查 C. X线片
D. 摇动牙齿 E. 咬薄蜡片或咬合纸

【答案】B

【解析】选项A主要检查龋坏、牙石、根分叉病变等。选项B主要检查邻接，若牙线可轻松通过，则邻接太松；若牙线不能进入或使劲加压进入，则邻接太紧。选项C主要检查牙根和根尖问题。选项D主要检查牙齿松动度。选项E主要检查咬合。所以此题选择B选项。

【破题思路】本题为A1型题，以记忆为主。

22. 龈上菌斑定义正确的是
A. 未矿化的细菌性沉积物，牢固黏附于牙面和修复体表面，由细菌构成
B. 未矿化的细菌性沉积物，牢固黏附于牙面和修复体表面，由黏性基质和嵌入其中的细菌构成
C. 部分矿化的细菌性沉积物，牢固黏附于牙面和修复体表面，由黏性基质和嵌入其中的细菌构成
D. 矿化的细菌性沉积物，牢固黏附于牙面和修复体表面，由黏性基质和嵌入其中的细菌构成
E. 以上均不对

【答案】B

【解析】位于龈缘以上的牙菌斑称为龈上菌斑，主要分布在近牙龈的1/3牙冠处和牙其他不易清洁的窝沟、裂隙、邻接面等部位，是未矿化的细菌性沉积物，牢固黏附于牙面和修复体表面，由黏性基质和嵌入其中的细菌构成由此A选项错、B选项正确。菌斑尚未矿化，矿化后形成牙石。

23. 牙周探诊时，探诊压力应掌握在
A. 小于10g B. 10～15g C. 20～25g
D. 30g左右 E. 30～50g

【答案】C

【解析】牙周探诊时用改良握笔式握探针。以口内相邻牙的面或近切缘处的唇面作支点，也可采用口外支点；探诊力量要轻，为20～25g。故本题答案为C。

24. 牙周炎时造成牙齿松动的最主要原因是
A. 牙龈的急性炎症 B. 急性根尖周炎 C. 急性牙髓炎
D. 牙槽骨吸收 E. 牙周袋形成

【答案】D

【解析】牙齿松动的原因有牙槽骨吸收（主要原因）、咬合创伤、牙周膜急性炎症、牙周翻瓣术后、女性激素水平变化等。而A牙龈的急性炎症、C急性牙髓炎不会导致牙齿松动；E牙周袋形成可分为真性牙周袋和假性牙周袋，假性牙周袋不会导致牙齿松动，真性牙周袋由于牙槽骨吸收可导致牙齿松动，但最主要的原因还是牙槽骨吸收导致牙齿松动，所以此题选择D选项。

25. 牙周炎时X线片上牙槽骨吸收的最主要表现是
A. 牙槽骨高度降低 B. 牙槽骨密度增强 C. 根尖区骨密度减低阴影
D. 牙周宽度均匀增加 E. 牙槽嵴顶位于釉牙骨质界下1mm

【答案】A

【解析】牙周炎时X线片上牙槽骨吸收的最主要表现是牙槽骨高度降低，A正确；牙槽骨密度增强可能为慢性根尖周炎中的致密性骨炎，排除B；根尖区骨密度减低阴影可能为根尖周炎，排除C；正常情况下牙槽嵴顶到釉牙骨质界的距离为1～2mm，所以E选项为正常牙周的表现。

26. 不良修复体可引起以下疾病，除了
A. 口臭 B. 牙周组织破坏 C. 龋病

D. 牙龈脓肿　　　　　　　　E. 牙龈纤维瘤病

【答案】E

【解析】不良修复体的边缘或表面往往很粗糙，容易滞留食物残渣，有利于细菌的积聚、繁殖，长期刺激牙龈，易引起牙龈慢性炎症，主要症状有牙龈出血、肿胀、脓肿、黏膜溃烂、口腔有臭味等；不良修复体与邻牙之间存在着细微的间隙，容易隐藏食物，又无法及时清除，是细菌生长、繁殖的最佳场所，如不及时拆除，很快就会造成邻牙的龋坏；不良修复体往往设计不合理，如不能分散咬合力，会引起口腔中起固位作用的天然牙负荷力过大或出现应力集中，就会迅速引起牙槽骨的吸收，所以不良修复体也会造成牙周组织破坏，所以选项A、B、C、D均正确。E选项牙龈纤维瘤病多数与遗传有关，与不良修复体无关，所以此题选择E选项。

【破题思路】遗传性牙龈纤维瘤病，是一种罕见的家族性疾病（但也有的患者并无家族史），表现为牙龈组织的弥漫性纤维结缔组织增生。以上颌磨牙腭侧最为严重，可覆盖部分或整个牙冠，不易出血，牙齿常因增生的牙龈挤压而发生移位。

27. 用光滑尖探针应检查的项目如下，但除了
A. 有无牙石　　　　　　B. 根面有无龋坏　　　　　C. 有无釉珠
D. 袋深　　　　　　　　E. 根分叉是否暴露

【答案】D

【解析】尖探针可以检查牙齿是否有龋坏、牙石、釉珠、根分叉病变等，但选项D袋深需要用牙周探针检查，所以此题选择D选项。

28. 牙周组织和牙髓组织的交通途径不包括
A. 根尖孔　　　　　　　B. 根管侧支　　　　　　　C. 副根管
D. 牙本质小管　　　　　E. 牙周膜

【答案】E

【解析】牙周组织和牙髓组织的交通途径包括根尖孔、根管侧支、副根管、牙本质小管及某些解剖异常或病理情况如牙根纵裂、牙骨质发育不良等。牙周膜是环绕牙根的致密的结缔组织，在正常生理状态下不是牙周和牙髓组织的交通途径，故本题答案为E选项。

【破题思路】牙周组织和牙髓组织之间存在着以下的交通途径：根尖孔（最多）、根管侧支（以根尖1/3最多，占总牙数17%）、牙本质小管（牙龈退缩）、其他包含某些解剖异常或病理情况如牙根纵裂、牙骨质发育不良等。

29. 下列因素能改变牙周组织对菌斑的刺激反应，除了
A. 性激素　　　　　　　B. 肾上腺激素　　　　　　C. 甲状旁腺激素
D. 殆创伤　　　　　　　E. 糖尿病

【答案】D

【解析】内分泌系统的改变可使牙周组织对菌斑的刺激反应增强，如性激素、肾上腺激素、甲状旁腺激素、糖尿病等；D选项殆创伤为牙周炎症的局部刺激因素，但不能改变牙周组织对菌斑的刺激反应，故本题答案为D。

【破题思路】

全身促进因素可改变牙周组织对菌斑的刺激反应有以下几点：

遗传因素	如侵袭性牙周炎、慢性重度牙周炎
性激素	女性激素水平升高使牙龈组织对菌斑生物膜等局部刺激物的反应性增强，如青春期龈炎、妊娠期龈炎
吸烟	吸烟的危险程度与吸烟量成正比。重度吸烟者（>10支/天）疾病进展较快
有关的系统病	①糖尿病：是牙周病的重要危险因素之一 ②吞噬细胞数目的减少和功能的异常 ③艾滋病：免疫功能缺陷，牙周病的进展要比未感染者快 ④骨质疏松症：此类疾病特点是骨量的减少和骨的脆性增加
精神压力	急性坏死性溃疡性龈炎（ANUG）

30. 下面关于牙菌斑生物膜的概念理解不正确的是
   A. 整体生存的微生物生态群体
   B. 凭借膜的结构黏附在一起生长，附着很紧，难以清除
   C. 它的形成是一种适应性过程，使细菌能抵抗宿主的防御功能、表面活性剂的杀灭和抗生素的杀灭作用
   D. 各种细菌随着时间的延长不断分化增殖，数量愈来愈多，堆积在一起，毒性增大发挥致病作用
   E. 形成过程中各种细菌长期生存，能在合适的微环境中发挥不同的致病作用
【答案】D
【解析】牙菌斑生物膜是口腔中不能被水冲去或漱掉的细菌性斑块，由基质包裹的相互黏附，或黏附于牙面、牙间或修复体表面的软而未矿化的细菌性群体。牙菌斑生物膜概念的理解应把握3个方面：①整体生存的微生物生态群体。②各种细菌凭借膜的结构黏附在一起生长，有相互识别性，并非简单的堆积。③形成是一种适应性过程，使细菌能抵抗宿主的防御功能、表面活性剂的杀灭和抗生素的杀灭作用，各种细菌相互协调，长期生存，在不同的环境中发挥不同的致病作用，故本题答案为D。

31. 牙周细菌导致牙周破坏的发生，其机制为
   A. 细菌直接侵袭到牙周组织中   B. 细菌直接侵害牙周组织，引起免疫反应
   C. 细菌在体内繁殖   D. 抑制和躲避宿主的防御功能
   E. 以上都是
【答案】E
【解析】牙周细菌导致牙周破坏的发生，其机制有细菌直接损害宿主牙周组织，选项A正确。它的抗原成分、各种酶、毒素及代谢产物可进入，直接破坏牙周组织，或引起牙周组织局部的免疫和炎症反应，造成组织损伤，引发宿主免疫反应，选项B正确。细菌能选择性地黏附、定植于宿主的适当部位，并在营养环境中生长繁殖，选项C正确。能引起宿主组织破坏。致病菌的生长繁殖除了需要营养环境以外，它们还必须能逃避宿主抑制和躲避宿主的防御功能，主要逃避宿主的非特异性免疫功能，特别是吞噬细胞，唾液和龈沟液中含多种杀菌因子，选项D正确。

32. 关于龈牙结合部临床意义方面的说法不正确的是
   A. 龈牙结合部是牙周炎的始发部位
   B. 牙龈表面上皮可向牙面爬行生长，重新分化出结合上皮，并分泌基底膜物质，重新形成上皮附着，其结构与原始的结合上皮一样
   C. 牙龈表面上皮重新形成上皮附着，其结构与原始的结合上皮不一样
   D. 牙龈表面上皮重新形成上皮附着，需10～12天完成
   E. 临床深刮术后4～6周内不探牙周袋
【答案】C
【解析】龈牙结合部是指牙龈组织结合上皮与牙面连接，良好地封闭了软硬组织的交界处。若将牙龈与结合上皮一同切除，牙龈表面上皮可向牙面爬行生长，重新分化出结合上皮，并分泌基底膜物质，重新形成上皮附着，其结构与原始的结合上皮一样，需10～12天完成。临床深刮术后4～6周内不探牙周袋，以免破坏组织的愈合过程。龈牙结合部是牙周病的始发部位。故本题选C。

【破题思路】本题为A1型题，以记忆为主。

33. 菌斑微生物是牙周病始动因素的证据之一，以下描述正确的是
   A. 牙周病必须用抗生素治疗   B. 刷牙后牙面会形成菌斑
   C. 牙周炎与全身疾病相关   D. 局部机械治疗无效
   E. 实验性龈炎
【答案】E
【解析】A选项牙周病治疗抗生素需在基础治疗后应用；B、C选项说法正确，但和本题无关；局部机械治疗可以有效缓解牙周炎症，所以局部机械治疗有效，D错；实验性龈炎是支持菌斑微生物作为牙周病始动因素的证据之一，故本题选E。

【破题思路】菌斑微生物作为牙周病的始动因子的证据有：①实验性龈炎的证明；②流行病学调查；③机械除菌或抗菌治疗有效；④动物实验研究；⑤宿主免疫反应。

牙周病学

34. 局限型侵袭性牙周炎龈下非附着性菌斑内的主要优势菌是

A. 梭形杆菌　　　　　　　　B. 螺旋体　　　　　　　　　C. 中间普氏菌
D. 黏性放线菌　　　　　　　E. 伴放线聚集杆菌

【答案】E

【解析】A、B、C是坏死性溃疡性龈炎的主要优势菌；伴放线聚集杆菌（Aa）是侵袭性牙周炎的主要优势菌，故本题选E。

【破题思路】
慢性龈炎优势菌：放线菌。
妊娠期龈炎优势菌：中间普氏菌（Pi）。
坏死性溃疡性龈炎优势菌：梭形杆菌、中间普氏菌、螺旋体。
慢性牙周炎优势菌：牙龈卟啉单胞菌（Pg）、福赛坦菌（Tf）。
侵袭性牙周炎优势菌：伴放线聚集杆菌（Aa）。

35. 判断有无牙周炎的重要指征是

A. 龈袋超过3mm　　　　　　B. 附着丧失　　　　　　　　C. 牙龈红肿
D. 牙龈出血　　　　　　　　E. 龈乳头增生

【答案】B

【解析】有无附着丧失是判断有无牙周炎的主要指征；龈袋超过3mm，也可能是假性牙周袋的结果，不是诊断牙周炎的决定指标；D选项牙龈出血、C选项牙龈红肿、E选项龈乳头增生是牙龈炎症和牙周炎都可能有的临床表现，而两者最主要的区别就是是否有真性牙周袋形成、是否有牙槽骨吸收和附着丧失的形成，故本题选B。

36. 慢性成人牙周炎患病率明显增高是在

A. 18岁以后　　　　　　　　B. 20岁以后　　　　　　　　C. 25岁以后
D. 35岁以后　　　　　　　　E. 50岁以后

【答案】D

【解析】慢性牙周炎发病年龄通常在30～40岁，起病和发展是一个比较缓慢的过程。一般无明显不适，不受重视，可能同时侵犯全口多数牙，且有一定的对称性；牙龈有色、形、质的变化；探诊时能发现牙周袋形成，探诊深度超过3mm且能探到釉牙骨质界，即已有附着丧失；X线片上可见牙槽嵴顶高度降低，有水平或垂直骨吸收。故本题答案是D。数据要牢记。

【破题思路】

慢性成人牙周炎患病率明显增高	35岁以后
侵袭性牙周炎	一般在35岁以下
青春期龈炎	12～18岁

37. 牙周炎的"进展前沿"是

A. 附着性龈下菌斑　　　　　B. 龈上菌斑　　　　　　　　C. 非附着性龈下菌斑
D. 龈上牙石　　　　　　　　E. 龈下牙石

【答案】C

【解析】在牙周炎快速进展时，非附着性龈下菌斑明显增加，毒力增强，与牙槽骨的快速破坏有关，与牙周炎的发生发展关系密切，被认为是牙周炎的"进展前沿"，故选C；A选项附着性龈下菌斑与龈下牙石的形成、根面龋、根面吸收及牙周炎有关；B选项龈上菌斑，与龋病发生、龈上牙石、牙龈炎形成有关。

38. 下列哪项与龈下牙石的形成有关

A. 龈上菌斑　　　　　　　　B. 附着性龈下菌斑　　　　　C. 非附着性龈下菌斑
D. 白垢　　　　　　　　　　E. 食物碎屑

【答案】B

【解析】牙石的形成包括3个步骤，即获得性薄膜的形成、菌斑成熟和矿物化，其中菌斑是矿化的核心。

附着性龈下菌斑紧密地附着在牙面，作为矿化的核心，参与龈下牙石的形成，选项B正确。龈上菌斑作为龈上牙石矿化的核心在来源于唾液中矿化成分的参与下形成龈上牙石，选项A错误。非附着龈下菌斑位于附着性龈下菌斑的表面或直接与龈沟上皮、袋内上皮接触为结构松散的菌群，在牙周炎快速进展时，非附着龈下菌斑明显增多，毒力增强，与牙槽骨的快速破坏有关，与牙周炎的发生发展关系密切，选项C错误。白垢也称软垢，通常沉积在牙面的颈1/3区域。选项E食物碎屑参与白垢的形成。

39.证据充分的牙周致病菌是
A.中间普氏菌和牙龈卟啉单胞菌
B.伴放线聚集杆菌和牙龈卟啉单胞菌
C.齿密垢螺旋体和伴放线聚集杆菌
D.齿密垢螺旋体和福赛坦菌
E.具核梭形杆菌和伴放线聚集杆菌

【答案】B

【解析】中间普氏菌、齿垢密螺旋体、具梭梭杆菌属于中等证据的致病菌，排除A、C、D、E；伴放线聚集杆菌（Aa）和牙龈卟啉单胞菌（Pg）以及福赛坦菌（Tf）是证据充分的牙周致病菌，故选B。

【破题思路】证据充分的牙周致病菌：伴放线聚集杆菌（Aa）、牙龈卟啉单胞菌（Pg）、福赛坦菌（Tf）。

40.下列致病菌与慢性龈炎无关的是
A.牙龈二氧化碳嗜纤维菌
B.伴放线聚集杆菌
C.黏性放线菌
D.内氏放线菌
E.微小微单胞菌

【答案】B

【解析】慢性龈炎的致病菌种类主要是牙龈二氧化碳嗜纤维菌、黄褐二氧化碳嗜纤维菌、黏性放线菌、内氏放线菌、微小微单胞菌。伴放线聚集杆菌是局限型侵袭性牙周炎的主要致病菌，与慢性龈炎无关，故选B。

41.膜龈联合指的是
A.边缘龈和龈乳头之间的交界处
B.边缘龈和附着龈之间的交界处
C.附着龈和龈乳头之间的交界处
D.附着龈和牙槽黏膜之间的交界处
E.边缘龈和牙槽黏膜之间的交界处

【答案】D

【解析】附着龈的根方为牙槽黏膜，二者之间有明显的界线，称膜龈联合，故选D。膜龈联合的位置在人的一生中基本是特定的。

【破题思路】本题为A1型记忆题。

42.用于牙周袋深度检查的工具是
A.普通的弯探针
B.有刻度的尖探针
C.有刻度的钝头探针
D.无刻度的钝头探针
E.Nabers探针

【答案】C

【解析】牙周袋深度检查需要使用牙周探针，牙周探针带有刻度，每个刻度为1mm或2～3mm，工作端为圆柱形，尖端逐渐变细，利于插入，尖端处为钝头，故选C。A选项普通的弯探针可以检查牙齿是否有龋坏、牙石、釉珠、根分叉病变等；B选项尖探针不可探查牙周袋；E选项Nabers探针专用于根分叉探诊。

【破题思路】

握持	用改良握笔式握持探针，支点要稳
力量	探诊力量要轻，约为20～25g
进入方向	探入时探针应与牙体长轴平行
移动方法	以提插方式移动探针
邻面方法	探针要紧贴牙邻面接触点探入，并将探针向龈谷方向稍倾斜
探诊应有顺序	按分区、分点顺序进行

牙周病学

43. 用于治疗急性坏死性溃疡性龈炎最有效的药物是

A. 四环素　　　　　　　　B. 金霉素　　　　　　　　C. 磺胺类
D. 甲硝唑　　　　　　　　E. 青霉素

【答案】D

【解析】急性坏死性溃疡性龈炎的致病性微生物是梭形杆菌和螺旋体，均是厌氧微生物，而甲硝唑是抗厌氧微生物的最佳药物。A 四环素、B 金霉素、C 磺胺类均为广谱抗生素，故选择 D。

【破题思路】用于治疗急性坏死性溃疡性龈炎最有效的药物是甲硝唑。
用于治疗侵袭性牙周炎最有效的药物：国外应用四环素族药物，国内应用甲硝唑和阿莫西林配合使用。

44. 关于殆创伤下列哪一项是正确的

A. 单纯殆创伤会加重牙周炎症
B. 单纯殆创伤会造成骨下袋
C. 治疗牙周炎消除殆创伤是第一位的
D. 殆创伤会增加牙的松动度，所以动度增加是诊断殆创伤的唯一指征
E. 自限性牙松动，没有炎症时不造成牙周组织破坏

【答案】E

【解析】目前对殆创伤与牙周炎的关系认识如下：①单纯、短期的殆创伤不会引起牙周袋，也不会引起或加重牙龈的炎症。②殆创伤会增加牙的动度，但动度增加不一定是诊断殆创伤的唯一指征，因为牙周膜增宽和牙松动可能是以往殆创伤的结果。③当长期的殆创伤伴随严重的牙周炎或明显的局部刺激因素时，它会加重牙周袋和牙槽骨吸收。④自限性牙松动在没有牙龈炎症的情况下，不造成牙周组织的破坏。故 E 正确，A、B、D 错误，在牙周炎的治疗中，消除炎症是第一位的，C 错误。

【破题思路】单纯的殆创伤不会引起、加重牙周袋，它只在菌斑引起牙周炎时起协同破坏作用。

45. 复方氯己定含漱剂的组成为

A. 氯己定 + 甲硝唑　　　　B. 氯己定 + 土霉素　　　　C. 氯己定 + 金霉素
D. 氯己定 + 四环素　　　　E. 氯己定 + 碘仿

【答案】A

【解析】复方氯己定主要组成成分为氯己定和甲硝唑，故 A 正确，这是记忆题。

【破题思路】对牙周药物的记忆。

46. 属于牙周炎局部促进因素的是

A. 牙根形态异常　　　　　　B. 吸烟　　　　　　　　C. 牙菌斑
D. 畸形中央尖　　　　　　　E. 颊面深窝沟

【答案】A

【解析】吸烟属于牙周炎全身促进因素，排除 B；牙菌斑是牙周病的始动因子，排除 C；畸形中央尖可导致牙髓疾病，排除 D；颊面深窝沟可能导致龋坏的发生，排除 E；牙根形态异常属于牙周炎局部促进因素，故本题选择 A。

47. 下面哪一项不是菌斑微生物作为牙周病始动因子的证据

A. 实验性龈炎观察牙龈炎症随菌斑量的增加而加重
B. 流行病调查发现牙周病的严重程度和菌斑的堆积量成正比
C. 机械去除菌斑和抗菌效果明确
D. 菌斑生物膜具有较强抵抗力，其内细菌为牙周疾病的主要致病菌
E. 实验性动物研究证明，无菌情况下不会产生牙龈炎

【答案】D

【解析】龈炎的发生与菌斑的堆积情况呈正相关，排除 A；流行病学调查发现牙周病的分布，患病和严重程度与该人群的口腔卫生情况、菌斑的积聚多少呈正相关，甚至可以促进修复，故排除 B；机械的除菌方法（洁治、刮治、根面平整）或抗菌治疗有效控制菌斑的生成使牙周袋内细菌数量有效减少，牙龈炎症和肿胀消退，故排除 C；实验性动物研究证明，无菌不会引起龈炎，而用有细菌的食物饲养，则可造成实验动物的牙

周炎症，排除E；宿主免疫反应，牙周病患者的血清中或龈沟液内可有高浓度的抗体，这种抗体反应在牙周治疗后下降，故本题选D。

48. 下列哪一项不是垂直型食物嵌塞的原因
    A. 殆面的形态异常　　　　B. 邻接关系异常　　　　C. 对颌充填式牙尖
    D. 牙齿松动　　　　　　　E. 牙龈乳头退缩
    【答案】E
    【解析】垂直型食物嵌塞指食物从殆面垂直方向嵌入牙间隙内，此种食物嵌塞嵌入较紧，不易剔除。殆面被磨损殆面的形态异常而使食物外溢道消失，致使食物被挤入牙间隙，选项A是垂直嵌塞的原因。邻面接触区由于磨损由点接触变为面接触，邻接关系异常，食物溢出道消失，易发生垂直性食物嵌塞，选项B是垂直嵌塞的原因。对颌充填式牙尖能将食物挤入对颌牙的牙间隙引发垂直性嵌塞，选项C是垂直嵌塞的原因。牙齿松动接触不佳，易垂直性食物嵌塞，选项D是垂直嵌塞的原因。牙龈乳头退缩使因外展隙增大，在进食时，唇颊和舌的运动可将食物压入牙间隙造成水平性食物嵌塞，选项E是导致水平食物嵌塞的原因，此题选择E。

49. 精确判断牙周袋是否存在的检查方法是
    A. 视诊、有无牙龈肿胀　　B. 视诊、牙龈颜色有无变化　　C. 咬合检查
    D. 牙周探诊检查　　　　　E. X线片检查
    【答案】D
    【解析】牙周探诊是牙周病诊断中最重要的检查方法，主要是为了了解有无牙周袋或附着丧失，并探测其深度和附着水平，还可探查有无探后出血、牙石的量及分布、根分叉是否受损。故本题选D。

50. 牙菌斑中的细菌通过黏附、共聚，相互连接，很快发育成熟，一般来说多长时间菌斑的形成已经能够被菌斑染色剂所染色，具有较强的致病作用
    A. 1～2h　　　　　　　　B. 12h左右　　　　　　　C. 7天
    D. 9天　　　　　　　　　E. 10～30天
    【答案】B
    【解析】一般12h的菌斑便可被菌斑显示剂着色，早期菌斑增长较快，成熟时则较慢，9天后便可形成各种细菌的复杂生态群体，约10～30天的菌斑发展成熟达高峰。故本题选B。

【破题思路】此题为A1型记忆题。

51. 造成垂直型食物嵌塞的主要原因有
    A. 牙龈肿胀　　　　　　　B. 严重的牙周病　　　　　C. 骨下袋的形成
    D. 接触点消失或改变　　　E. 牙齿松动
    【答案】D
    【解析】垂直型食物嵌塞主要见于：①两邻牙失去正常的接触关系：邻面龋、充填体或修复体未能恢复接触区、牙齿扭转错位、患牙周病的牙过于松动等；②来自对颌牙的楔力或异常的殆力、充填式牙尖、相邻两牙高度不一致、尖锐的牙尖或边缘嵴食物外溢道消失。如果两牙之间的牙龈乳头退缩等原因造成两牙之间下方出现空隙，食物易在唇、颊及舌部的力量下水平进入此间隙，造成水平型食物嵌塞。故本题选D。A牙龈肿胀主要是由牙龈炎或牙龈脓肿等造成的；C骨下袋的形成主要是牙槽骨垂直吸收导致的；E牙齿松动是牙周炎的四大症状之一。

52. 造成牙周炎的主要因素是
    A. 遗传　　　　　　　　　B. 全身性疾病　　　　　　C. 病毒感染
    D. 龈下菌斑　　　　　　　E. 龈上菌斑和龈上牙石
    【答案】D
    【解析】菌斑微生物是引发牙周炎的始动因子，堆积在龈牙结合部的牙面和龈沟内的菌斑微生物及其产物引发牙龈的炎症和肿胀，主要为龈下菌斑和龈下牙石，故选D。E龈上菌斑和龈上牙石与龋病发生、牙龈炎形成有关。A遗传、B全身性疾病可以改变宿主对微生物的反应，是牙周病的全身促进因素。

【破题思路】牙周病的始动因子为菌斑，尤其是龈下菌斑和龈下牙石。

53. 正常龈沟探诊深度为
    A. 0.5mm　　　　　　　　B. 1mm　　　　　　　　　C. 2mm

D. 2～3mm E. 3mm

【答案】D

【解析】龈沟深度是指从龈沟底到龈缘的距离，健康牙龈的龈沟探诊深度不超过2～3mm，探诊深度超过3mm且袋底在釉质牙骨质界的冠方为假性牙周袋；若探诊深度超过3mm，且袋底在釉质牙骨质界的根方即发生了附着丧失为真性牙周袋，故选D。

【破题思路】此题为A1型记忆题。

54. 如果一个修复体造成了牙龈炎症和牙周破坏，说明这个修复体可能存在的问题是
A. 邻面出现悬突 B. 龈缘的位置不佳，密合程度差
C. 表面粗糙，光洁度差 D. 凸度过大，接触不良或未恢复接触点
E. 以上均可能是其问题之一

【答案】E

【解析】修复体的设计与牙周病密切相关。邻面出现悬突为菌斑聚集和细菌增殖的场所，造成菌斑量的增加，菌斑成分改变，使得健康菌群转变为牙周致病菌群，还能刺激牙间乳头引起炎症，甚至牙槽骨吸收，选项A正确。龈缘的位置不佳，密合程度差也是牙周炎的局部促进因素，龈下边缘会增加菌斑量，甚至可能影响牙周附着，破坏生物学宽度，导致牙周炎症，牙槽骨吸收，选项B正确。密合度差的修复体边缘也成为菌斑的聚集场所。表面粗糙，光洁度差会增加菌斑附着表面积，增加菌斑量，加重牙龈炎症，选项C正确。凸度过大，接触不良或未恢复接触点易造成凸处与龈缘之间的牙面上菌斑堆积或在不恰当的接触点处形成食物嵌塞，引发牙周疾病，选项D正确。

55. 牙石中最主要的成分是
A. 有机盐 B. 细菌 C. 无机盐
D. 厌氧菌和螺旋体 E. 需氧菌和革兰阳性球菌

【答案】C

【解析】牙结石开始时是软的，会因逐渐钙化而变硬，它是由75%的磷酸钙，15%～25%的水、有机物、磷酸锰、矿酸钙及微量的钾、钠、铁所构成的，并呈现出黄色、棕色或者黑色。无机盐的主要成分为钙、磷等，故本题答案为C。

【破题思路】此题易错选B。牙石是在细菌的作用下形成的，但是细菌非主要成分。

56. 下列何种疾病与牙周病没有密切关系
A. 糖尿病 B. 白血病 C. 心血管疾病
D. 大叶性肺炎 E. 再生障碍性贫血

【答案】D

【解析】与牙周病有关的系统性疾病：如血液病（急性白血病、血小板减少性紫癜等）、心血管疾病、糖尿病或其他内分泌疾病、神经系统疾病、免疫功能缺陷以及某些遗传性疾病或有遗传易感因素等，故本题答案为D。

57. 正常情况下牙槽嵴顶距釉牙骨质界的距离，在X线片上通常为
A. <3mm B. <2.5mm C. <2mm
D. <1.5mm E. <1mm

【答案】C

【解析】在标准根尖片上，当牙槽嵴顶到釉牙骨质界的距离超过2mm时，则可认为有牙槽骨吸收。正常情况下牙槽嵴顶距釉牙骨质界的距离，在X线片上通常为小于2mm，故本题答案为C。

【破题思路】此题易错选A，龈沟正常探诊深度应≤3mm，而牙槽嵴顶距釉牙骨质界的距离<2mm。

58. 牙齿松动与下述哪项因素关系不大
A. 牙槽骨吸收 B. 殆创伤 C. 牙周韧带的急性炎症
D. 女性激素水平变化 E. 牙龈纤维瘤

【答案】E

【解析】牙槽骨吸收后牙齿缺少支持组织导致牙齿松动，排除 A；如果牙齿的咬合状况不良或有夜磨牙、紧咬牙的不良习惯等，对牙齿的咬合造成了创伤，长期也会造成牙齿的松动，排除 B；如果牙齿松动的情况伴有牙齿咬合疼痛或牙龈疼痛后发生，多是牙周膜组织的急性炎症水肿，从而造成了牙齿的松动，排除 C；女性激素水平的变化可能会引起牙齿松动度的改变，如在月经期可能出现轻度的牙齿松动，排除 D；牙龈纤维瘤可使牙齿移位，但松动较少，故本题答案为 E。

【破题思路】牙齿松动的原因：①牙槽骨吸收（主要原因）；②咬合创伤；③牙周膜急性炎症；④牙周翻瓣术后；⑤女性激素水平变化。

59. 牙周病患者主诉症状通常为
A. 牙齿移位　　　　　　B. 口腔异味　　　　　　C. 食物嵌塞
D. 牙龈出血　　　　　　E. 牙齿松动
【答案】D
【解析】牙龈出血常为牙周病患者的主诉症状，多在刷牙或咬硬食物时发生，偶也可有自发出血，故本题答案为 D。A、E 选项是牙周病患者晚期所出现的症状。

【破题思路】此题为 A1 型记忆题。

60. 关于生物学宽度正确的是
A. 龈沟底与牙槽嵴顶之间的恒定距离约 2mm
B. 龈沟底与牙槽嵴顶之间的距离约 2mm，其改变可反映牙周状况
C. 牙周炎时牙槽骨水平吸收，生物学宽度增大
D. 牙周萎缩时生物学宽度变小
E. 随年龄增长上皮附着根向迁移，生物学宽度变小
【答案】A
【解析】生物学宽度是指龈沟底与牙槽嵴顶之间的距离，约 2mm，此距离恒定不变，即使随着年龄的增大或在病变情况下，上皮附着向根方迁移牙槽嵴顶亦随之降低，但沟（袋）底与嵴顶间的生物学宽度仍保持不变，故 A 正确，B、C、D、E 均错误。

【破题思路】生物学宽度恒定不变，约 2mm，是龈沟底到牙槽嵴顶的距离。

61. 以下哪个不是龈下牙石的临床特征
A. 色浅或深褐色、黑褐色　　　　　　B. 位于龈沟内
C. 新形成者松软多孔，表面可覆盖菌斑　　D. 较大块者可在 X 线片显示
E. 体积较小，与龈袋和牙周袋一致
【答案】C
【解析】龈下牙石体积小而硬，C 错，符合题意；龈下牙石呈褐色或黑色，故 A 正确；一般位于龈下及牙周袋内，B 也正确；体积较大者可在 X 线上显示，D 正确；体积小而硬，E 正确。故此题选 C。

【破题思路】龈下牙石在龈缘以下的牙面上，肉眼看不到需探针才能查到的称为龈下牙石，有时在 X 线片上也可见龈下牙石。龈下牙石呈褐色或黑色，较龈上牙石体积小而硬，一般与牙面的附着比龈上牙石更牢固。龈下牙石见于大多数牙周袋内，通常从釉牙骨质界延伸至袋底附近，在龈缘下分布较均匀，但以邻面和舌、腭面较多些。

62. 彻底去除牙石主要是因为牙石
A. 可直接引起牙周袋　　　　B. 可引起牙龈退缩　　　　C. 内含各种炎症因子和细菌毒素
D. 是菌斑滞留堆积的部位　　E. 以上均是
【答案】D
【解析】牙石表面粗糙，是菌斑滞留堆积的部位，而菌斑是牙周病的始动因子，其借助牙石刺激牙周组织引起牙周炎症，去除牙石的同时能将附着在其上的菌斑一并去除，因此牙周治疗时应彻底去除牙石，选项 D 正确。虽然牙石本身对牙龈有一定机械刺激，但其并不会可直接引起牙周袋，在菌斑的作用下才会直接引起牙周袋，

选项A错误。牙石是促进因素，表面菌斑容易堆积，才会使牙龈退缩，选项B错误。牙石的主要成分是钙、磷等无机盐，不会致病，致的是聚集在牙石表面的细菌生长代谢产生的各种炎症因子和细菌毒素选项C错误，因此去除牙石的同时将致病因素菌斑一并去除。

63. 关于龈沟液以下不正确的是
A. 牙龈健康者极少有龈沟液　　B. 炎症时龈沟液明显增多
C. 其主要成分与血清相似　　D. 龈沟液中有免疫球蛋白，具有抗特异性致病菌的作用
E. 龈沟液中无白细胞等防御细胞

【答案】E

【解析】龈沟液中有补体-抗体系统成分、各种电解质、蛋白质、葡萄糖、酶等，也包含白细胞（主要为通过龈沟上皮迁移而出的中性粒细胞）、脱落的上皮细胞等，故E不正确。牙龈健康者只有极少量的龈沟液，故A正确；龈沟液增多是牙周炎的早期表现之一，B正确；龈沟液液体的成分主要来自血清，C正确；龈沟液中的免疫球蛋白与口腔防御功能有关，具有针对不同致病菌的特异抗体功能，其中IgG水平高于IgA和IgM，故D正确。

64. 获得性膜是指
A. 牙萌出时牙面上胚胎来源的有机物　　B. 牙面上积累的食物残渣沉积物
C. 吸附至牙面的唾液蛋白或糖蛋白　　D. 均匀分布于牙面上的微生物层
E. 在菌斑-牙界面由菌斑微生物所分泌的蛋白膜

【答案】C

【解析】获得性膜是指是由唾液蛋白或糖蛋白吸附至牙面，形成的一层无结构、无细胞的薄膜，故C正确、E错误；获得性膜由蛋白质、碳水化合物和脂肪组成，A、B错误；其在牙龈缘较厚，牙尖区较薄，故D错误。

(65～67题共用备选答案)
A. 探诊深度　　B. 牙周附着水平　　C. 牙松动度
D. 探诊出血　　E. 牙龈退缩

65. 能准确反映牙周组织破坏程度的指标是
【答案】B

66. 能判断牙龈有无炎症的重要指标是
【答案】D

67. 与前牙美观密切相关的指标是
【答案】E

【解析】牙周附着水平能较客观准确地反映牙周组织破坏程度，有无附着丧失是区分牙周炎与龈炎的重要指标，故65题选B；牙龈炎症的临床最初表现是龈沟液量的增多和龈沟探诊出血，健康的牙龈用力刷牙或轻探龈沟不出血，探诊出血是诊断牙龈有无炎症的重要指标之一，故66题选D；前牙牙龈萎缩使牙根暴露影响美观，所以牙龈退缩与前牙美观密切相关，故67题选E。

(68～70题共用备选答案)
A. 牙菌斑　　B. 软垢　　C. 获得性膜
D. 龈上菌斑　　E. 龈下菌斑

68. 牙龈炎的主要病因
【答案】D

69. 牙面清洁后最先在牙面形成
【答案】C

70. 未矿化的细菌性沉积物，牢固地黏附于牙面或修复体表面
【答案】A

【解析】牙菌斑是牙龈炎的主要病因，这道题将答案更细化，将牙菌斑分为龈上菌斑和龈下菌斑，所以更确切地说牙龈炎的主要病因是龈上菌斑，龈缘附近牙面上堆积的牙菌斑即龈上菌斑，是牙龈炎的始动因子，故68题选D；获得性膜可于数分钟内在刚清洁过的牙面上形成，1～2h迅速成层增厚，故69题选C；牙菌斑是指口腔中不能被水冲去或漱掉的细菌性斑块，是由基质包裹的互相黏附，或黏附于牙面、牙间或修复体表面的软而未矿化的细菌性群体，故70题选A。

(71～73题共用备选答案)
A. 0°　　B. 15°　　C. 45°
D. 50°　　E. 80°

71. 龈下刮治放入器械时，工作端平面与牙根之间的最佳角度是

【答案】A

72. 超声波洁牙机工作头的前端与牙石接触的角度宜小于

【答案】B

73. 龈下刮治时，刮治器工作刃与根面形成的最佳角度是

【答案】E

【解析】龈下刮治时，刮治器工作端以0°，即与牙根平行放入牙周袋，到达袋底后，与根面逐渐成45°角，以探查根面牙石，探到牙石根方后，随即与牙面形成约80°角进行刮治。超声波洁牙机工作头与牙石接触的角度为0°，或者小于15°。

(74～76题共用备选答案)

A. 龈上菌斑　　　　　　　B. 附着性龈下菌斑　　　　　C. 非附着性龈下菌斑
D. 陈旧的龈上菌斑　　　　E. 窝沟处龈上菌斑

74. 与龈下牙石形成有关

【答案】B

75. 主要由革兰阴性厌氧菌构成的菌斑

【答案】C

76. 被认为是牙周炎"进展前沿"的菌斑

【答案】C

【解析】附着性龈下菌斑主要为革兰阳性球菌、杆菌及丝状菌，与龈下牙石的形成、根面龋、根面吸收及牙周炎有关，故74题选B；非附着性龈下菌斑主要为革兰阴性厌氧菌，其在牙周炎快速进展时明显增多，毒性增强，与牙槽骨的快速破坏有关，与牙周炎的发生发展关系密切，被认为是牙周炎"进展前沿"的菌斑，故75题、76题均选C。A龈上菌斑与龋病发生、龈上牙石形成有关，E窝沟处龈上菌斑主要与窝沟龋有关。

第二单元　牙龈疾病

1. 慢性龈炎的临床表现，除了
A. 龈沟液增多　　　　　　　B. 出血　　　　　　　　　　C. 牙龈颜色改变
D. 自发痛　　　　　　　　　E. 牙龈红肿
【答案】D
【解析】慢性龈炎临床表现为色、形、质的改变，早期就诊于临床是因咬硬物或者刷牙出血。A 龈沟液增多可作为评估牙龈炎症的客观指标，健康牙龈有少量的龈沟液，炎症时龈沟液增多；B、C、E 都是临床表现；急性牙髓炎和急性龈乳头炎都有自发痛，而慢性牙髓炎有自发痛病史，所以应选择 D。

【破题思路】

题干信息	首选
龈沟液增多	评估牙龈炎症的客观指标
出血	自发性出血——ANUG、血液病 早期牙龈炎——咬硬物或刷牙出血
自发痛	急性牙髓炎、急性龈乳头炎、慢性牙髓炎（自发痛病史）

2. 慢性龈炎的临床表现如下，除了
A. 牙龈可呈鲜红或暗红色　　　　　　　B. 刷牙或咬硬物时牙龈可有出血
C. 牙龈质地松软脆弱　　　　　　　　　D. 龈沟深度增加，形成假性牙周袋
E. 牙间乳头坏死消失
【答案】E
【解析】慢性龈炎色泽为鲜红或暗红色，苍白色有可能是纤维增生或者是血液性疾病。慢性龈炎早期刷牙或咬硬物出血，而自发性出血为 ANUG 或者血液性疾病。因炎症组织水肿和胶原的破坏，牙龈可变得松软脆弱，如果以增生为主，牙龈沟变深，成为假性牙周袋，质地会较硬而有弹性。所以 A、B、C、D 都是其临床表现，而 E 为 ANUG 的临床表现。

【破题思路】

题干信息	首选
牙龈颜色	鲜红或暗红——牙龈炎症 苍白——血液疾病
质地	松软脆弱——组织水肿，胶原破坏 质地坚韧——牙龈增生
牙周袋	假性牙周袋——牙龈增生 真性牙周袋——结合上皮向根方增殖，附着丧失
牙间乳头坏死	ANUG——出血、疼痛、腐败性口臭、坏死

3. 关于慢性龈炎时牙龈色、形和质的变化，错误的是
A. 牙龈炎的炎症充血范围可波及附着龈　　　B. 附着龈的点彩消失可作为牙龈炎症的指标
C. 牙龈可变厚或肥大　　　　　　　　　　　D. 牙龈可变松软
E. 游离龈和龈乳头可呈鲜红色或暗红色
【答案】B
【解析】慢性龈炎严重的时候可波及附着龈，所以 A 正确。如果炎症较轻且局限于龈沟壁一侧，牙龈表面仍然有一定的致密度，点彩仍然存在，所以不能把点彩消失作为牙龈炎症的指标，B 错误。牙龈炎症时期，牙龈质地可松软，也可肥大，颜色暗红或鲜红，C、D、E 正确。

【破题思路】

题干信息	首选
附着龈	波及附着龈——慢性龈炎、白血病的龈病损、药物性牙龈增生、牙龈纤维瘤病 未波及附着龈——ANUG
点彩	点彩——正常牙龈有（并不是所有正常牙龈都必须有）

4. 慢性龈炎时的龈沟，错误的是
A. 龈沟探诊可达 3mm 或更多
B. 加深的龈沟称为龈袋
C. 龈袋的上皮附着水平位于釉牙骨质界以下的根面上
D. 牙周探诊深度常大于组织学上的龈沟深度
E. 龈袋的形成是因牙龈肿胀或增生所致

【答案】C
【解析】当牙龈因炎症增殖时，龈沟探诊深度可超过 3mm。加深的龈沟叫龈袋，是由于牙龈肿胀或者增生所致。牙周探诊时，探针会插入部分结合上皮内，所以会大于组织学上的龈沟深度。所以 A、B、D、E 正确。慢性龈炎龈袋的上皮附着于釉牙骨质界上方，附着于釉牙骨质界下方的为牙周炎，所以 C 错误。

【破题思路】

题干信息	首选
龈沟探诊	正常龈沟深度——0.5～3mm 超过3mm——两种情况：增生龈炎＋牙周炎
龈袋	增生龈炎——结合上皮正常 牙周炎——结合上皮向根方增殖，有附着丧失，可探及釉牙骨质界
牙周探诊	探诊深度——牙龈缘到袋底的距离 附着丧失——釉牙骨质界到袋底的距离 探诊深度大于组织学龈沟深度

5. 关于牙龈出血，错误的是
A. 常为牙周病患者的主诉症状
B. 牙龈探诊出血与牙龈颜色改变同时出现
C. 牙周病患者牙龈出血多在刷牙和咬硬物时发生
D. 探诊出血可作为牙龈有炎症的重要指标
E. 探诊出血对诊断和判断牙周炎的活动性有重要意义

【答案】B
【解析】牙龈探诊出血一般早于牙龈色、形、质的改变，B错误。刷牙或咬硬物出血为临床就诊主要原因，但一般无自发性出血，对牙龈炎的早期诊断有意义。

【破题思路】

题干信息	首选
牙龈出血	对牙龈炎早期诊断有意义 慢性龈炎一般无自发性出血

6. 造成牙龈炎的最主要因素是
A. 遗传
B. 龈上菌斑
C. 病毒感染
D. 全身性疾病
E. 龈下菌斑和龈下牙石

【答案】B
【解析】造成牙龈炎最主要的是龈上菌斑和牙石，造成牙周炎的主要因素是龈下菌斑和龈下牙石，遗传和全身性疾病是全身促进因素，所以选 B。

【破题思路】
牙龈炎——龈上菌斑和牙石。
牙周炎——龈下菌斑和牙石。
牙周病进展前沿——非附着性龈下菌斑。
造成牙槽骨吸收——非附着性龈下菌斑。

7. 牙龈炎症程度的敏感指标是
A. 牙龈发红　　　　　　　　B. 牙龈松软脆弱　　　　　　　　C. 牙龈溢脓
D. 牙龈肿胀　　　　　　　　E. 龈沟液量增加
【答案】E
【解析】牙龈炎症时，龈沟液量增多，炎症细胞增多，有时还可出现溢脓现象，可作为其敏感指标。

【破题思路】

题干信息	首选
龈沟液增多	牙龈炎程度的敏感指标、客观指标

8. 以下哪个不是慢性龈缘炎的临床表现
A. 牙龈碰触易出血　　　　　B. 龈袋加深，探诊深度可超过3mm　　　　C. 部分患者可发展成牙周炎
D. 龈红肿松软　　　　　　　E. 有轻度的附着丧失
【答案】E
【解析】慢性龈缘炎临床表现为牙龈质地松软质脆，缺乏弹性，并可有轻度肿胀，以致使牙龈边缘变厚，龈乳头变圆钝。附着龈水肿时，点彩消失，表面光滑发亮。探诊时牙龈易出血。龈沟可加深达3mm以上，形成假性牙周袋，但上皮附着（龈沟底）仍位于正常的釉质牙骨质界处，部分患者可发展成牙周炎。故本题答案为E。

【破题思路】

题干信息	首选
部分可发展成牙周炎	并不是所有的牙龈炎都会发展成牙周炎 不治疗的牙龈炎有可能会发展成牙周炎
附着丧失	只要是有附着丧失就是真正的牙周炎

9. 治疗慢性龈炎的首选方法是
A. 龈下刮治术　　　　　　　B. 龈上洁治术　　　　　　　　　C. 全身药物治疗
D. 牙周手术　　　　　　　　E. 松牙固定术
【答案】B
【解析】由于边缘性龈炎无深层牙周组织破坏，清除局部刺激因素，如牙石、食物嵌塞、不良修复体等能有效地治疗边缘性龈炎，因此治疗慢性龈炎首选方法是定期实施龈上洁治术彻底清除菌斑等刺激因素。如果炎症较重，可配合局部药物治疗及全身药物治疗。龈下刮治术、松牙固定术等牙周手术都是针对有牙槽骨吸收的牙周炎有效。故本题答案为B。

【破题思路】

题干信息	首选
龈上洁治术	牙龈炎首选，牙周炎治疗第一步
龈下刮治术	牙周袋内根面菌斑、牙石，配合根面平整
全身药物治疗	基础治疗后，器械不容易到达部位或巩固疗效，急性炎症感染的急症处理
牙周手术	基础治疗后1～3个月，探诊出血，5mm牙周袋或牙龈及骨形态不良，膜龈关系不良
松牙固定术	基础治疗后，消除病因，分析后进行

10. 牙龈病中最常见的是
A. 妊娠期龈炎
B. 坏死性龈炎
C. 药物性牙龈增生
D. 牙龈纤维瘤病
E. 边缘性龈炎

【答案】E

【破题思路】最常见的牙龈病——慢性龈炎（单纯性龈炎、边缘性龈炎）。

11. 牙周基础治疗后，牙龈肥大增生仍未消退，适用的手术治疗方法为
A. 翻瓣术
B. 牙龈切除术
C. 袋壁刮治术
D. 植骨术
E. 引导性牙周组织再生术

【答案】B

【解析】牙龈切除术是用手术方法切除肥大增生的牙龈组织，或后牙某些部位的中等深度的牙周袋，重建牙龈的生理外形及正常的龈沟。翻瓣术不用于解决牙龈肥大增生，所以A选项错误；因牙周基础治疗已结束，不必袋壁刮治术，所以C选项错误；植骨术、引导性牙周组织再生术都不是用于解决牙龈肥大增生的，所以D、E选项错误；牙龈肥大增生仍未消退为牙龈切除术的适应证，所以B选项正确，故选B。

12. 下列关于龈袋的描述不正确的是
A. 牙龈肿胀增生
B. 龈沟可达3mm或更深
C. 上皮附着在水平釉牙骨质界
D. 出现结缔组织附着水平降低
E. 龈袋可能溢脓

【答案】D

【解析】龈袋表现为牙龈肿胀增生，所以排除A选项。正常龈沟一般小于3mm，形成龈袋时龈沟可达3mm或更深，所以排除B选项。正常上皮附着在水平釉牙骨质界，因为龈袋没有上皮附着的丧失，所以排除C选项。龈袋因炎症而红肿流脓，所以排除E选项。龈袋即假性牙周袋，没有上皮附着的丧失，即没有出现结缔组织附着水平降低，故选D。

【破题思路】

龈袋	增生龈炎——结合上皮正常 牙周炎——结合上皮向根方增殖，有附着丧失，可探及釉牙骨质界

13. 下列不是慢性龈缘炎自觉症状的是
A. 刷牙或咬硬物时牙龈出血
B. 牙龈局部发痒
C. 牙龈经常出现自发性出血
D. 牙龈肿胀感
E. 口腔异味

【答案】C

【破题思路】

出血	自发性出血——ANUG、血液病 早期牙龈炎——咬硬物或刷牙出血

14. 增生性龈炎的直接病因是
A. 牙石
B. 龋洞
C. 不良卫生习惯
D. 牙菌斑
E. 不良修复体

【答案】D

【破题思路】牙菌斑是慢性龈炎和牙周病的始动因子。

15. 边缘性龈炎的最主要治疗原则是
A. 调整咬合
B. 药物治疗
C. 去除病因
D. 手术治疗
E. 调整激素水平

【答案】C

【破题思路】牙菌斑是牙周病的始动因子，所以治疗最主要的原则是去除病因。

16. 患者主诉左下后牙食物嵌塞，左下78间食物嵌塞，左下8正位且无对颌牙，请分析引起食物嵌塞最可能的原因是
    A. 外溢道消失　　　　　　B. 对颌牙尖过于高陡　　　　　　C. 两牙边缘嵴高度不一致
    D. 上颌牙下垂　　　　　　E. 牙间乳头退缩
【答案】C
【解析】该患者左下8正位且无对颌牙，则左下8会伸长，会使左下78边缘嵴高度不一致在咬合时来自对颌牙的力可将食物楔入这两牙之间，这是最可能的原因，选项C正确。A、B、D、E也会造成食物嵌塞，但临床检查时并未发现相应症状，都不是该患者食物嵌塞的原因。

17. 洁治术的目的是
    A. 使牙齿漂白　　　　　　B. 清除牙面烟斑　　　　　　C. 清除龈上牙石和菌斑
    D. 去除袋内菌斑生物膜　　E. 清除受毒素污染的根面牙骨质
【答案】C

【破题思路】牙龈炎去除龈上菌斑的治疗是洁治术，洁治术的目的是清除龈上菌斑和牙石。

18. 龈沟液的主要成分来自
    A. 血液　　　　　　　　　B. 血清　　　　　　　　　　C. 血浆
    D. 邻近的牙周组织　　　　E. 细菌
【答案】B
【解析】龈沟液是指通过龈沟内上皮和结合上皮从牙龈结缔组织渗入到龈沟内的液体。牙龈炎症明显时龈沟液增多。龈沟液的成分主要来自血清，B正确，A、C错误。其他成分则分别来自血清、邻近的牙周组织（上皮、结缔组织）及细菌，D、E错误。

19. 边缘性龈炎的表现有
    A. 龈色粉红　　　　　　　B. 龈缘菲薄　　　　　　　　C. 牙龈质地坚韧
    D. 刷牙时牙龈出血　　　　E. 龈沟探诊深度2mm
【答案】D

20. 关于慢性龈炎，哪一项不准确
    A. 龈沟深度可超过3mm　　　　　　　B. 无附着丧失
    C. 可发生在每个人一生的某个时期　　D. 部分可发展成牙周炎
    E. 只累及游离龈，不累及龈乳头
【答案】E

【破题思路】慢性龈炎临床表现：累及游离龈和龈乳头，严重的时候可以波及附着龈，龈沟可超过3mm，假性牙周袋，无附着丧失。

21. 假性牙周袋与真性牙周袋的区别是
    A. 牙周袋的深度　　　　　B. 牙周袋的形状　　　　　　C. 牙周袋底的位置
    D. 牙龈有无增生或肿胀　　E. 牙龈有无炎症
【答案】C
【解析】假性牙周袋是由于牙龈组织水肿或肿胀导致的探诊深度加深，而实际上并没有附着丧失，真性牙周袋是由于有附着丧失，导致牙周袋的位置超过釉牙骨质界而使探诊深度加深，故其二者的区别在于牙周袋底的位置，选C。

【破题思路】

题干信息	首选
牙周袋的形状——分类	根据袋底位置——龈袋、骨上袋、骨下袋 根据累及牙面——单面袋、复合袋（两个以上）、复杂袋（螺旋）

续表

题干信息	首选
牙周袋底的位置	龈袋——无附着丧失 骨上袋——袋底在牙槽嵴顶上 骨下袋——袋底在牙槽嵴顶下

22. 慢性龈炎引起牙龈炎性肿胀的原因应除了
A. 引起牙龈增生的药物　　B. 错𬌗　　C. 不良修复体
D. 菌斑和牙石　　E. 口呼吸

【答案】A

【解析】药物引起的牙龈增生为药物性牙龈增生而非炎性肿胀，其作用是使胶原合成大于降解，结缔组织增生肿大。能引起牙龈增生的药物有抗癫痫药苯妥英钠、钙通道阻滞剂以及免疫抑制剂，故本题答案为A。

23. 龈下菌斑内的能动菌是
A. 牙龈卟啉单胞菌　　B. 梭形杆菌　　C. 螺旋体
D. 普氏菌　　E. 放线菌

【答案】C

【解析】龈下菌斑内含有螺旋体，螺旋体能自主运动，多呈旋转运动，机械性穿入是螺旋体的致病性之一，为其他细菌的继发感染开辟道路，所以C正确。龈下菌斑内也含有牙龈卟啉单胞菌、梭形杆菌、普氏菌、放线菌，但这些细菌都没有能动性，所以A、B、D、E选项错误。故选C。

24. 龈缘炎诊断要点如下，错误的是
A. 龈出血　　B. 龈肿胀　　C. 形成真性牙周袋
D. 牙不松动　　E. 无牙槽骨吸收

【答案】C

【解析】龈缘炎龈缘充血发红、肿胀、松软，龈缘变厚，牙间乳头变为钝圆，与牙面不紧贴，且龈沟加深；只侵犯牙龈组织，不侵犯其他牙周组织；无牙槽骨吸收，因而牙齿不发生松动，X线片检查无异常。故选C。

【破题思路】慢性龈缘炎无真性牙周袋，无附着丧失，牙齿不松动。

25. 龈沟液的作用
A. 冲洗龈沟内的外来物质　　B. 具有抗菌作用　　C. 含有丰富的血浆蛋白
D. 提供牙石矿化的无机成分　　E. 以上都是

【答案】E

【解析】龈沟液的作用有：冲洗龈沟内的外来物质，健康牙龈中少量的龈下菌斑微生物产生一定量的大分子产物，这些产物可扩散而聚集于基底膜处，从而产生持续的渗透梯度，形成龈沟液流，冲洗外来物质，选项A正确；具有抗菌作用，龈沟液中具有抗微生物的特异性抗体，白细胞是龈沟液中的重要防御细胞，具有吞噬和杀菌能力，选项B正确；含有丰富的血浆蛋白龈沟液中含有可以促进上皮附着于牙面的血浆蛋白，选项C正确；牙龈防御机制中所含补体可促进抗体的活化，提供龈下细菌丰富的营养成分，提供牙石矿化的无机成分，选项D正确。

26. 下列对尖端探针用处的描述，错误的是
A. 一般有两端弯曲度不同的工作端　　B. 用于检查龋洞和牙齿的感觉
C. 工作端的角度可以任意改变　　D. 探针两端的尖端应保持锐利
E. 用探针检查时必须有支点

【答案】C

【解析】探针的用途：①辅助发现牙体缺损；②用于检查邻面龋、𬌗面浅龋；③探查龋洞、探测患区的感觉，发现敏感部位；④探测牙周袋用钝头探针。使用要求：保持其特定的弯曲度及尖端的锐利，切忌加热烧灼以免探针尖变钝；探诊时，避免用力过度而损坏锐尖；禁止任意改变各工作端的角度；用探针检查时必须有支点。故选C。

【破题思路】尖探针探诊——大弯端和三弯端＋检查牙体缺损、邻面龋＋感觉＋探诊有支点。

27. 龈炎患者菌斑内优势菌是
A. 普氏菌　　　　　　　　B. 梭形杆菌　　　　　　　　C. 弯曲菌
D. 放线菌　　　　　　　　E. 链球菌
【答案】D

【破题思路】梭形杆菌+螺旋体——ANUG，放线菌——牙龈炎，伴放线聚集杆菌——侵袭性牙周炎。

28. 下列关于牙龈炎的临床表现，说法正确的是
A. 探诊后出血多出现于牙龈颜色改变之后
B. 在炎症明显的部位，牙周探诊的深度常小于组织学上的龈沟深度
C. 可以根据点彩的有无来判断牙龈有无炎症
D. 重症龈炎可有上皮附着的降低
E. 若炎症局限于龈沟（袋）壁内侧时，牙龈表面仍可保持相当致密
【答案】E

（29～30题共用备选答案）
A. 30%过氧化氢　　　　　B. 3%过氧化氢　　　　　C. 0.12%氯己定
D. 2%盐酸米诺环素　　　E. 碘甘油

29. 医师用于急性坏死性龈炎清创的药物是
【答案】B

30. 用于牙周局部的缓释抗菌药物为
【答案】D

【解析】医生用于急性坏死性龈炎清创的药物主要是局部使用氧化剂，用1%～3%过氧化氢溶液局部擦拭、冲洗；牙周炎常用缓释抗菌药物有米诺环素及甲硝唑。30%过氧化氢浓度过高对黏膜有腐蚀作用，故A错误；0.12%氯己定是牙周炎常用冲洗药物。

31. 慢性龈炎时牙龈的炎症表现是
A. 牙龈粉红色　　　　　　B. 牙龈质地坚韧　　　　　　C. 探诊易出血
D. 附着丧失　　　　　　　E. 牙松动
【答案】C

【解析】慢性龈炎时牙龈的炎症表现是牙龈颜色鲜红或暗红，质地松软、红肿，施压时易引起压痕，龈缘水肿圆钝，探诊后出血，所以C选项正确，而A、B选项都错误。附着丧失、牙齿松动是牙周炎的表现，而不是慢性龈炎的表现，所以D、E选项都错误。故选C。

32. 引起慢性龈炎的局部刺激因素如下，除了
A. 牙合面充填物高点　　　B. 食物嵌塞　　　　　　　　C. 牙列不齐
D. 牙石　　　　　　　　　E. 不良修复体
【答案】A

【解析】龈缘附近牙面上积聚的牙菌斑是引起慢性龈缘炎的始动因子；其他如牙石、食物嵌塞、不良修复体、牙错位拥挤等均可促进菌斑的积聚，引发或加重牙龈的炎症；牙合面与牙龈关系不大，故选A。

【破题思路】慢性龈炎局部刺激因素——牙石+不良修复体+食物嵌塞+牙错位拥挤+口呼吸。

33. 牙龈上皮萎缩、组织水肿，临床表现为
A. 牙龈呈暗红色　　　　　　　　B. 牙龈质地松软
C. 牙龈表面光亮，点彩消失　　　D. 牙龈色粉红且致密
E. 探诊出血，疼痛
【答案】C

【解析】正常龈缘菲薄而紧贴牙面，牙龈炎症时组织肿胀，使龈缘变厚，牙间乳头圆钝，与牙面不再紧贴，附着龈因组织水肿而消失，表面光亮，故本题选C。牙龈暗红色、质地松软、探诊出血都可以是牙龈炎表现，但组织水肿引起的是点彩消失，故不选其他选项。

【破题思路】

临床表现	组织病理
牙龈暗红色	慢性炎症期局部血液循环受阻
牙龈质地松软	结缔组织和血管周围胶原破坏
牙龈表面光亮,点彩消失	牙龈表面上皮萎缩,组织水肿
牙龈粉红且致密	袋外侧壁明显的纤维修复
探诊出血、疼痛	袋内壁上皮变形、变薄,并有溃疡

(34～35题共用备选答案)
A. HIV感染　　　　　　　　B. 牙龈纤维瘤病　　　　　　　C. 妊娠期龈炎
D. 急性坏死性溃疡性龈炎　　E. 增生性龈炎

34. 牙菌斑中中间普氏菌显著增多
【答案】C

35. 龈缘呈虫蚀状,表面有假膜
【答案】D
【解析】中间普氏菌被认为是与妊娠期龈炎关系最密切的细菌。急性坏死性溃疡性龈炎病变迅速沿牙龈边缘向邻牙扩展,使龈缘如虫蚀状,坏死区出现灰褐色假膜,易于擦去,去除坏死组织后,其下为出血创面。

【破题思路】牙龈纤维瘤病——牙龈广泛地逐渐增生,可累及全口的牙龈缘、龈乳头和附着龈,甚至达膜龈联合处,以上颌磨牙腭侧最为严重,增生的牙龈可覆盖部分或整个牙冠。
中间普氏菌——与妊娠期龈炎关系最密切的细菌。
急性坏死性溃疡性龈炎——病变迅速沿牙龈边缘向邻牙扩展,使龈缘如虫蚀状,坏死区出现灰褐色假膜,易于擦去,去除坏死组织后,其下为出血创面。
慢性龈炎——不超过牙龈1/3。
HIV感染——线形牙龈红斑、坏死性溃疡性牙周炎、毛状白斑、白念珠菌病、复发性口腔溃疡、卡波西肉瘤。

36. 急性坏死性溃疡性龈炎的病因与下列哪一项关系最小
A. 精神紧张　　　　　　　　B. 细菌　　　　　　　　　　C. 𬌗创伤
D. 吸烟　　　　　　　　　　E. 营养
【答案】C
【解析】急性坏死性溃疡性龈炎又称ANUG,病因为微生物(梭形杆菌和螺旋体)作用,还有吸烟和精神因素,或是使机体免疫力降低的因素,比如营养不良、维生素缺乏,所以与C项关系最小。

【破题思路】

题干信息	首选
精神紧张	精神刺激、睡眠、疲劳、工作繁忙
细菌	梭形杆菌+螺旋体+中间普氏菌
吸烟	牙龈血管收缩,影响局部血流
营养	降低免疫力

37. ANUG是哪一年由Vincent(奋森)首次报告
A. 1888年　　　　　　　　　B. 1898年　　　　　　　　　C. 1918年
D. 1788年　　　　　　　　　E. 1909年
【答案】B

38. 选用治疗急性坏死性溃疡性牙龈炎最敏感的抑菌药物是
A. 四环素　　　　　　　　B. 金霉素　　　　　　　　C. 磺胺类
D. 甲硝唑　　　　　　　　E. 青霉素
【答案】D
【解析】患者服用甲硝唑等药物能明显降低梭形杆菌、螺旋体、中间普氏菌的数量。

【破题思路】

题干信息	首选
四环素	对 Aa 有较强的抑制作用
甲硝唑	治疗厌氧菌
阿莫西林＋甲硝唑	治疗侵袭性牙周炎

39. 急性坏死性溃疡性龈炎的代表特征，除了
A. 发病急，牙龈疼痛，极易出血　　　B. 早期出现牙齿明显松动
C. 以龈乳头和龈缘的坏死为特征性损害　D. 有典型的腐败性口臭
E. 重症患者可伴全身症状
【答案】B
【解析】ANUG 临床表现：以龈乳头和龈缘的坏死为特征，中央凹下如火山口，牙龈缘呈虫蚀状，龈缘呈刀切状；不波及附着龈，有腐败性口臭，可有全身症状；早期无牙齿的松动。

40. 关于急性坏死性溃疡性龈炎的特点，以下描述正确的是
A. 很少发生在成年人群　　　　　　　B. 发病急，以龈乳头和龈缘的坏死为特征性损害
C. 病变常见于上后牙区　　　　　　　D. 一般不伴有疼痛
E. 早期出现牙齿的明显松动
【答案】B
【解析】急性坏死性溃疡性龈炎常发生于青壮年，以下前牙多见，疼痛明显，早期无牙齿的明显松动。

【破题思路】

题干信息	首选
ANUG 发生人群	青壮年
ANUG 特点	坏死、溃疡、自发性出血、疼痛、腐败性口臭
ANUG 部位	下前牙区——火山口、刀切样牙龈

41. 与急性坏死性溃疡性龈炎关系最密切的细菌为
A. 梭形杆菌、螺旋体与中间普氏菌　　B. 梭形杆菌与牙龈卟啉单胞菌
C. 放线共生放线杆菌与螺旋体　　　　D. 黏性放线菌与螺旋体
E. 伴放线放线杆菌
【答案】A

【破题思路】

题干信息	首选
梭形杆菌、螺旋体与中间普氏菌	ANUG
Aa	侵袭性牙周炎
黏性放线菌	牙龈炎
牙龈卟啉单胞菌	慢性牙周炎
中间普氏菌	妊娠期龈炎

42. 急性坏死性溃疡性龈炎，龈沟内数量增加的厌氧菌是
   A. 梭形芽孢杆菌与螺旋体
   B. 梭形杆菌与螺旋杆菌
   C. 梭形杆菌与螺旋体
   D. 具核梭形杆菌与螺旋杆菌
   E. 梭形芽孢杆菌与螺旋杆菌
【答案】C

43. 局部病变涂片革兰染色有大量螺旋体和梭形杆菌时，有助于诊断的疾病是
   A. 急性龈乳头炎
   B. 慢性龈缘炎
   C. 疱疹性龈口炎
   D. 慢性坏死性龈炎
   E. 急性坏死性龈炎
【答案】E
【解析】急性坏死性龈炎的致病菌主要是螺旋体和梭形杆菌，可在本病患者的病变部位发现大量的螺旋体和梭形杆菌，所以E正确。

44. 若不及时治疗，有可能发展成走马疳的龈炎是
   A. 急性龈乳头炎
   B. 疱疹性龈口炎
   C. 急性坏死性溃疡性龈口炎
   D. 慢性边缘性龈炎
   E. 白血病
【答案】C

【破题思路】走马牙疳的产生：
ANUG急性期未及时治疗且免疫力低下——坏死波及与牙龈病损相对应的唇颊侧黏膜——坏死性龈口炎。
抵抗力低+感染产气荚膜梭菌——面颊部迅速坏死，甚至穿孔——走马牙疳。

45. 关于急性坏死性溃疡性龈炎的治疗，哪一项不正确
   A. 去除坏死组织并刮除大块牙石
   B. 局部使用氧化剂
   C. 对全身因素进行矫正和治疗
   D. 支持疗法
   E. 重症者首选口服四环素
【答案】E
【解析】急性期应首先去除坏死组织，初步去除大块牙石，1%～3%过氧化氢液局部擦拭，释放大量新生态氧，杀灭或抑制厌氧菌；全身给予抗生素、蛋白质等支持疗法，重症可服用甲硝唑等抗厌氧菌药物；急性期过后，洁治术及刮治术去除一切刺激因素。

【破题思路】

题干信息	首选
去除坏死组织并刮除大块牙石	急性期首选治疗方法
局部使用氧化剂	1%～3%过氧化氢
重症者首选药物	甲硝唑或替硝唑类抗厌氧菌药物

46. 下列关于ANUG的治疗，说法不正确的是
   A. 首次就诊时，要彻底洁治
   B. 局部使用氧化剂冲洗
   C. 口服抗生素和支持治疗
   D. 对全身性因素进行矫正和治疗
   E. 口腔卫生指导
【答案】A

47. 下列哪一项与ANUG无关
   A. 极度营养不良
   B. 吸烟
   C. 心身因素
   D. 全身消耗性疾病
   E. 精神病
【答案】E
【解析】有精神因素的影响，但是没有相关证明精神病是此病的病因。ANUG的病因——微生物（梭形杆菌+螺旋体）+已经存在的慢性龈炎或牙周炎+心身因素+使免疫力降低的因素。

48. 复杂袋是指
   A. 累及1个牙面的牙周袋
   B. 累及2个牙面的牙周袋
   C. 累及3个牙面的牙周袋
   D. 累及4个牙面的牙周袋
   E. 螺旋形袋，起源于1个牙面，扭曲回旋于1个以上牙面或根分叉区

【答案】E

【解析】牙周袋可按其累及牙面的情况分为3种类型：复杂袋是一种螺旋形袋，起源于一个牙面，但扭曲回旋于一个以上的牙面或根分叉区，选项E正确。单面袋只累及一个牙面，选项A错误。复合袋累及2及个以上的牙面，选项B、C、D错误。

49. 慢性坏死性龈炎的主要表现是
A. 牙间乳头消失　　　　　B. 牙龈增生　　　　　C. 牙龈水肿
D. 附着龈增生　　　　　　E. 游离龈消失

【答案】A

【破题思路】坏死性龈炎最主要的表现是牙龈乳头和边缘坏死，呈刀切状，或反波浪形。

50. 急性坏死性龈炎应采用下列方法治疗，除了
A. 去除局部坏死组织并剔除大块牙石　　　B. 局部使用1%～3%过氧化氢冲洗
C. 常规全身应用青霉素　　　　　　　　　D. 支持疗法，并对全身因素进行矫治
E. 口腔卫生指导，建立良好的口腔卫生习惯

【答案】C

【解析】急性坏死性龈炎的治疗方法包括：①去除局部坏死组织：初步去除大块的龈上牙石；②局部使用氧化剂：1%～3%过氧化氢溶液局部擦拭、冲洗和反复含漱，有助于去除残余的坏死组织；③全身药物治疗：重症患者可口服甲硝唑或替硝唑等抗厌氧菌药物2～3天，有助于疾病的控制；④及时进行口腔卫生指导；⑤对全身性因素进行矫正和治疗；⑥急性期过后的治疗：通过洁治和刮治术去除菌斑、牙石等一切局部刺激因素，对外形异常的牙龈组织，可通过牙龈成形术等进行矫正，以利于局部菌斑控制和防止复发。因此A、B、D、E均为正确做法，答案为C。

51. 急性龈乳头炎的病因，除了
A. 硬食物刺伤　　　　　B. 局部用药　　　　　C. 充填物悬突
D. 食物嵌塞　　　　　　E. 邻面龋

【答案】B

【解析】急性龈乳头炎的病因为化学或机械刺激。主要的机械刺激：食物嵌塞、不适当使用牙签剔牙、邻面龋尖锐边缘、充填体悬突、不良修复体边缘、义齿的卡环尖、不良的松牙固定。化学刺激为所用的药物外露导致。

【破题思路】

题干信息	首选
急性龈乳头炎病因	化学或机械刺激
局部用药	正规用药不会造成炎症，除了药物外泄

52. 下列哪一项不是急性龈乳头炎的病因
A. 食物嵌塞　　　　　B. 不恰当地使用牙签　　　　　C. 充填体的悬突
D. 不良修复体的边缘　　E. 根纵裂

【答案】E

【解析】牙根纵裂不属于化学或机械刺激。

53. 急性龈乳头炎的一些临床表现易与牙髓炎混淆，除了
A. 明显的自发痛　　　　　　　　　　　B. 中度的冷热刺激痛
C. 龈乳头发红肿胀，探触痛明显，易出血　　D. 跳痛
E. 可有轻度叩痛

【答案】C

【解析】急性龈乳头炎的临床表现为牙龈乳头发红肿胀，探触和吸吮时易出血，有自发性的胀痛和明显的探触痛。女性患者常因在月经期而痛感倍加。有时疼痛可表现为明显的自发痛和中度的冷热刺激痛，易与牙髓炎混淆。检查可见龈乳头鲜红肿胀，探触明显，易出血，有时局部可查到刺激物，牙可有轻度叩痛，这是因为龈乳头下方的牙周膜也有炎症和水肿。牙髓炎龈缘表现正常，因此答案选C。

【破题思路】急性龈乳头炎 = 牙龈乳头充血肿胀 + 探触和吸吮易出血 + 牙龈乳头局部刺激。

54. 关于急性龈乳头炎的临床表现,哪一项不正确
A. 病变局限于个别牙间乳头
B. 牙间乳头发红肿胀
C. 有自发的胀痛和明显的探触痛
D. 牙间乳头易出血
E. X 线片检查见牙槽骨吸收

【答案】E

55. 急性龈乳头炎的主要临床特征是
A. 伴有全身症状
B. 口臭
C. 牙齿松动
D. 牙间乳头发红肿胀,探诊和吸吮时出血
E. 累及附着龈

【答案】D

56. 下面关于急性龈乳头炎的治疗哪一项不正确
A. 全身应用抗生素
B. 去除局部刺激因素
C. 局部使用抗菌消炎药物冲洗
D. 急性炎症过后,彻底去除病因,如邻面龋、不良修复体等
E. 去除邻面的菌斑、牙石,以缓解急性炎症

【答案】A

【解析】急性龈乳头炎治疗使用局部药物治疗,A 错。

【破题思路】急性龈乳头炎——去除局部刺激物 +3% 过氧化氢或 0.12% 氯己定局部冲洗 + 控制炎症后治疗龈炎。

57. 实验性龈炎证明的是
A. 牙石与龈炎关系不密切
B. 单纯菌斑控制难以消除龈炎
C. 牙菌斑是牙周病的始动因素
D. 咬合创伤导致牙龈炎发生
E. 吐舌习惯是牙龈炎的重要病因

【答案】C

【解析】实验性龈炎是菌斑微生物作为牙周病始动因子的证据。

【破题思路】

题干信息	首选
牙周病的始动因子	牙菌斑
牙菌斑是始动因子的证据	实验性龈炎 流行病学调查 机械除菌或抗菌治疗有效 动物实验 宿主免疫反应

58. 牙龈脓肿与牙周脓肿最不同的是
A. 是否有真性牙周袋
B. 炎症程度
C. 是否有牙髓症状
D. 患者的年龄
E. 是否有𬌗创伤

【答案】A

【解析】牙龈脓肿没有真性牙周袋,而牙周脓肿有。牙龈脓肿仅局限于牙龈乳头及龈缘,无牙周炎病史,无牙槽骨吸收,有明显的刺激因素、去除刺激、排脓引流后无须其他处理。牙周脓肿有深牙周袋,有牙槽骨吸收。

【破题思路】	
题干信息	首选
牙龈脓肿	脓肿仅局限于牙龈乳头及龈缘，无牙周炎病史，无牙槽骨吸收，有明显的刺激因素，去除刺激、排脓引流后无须其他处理
牙周脓肿	牙周脓肿有深牙周袋，有牙槽骨吸收
牙槽脓肿	无牙周袋，因牙体组织疾病导致，无牙髓活力，疼痛及叩痛都较重

59. 急性多发性龈脓肿与牙周脓肿的不同点是
A. 可发生于非牙周炎患者　　　B. 脓肿位于龈乳头　　　C. 全口多个牙广泛发作
D. 治愈后牙龈恢复正常　　　　E. 以上都对
【答案】E

60. 患者，女，28岁，主诉：牙龈肿胀疼痛4天。如果诊断为急性多发性龈脓肿，最不可能的临床表现是
A. 多数龈乳头有脓肿形成　　　B. 脓肿波及颊舌侧　　　C. 叩诊敏感
D. 脓肿可波及附着龈　　　　　E. 局部淋巴结肿大
【答案】D

61. 患者，女，23岁，主诉：牙龈肿胀疼痛3天。检查多数牙齿的牙龈乳头有脓肿形成，未探及深牙周袋。最有可能的诊断是
A. 慢性牙周炎　　　B. 急性坏死性龈炎　　　C. 急性龈乳头炎
D. 急性多发性龈脓肿　　E. 慢性龈炎
【答案】D

62. 口腔正常菌群，说法错误的一项是
A. 营养功能　　　　　　　　　　B. 刺激宿主免疫系统
C. 作为生物屏障，抑制外源微生物　　D. 一般对宿主无益，甚至有害
E. 维持口腔或全身微生物的生态平衡
【答案】D
【解析】口腔正常菌群一般对宿主无害，甚至有益，所以D错。

【破题思路】口腔正常菌群——生物屏障，抑制外源微生物+维持口腔或全身微生物的生态平衡+营养功能+刺激宿主免疫系统+一般对宿主无害，甚至有益。

（63～64题共用备选答案）
A. 牙龈增生覆盖牙冠一般不超过1/3，很少波及附着龈
B. 牙龈增生覆盖牙冠的1/3左右，一般不超过2/3，严重者可波及附着龈
C. 牙龈增生常覆盖牙冠的2/3以上，很少波及附着龈
D. 牙龈增生覆盖牙冠的2/3以上，常波及附着龈
E. 牙龈形态基本正常
下列疾病牙龈增生的情况为
63. 药物性牙龈增生
【答案】B
64. 慢性龈炎
【答案】A

【破题思路】
药物性牙龈增生——牙龈增生覆盖牙冠的1/3左右，一般不超过2/3，严重者可波及附着龈。
慢性龈炎——牙龈增生覆盖牙冠一般不超过1/3，很少波及附着龈。

65. 在菌斑成熟过程中，首先吸附到牙面的是
A. 唾液链球菌　　　　　　　B. 变形链球菌　　　　　　C. 革兰阳性球菌

D. 革兰阴性杆菌　　　　　　　　　E. 革兰阴性厌氧菌

【答案】C

【解析】菌斑成熟过程首先吸附到牙面的是革兰阳性球菌，然后是杆菌、丝状菌。

【破题思路】菌斑吸附牙面——球菌、杆菌、丝状菌。

66. 关于妊娠期龈炎的病因，不正确的是

A. 体内黄体酮的水平升高　　　　　B. 牙龈是女性激素的靶组织

C. 激素水平会扩大牙龈对局部刺激的反应　　D. 螺旋体为优势菌

E. 妊娠本身不会引起牙龈炎

【答案】D

【解析】中间普氏菌是妊娠期龈炎的龈下优势菌。

67. 关于妊娠期龈炎，哪一项不正确

A. 妊娠前存在慢性龈炎　　　　　　B. 炎症在妊娠第6个月达高峰

C. 分娩后2个月，炎症逐渐缓解　　D. 妊娠期龈瘤通常开始于妊娠第3个月

E. 在分娩后，妊娠期龈瘤可自行缩小

【答案】B

【解析】炎症在妊娠第8个月达到高峰。

【破题思路】

题干信息	首选
妊娠期龈炎	个别牙龈或全口牙龈，前牙重 妊娠第2～3个月开始——8个月达到高峰——分娩后2个月龈炎缓解或消失 轻触易出血
妊娠期龈瘤	下前牙单个唇侧牙龈乳头 妊娠第3个月开始，直径一般不超过2 cm 分娩后可自行缩小（有些需手术切除——牙龈切除术）

68. 妊娠期龈炎的主要临床表现是

A. 疼痛　　　　　B. 牙龈质地坚韧　　　　　C. 牙龈单个瘤样突起

D. 牙龈基本为粉红色　　　　E. 常在妊娠后1个月出现

【答案】C

【解析】妊娠期龈炎可表现为龈缘和牙龈乳头的炎症，也可表现为一个或多个牙龈乳头呈瘤样肥大，C正确。患者一般在妊娠前即有不同程度的慢性龈炎，从妊娠2～3个月后开始出现明显症状，至8个月时达到高峰，临床表现与血中黄体酮水平的升高相关联；分娩后约2个月时，龈炎可减轻至妊娠前水平，E错误。龈缘和龈乳头呈鲜红或暗红色，松软而光亮，B、D错误。妊娠期龈炎一般无疼痛，严重时龈缘可有溃疡和假膜形成，此时可有轻度疼痛，A错误。故本题选C。

69. 下列哪项出现时提示病变已由牙龈炎转变为牙周炎

A. 牙龈变为深红色或暗红色　　B. 龈缘变厚，不再紧贴牙面

C. 牙龈松软脆弱，缺乏弹性　　D. 龈沟底在釉牙骨质界的根方，深度超过3mm

E. 牙龈探诊出血

【答案】D

【解析】A选项牙龈变为深红色或暗红色、B选项龈缘变厚，不再紧贴牙面、C选项牙龈松软脆弱，缺乏弹性、E选项牙龈探诊出血，以上均既可以为牙龈炎也可以为牙周炎。牙龈炎和牙周炎的主要区别在于牙龈炎不侵犯支持组织（没有附着丧失和牙槽骨吸收），牙周炎有附着丧失、牙周袋形成、牙槽骨吸收选项D正确。牙龈炎治疗后病变可逆，组织恢复正常，而牙周炎治疗后炎症消退，病变静止，但已破坏的支持组织难以恢复正常。

70. 下列哪一项不是妊娠期龈瘤的临床特点

A. 牙龈质地松软　　　　B. 同时发生于多个牙的牙间乳头　　　　C. 牙龈易出血

D. 分娩后能逐渐缩小　　　　　　E. 开始于妊娠第 3 个月

【答案】B

【解析】妊娠期龈瘤多发生于单个牙的牙间乳头，下前牙多见。

【破题思路】妊娠期龈瘤——单个牙的牙间乳头多见。

71. 妊娠期龈瘤通常开始于
A. 妊娠第 8 个月　　　　　B. 妊娠第 4 个月　　　　　C. 妊娠第 3 个月
D. 妊娠第 6 个月　　　　　E. 妊娠第 5 个月

【答案】C

【破题思路】妊娠期龈瘤在妊娠期第 3 个月开始。

72. 关于妊娠期龈炎的治疗原则，说法不正确的是
A. 去除局部刺激因素是关键　　　　　B. 无须治疗，分娩后牙龈炎症会自行消退
C. 治疗完成后定期复查　　　　　　　D. 对于过度增生的牙龈可以行手术切除
E. 自我口腔卫生维护很重要

【答案】B

【解析】对于有些治疗后仍较大的妊娠期龈瘤应该在妊娠 4～6 个月手术切除。

【破题思路】妊娠期龈炎的治疗原则——去刺激+口腔卫生宣教+局部用药冲洗（1%过氧化氢和生理盐水冲洗）。

73. 牙槽骨垂直型吸收的特点，除了
A. 牙槽骨不发生水平方向的吸收　　　B. 牙槽骨发生垂直或斜行方向的吸收
C. 与牙根面形成角型的骨缺损　　　　D. 牙槽嵴高度降低不多，而牙根周围的骨吸收较多
E. 垂直吸收多形成骨下袋

【答案】A

【解析】牙槽骨垂直型也称角形吸收，主要是牙槽骨垂直方向或斜行的吸收选项 B 正确。与牙根面之间形成一定角度的骨缺损选项 C 正确。牙槽嵴高度降低不多，而牙根周围的骨吸收较多选项 D 正确。垂直骨吸收大多形成骨下袋选项 E 正确。垂直吸收也可伴水平方向的吸收此时牙槽嵴高度降低多，此问题除外，所以选择 A。

74. 妊娠期龈炎患者龈袋冲洗常用的药物是
A. 碘甘油　　　　　　　　　B. 碘酚　　　　　　　　　C. 四环素
D. 含有青霉素的 1% 过氧化氢液　　E. 1% 过氧化氢液

【答案】E

【破题思路】妊娠期龈炎冲洗药物——1% 过氧化氢液。

75. 能引起药物性牙龈增生的药物是
A. 苯妥英钠　　　　　　　B. 苯妥英钠+硝苯地平　　　C. 苯妥英钠+环孢素
D. 硝苯地平+环孢素　　　E. 苯妥英钠+硝苯地平+环孢素

【答案】E

【解析】引起药物性牙龈增生的药物主要有苯妥英钠、环孢素、硝苯地平，因此 E 正确。

【破题思路】

题干信息	首选
硝苯地平（维拉帕米）	高血压
苯妥英钠（大仑丁）	抗癫痫
环孢素	免疫制剂（如肾移植）

76. 药物性牙龈增生的病因，除了
A. 成纤维细胞的分裂增加　　　　B. 合成蛋白胶原的能力增强　　　　C. 与患者的口腔卫生有关
D. 胶原酶活性增强　　　　　　　E. 胶原合成大于降解
【答案】D
【解析】降低胶原酶活性或影响胶原酶合成可使得牙龈纤维增生。

【破题思路】

药物	增生机制
苯妥英钠	刺激成纤维细胞有丝分裂，合成胶原的能力增强，胶原酶活性消失，胶原合成大于降解
硝苯地平	改变细胞膜上钙离子流动而影响细胞功能，使胶原合成大于分解
口腔卫生	能加重药物性牙龈增生的发展

77. 长期口服苯妥英钠引起的药物性牙龈增生的程度与下列哪一个因素有关
A. 服药剂量　　　　　　B. 服药时间　　　　　　C. 血清、唾液中的药物浓度
D. 服药的种类　　　　　E. 口腔的卫生状况
【答案】E

【破题思路】药物牙龈增生有关的因素——口腔卫生状况。
无关的因素——性别+服药剂量+持续用药时间+血清和唾液中药物浓度。

78. 关于药物性牙龈增生的临床表现，说法正确的是
A. 严重者波及附着龈，甚至覆盖大部分或整个牙冠
B. 牙龈增生起始于牙龈乳头
C. 增生的牙龈一般呈淡粉红色，合并牙龈炎症时可呈深红色或紫红色
D. 增生的牙龈表面可呈分叶状或桑葚状
E. 以上全是
【答案】E

【破题思路】药物性牙龈增生的临床表现——好发于前牙+覆盖牙龈1/3～2/3+牙龈结节状、球状、分叶状、桑葚状改变+色粉红，质地坚韧+无牙区不发生本病。

79. 药物性牙龈增生的特点是
A. 只发生于有牙区
B. 苯妥英钠引起的药物性牙龈增生一般开始于服药后第1～6个月
C. 最根本的治疗是停药或换药
D. 上下前牙区较重
E. 以上全是
【答案】E

80. 下列哪一项不是药物性牙龈增生的发病特点
A. 前牙区较重　　　　　　　　　　　　B. 牙龈增生常发生于全口牙龈
C. 后牙区的牙龈增生更加严重　　　　　D. 拔牙后增生的牙龈组织可以自行消退
E. 增生的牙龈表面可呈分叶状或桑葚状
【答案】C

【破题思路】药物性牙龈增生的临床表现——好发于前牙+覆盖牙龈1/3～2/3+牙龈结节状、球状、分叶状、桑葚状改变+色粉红，质地坚韧+无牙区不发生本病。

81. 下列哪一项不是牙龈增生的原因
A. 感染　　　　　　　　B. 内分泌失调　　　　　　C. 药物性
D. 创伤性　　　　　　　E. 特发性

【答案】D

【解析】菌斑刺激可以引起牙龈增生，所以A对；青春期龈炎和妊娠期龈炎可以引起牙龈增生，所以B对；药物可以引起牙龈增生，特发性比如牙龈纤维瘤非遗传性的类型就属于特发性，所以C、E对；创伤可引起萎缩，故选择D。

【破题思路】牙龈增生的病因——菌斑炎症+药物+内分泌+特发+遗传。

82. 增生性龈炎的临床表现是
A. 探诊出血
B. 龈缘肥厚
C. 多发生于前牙的唇侧牙龈
D. 可形成假性牙周袋
E. 以上都是

【答案】E

83. 药物性牙龈增生的最根本治疗是
A. 牙周洁治
B. 停止使用引起牙龈增生的药物
C. 口腔卫生指导
D. 手术治疗
E. 以上都是

【答案】B

【解析】停止或更换引起牙龈增生的药物是药物性牙龈增生最根本的治疗，所以应该选B。

【破题思路】药物性牙龈增生治疗——停止或更换引起牙龈增生的药物（首选）+去除局部刺激物（洁治术）+局部药物治疗（3%过氧化氢冲洗）+手术治疗（牙龈切除术）。

84. 牙龈纤维瘤病的病理表现，除了
A. 牙龈上皮棘层增厚
B. 结缔组织内充满胶原纤维束和成纤维细胞
C. 结缔组织内充满炎症细胞
D. 结缔组织内血管相对少
E. 牙龈上皮钉突明显增长

【答案】C

【解析】牙龈纤维瘤病结缔组织炎症不明显。

【破题思路】牙龈纤维瘤病的病理特点

上皮钉突明显增长，棘层增厚

结缔组织体积增大，有大量成纤维细胞

血管相对较少，炎症不明显

仅见于龈沟附近

85. 不属于牙龈切除术适应证的是
A. 骨上袋的慢性牙周脓肿
B. 牙龈组织增生肥大，形成假性牙周袋，经治疗未能消除者
C. 较深的牙周袋超过膜龈联合
D. 中等深度的骨上袋，袋底不超过膜龈联合，附着龈有足够宽度者
E. 龈瘤

【答案】C

【解析】较深的牙周袋超过膜龈联合的用翻瓣术。

【破题思路】牙龈切除术的适应证——骨上袋，袋底不超过膜龈联合+牙龈增生。

86. 使用斧形切龈刀做牙龈切除术时，刀刃应距所测标记线即牙周袋底的根方距离为
A. 1～2mm
B. 2～3mm
C. 2mm
D. 3～4mm
E. 3mm

【答案】A

【解析】牙龈切除术切口位置位于标记点根方1～2mm。

【破题思路】牙龈切除术——标记牙周袋底或者牙龈沟底位置，在标记点根方 1～2mm，刀刃斜向冠方，与牙长轴呈 45°。

87. 增生性龈炎多发生于
A. 儿童　　　　　　　　　B. 青少年　　　　　　　　C. 老年人
D. 中年人　　　　　　　　E. 新生儿
【答案】B

88. 下列哪一项不是牙根敏感的原因
A. 牙龈退缩　　　　　　　B. 牙颈部牙骨质薄　　　　C. 牙骨质中有神经分布
D. 牙颈部缺乏牙骨质　　　E. 牙周刮治破坏牙骨质
【答案】C
【解析】牙骨质中没有神经分布，所以选 C。

【破题思路】牙根敏感——本质是牙本质暴露，牙本质暴露可以是牙龈萎缩、牙骨质薄，也可以是牙颈部缺乏牙骨质，或者破坏牙骨质。

89. 龈下刮治中，刮治器进入牙周袋时刮治器的工作面与根面的角度应为
A. 0°　　　　　　　　　　B. 30°　　　　　　　　　　C. 45°
D. 80°　　　　　　　　　 E. 90°
【答案】A

【破题思路】

题干信息	首选
0°	0°进入牙周袋，0°出牙周袋
45°	探查牙石
80°	工作角度，即用 80°刮治

90. 牙周基础治疗的目的在于
A. 改正不良骨外形　　　　B. 截除病变牙根　　　　　C. 固定松动牙
D. 修复缺失牙，恢复咀嚼功能　　E. 消除致病因素
【答案】E

91. 超声洁牙操作中错误的是
A. 开动电源后先调节功率旋钮　　B. 对厚而硬的牙石用大功率　　C. 细小牙石及烟斑用小功率
D. 将工作头停留在一点上震动　　E. 工作头以短距离水平动作洁牙石
【答案】D
【解析】开机后先调节功率，功率大小根据牙石厚薄而定。将工作头停留在一点上震动，会造成牙面的损伤，所以 D 是错误的。

【破题思路】记忆口诀：开机要先调功率，执笔轻轻触牙石，0 或 15 度来回动，切忌停留一点上，最后一定要抛光。

92. 以下是超声波洁牙器的使用方法，明显有误的是
A. 将工作头放在牙面上，并紧密接触，以利于牙石的去除
B. 工作头与牙面小于 15°角
C. 放稳支点
D. 右手指前后运动，使牙石在工作头快速的震动下层层剥脱
E. 右手握持器械需稳而轻
【答案】A

【解析】超声波洁牙器的使用方法：右手握持器械需稳而轻，前后运动，使牙石在工作头快速的震动下层层剥脱，工作头与牙面平行或小于15°角；超声洁牙机的工作端要与牙石相接触，不能直接接触牙面，会在釉质表面造成划痕。故本题答案为A。

93. 关于冠延长术不正确的是
A. 翻瓣术结合骨切除术
B. 切除部分牙龈和牙槽骨
C. 只切除牙龈不切除牙槽骨
D. 牙根过短不能做冠延长术
E. 牙折达到龈下，影响修复者需做冠延长术

【答案】C

【解析】牙冠延长术是通过手术的方法，降低龈缘的位置，暴露健康的牙齿的结构，使临床牙冠加长，从而利于牙齿的修复。其重点是切除牙龈的同时，需去除冠向部分牙槽骨，以此来增加牙槽嵴顶以上的牙体组织长度，保持正常的生物学宽度。如果只切牙龈而不切牙槽骨，则牙龈还会重新生长至术前水平，达不到牙冠延长术的目的。故本题答案为C。

【破题思路】此题易错选E。牙冠延长术最早是用来修复劈裂的牙根的，有些牙根劈裂以后到了牙龈之下，由于传统的修复材料对牙龈的刺激以及牙龈覆盖不宜采集印模等原因，如果保留这样的牙根，就需要先做一个牙龈切除手术（牙冠延长术）来使断面暴露出来。

94. 下列关于急性白血病的龈病损的治疗说法不正确的是
A. 首诊时一般进行彻底的牙周洁治
B. 及时与血液内科医师配合治疗
C. 2%氯己定含漱
D. 牙周手术切除增生的牙龈
E. 以上都不是

【答案】A

【解析】急性白血病的龈病损治疗首诊一般不进行彻底的牙周洁治，应转诊到内科确诊，与血液科医生配合治疗，所以选A。

【破题思路】急性白血病的龈病损的治疗——及时转诊+切忌活检+牙龈出血保守治疗+身体稳定洁治术+口腔卫生宣教。

95. 目前已知效果最确切的防菌斑药物是
A. 2%盐水
B. 1%过氧化氢液
C. 0.01%甲硝唑液
D. 0.05%乳酸依沙吖啶溶液
E. 0.12%氯己定液

【答案】E

【解析】0.12%氯己定是目前已知的效果最确切的抗菌斑药物，它通过吸附于细菌表面，改变细胞膜的结构，破坏其渗透平衡从而杀菌，发挥高效、广谱杀菌的作用。故本题答案是E。易误选C。

96. 黏性放线菌损伤牙周组织的机制不包括
A. 影响成纤维细胞功能
B. 合成中性粒细胞趋化物
C. 抗原刺激宿主产生过敏反应
D. 刺激破骨细胞，造成骨吸收
E. 分泌白细胞毒素

【答案】E

【解析】Aa是唯一分泌白细胞毒素的，所以黏性放线菌不是分泌白细胞毒素的，E错。

【破题思路】Aa——唯一分泌白细胞毒素的。

97. 某女，26岁，主诉妊娠后下前牙唇侧牙龈长一肿物3个月，并慢慢增大。该患者如果诊断为妊娠期龈瘤，需要切除时，应注意以下因素，除了
A. 牙龈炎症
B. 妊娠的时间
C. 肿物是否影响进食
D. 口腔卫生情况
E. 妊娠期是否服药

【答案】E

【解析】本题考查的是妊娠期龈瘤的手术指征。

【破题思路】妊娠期龈瘤手术 = 妨碍进食 + 妊娠4～6个月 + 清除局部刺激 + 避免全身用药。

98. 女，30岁。牙龈易出血2个月。检查：全口牙龈色红、松软光亮，右下尖牙与侧切牙间的龈乳头肥大呈瘤样，鲜红色，有蒂。为了明确诊断，最应注意询问的是
A. 吸烟史　　　　　　　　B. 家族史　　　　　　　　C. 消瘦状况
D. 服药情况　　　　　　　E. 月经情况
【答案】E
【解析】女，30岁，龈乳头肥大呈瘤样，鲜红色，有蒂，可能是妊娠期龈瘤，故选E。

【破题思路】妊娠期龈瘤——牙龈刺激容易出血 + 常单个发生龈乳头瘤样增生。

99. 女，27岁，近半年来牙龈逐渐肿大，刷牙易出血，有自动出血史，且下牙龈长一瘤体2个月，并慢慢长大，影响进食。检查：多数龈缘及龈乳头鲜红色，松软发亮，下切牙唇侧有一瘤状增生物。确诊前，最应询问的病史为
A. 妊娠史　　　　　　　　B. 刷牙史　　　　　　　　C. 牙签剔牙史
D. 服消炎药史　　　　　　E. 食物嵌塞史
【答案】A

100. 患者，女，24岁。主诉用牙线清洁牙齿时牙龈有时出血。检查牙龈乳头轻度充血、水肿，PD：2～3mm，未及附着丧失。此患者最可能的诊断是
A. 边缘性龈炎　　　　　　B. 牙间乳头炎　　　　　　C. 青春期龈炎
D. 青少年牙周炎　　　　　E. 急性坏死性龈炎
【答案】A
【解析】牙龈炎临床分5型，即边缘性龈炎、肥大性龈炎、妊娠期龈炎、青春期龈炎和剥脱性龈炎。最常见的、发病率最高的是慢性单纯性龈炎，即边缘性龈炎，表现为龈缘充血发红、肿胀、松软，触之可出血；龈缘变厚，牙间乳头变为钝圆，与牙面不紧贴，而且龈沟加深；只侵犯牙龈组织，不侵犯其他牙周组织，因而牙齿不发生松动，X线片检查无异常。该患者可诊断为边缘性龈炎，故选A。

【破题思路】题中给出牙龈的症状——刺激出血而非自发性出血，未给出具体的局部机械或化学刺激，而是普遍的比如刷牙咬硬物出血，并且未及附着丧失，基本可以断定是慢性龈炎。

101. 患者，女，20岁，主诉：近半年来刷牙时牙龈出血，伴有牙龈反复肿痛。采集病史时，一般不需询问
A. 使用牙签史　　　　　　B. 吸烟史　　　　　　　　C. 长期服用药物史
D. 妊娠史　　　　　　　　E. 以上都需要询问
【答案】E
【解析】牙龈出血可能是慢性龈炎、妊娠期龈炎、药物性牙龈增生、龈乳头炎、外伤、白血病龈炎等，所以以上的病史都需要采集。

102. 患者，男，35岁。牙龈刷牙出血4年余，进食时碰触亦出血，含漱后可止住。检查：牙龈红肿，探诊深度3mm。X线片：未见牙槽嵴顶吸收。此患者最可能的诊断是
A. 青春期龈炎　　　　　　B. 慢性牙周炎　　　　　　C. 慢性龈缘炎
D. 坏死性龈炎　　　　　　E. 侵袭性牙周炎
【答案】C
【解析】慢性龈缘炎临床表现：刷牙或咬硬物时牙龈出血，但一般无自发性出血，龈缘变厚、红肿，龈沟深度一般不超过2～3mm。由于组织水肿，龈沟探诊深度可达3mm以上，无附着丧失及牙槽骨吸收。故根据题意该题选C。青春期龈炎好发于青少年，以前牙唇侧龈乳头和龈缘肿胀明显，舌侧较少发生，龈乳头常呈球状突起，色暗红或鲜红，光亮质地软，故A错误。慢性牙周炎有牙周袋形成，探诊深度超过3mm，能探到釉牙骨质界，X线可见牙槽嵴高度降低，有水平或垂直骨吸收，故B错误。坏死性龈炎病程短，可有自发性出血，故D错误。侵袭性牙周炎多见于年轻人，有附着丧失及牙槽骨吸收，故E错误。

103. 患者，男，24岁，主诉：近1年来刷牙牙龈有时出血，不伴疼痛。检查：全口PD：2～3mm，未及釉牙骨质界。此患者最可能的诊断是

A. 急性龈乳头炎   B. 青春期龈炎   C. 慢性龈炎
D. 慢性牙周炎   E. 急性坏死性溃疡性龈炎
【答案】C

104. 患者，男，24岁，主诉：近1年来刷牙及咬苹果时牙龈出血，检查：全口PD 2～3mm，如果诊断为慢性龈炎，应符合下列哪一项体征
A. PD：3mm   B. 无𬌗创伤   C. 无附着丧失
D. 炎症只累及边缘龈   E. 牙龈有实质性增生
【答案】C
【解析】本题考查的是牙龈炎的诊断。牙龈炎区别于牙周炎的主要症状是不伴有附着丧失。

【破题思路】慢性龈缘炎临床表现：刷牙或咬硬物时牙龈出血，但一般无自发性出血；龈缘变厚、红肿；龈沟深度一般不超过2～3mm；由于组织水肿，龈沟探诊深度可达3mm以上；无附着丧失及牙槽骨吸收；累及龈乳头和边缘龈，严重累及附着龈。

105. 患者，女，21岁，主诉：近2年来，晨起时口中有血丝。若诊断为慢性龈炎，下列哪些不是其治疗的原则
A. 去除病因   B. 牙周洁治   C. 局部药物治疗
D. 全身应用抗生素   E. 定期复查，防止复发
【答案】D
【解析】慢性龈炎可以用局部药物治疗，不用全身抗生素。

【破题思路】慢性龈炎治疗——去除病因+龈上洁治术+局部药物治疗+口腔卫生宣教。

106. 患者，女，24岁，戴正畸矫正器数月，近一个月来刷牙时牙龈出血，不伴疼痛，龈乳头呈球状增生，质地松软。最有可能的诊断是
A. 青春期龈炎   B. 慢性龈炎   C. 牙龈纤维瘤病
D. 急性坏死性溃疡性龈炎   E. 疱疹性龈炎
【答案】B

107. 刷牙时牙龈出血2年。检查见：牙石（+），牙龈乳头及龈缘轻度水肿、色暗红，探诊出血，探诊深度2～3mm，未探及釉牙骨质界，未发现牙齿松动。该病最可能的诊断为
A. 妊娠期龈炎   B. 增生性龈炎   C. 白血病的龈病损
D. 边缘性龈炎   E. 慢性牙周炎
【答案】D

108. 患者，女，22岁，上前牙唇侧龈缘及龈乳头增生肥大覆盖牙冠的1/3，质地坚韧。最可能的诊断是
A. 急性坏死性溃疡性龈炎   B. 疱疹性龈口炎   C. 慢性牙周炎
D. 青春期龈炎   E. 增生性龈炎
【答案】E
【解析】慢性龈炎时，牙龈的炎症一般局限于游离龈和龈乳头，严重时也可波及附着龈。牙龈的炎症一般以前牙区为主，尤其以下颌前牙区最为显著，临床上有一部分患者以牙龈组织炎性肿胀为主要表现，同时伴有细胞和胶原纤维增生，称为增生性龈炎。

【破题思路】慢性龈炎——增生1/3，药物性增生性龈炎——增生2/3，遗传性纤维增生——超过2/3，甚至覆盖整个牙冠。

109. 患者，男，22岁，主诉：前牙牙龈增生3年余。检查：前牙牙周探诊深度2～3mm，如果诊断为增生性龈炎，与局限型轻度慢性牙周炎鉴别的最主要指标为
A. 现病史   B. 牙齿松动   C. 细菌学检查
D. 牙龈炎症程度   E. 有无附着丧失
【答案】E

【破题思路】 牙龈炎和牙周炎的区别

牙龈炎	牙周炎
有牙龈炎症	有牙龈炎症
假性牙周袋	真性牙周袋
无附着丧失	有附着丧失，可探及釉牙骨质界
无牙槽骨吸收	有牙槽骨吸收
病变可逆	病变难以完全恢复正常

110. 患者，男，26岁。主诉：近1年来，刷牙时牙龈出血。若诊断为慢性龈缘炎，不会出现以下哪项临床体征

　　A. 牙龈局部发痒　　　　　　B. 牙齿松动　　　　　　C. 牙龈松软
　　D. 龈沟探诊出血　　　　　　E. 龈沟深度3mm以上
【答案】B

111. 患者，男，18岁。上前牙区牙龈肿大。病史有上颌窦炎，曾消炎治疗，无其他特殊用药史。分析病因

　　A. 口呼吸　　　　　　　　　B. 口腔卫生不良　　　　C. 药物性龈增生
　　D. 刷牙方式不正确　　　　　E. 𬌗创伤
【答案】A
【解析】口呼吸患者常有上唇过短、上颌前牙牙龈外露，患龈炎和牙龈肥大的概率较大，有许多患者的增生区是以唇线明确为界的。常因慢性鼻炎、鼻窦炎、上颌窦炎等疾病，使鼻呼吸道阻塞而用口呼吸。

【破题思路】 口腔卫生不良可造成全口牙龈红肿，易出血而不局限于上前牙。
刷牙方式不正确主要造成牙软硬组织的损伤。
𬌗创伤不会造成牙龈肿大。

112. 女，20岁。偶有咬硬物出血1年。检查牙石（+），大多数牙的牙龈缘及乳头轻度发红、水肿，探诊出血，邻面探诊深度3～4mm，但未探及釉质骨质界，牙无松动。最可能的诊断是

　　A. 慢性牙周炎　　　　　　　B. 妊娠期龈炎　　　　　C. 慢性龈缘炎
　　D. 药物性牙龈增生　　　　　E. 白血病的龈病损
【答案】C
【解析】慢性龈缘炎表现为刷牙或咬硬物时牙龈出血，牙龈色鲜红或暗红，龈缘和龈乳头水肿、松软，探诊易出血，无牙槽骨吸收，无牙松动，患者症状与慢性龈缘炎相符。患者无牙槽骨吸收及牙松动，非慢性牙周炎，排除A；妊娠期龈炎和妊娠相关，患者咬硬物出血1年，排除B；药物性牙龈增生有特殊药物史，牙龈小球状、分叶状或桑葚状增生，颜色为淡粉色，排除D；白血病的龈病损牙龈出血不止，龈肿大呈外形不规则的结节状，颜色暗红或苍白，伴有全身症状，排除E。所以此题选C。

113. 患者，男，33岁。有9年吸烟史。牙龈自发性出血伴牙龈疼痛、口腔奇臭、不敢刷牙3天，无发热。检查：牙石（+++），龈缘呈虫蚀状，表面覆盖坏死假膜，易于擦去。最可能的诊断是

　　A. 急性龈乳头炎　　　　　　B. 增生性龈炎　　　　　C. 急性坏死性龈炎
　　D. 疱疹性龈口炎　　　　　　E. 急性龈脓肿
【答案】C
【解析】急性坏死性龈炎典型临床表现为以龈乳头和龈缘的坏死为特征性损害，龈缘呈虫蚀状，坏死区出现灰褐色假膜，易于擦去，患处牙龈极易出血甚至伴自发性出血并伴有明显疼痛，有典型的腐败性口臭，根据题意，故C正确。急性龈乳头炎一般无自发性出血，牙龈在冷热刺激时可有疼痛，故A错误；增生性龈炎以牙龈增生为主要表现，一般无疼痛，故B错误；疱疹性龈口炎表现为多个米粒大小甚至绿豆大小的疱疹，故D错误；急性龈脓肿可在龈乳头内形成小脓肿，牙龈以外的口腔黏膜往往也充血红肿，但无破损或假膜形成，故E错误。

【破题思路】

题干信息	首选
急性龈乳头炎	机械和化学刺激
	牙龈乳头发红肿胀，探触和吸吮出血，自发性胀痛
增生性龈炎	以牙龈增生为主要表现，一般无疼痛
疱疹性龈口炎	成簇的水疱
急性龈脓肿	脓肿位于龈乳头内，可同时波及颊舌侧乳头

114. 男，32岁，主诉牙龈疼痛、出血，伴腐败性口臭，有低热。该患者最有可能的诊断是
   A. 疱疹性龈口炎　　　　　　　B. 慢性龈炎　　　　　　　　C. 复发性口腔溃疡
   D. 急性坏死性溃疡性龈炎　　　E. 慢性牙周炎
【答案】D
【解析】本题反向考查急性坏死性溃疡性龈炎的症状。

115. 男，30岁，牙龈疼痛、出血、口臭3天。检查：上下前牙唇侧牙龈充血肿胀，上颌21、12龈乳头顶端附着白色污秽坏死物。口臭明显，轻触牙龈出血，涂片检查螺旋体及梭形杆菌满视野。该病诊断为
   A. 急性龈乳头炎　　　　　　　B. 疱疹性龈口炎　　　　　　C. 急性坏死性龈炎
   D. 边缘性龈炎　　　　　　　　E. 青春期龈炎
【答案】C
【解析】白色污秽坏死物，口臭明显，涂片检查螺旋体及梭形杆菌满视野，可确定为急性坏死性龈炎。

116. 患者，男，12岁，检查发现前牙牙间龈乳头呈球状突起，松软光亮。如果诊断为青春期龈炎，其病变程度一般不受下列哪一因素影响
   A. 口呼吸习惯　　　　　　　　B. 牙齿排列不齐　　　　　　C. 乳恒牙替换
   D. 磨牙症　　　　　　　　　　E. 戴矫治器
【答案】D

117. 男，34岁，每日吸烟一包。主诉牙龈自动出血伴牙龈疼痛、口臭3天，未发热。检查：CI=3，龈缘呈虫蚀状，表面覆盖坏死伪膜，易于擦去。最可能的诊断是
   A. 急性龈乳头炎　　　　　　　B. 侵袭性牙周炎　　　　　　C. 急性坏死性溃疡性龈炎
   D. 疱疹性龈口炎　　　　　　　E. 慢性龈炎
【答案】C

118. 患者，女，5岁，主诉：全口牙龈增生2年余，一侧已妨碍咀嚼。诊断为牙龈纤维瘤病，请问关于此患者有可能出现的体征哪一项不正确
   A. 牙齿可发生移位　　　　　　B. 牙龈颜色正常　　　　　　C. 牙龈可盖住全部牙冠
   D. 牙龈质脆易出血　　　　　　E. 增生波及膜龈联合
【答案】D
【解析】本题考查的是牙龈纤维瘤病。牙龈纤维瘤病增生的牙龈组织坚韧，颜色正常，不易出血。

【破题思路】牙龈纤维瘤病牙龈颜色正常，坚韧、表面光滑，点彩明显，不易出血。

119. 患者，男，28岁，近3天来牙龈出血，晨起发现枕头有血迹，口臭，牙龈红肿，呈火山口状，龈缘如虫蚀状。最可能的诊断是
   A. 牙龈炎　　　　　　　　　　B. 慢性牙周炎　　　　　　　C. 侵袭性牙周炎
   D. 天疱疮　　　　　　　　　　E. 坏死性龈口炎
【答案】E

120. 男，35岁。牙龈疼痛、出血3天，近来工作繁忙，经常加班至深夜，吸烟20支/天。检查：口臭明显，上下前牙区牙龈有自动出血。龈乳头尖端变平，表面覆盖有灰白色物，擦去后可见出血面。最可能的诊断是
   A. 慢性龈缘炎　　　　　　　　B. 慢性牙周炎　　　　　　　C. 急性龈乳头炎
   D. 快速进展性牙周炎　　　　　E. 急性坏死性溃疡性龈炎
【答案】E
【解析】本题考查急性坏死性溃疡性龈炎的诊断。表面覆盖有灰白色物，擦去后可见出血，口臭明显，牙

龈有自动出血，这些都是其典型症状。

121. 患者，女，28 岁，右上后牙突然自发痛 1 天，否认咬硬物史。临床检查：未见龋及深牙周袋，X 线：牙体未见异常。如果诊断为急性龈乳头炎，口腔检查最可能的发现是

A. 龈裂　　　　　　　　　B. 牙齿中度磨耗　　　　　　　C. 牙龈乳头出现坏死
D. 牙间乳头红肿　　　　　E. 龈缘出现溃疡

【答案】D

【破题思路】急性龈乳头炎 = 牙龈乳头充血肿胀 + 探触和吸吮易出血 + 牙龈乳头局部刺激。

122. 男，31 岁。左下后牙自发性肿痛，吸吮时易出血。自诉 5 天前曾用牙签剔牙。口腔检查：牙间乳头红肿，有明显探触痛，易出血。牙体无龋坏和非龋性疾病。叩诊（+），无松动。未探及牙周袋。可能的诊断是

A. 急性牙髓炎　　　　　　B. 慢性牙髓炎急性发作　　　　C. 急性根尖炎
D. 急性龈乳头炎　　　　　E. 三叉神经痛

【答案】D

【解析】自发性肿痛，牙体无龋坏和非龋性疾病，排除牙体疾病；吸吮时易出血，牙间乳头红肿，未探及牙周袋，通过选项可知为 D。

123. 患者，男，24 岁，左下后牙突然自发疼痛 1 天，否认咬硬物史。临床检查：局部牙龈乳头充血水肿，牙间有食物嵌塞，探痛明显。其最可能的诊断是

A. 妊娠期龈炎　　　　　　B. 急性龈乳头炎　　　　　　　C. 牙根折裂
D. 急性坏死性龈炎　　　　E. 逆行性牙髓炎

【答案】B

124. 女，60 岁。4 周来右上后牙胀痛，不能咀嚼。每日饭后要剔除嵌塞食物。查见 6M、5DO 龋中等深度，冷刺激同对照牙，叩痛（+），龈红肿探痛并出血。应考虑的诊断最可能是

A. 牙髓炎和龈乳头炎　　　B. 中龋和牙髓炎　　　　　　　C. 深龋和牙髓炎
D. 中龋和龈乳头炎　　　　E. 牙髓炎和牙周炎

【答案】D

【解析】本题考查的是口内综合。6M、5DO 龋中等深度，冷刺激同对照牙可知龋坏未侵及牙髓；右上后牙胀痛，叩痛（+），龈红肿探痛并出血，每日饭后要剔除嵌塞食物，可知为龈乳头炎。

125. 患者，女，24 岁，主诉：全口牙龈肿胀，影响进食半月余，牙龈常有自发性渗血，伴发热、乏力、食欲差，体重减轻。若怀疑白血病，诊断前应首先做哪一项检查

A. 测量血压　　　　　　　B. 血常规　　　　　　　　　　C. 量体温
D. X 线片　　　　　　　　E. 心电图

【答案】B

【解析】白血病检查血常规、血涂片。

【破题思路】白血病的龈病损的病因为幼稚白细胞在牙龈的聚集，检查首先查血常规。

126. 某成年男性，为了防龋每天使用漱口剂，一段时间后却发现舌背着色，这种漱口剂中可能有

A. 金银花　　　　　　　　B. 大黄　　　　　　　　　　　C. 茶多酚
D. 氯己定　　　　　　　　E. 乙酰甲壳胺

【答案】D

【解析】氯己定可使口腔软组织变色。

【破题思路】氯己定：黏膜刺激 + 味苦 + 舌背着色。

127. 患者，男，25 岁，主诉：牙龈肿胀、疼痛 3 天，检查：多数龈乳头有脓肿形成，未探及附着丧失。如果诊断为急性多发性牙龈脓肿，最佳治疗方案为

A. 牙周基础治疗（洁治、刮治）　B. 基础治疗 + 含漱液　　　　C. 基础治疗 + 抗菌药物
D. 基础治疗 + 休息　　　　　　 E. 基础治疗 + 中西医疗法

【答案】E

【解析】本题考查的是急性多发性牙龈脓肿的治疗。

128. 患者，女，25岁，主诉：下前牙唇侧牙龈长一肿物3个月，并慢慢增大。若诊断为妊娠瘤，下列治疗方案哪一项不正确

　　A. 口腔卫生宣教　　　　　　　　　　　　B. 牙周基础治疗
　　C. 炎症严重时龈袋内可用1%过氧化氢溶液冲洗　　D. 手术期可选择在妊娠的第4～6个月
　　E. 口服抗菌药物治疗

【答案】E

129. 患者，女，25岁。妊娠3个月。因牙龈红肿出血就诊。口腔检查发现DI-S: 2，CI-S: 0，GI: 1，余未见异常。对该患者正确的处理措施是

　　A. 口腔含漱剂含漱　　　　B. 口服消炎药物　　　　C. 口腔卫生指导
　　D. 龈上洁治术　　　　　　E. 龈下刮治术

【答案】C

【解析】妊娠期龈炎的治疗原则与慢性龈缘炎相似，但应注意尽量避免使用抗生素等全身药物治疗，以免影响婴儿发育。该患者症状较轻，只有软垢，没有牙石，无须特殊处理，应予以认真细致的口腔卫生教育，嘱患者做好菌斑控制和必要的维护治疗。故选C。

【破题思路】妊娠期龈炎——注意口腔卫生指导，避免全身用药，妊娠期龈瘤手术时机为妊娠第4～6个月。

130. 女，26岁。妊娠5个月，下中切牙之间牙龈乳头处形成一肿物2个月，色紫红，易出血。最可能的诊断是

　　A. 纤维性牙龈瘤　　　　B. 牙龈癌　　　　C. 化脓性肉芽肿
　　D. 妊娠期龈瘤　　　　　E. 牙周脓肿

【答案】D

【解析】妊娠期龈瘤发生于单个牙的个别牙龈乳头，尤其是下前牙唇侧龈乳头多见，通常始发于妊娠第3个月，迅速增大，色泽鲜红色或暗紫，表面光滑，质地松软，极易出血。本题患者有妊娠史，选D。

131. 女，29岁。近3个月来刷牙、咀嚼硬物时牙龈易出血，牙龈长一肿瘤2个月，并慢慢长大，影响进食。检查：多数龈缘及龈乳头鲜红色，松软发亮，下切牙唇侧有一瘤状增生物。确诊前，最应询问的病史为

　　A. 刷牙史　　　　B. 牙签剔牙史　　　　C. 食物嵌塞史
　　D. 服消炎药史　　E. 妊娠史

【答案】E

【解析】育龄期妇女牙龈出现鲜红色，高度水肿且有明显出血倾向者，或有瘤样表征的患者，应询问其月经情况，了解是否妊娠，故选E。

132. 女，26岁。刷牙时牙龈出血3周，停经12周。检查：牙面大量菌斑，牙龈红肿，探诊易出血，未探及釉牙骨质界。该患者诊断为

　　A. 慢性龈炎　　　　B. 妊娠期龈炎　　　　C. 药物性牙龈肥大
　　D. 坏死性溃疡性龈炎　　E. 急性龈乳头炎

【答案】B

【解析】患者为26岁育龄期女性，且停经12周，处于妊娠期，刷牙时牙龈出血，牙面大量菌斑，牙龈红肿，探诊易出血，未探及釉牙骨质界，是龈炎的临床表现。综上可诊断为妊娠期龈炎，故选B。

133. 患者，女，14岁，无长期服药史。临床检查见全口牙牙龈增生覆盖牙冠的2/3以上，增生的牙龈颜色正常，质地坚韧。牙龈增生累及龈缘、龈乳头、附着龈，甚至达到膜龈联合，上颌磨牙腭侧最为严重。最可能的诊断是

　　A. 牙龈瘤　　　　B. 慢性牙周炎　　　　C. 遗传性牙龈纤维瘤病
　　D. 增生性龈炎　　E. 药物性牙龈增生

【答案】C

134. 患者，女，32岁，一年前做过肾移植手术。检查全口牙龈增生，以上下前牙腭侧最为严重。增生牙龈覆盖牙冠的1/3以上，增生的牙龈颜色正常，质地坚韧。最可能的诊断是

　　A. 牙龈瘤　　　　B. 慢性牙周炎　　　　C. 增生性龈炎
　　D. 遗传性牙龈纤维瘤病　　E. 药物性牙龈增生

【答案】E

135. 患者，女，50岁，因自觉牙龈增生半年余就诊。自诉有高血压病史，诊断为药物性牙龈增生。该患者的治疗方案，说法错误的是
  A. 牙周基础治疗　　　　　　B. 必须大剂量应用抗生素　　　　C. 口腔卫生宣教
  D. 更换降压药物　　　　　　E. 必要时，行牙龈成形手术
【答案】B

136. 患者，男，58岁，临床检查：牙龈边缘及牙龈乳头充血水肿，牙龈增生覆盖牙冠的1/3～1/2，牙周袋探4～8mm，上前牙出现移位，最应询问的病史为
  A. 糖尿病　　　　　　　　　B. 肝炎活动期　　　　　　　　　C. 胃溃疡
  D. 高血压　　　　　　　　　E. 甲状腺功能亢进症
【答案】D
【解析】本题考查的是药物性龈炎。癫痫（服用苯妥英钠）患者、器官移植或某些免疫抑制类疾病（服用环孢素）患者、高血压患者、冠心病（服用硝苯地平）患者为药物性龈炎的主要患者。

137. 男，18岁。牙龈肥大3个月，服用苯妥英钠半年。检查：上、下颌牙牙龈乳头圆钝，覆盖1/3牙面，未探及釉牙骨质界。该患者应诊断为
  A. 慢性龈炎　　　　　　　　B. 慢性牙周炎　　　　　　　　　C. 药物性牙龈肥大
  D. 坏死性溃疡性龈炎　　　　E. 急性龈乳头炎
【答案】C
【解析】药物性牙龈肥大是长期服用某些药物引起的牙龈的纤维性增生和体积增大。长期服用抗癫痫类药物苯妥英钠、钙通道阻滞剂、免疫抑制剂是本病发生的主要原因。题干中患者有长期服用苯妥英钠药物史，且牙龈肥大，可诊断为药物性牙龈肥大。因此选C。

【破题思路】长期服用苯妥英钠可导致药物性牙龈增生。

138. 男，26岁。2年来牙床肿大。检查：全口牙龈肿大，以上下前牙明显，2|2唇侧牙龈覆盖1/2牙冠，质硬，探诊不出血，龈袋深3～6mm，X线片示牙槽骨无吸收。患者有长期服用苯妥英钠史。该病应诊断为
  A. 增生性牙龈炎　　　　　　B. 药物性牙龈增生　　　　　　　C. 青春期龈炎
  D. 边缘性龈炎　　　　　　　E. 遗传性牙龈纤维瘤病
【答案】B
【解析】长期服用苯妥英钠，全口牙龈肿大，2|2唇侧牙龈覆盖1/2牙冠，质硬，X线片示牙槽骨无吸收，所以诊断为药物性牙龈增生。故选B。

139. 患者，男，62岁，高血压病史多年，临床检查：全口牙龈边缘及牙龈乳头充血水肿，牙龈增生覆盖牙冠的1/2，上前牙出现移位。最有可能的诊断是
  A. 慢性龈炎　　　　　　　　B. 牙龈纤维瘤病　　　　　　　　C. 药物性牙龈增生
  D. 急性龈乳头炎　　　　　　E. 侵袭性牙周炎
【答案】C

140. 患者，男，58岁，高血压史多年。临床检查：全口龈缘及龈乳头增生明显，增生牙龈覆盖牙冠的1/3～1/2。此患者若诊断为药物性牙龈增生，哪一药物与之关系最密切
  A. 异山梨酯　　　　　　　　B. 硝苯地平　　　　　　　　　　C. 苯妥英钠
  D. 环孢素　　　　　　　　　E. 阿司匹林
【答案】B
【解析】本题考查的是药物性牙龈增生。癫痫（服用苯妥英钠）患者、器官移植或某些免疫抑制类疾病（服用环孢素）患者、高血压患者、冠心病（服用硝苯地平）患者为药物性牙龈增生主要患者。

141. 男，30岁。牙床肿大近半年加重。检查：全口牙龈肿大，上前牙龈明显，质硬，触出血，袋深3～5mm，增生龈覆盖1/2牙冠，龈缘有菌斑。X线片示牙槽骨无吸收。有服环孢素史。临床诊断为药物性牙龈增生。该病在基础治疗后应采取的手术方法是
  A. 翻瓣术　　　　　　　　　B. 龈下刮治术　　　　　　　　　C. 牙龈切除术
  D. 袋壁刮治术　　　　　　　E. 引导性牙周组织再生术
【答案】C
【解析】牙龈增生选择牙龈切除术。

【破题思路】只要题中提及有牙龈增生并且服用高血压、免疫制剂或抗癫痫的药物，诊断为药物性牙龈增生，对于药物性牙龈增生首先应停止引起增生牙龈的药物，必要时手术，手术应选择牙龈切除术。

142. 患者，女，28岁，检查：全口牙龈呈鲜红色，牙龈肥大，覆盖至牙面的1/3，有自动出血倾向。为鉴别诊断，应重点询问的病史，除了
A. 全身情况　　　　　　　　B. 妊娠史　　　　　　　　C. 月经情况
D. 家族史　　　　　　　　　E. 是否长期服用避孕药
【答案】D
【解析】本题考查的是各类牙龈炎的诊断与鉴别诊断。家族史为牙龈纤维瘤病的鉴别要点，该患者牙龈表现以增生为主。

143. 男，19岁。牙龈增生数年。有癫痫史，检查见全口牙牙龈增生，覆盖牙面1/3左右，牙龈质地坚韧，仅龈缘处略红。考虑该病最可能的诊断为
A. 牙龈纤维瘤病　　　　　　B. 药物性牙龈增生　　　　C. 边缘性龈炎
D. 坏死性龈炎　　　　　　　E. 青少年牙周炎
【答案】B

144. 患儿，女，7岁，主诉全口牙龈增生2年余，一侧已经妨碍咀嚼。诊断为遗传性牙龈纤维瘤病，患者不会出现下列哪一体征
A. 牙齿松动移位　　　　　　B. 增生牙龈不影响牙萌出　　C. 增生的牙龈呈结节状
D. 牙龈增生　　　　　　　　E. 增生可达膜龈联合
【答案】B

（145～147题共用题干）
男，19岁，患病1周，牙龈乳头坏死，前牙唇侧明显，坏死形成溃疡处凹陷，表面灰白色假膜；触之出血明显，口腔有腐性口臭；体温37.8℃，颌下淋巴结肿痛，既往未出现全身明显异常现象。

145. 有辅助诊断意义的检查是
A. 白细胞分类　　　　　　　B. 脱落细胞检查　　　　　C. 革兰染色涂片
D. X线片　　　　　　　　　　E. 组织病理
【答案】C

146. 预计检查后异常表现在
A. 中性粒细胞减少　　　　　　　　　　　B. 细胞核分化异常
C. 螺旋体和梭形杆菌数量明显增加　　　　D. 牙槽骨不同程度吸收
E. 龈坏死表现
【答案】C

147. 在局部处理同时，选择全身最佳用药是
A. 四环素　　　　　　　　　B. 青霉素　　　　　　　　C. 金霉素
D. 卡那霉素　　　　　　　　E. 甲硝唑
【答案】E
【解析】根据其临床表现本病为急性坏死性溃疡性龈炎，辅助诊断为细菌涂片检查有无特殊细菌，所以145题选C。本病是由螺旋体和梭形杆菌引起的特殊感染，故第146题选C。治疗可口服甲硝唑或者替硝唑2～3天，有助于疾病的控制，故第147题选E。

【破题思路】急性坏死性溃疡性龈炎：检查——涂片（螺旋体和梭形杆菌），治疗——抗厌氧菌（甲硝唑或者替硝唑），治疗Aa——四环素。

（148～150题共用题干）
患者，女，58岁，高血压病史10年。临床检查：全口龈缘及龈乳头充血水肿，牙龈增生覆盖牙冠的1/2左右，PD：4～7mm，上前牙出现移位。

148. 最有可能的诊断是
A. 维生素C缺乏症　　　　　B. 药物性牙龈增生　　　　C. 慢性龈炎
D. 牙龈纤维瘤病　　　　　　E. 伴糖尿病牙周炎
【答案】B

149. 此患者可能是哪一种药物引起的牙龈增生
A. 苯妥英钠　　　　　　　B. 阿司匹林　　　　　　　C. 环孢素
D. 硝苯地平　　　　　　　E. 硝酸异山梨酯
【答案】D

150. 该患者的治疗方案不包括
A. 口腔卫生宣教　　　　　B. 牙周洁治、刮治　　　　C. 应用钙通道阻滞剂降压
D. 必要时可做牙周手术　　E. 定期复查
【答案】C

【解析】高血压病史10年，结合其临床表现提示药物性牙龈增生，故148题选B。高血压病史10年，可能服用硝苯地平，故149题选D。钙通道阻滞剂会引起药物性牙龈增生，故150题选C。

【破题思路】药物性牙龈增生药物有——高血压药物：硝苯地平、维拉帕米；抗癫痫药物：苯妥英钠；免疫抑制剂：环孢素。
治疗——换药、洁治，必要时可做牙周手术，口腔卫生宣教。

(151～152题共用题干)
女，17岁，上前牙刷牙时牙龈易出血，经检查上前牙牙面较多菌斑堆积，唇侧牙龈肿胀，色暗红，质地松软，诊断为慢性龈炎。

151. 分析造成上前牙龈炎症的可能因素，除了
A. 菌斑　　　　　　　　　B. 吐舌习惯　　　　　　　C. 上唇短
D. 牙齿排列拥挤　　　　　E. 口呼吸
【答案】B

152. 以下说法中不正确的是
A. 治疗后可消除牙龈炎症，但会遗留附着丧失　　B. 患者自行控制菌斑对疾病的治疗意义重大
C. 治疗后牙龈形态仍不恢复者可行手术治疗　　　D. 定期复查和维护才能保持疗效
E. 此疾病可以预防，也容易复发
【答案】A

【解析】吐舌习惯与牙龈炎症无关，故151题选B；牙龈炎症没有附着丧失，故第152题选A。

【破题思路】慢性龈炎病因——菌斑微生物 + 牙石、不良修复体、牙错位、口呼吸。
治疗——去除病因（去除菌斑微生物和局部促进因素，1%过氧化氢冲洗）+ 防止复发。

(153～154题共用题干)
男，42岁，检查：右上第一、二磨牙间颊侧牙龈形成半球状肿胀，扪诊有波动感。

153. 此患者若诊断为牙龈脓肿，有以下诊断依据，除了
A. 龈乳头胀痛可定位　　　B. 龈乳头及龈缘红肿　　　C. 脓肿局限于龈乳头或龈缘
D. 有附着丧失　　　　　　E. 牙槽骨无吸收
【答案】D

154. 此患者若诊断为牙周脓肿，有以下诊断依据，除了
A. 无深牙周袋　　　　　　B. 患牙有"浮起感"　　　　C. 伴有搏动性疼痛
D. 牙齿松动　　　　　　　E. 有牙槽骨吸收
【答案】A

【解析】牙龈脓肿不会有附着丧失，故153题选D；牙周脓肿一般会伴有深牙周袋，故154题选A。
牙龈脓肿：脓肿仅局限于牙龈乳头及龈缘，无牙周炎病史，无牙槽骨吸收，有明显的刺激因素，去除刺激、排脓引流后无须其他处理。

(155～158题共用题干)
男，25岁，1年来牙龈逐渐肿大。检查发现：全口牙龈乳头及龈缘肿大，上下前牙明显。龈乳头球状突起，前牙龈呈分叶状，质地坚硬，略有弹性，呈粉红色，不出血，无疼痛，龈沟加深，有菌斑，无分泌，上颌中切牙部分冠折断，已做根管治疗。

155. 采集病史重点了解的是
A. 出血史　　　　　　　　B. 家族史　　　　　　　　C. 癫痫史
D. 是否戴过矫正器　　　　E. 药物过敏史
【答案】C

156. 为进一步确诊，首先需检查的项目是
A. 血常规　　　　　　　　B. X线片　　　　　　　　C. 探诊附着丧失情况
D. 菌斑涂片检查　　　　　E. 咬合关系
【答案】C

157. 上述检查仍不能确诊，在用药史上还需了解的是
A. 全身用药　　　　　　　B. 抗癫痫药物　　　　　　C. 非激素类药物
D. 抗厌氧菌药物　　　　　E. 局部用药
【答案】B

158. 在治疗中，首先采取的措施是
A. 停止长期服用的药物　　B. 手术切除　　　　　　　C. 洁治+刮治
D. 局部加强用药　　　　　E. 观察病情后，再做处理
【答案】A

【解析】探诊附着丧失情况明确是牙龈还是牙周病变，故156题选C；抗癫痫药物会引起药物性牙龈增生，故155题选C，157题选B。

（159~161题共用题干）
男，35岁，牙龈增生影响进食数年。有癫痫病史。检查：全口牙龈增生，前牙区为重，牙龈乳头球形增大并有分叶，质韧，覆盖牙面2/3以上。

159. 最可能的诊断是
A. 牙龈瘤　　　　　　　　B. 增生性龈炎　　　　　　C. 牙龈纤维瘤病
D. 药物性牙龈增生　　　　E. 白血病的龈病损
【答案】D

160. 最可能的致病因素是
A. 牙菌斑　　　　　　　　B. 遗传因素　　　　　　　C. 服用苯妥英钠
D. 大量白细胞浸润　　　　E. 牙石的慢性刺激
【答案】C

161. 对该患者应采用的处理是
A. 洁治+局部药物治疗　　B. 单纯局部药物治疗　　　C. 活检+血液科治疗
D. 洁治+牙龈切除术　　　E. 转基因治疗
【答案】D

【解析】有癫痫病史，结合临床表现最可能的诊断是药物性牙龈增生；最可能的致病因素是服用苯妥英钠；药物性牙龈增生应采用的处理是洁治+牙龈切除术。

【破题思路】与药物性牙龈增生有关的3类常用药物——苯妥英钠+环孢素+硝苯地平。
临床表现——好发于前牙+覆盖牙龈1/3~2/3+牙龈结节状、球状、分叶状、桑葚状改变+色粉红，质地坚韧+无牙区不发生本病。
治疗——更换牙龈增生的药物+去除刺激因素+局部药物治疗+手术治疗。

（162~165题共用题干）
男，27岁，牙龈疼痛，自动出血3天。检查：腐败性口臭，多个牙的牙龈乳头尖端消失变平，下切牙的龈缘虫蚀状坏死，有灰白膜覆盖。

162. 该病的最可能诊断是
A. 边缘性龈炎　　　　　　B. 增生性龈炎　　　　　　C. 急性坏死性龈炎
D. 慢性牙周炎　　　　　　E. 快速进展性牙周炎
【答案】C

163. 对诊断最有帮助的辅助检查是
A. 涂片革兰染色　　　　　B. 查白细胞　　　　　　　C. 拍曲面断层片

D. 咬合检查　　　　　　　　　　　E. 肌电图检查

【答案】A

164. 分析导致该病的主要病原微生物为
A. 伴放线聚集杆菌　　　　B. 牙龈卟啉单胞菌　　　　C. 葡萄球菌
D. 梭形杆菌和螺旋体　　　E. 放线菌

【答案】D

165. 如果明确了诊断，并认为治疗中应使用全身最佳药物选择是
A. 青霉素　　　　　　　　B. 阿莫西林　　　　　　　C. 消炎
D. 甲硝唑　　　　　　　　E. 增效联磺片

【答案】D

【解析】结合临床表现最可能的诊断是急性坏死性龈炎；根据其临床表现本病为急性坏死性溃疡性龈炎，辅助诊断为细菌涂片检查有无特殊细菌；本病是由螺旋体和梭形杆菌引起的特殊感染；可口服甲硝唑或者替硝唑2～3天，有助于疾病的控制。

(166～169题共用题干)

男，25岁，体健，吸烟每日一包。主诉：牙龈自动出血，伴牙龈疼痛、腐败性口臭5天。临床检查：龈缘呈虫蚀状，表面覆盖坏死假膜。

166. 最可能的诊断是
A. 急性坏死性溃疡性龈炎　　B. 疱疹性龈口炎　　　　　C. 慢性龈炎
D. 侵袭性牙周炎　　　　　　E. 急性龈乳头炎

【答案】A

167. 以下口腔检查及其他辅助检查有助于确诊，除了
A. 查血　　　　　　　　　　B. 测体温　　　　　　　　C. 口腔黏膜的检查
D. 假膜是否易于擦去　　　　E. 测血压

【答案】E

168. 若确诊为急性坏死性溃疡性龈炎，最有价值的辅助检查是
A. 病变区的龈下细菌学涂片　　B. 血常规　　　　　　　　C. 龈沟液中酶检查
D. 切除组织行病理学检查　　　E. X线片

【答案】A

169. 此患者最佳的首诊治疗措施是
A. 口服抗菌药物　　　　　　　　　　　　B. 彻底除净牙石及菌斑，3%过氧化氢液冲洗
C. 去除大块牙石及坏死物，3%过氧化氢液冲洗　　D. 全身给予维生素C、蛋白质等支持疗法
E. 1%～3%过氧化氢液冲洗含漱1周

【答案】C

【解析】有吸烟史，结合临床表现最可能的诊断是急性坏死性溃疡性龈炎，故166题选A；急性坏死性溃疡性龈炎与血压无关，故167题选E；本病是由螺旋体和梭形杆菌引起的特殊感染，辅助诊断为细菌涂片检查有无特殊细菌，故168题选A；首诊治疗措施是去除龈乳头及龈缘的坏死组织，并初步去除大块的龈上牙石，3%过氧化氢液冲洗，故169题选C。

【破题思路】ANUG病因——微生物（梭形杆菌+螺旋体）+已经存在的慢性龈炎或牙周炎+心身因素+使免疫力降低的因素。

ANUG临床表现——急，疼痛明显+牙间乳头中央凹陷如火山口，表面坏死物，需去除假膜+出血。

ANUG检查——涂片。

ANUG治疗——急性期去除大块牙石+3%过氧化氢液擦洗+甲硝唑类抗厌氧菌药物+全身维生素C支持治疗。

(170～172题共用题干)

女，21岁。咬苹果和馒头时牙龈出血半年。检查下前牙舌侧牙石(++)，其他牙牙石(+)，牙龈缘色红，龈缘及龈乳头圆钝，探诊后出血较明显，探诊深度3mm，未见牙龈退缩，未探查到附着丧失。

170. 最可能的诊断是
A. 妊娠期龈炎　　　　　　　　B. 慢性龈炎　　　　　　　　C. 坏死性龈炎

D. 慢性牙周炎　　　　　　　E. 侵袭性牙周炎

【答案】B

171. 此时对该患者的治疗应为
A. 口服替硝唑　　　　　　　B. 刮治　　　　　　　　　　C. 根面平整
D. 洁治　　　　　　　　　　E. 袋壁搔刮

【答案】D

172. 该患者治疗后5年又来就诊，自述治疗后牙龈出血消失，但近2年来又有牙龈出血，因工作忙一直未就诊。检查发现牙龈暗红色、质地松软，探诊后出血，后牙邻面探诊深度4～5mm，不能肯定是否探到釉质牙骨质界。为明确诊断，最应进行的检查是
A. 探查龈下牙石　　　　　　B. 检查出血指数　　　　　　C. 进行菌斑染色
D. 探查根分叉　　　　　　　E. 拍摄X线片

【答案】E

【解析】170题考查的知识点是慢性龈炎的诊断和鉴别诊断。从题干中可看到，患者的临床表现中没有妊娠期龈炎和坏死性龈炎的特征性表现，可排除A和C；无附着丧失，可排除两个牙周炎的诊断，即D和E；而主要表现为有局部刺激因素——牙龈炎症，且局限于边缘龈，符合慢性龈炎的表现。171题考查的知识点是慢性龈炎的治疗，治疗原则为去除病因和防止复发，主要是通过洁治术以彻底清除菌斑和牙石，因此正确答案为D。慢性龈炎局部治疗即可获得疗效，没有必要全身使用抗生素，且该患者无全身疾病，也不用预防性用药，因此可排除A；备选答案B、C、E的治疗都是针对牙周炎的治疗方法，因此都可排除。172题考查的知识点是牙周炎与牙龈炎的鉴别。鉴别点有两点：牙周炎有附着丧失和牙槽骨吸收。从再次给出的条件中看到，该患者此时通过探诊的方法不能确定是否有附着丧失，那就需要看是否存在另一个能鉴别的指标：牙槽骨是否吸收，因此需要拍摄X线片。备选答案A、B、C、D查的指标都不是牙周炎与牙龈炎鉴别的关键指标，可排除。

(173～174题共用题干)

女，28岁。近4个月来全口牙龈逐渐肿大，刷牙时牙龈易出血，偶有牙龈自发性出血史。

173. 若患者妊娠6个月，诊断为妊娠期龈炎，临床上最可能表现为
A. 牙龈疼痛、恶臭　　　　　B. 牙齿松动　　　　　　　　C. 牙龈纤维性增大
D. 牙龈色鲜红、光亮　　　　E. 牙龈坏死

【答案】D

174. 若患者未妊娠，怀疑为白血病在口腔的表现，确诊的方法为
A. 活检　　　　　　　　　　B. 脱落细胞涂片　　　　　　C. 白细胞吞噬功能
D. 白细胞趋化功能　　　　　E. 查血常规

【答案】E

【解析】妊娠期龈炎的临床表现有牙龈颜色鲜红、光亮，龈乳头肿胀圆钝，牙龈松软，探诊出血或者刷牙的时候容易出血，所以173题D正确；妊娠期龈炎的临床表现一般没有恶臭、牙齿松动、牙龈纤维性增大、牙龈坏死等，所以173题A、B、C、E都是错误的。怀疑为白血病在口腔的表现，需要对白血病进行检查，查血常规查到血液中的癌细胞可以确诊，所以174题E正确。白血病是禁止活检的，以防止出血不止；脱落细胞涂片、白细胞吞噬功能、白细胞趋化功能一般不用，所以174题A、B、C、D错误。

(175～177题共用题干)

女，50岁。牙龈增生影响咀嚼一年。检查见全口牙龈肥大增生，覆盖牙面约1/2，结节状。探诊时有出血，个别牙龈增生严重处牙齿有移位。

175. 为了有助于诊断，最应注意询问的病史为
A. 月经状况　　　　　　　　B. 子女情况　　　　　　　　C. 饮食状况
D. 服药史　　　　　　　　　E. 流行病学史

【答案】D

176. 如果该患者进行过肾移植手术，并在一年中一直接受治疗，则最可能的诊断是
A. 药物性牙龈增生　　　　　B. 牙龈纤维瘤病　　　　　　C. 坏死性龈炎
D. 快速进展性牙周炎　　　　E. 白血病的龈病损

【答案】A

177. 导致该病的主要原因是
A. 免疫抑制剂环孢素　　　　B. 遗传因素　　　　　　　　C. 螺旋体
D. 白细胞大量浸润　　　　　E. 血压过高

【答案】A

【解析】由上可知全口牙龈肥大增生、覆盖牙面约1/2，为牙龈增生的表现。牙龈增生的疾病有药物性牙龈增生和牙龈纤维瘤病，但牙龈纤维瘤病的牙龈增生更加严重，常覆盖牙面2/3以上，所以最有可能是药物性牙龈增生，因此应该询问服药史，所以175题D选项正确；药物性牙龈增生不受月经状况、遗传、饮食状况、传染的影响，所以175题A、B、C、E错误。由上可知全口牙龈肥大增生、覆盖牙面约1/2，为牙龈增生的表现，可能是药物性牙龈增生，再加上肾移植手术需要服用免疫抑制剂——环孢素，这种药长期服用易发生药物性牙龈增生，所以176题A正确，牙龈纤维瘤病、坏死性龈炎、快速进展性牙周炎、白血病的龈病损与移植手术、免疫抑制剂服用无关，所以176题B、C、D、E错误。由上可知全口牙龈肥大增生、覆盖牙面约1/2，为牙龈增生的表现，可能是药物性牙龈增生，再加上肾移植手术需要服用免疫抑制剂——环孢素，这种药长期服用易发生药物性牙龈增生，所以177题A正确。遗传因素、螺旋体、白细胞大量浸润、血压过高不是药物性牙龈增生的病因，所以177题B、C、D、E错误。

【破题思路】药物性牙龈增生有关的3类常用药物——苯妥英钠+环孢素+硝苯地平。

临床表现——好发于前牙+覆盖牙龈1/3～2/3+牙龈结节状、球状、分叶状、桑葚状改变+色粉红，质地坚韧+无牙区不发生本病。

治疗——更换牙龈增生的药物+去除刺激因素+局部药物治疗+手术治疗。

（178～180题共用题干）

患者，男，20岁。全口多数牙龈均有不同程度的充血、水肿，以下前牙牙龈肿胀明显，牙龈呈暗红色，牙颈部可见堆积的软垢和牙石，舌侧较多，触之牙龈易出血，牙无松动，X线片未见异常。

178. 该病最可能的诊断是

A. 牙周炎　　　　　　　　　B. 龈缘炎　　　　　　　　　C. 青春期龈炎

D. 单纯性肥大性龈炎　　　　E. 牙龈纤维增生

【答案】B

179. 引起该疾病的主要病因是

A. 吸烟　　　　　　　　　　B. 食物嵌塞　　　　　　　　C. 不良的修复体

D. 软垢与牙石　　　　　　　E. 不良的刷牙方法

【答案】D

180. 对该病最适宜的治疗措施是

A. 洁治术　　　　　　　　　B. 保持口腔清洁　　　　　　C. 局部用消炎药

D. 全身用消炎药　　　　　　E. 牙龈切除术

【答案】A

【解析】牙龈炎临床分5型，即边缘性龈炎、肥大性龈炎、妊娠期龈炎、青春期龈炎和剥脱性龈炎。最常见的、发病率最高的是慢性单纯性龈炎，即缘龈炎，龈缘充血发红、肿胀、松软，龈缘变厚，牙间乳头变为钝圆，与牙面不紧贴，而且龈沟加深；只侵犯牙龈组织，不侵犯其他牙周组织，因而牙齿不发生松动，X线片检查无殊。根据题意，178题选B。牙龈炎的治疗原则以除去病因、消除菌斑为主，可得到明显效果。病情轻者，通常采用洁治术（俗称洗牙）彻底清除牙石，控制菌斑。故179题选D，180题选A。

（181～183题共用题干）

患者，女，30岁。妊娠3个月。因右下后牙疼痛2天就诊。口腔检查发现：口腔卫生较差，边缘龈红肿明显，16深龋洞，牙髓活力测验正常，27有深龋洞，髓腔开放，牙髓无活力，叩痛（++），余未见异常。

181. 对该患者的处理原则是

A. 通过应急治疗控制炎症及疼痛后于妊娠4～6个月时完成治疗

B. 口服药物控制炎症及疼痛后于妊娠4～6个月时完成治疗

C. 静脉给予药物控制炎症及疼痛后于产后再完成治疗

D. 通过应急治疗控制炎症及疼痛后于产后再完成治疗

E. 行牙髓治疗

【答案】A

182. 对该患者牙龈出血的处理原则是

A. 口腔卫生指导　　　　　　　　　　B. 立即行牙周基础治疗

C. 采取局部用药控制炎症　　　　　　D. 采取口服药物控制炎症

E. 于产后再完成牙周基础治疗

【答案】A

183. 对该患者的正确处理原则是

A. 尽早行常规充填治疗
B. 暂不处理，待产后再行根管治疗
C. 暂对症治疗，待产后行彻底治疗
D. 暂不处理，待妊娠4～6个月时完成治疗
E. 暂对症治疗，于妊娠4～6个月完成治疗

【答案】E

【解析】在妊娠最初3个月内拔牙可诱发流产；妊娠8个月后拔牙可诱发早产；在妊娠4～6个月时拔牙会相对安全。故对患牙27应暂时予以应急治疗控制炎症及疼痛，等妊娠4～6个月时再予以相应治疗，故181题选A。患者是妊娠期龈炎，妊娠期应尽量减少使用药物，故182题B、C、D不正确。同时E项于产后再完成牙周基础治疗，对目前牙龈出血的状况改善不佳，并可能使疾病发展严重，不选E。对妊娠期龈炎总的处理原则是进行有效的口腔卫生指导，故182题选A。在妊娠最初3个月内和8个月后应尽量避免拔牙或根管治疗；在妊娠4～6个月时会相对安全，故应暂时予以对症治疗，等妊娠4～6个月时完成相应治疗，以免感染扩散引起其他并发症而影响妊娠，故183题选E。

【破题思路】妊娠期龈炎临床表现：发生于个别牙龈或全口牙龈，前牙重；2～3个月开始出现症状，8个月达到高峰，分娩后2个月症状缓解或消失，轻触易出血。

治疗——控制菌斑（去除刺激因素）+手术（妊娠4～6个月）。

(184～186题共用题干)

患者，男，32岁。右上后牙持续胀痛不能咬物，无冷热刺激痛病史。检查发现右上第二磨牙远中牙龈红肿，探诊出血，第三磨牙伸长无对颌牙。

184. 初步诊断

A. 冠周炎
B. 龈乳头炎
C. 急性牙周脓肿
D. 缘龈炎
E. 𬌗创伤

【答案】B

185. 分析主要原因

A. 食物嵌塞
B. 𬌗创伤
C. 牙石
D. 口腔卫生不良
E. 不良剔牙习惯

【答案】A

186. 最佳治疗方案

A. 切开引流，局部冲洗上药，急性炎症消退后牙周治疗
B. 彻底清洁局部，冲洗上药
C. 彻底清洁局部，冲洗上药，调整咬合
D. 彻底清洁局部，冲洗上药，炎症消退后拔除第三磨牙
E. 彻底清洁局部，冲洗上药，及时修复对颌牙

【答案】D

【解析】龈乳头炎的临床表现为龈乳头发红肿胀，探触和吸吮时易出血，可有轻度叩痛。冠周炎表现为第三磨牙周围牙龈红肿，故184题A错误；急性牙周脓肿表现为牙龈呈椭圆形或半球状肿胀突起，故184题C错误；龈缘炎主要表现刷牙或咬硬物时牙龈出血，龈缘变厚，无胀痛，故184题D错误；单纯的𬌗创伤不会造成或加重牙龈的炎症，故184题E错误。龈乳头炎形成的原因主要是食物嵌塞、不良剔牙习惯，根据题意由于第三磨牙伸长导致食物嵌塞，故185题选A。急性龈乳头炎治疗主要以局部治疗为主：彻底清洁局部，冲洗上药，本题中由于第三磨牙伸长导致食物嵌塞，引起龈乳头炎，故炎症消退后还应拔除第三磨牙，故186题选D；切开引流，局部冲洗上药，急性炎症消退后牙周治疗是牙周脓肿的治疗方案，故186题A错误。

【破题思路】急性龈乳头炎临床表现——龈乳头发红肿胀，探触和吸吮时易出血，可有轻度叩痛。

病因——机械或化学刺激（本题中为食物嵌塞）。

治疗——去除刺激因素，局部冲洗上药，注意口腔卫生。

(187～190题共用题干)

男孩，6岁。发病3日，低热乏力，下颌下淋巴结肿大，口腔下前牙唇侧牙龈出血，口中常有血腥味，口臭明显、疼痛。

187. 拟诊
A. 牙周炎
B. 疱疹性龈口炎
C. 雪口病
D. 急性坏死性龈炎
E. 带状疱疹

【答案】D

188. 通常该病的病因是
A. 感染真菌
B. HSV-Ⅰ感染
C. 抵抗力低下+细菌感染
D. HSV-Ⅱ感染
E. 确切病因不清，多种因素

【答案】C

189. 如何预防
A. 养成良好口腔卫生习惯，以防复发
B. 炎症控制后，及早拔除病灶牙
C. 使用免疫调节剂，提高免疫力
D. 该病可获终身免疫，一般不复发
E. 骨髓移植，治愈原发病，防止口腔症状再次出现

【答案】A

190. 最佳治疗方案应选择
A. 全口洁治，予口服或肌注青霉素
B. 局部用1%～2%过氧化氢液冲洗含漱，口服维生素C和甲硝唑
C. 2%～4%碳酸氢钠溶液含漱，补充铁剂、维生素A，并输血
D. 口服激素+阿司匹林止痛
E. 该病有自限性，无须特殊处理，7～10天可自愈

【答案】B

【解析】坏死性龈炎以龈乳头和龈缘的坏死为其特征，尤以下前牙为多见，且极易出血（晨起时枕头上有血迹），口中有血腥味，甚至自发性出血。患者常诉有明显疼痛感或有牙齿撑开感或胀痛感，有典型的腐败性口臭。轻型一般无明显的全身症状，重者可有低热、疲乏等全身症状，部分患者下颌下淋巴结可肿大，有压痛。根据题意故187题选D。坏死性龈炎病因：微生物作用（梭形杆菌和螺旋体）、已存在的慢性龈炎或牙周炎、吸烟的影响、心理因素、使机体免疫功能低下的某些因素，综上188题选C。消除可能引起急性坏死性龈炎的各类潜在因素，立即更换牙刷，保持口腔清洁，指导患者建立良好的口腔卫生习惯，以防复发，故189题选A。坏死性龈炎的治疗：①去除局部的坏死组织；②使用氧化剂（1%～3%过氧化氢溶液）局部擦拭，冲洗和反复含漱；③全身药物治疗，给予维生素C、蛋白质等，重症者可甲硝唑；④及时进行口腔卫生指导；⑤对全身性因素进行矫正治疗；⑥急性期过后的治疗（去除原有的菌斑牙石，牙龈成形术等），综上，190题选B。

【破题思路】ANUG临床表现——龈乳头和龈缘的坏死，以下前牙为多见，且极易出血（晨起时枕头上有血迹）。口中有血腥味，甚至自发性出血，明显疼痛感或胀痛感，有典型的腐败性口臭。轻型一般无明显的全身症状，重者可有低热、疲乏等全身症状，部分患者下颌下淋巴结可肿大，有压痛。

致病菌——梭形杆菌+螺旋体+免疫力低下。

治疗——去除局部的坏死组织+使用氧化剂（1%～3%过氧化氢溶液）局部擦拭+全身药物治疗，给予维生素C、蛋白质等，重症者可服甲硝唑+口腔卫生指导+对全身性因素进行矫正治疗+急性期过后的治疗（去除原有的菌斑牙石，牙龈成形术等）。

(191～193题共用备选答案)
A. 变形链球菌
B. 伴放线聚集杆菌
C. 牙龈类杆菌
D. 中间普氏菌
E. 黏性放线菌

与下列牙周疾病相关的致病菌是

191. 侵袭性牙周炎

【答案】B

192. 妊娠期龈炎

【答案】D

193. 急性坏死性溃疡性龈炎

【答案】D

【解析】侵袭性牙周炎致病菌——伴放线聚集杆菌（Aa）。

妊娠期龈炎致病菌——中间普氏菌（Di）。

急性坏死性溃疡性龈炎致病菌——梭形杆菌（Pn）+ 螺旋体（Td）+ 中间普氏菌（Pi）。

牙龈炎致病菌——放线菌（Av、An）。

牙周炎致病菌——牙龈卟啉单胞菌（Pg）。

（194～196题共用备选答案）

A. 青壮年　　　　　　　B. 儿童及青少年　　　　　C. 20～30岁
D. 11～18岁　　　　　　E. 老年

下列疾病的好发人群/年龄为

194. 慢性龈炎

【答案】B

195. 急性坏死性溃疡性龈炎

【答案】A

196. 青春期龈炎

【答案】D

【解析】慢性龈炎好发人群——儿童及青少年。

急性坏死性溃疡性龈炎好发人群——青壮年。

青春期龈炎好发年龄——11～18岁。

（197～199题共用备选答案）

A. 上前牙唇面　　　　　B. 双尖牙舌面　　　　　C. 牙齿邻面
D. 上颌磨牙颊面和下前牙舌面　　E. 舌腭面和邻面

197. 龈上牙石易沉积于

【答案】D

198. 龈下牙石易沉积于

【答案】E

199. 刷牙最不容易做到控制的牙菌斑位于

【答案】C

【破题思路】龈上牙石易沉积于——上颌磨牙颊面和下前牙舌面（唾液导管开口处）。

龈下牙石易沉积于——舌腭面和邻面（块小，色黑）。

刷牙最不容易做到控制的牙菌斑位于——牙齿邻面（够不到）。

200. 妊娠性龈炎表现是

A. 龈乳头坏死　　　　　B. 呈反波浪状　　　　　C. 龈乳头扁圆形肥大、有蒂
D. 呈桑葚状　　　　　　E. 增生牙龈覆盖全部牙冠

【答案】C

【破题思路】妊娠期龈炎——龈乳头扁圆形肥大、有蒂。

（201～202题共用备选答案）

A. 粉红　　　　　　　　B. 暗红或鲜红　　　　　C. 鲜红
D. 紫红　　　　　　　　E. 发白

201. 患慢性龈炎时，牙龈颜色一般是

【答案】B

202. 严重贫血患者，牙龈颜色一般是

【答案】E

203. 妊娠期龈炎的最直接病因是

A. 妊娠　　　　　　　　B. 创伤　　　　　　　　C. 食物嵌塞
D. 菌斑微生物　　　　　E. 不良修复体

【答案】D

【解析】菌斑微生物是妊娠期龈炎的直接病因，若此时的妇女不注意维护口腔卫生，使牙菌斑堆积，易引发牙龈炎症，食物嵌塞更易加重牙龈炎症。

【破题思路】

题干信息	首选
菌斑微生物	始动因子（中间普氏菌）
妊娠	全身因素，不是直接原因，妊娠本身不会引起牙龈炎 牙龈是女性激素的靶组织 妊娠时血液的毛细血管扩张充血，血管通透性增加
食物嵌塞、不良修复体	加重牙龈炎症

第三单元 牙周炎

1. 关于牙菌斑致病学说以下不正确的是
A. 牙周炎是菌斑内总体微生物联合效应的结果
B. 口腔微生物中绝大多数为正常菌群,少数具有毒力能损害防御功能的致病菌起关键作用
C. 牙周炎是一种机会性感染
D. 牙周炎的实质是菌群失调
E. 牙周炎是某些致病菌引起的特异性感染

【答案】E

【解析】牙菌斑致病学说认为牙周炎是菌斑内总体微生物联合效应的结果;口腔微生物中绝大多数为正常菌群,少数具有毒力能损害防御功能的致病菌起关键作用;牙周炎是一种机会性感染;牙周炎的实质是菌群失调,排除A、B、C、D。特异性菌斑学说主要解释侵袭性牙周炎,对慢性龈炎和慢性牙周炎尚不支持,牙周炎是某些致病菌引起的特异性感染不太确切,故正确答案为E。

【破题思路】牙菌斑致病学说	
非特异性菌斑学说	认为牙周病是由非特异的口腔正常菌群混合感染所致的
菌群失调学说	认为牙周炎是菌斑内总体微生物联合效应的结果;口腔微生物中绝大多数为正常菌群,少数具有毒力能损害防御功能的致病菌起关键作用;牙周炎是一种机会性感染;牙周炎的实质是菌群失调
特异性菌斑学说	主要研究局限型侵袭性牙周炎患者深牙周袋中分离出特异性细菌——伴放线聚集杆菌。特异性菌斑学说主要解释侵袭性牙周炎,对慢性龈炎和慢性牙周炎尚不支持

2. 关于牙周病的促进因素,下面说法不正确的是
A. 会促进或有利于牙菌斑的堆积
B. 造成牙周组织的损伤
C. 主要指牙齿周围的那些局部影响因素
D. 使牙周组织容易受细菌的感染
E. 对已存在的牙周病起加重或加速破坏的作用

【答案】C

【解析】牙周病的促进因素,会促进或有利于牙菌斑的堆积,造成牙周组织的损伤,使牙周组织容易受细菌的感染,对已存在的牙周病起加重或加速破坏的作用,故A、B、D、E正确。牙周病的促进因素分为局部促进因素和全身促进因素,牙齿周围的那些局部影响因素是局部促进因素,说法不全面,故选C。

【破题思路】	
牙周病始动因子	牙菌斑(软而未矿化的细菌和基质)
牙周病局部促进因素	牙石、解剖因素、牙齿位置排列异常、𬌗创伤、食物嵌塞、不良习惯
牙周病全身促进因素	遗传、性激素、吸烟、有关系统性疾病、精神压力

3. 牙周组织的防御机制不包括
A. 吞噬细胞
B. 上皮屏障
C. 龈沟液
D. 唾液
E. 遗传因素

【答案】E

【解析】牙周组织的防御机制包括上皮屏障、吞噬细胞、龈沟液、唾液。遗传因素是牙周病的全身促进因素,不是牙周组织的防御机制,故选E。

【破题思路】

牙周组织的防御机制	上皮屏障	结合上皮更新的时间为5天。结合上皮在抗菌防御中不仅具有上皮屏障作用，而且结合上皮细胞本身能产生有效的抗菌物质
	吞噬细胞	中性粒细胞是抗牙周致病菌的第一道防线。单核/巨噬细胞是宿主防御系统的主要组成部分
	龈沟液	冲洗作用、特异性抗体、为微生物提供营养物质、提供牙石矿化的物质
	唾液	有润滑、缓冲、抗菌、消化等多种功能

4. 牙周炎的四大主要症状，除了
A. 牙龈炎症　　　　　　　　B. 牙周脓肿　　　　　　　　C. 牙周袋的形成
D. 牙槽骨吸收　　　　　　　E. 牙齿松动和移位

【答案】B

【解析】牙周炎的四大主要症状是牙龈炎症、牙周袋的形成、牙槽骨吸收，晚期出现牙齿松动和移位。牙周脓肿是牙周炎的伴发病变，而不是牙周炎的临床症状，故选B。

牙周炎的四大主要症状	牙龈炎症	牙龈出血、牙龈颜色、牙龈外形、牙龈质地、探诊深度及附着水平
	牙周袋形成	假性牙周袋、真性牙周袋；骨上袋、骨下袋
	牙槽骨吸收	水平吸收、垂直吸收、凹坑状吸收等
	牙松动	牙松动的原因

5. 对于真性牙周袋的理解，以下正确的是
A. PD≥3mm　　　　　　　　　　　　　B. PD≥5mm
C. 只与结合上皮的位置向根方增殖有关　　D. PD≥3mm，未见结合上皮的位置向根方增殖
E. 虽有骨丧失，但上皮附着可正常

【答案】C

【解析】牙周袋是病理加深的龈沟，是牙周炎最重要的病理改变之一。当患牙龈炎时龈沟的加深是由于牙龈的肿胀或增生，龈缘的位置向牙冠方向移动，PD≥3mm或PD≥5mm，但结合上皮的位置未向根方迁移，此称为假性牙周袋，或称龈袋；患牙周炎时，结合上皮的位置向根方增殖有关，冠方部分与牙面分离形成牙周袋，是真性牙周袋。因此对于真性牙周袋的理解是与结合上皮的位置向根方增殖有关，故选C。

【破题思路】

假性牙周袋	牙龈病时龈沟底位置及上皮附着水平不变，仍位于釉牙骨质界处，龈沟深度因龈缘向冠方增生，使龈沟加深，形成龈袋或称假性牙周袋
真性牙周袋	牙周炎时，由于结合上皮向根方增殖，冠方与牙面发生分离使龈沟病理性加深，形成真性牙周袋（简称牙周袋）
附着丧失	附着水平离开釉牙骨质界向根方移动，称附着丧失

6. 有关牙周袋的概念，错误的是
A. 牙周袋是病理性加深的龈沟
B. 牙周袋包括假性牙周袋和真性牙周袋
C. 真性牙周袋是指≥6mm的牙周袋
D. 假性牙周袋是因牙龈肿胀或增生所致
E. 临床上的牙周袋包含龈缘向冠方迁移和沟底向根方延伸两种情况

【答案】C

【解析】牙周袋是病理性加深的龈沟，牙周袋包括假性牙周袋（龈袋）和真性牙周袋。假性牙周袋是因牙龈肿胀或增生所致，临床上的牙周袋包含龈缘向冠方迁移和沟底向根方延伸两种情况，以上均是牙周袋的概念。而真性牙周袋是指≥6mm的牙周袋是错误的，≥6mm只能说明龈沟的深度加深，判断真性牙周袋的标准是沟底结合上皮向根方移位，有牙槽骨的吸收，有附着丧失，**故选C**。

7. 垂直型食物嵌塞的常见原因如下，除了
   A. 牙尖过于高陡
   B. 不均匀的磨耗
   C. 咀嚼食物太硬
   D. 咬合时水平分力使牙齿出现暂时缝隙
   E. 两相邻牙边缘嵴高度不一致

【答案】C

【解析】垂直型食物嵌塞的常见原因有咬合面异常或邻接点的异常，牙尖过于高陡、不均匀的磨耗、咬合时水平分力使牙齿出现暂时缝隙、两相邻牙边缘嵴高度不一致都是咬合面异常，均可引起垂直型食物嵌塞。咀嚼食物太硬会引起牙隐裂、咬合创伤、牙齿的磨耗等，而不会引起垂直型食物嵌塞，故选C。

【破题思路】

食物嵌塞	垂直型食物嵌塞	原因：①咬合面的不规则磨损、溢出沟消失、边缘嵴低平或邻牙间高度不一致、充填式牙尖、尖悬吊，导致异常咬合力，引起咬合时接触点消失。②邻接点异常
	水平型食物嵌塞	原因：牙间乳头缺失，牙间隙暴露，使咀嚼时食物因唇、颊、舌运动力，水平向塞入牙间隙

8. 牙周组织临床检查所需特殊器械
   A. 口镜、探针、镊子
   B. 牙周探针、电活力计、薄蜡片
   C. 牙周探针、牙胶棒、牙线、染色剂
   D. 牙周探针、牙线、咬合纸、薄蜡片
   E. 牙周探针、咬合纸、薄蜡片、X线片

【答案】D

【解析】牙周组织临床检查所需特殊器械：牙周探针、牙线、咬合纸、薄蜡片，选项D正确。牙周探针用来探测牙周袋深度、龈下牙石等。牙线主要用来检查有无𬌗干扰的存在。咬合纸和薄蜡片用来检查早接触点。A选项口镜、探针、镊子是牙周组织检查常规使用器械。B选项中电活力计用来检查牙髓活力。C选项牙胶棒用来检查牙髓活力，染色剂用来检查是否有牙隐裂的存在。E选项X线片可以观察牙槽骨吸收情况，它是一种牙周组织的辅助检查方法不是牙周组织临床检查所需特殊器械。

9. Ⅲ度骨吸收描述的骨破坏情况是
   A. 牙槽骨吸收在根颈1/3以内
   B. 牙槽骨吸收超过根长的1/3，但在根长2/3以内或达根长1/2
   C. 牙槽骨吸收占根长的3/4以上
   D. 牙槽骨吸收占根长的1/2以上，3/4以内
   E. 牙槽骨吸收大于根长2/3

【答案】E

【解析】骨吸收程度代表牙周炎破坏程度，骨吸收程度越大说明牙周炎越严重。骨吸收的程度一般按吸收区占牙根长度的比例来描述，通常分为三度。Ⅰ度：牙槽骨吸收在牙根的颈1/3以内。Ⅱ度：骨吸收牙槽骨吸收超过根长1/3，但在根长2/3以内，或吸收达根长的1/2。Ⅲ：牙槽骨吸收大于根长2/3。所以选项E正确。

10. 牙周探诊除了测量袋的深度外，还应探查的是
    A. 牙龈是否出血
    B. 龈下牙石的量和分布
    C. 根分叉是否受累
    D. 龈缘的位置
    E. 以上均是

【答案】E

【解析】牙周探诊主要包括龈沟或牙周袋深度及附着水平，牙周袋的类型及分布；探诊后牙龈是否出血，选项A正确；袋的内容物，包括龈下牙石的量和分布，选项B正确；根分叉是否受累选项C正确；同时应检查龈缘的位置，判断有无牙龈退缩或增生肿胀，选项D正确。

11. 牙周炎中最常见的类型是
    A. 青春前期牙周炎
    B. 慢性牙周炎
    C. 快速进展性牙周炎
    D. 青少年牙周炎
    E. 难治性牙周炎

【答案】B

【解析】慢性牙周炎是牙周炎中最常见的类型，约占牙周炎的95%，故选B。

【破题思路】

牙周炎	慢性牙周炎，最常见，占牙周炎的95%	
	侵袭性牙周炎	青春前期牙周炎
		青少年牙周炎
		快速进展性牙周炎
	反映全身疾病的牙周炎	掌跖角化-牙周破坏综合征
		Down综合征
		艾滋病

12. 晚期慢性牙周炎牙槽骨吸收主要是
A. 垂直吸收　　　　B. 水平吸收　　　　C. 凹坑状吸收
D. 斜行吸收　　　　E. 不均匀吸收

【答案】B

【解析】慢性牙周炎早期、晚期牙槽骨吸收的类型主要都是水平吸收；凹坑状吸收可能是因相邻两牙间的食物嵌塞或不良修复体导致的，是邻面牙槽骨吸收的类型；垂直吸收多是咬合创伤引起的。故选B。

【破题思路】牙槽骨吸收类型

水平吸收：牙槽嵴高度降低形成骨上袋，是慢性牙周炎牙槽骨吸收形式
垂直吸收：牙槽骨发生垂直方向或斜行的吸收，与牙根面之间形成角形的骨缺损，牙槽嵴的高度一般不降低，而牙根周围的骨吸收较多，形成骨下袋
凹坑状吸收：牙槽间隔的骨嵴顶吸收，其中央部分与龈谷对应的部位迅速破坏，而颊舌侧骨质仍保留，形成凹坑状缺损
反波浪形骨吸收：牙槽窝四周邻面吸收快于颊舌面
弧形吸收：侵袭性牙周炎，第一磨牙牙槽骨吸收严重，邻面及近远中均有垂直吸收

13. 关于慢性牙周炎，哪一项不正确
A. 可有牙龈的炎症表现　　B. 不发生于青少年与儿童　　C. 有牙槽骨吸收
D. 探诊可发现有附着丧失　　E. 晚期牙齿出现松动

【答案】B

【解析】慢性牙周炎有牙龈的炎症表现，有牙槽骨吸收，探诊可发现有附着丧失，晚期牙齿出现松动。慢性牙周炎好发于任何年龄，但大多数患者为成年人，35岁以后患病率明显增高，因此，慢性牙周炎不发生于青少年与儿童是错误的，故选B。

【破题思路】慢性牙周炎临床表现

慢性牙周炎好发于任何年龄，但大多数患者为成年人，35岁以后患病率明显增高
牙龈的炎症表现
有牙槽骨吸收
探诊可发现有附着丧失
晚期牙齿出现松动

14. 慢性牙周炎的基础治疗不包括
A. 消除龈上、下菌斑及牙石　　B. 纠正食物嵌塞、殆创伤　　C. 口腔卫生指导
D. 暂时性固定松动牙　　E. 牙周手术

【答案】E

【解析】慢性牙周炎的治疗分四个阶段，第一个阶段为基础治疗，第二个阶段为牙周手术治疗，第三个阶段为修复治疗，第四个阶段为牙周支持治疗。第一个阶段基础治疗包括消除龈上、下菌斑及牙石，纠正食物嵌塞、𬌗创伤，口腔卫生指导及暂时性固定松动牙，而牙周手术是牙周病治疗的第二个阶段，故选E。

【破题思路】慢性牙周炎的基础治疗

①控制菌斑；②施行洁治术、根面平整术以消除龈上和龈下的菌斑、牙石；③消除菌斑滞留因素及其他局部刺激因素；④拔除无保留价值的或预后极差的患牙；⑤在炎症控制后进行调整咬合、松牙固定；⑥辅以必要的药物治疗；⑦发现和尽可能纠正全身性因素或环境因素

15. 牙周炎骨吸收的最初表现是
A. 牙槽骨高度降低
B. 牙槽骨密度减低
C. 牙槽嵴顶的硬骨板消失或嵴顶模糊呈虫蚀状
D. 牙周膜增宽
E. 牙槽骨呈垂直型吸收

【答案】C

【解析】牙周炎骨吸收的最初表现是X线检查示牙槽嵴顶的硬骨板消失或嵴顶模糊呈虫蚀状。

16. 下颌后牙邻面常发生的骨吸收的形式为
A. 弧形骨吸收
B. 反波浪形骨吸收
C. 凹陷状（凹坑状）骨吸收
D. 垂直型骨吸收
E. 水平型骨吸收

【答案】C

【解析】该题考查牙槽骨吸收的类型，水平型骨吸收是最常见的吸收方式，多见于慢性牙周炎；垂直型骨吸收指牙槽骨发生垂直向或斜向的吸收；弧形骨吸收常见于侵袭性牙周炎，第一磨牙近远中均有垂直型吸收，形成弧形骨吸收；反波浪形骨吸收指牙槽窝四周邻面吸收快于颊舌面，呈反波浪形；凹陷状（凹坑状）骨吸收是牙槽间隔的骨嵴顶吸收，多见于下颌后牙，因此于下颌后牙邻面常发生的骨吸收的形式为凹陷状（凹坑状）骨吸收，故选C。

【破题思路】凹陷状（凹坑状）骨吸收

牙槽间隔的骨嵴顶吸收，其中央部分与龈谷对应的部位迅速破坏，而颊舌侧骨质仍保留，形成凹坑状缺损。X线下密度降低不明显，多发生于下颌牙，后牙凹坑状吸收是前牙的2倍

17. 侵袭性牙周炎包括了旧分类中的几种类型，除外
A. 广泛型青少年牙周炎
B. 青春前期牙周炎
C. 顽固性牙周炎
D. 快速进展性牙周炎
E. 局限型青少年牙周炎

【答案】C

【解析】在1999年新分类中，侵袭性牙周炎分为局限型侵袭性牙周炎和广泛型侵袭性牙周炎。包括了旧分类的青少年牙周炎、快速进展性牙周炎、青春前期牙周炎。局限型侵袭性牙周炎相当于过去的局限型青少年牙周炎，广泛型侵袭性牙周炎相当于过去的广泛型青少年牙周炎和快速进展性牙周炎，但注意不是直接对应转变。青少年牙周炎、快速进展性牙周炎、青春前期牙周炎依据病变特征分别归属于侵袭性牙周炎。

【破题思路】侵袭性牙周炎包括

青春前期牙周炎：广泛型或局限型

青少年牙周炎：广泛型或局限型

快速进展性牙周炎

18. 侵袭性牙周炎主要的检出致病菌为
A. 产黑色素类杆菌
B. 螺旋体
C. 伴放线聚集杆菌
D. 牙龈卟啉单胞菌
E. 梭形杆菌

【答案】C

【解析】侵袭性牙周炎患者的深牙周袋中能分离出特异性细菌，即伴放线聚集杆菌，因此C正确。Down综合征者的龈下菌斑中产黑色素类杆菌增多，排除A；牙龈类杆菌是慢性牙周炎的主要致病菌，排除D；螺旋体和梭形杆菌是坏死性溃疡性龈炎的主要致病菌，排除B和E。故本题应选C。

【破题思路】牙周主要致病菌
慢性龈炎：黏性放线菌（Av）、内氏放线菌（An）
妊娠期龈炎：中间普氏菌（Pi）
坏死性溃疡性龈炎：具核梭形杆菌（Fn）、齿垢密螺旋体（Td），20世纪80年代后，发现中间普氏菌也是本病的优势菌
慢性牙周炎：牙龈卟啉单胞菌（Pg）
侵袭性牙周炎：伴放线聚集杆菌（Aa）

19. 关于伴放线聚集杆菌的致病毒素作用，哪一项不正确
A. 产生白细胞毒素　　B. 抑制多形核白细胞的趋化功能　　C. 产生无活性的胶原酶
D. 产生成纤维细胞抑制因子　　E. 产生内毒素

【答案】C

【解析】伴放线聚集杆菌的致病毒素作用：产生白细胞毒素（外毒素），可杀伤白细胞，使其产生溶酶体酶；抑制多形核白细胞的趋化功能；产生胶原酶，破坏结缔组织和骨的胶原纤维；产生成纤维细胞抑制因子和破骨细胞激活因子；产生内毒素。伴放线聚集杆菌产生胶原酶是有活性的，C答案产生无活性的胶原酶是错误的，故选C。

【破题思路】	
伴放线聚集杆菌（Aa）	革兰阴性短杆菌，无芽孢，无动力，微需氧菌。是唯一产生白细胞毒素的细菌，损伤牙龈内和外周血中的防御细胞，造成牙周组织的破坏。产生溶酶体酶、抑制多形核白细胞的趋化功能、产生胶原酶破坏结缔组织和骨的胶原纤维、产生成纤维细胞抑制因子和破骨细胞激活因子、产生内毒素，造成牙槽骨的吸收

20. 下列哪项与侵袭性牙周炎无关
A. 具有家族聚集性　　B. 牙根形态异常　　C. 糖尿病
D. 吞噬细胞趋化性异常　　E. 种族和地区易感性有差异

【答案】C

【解析】具有家族聚集性、吞噬细胞趋化功能降低、种族和地区易感性有差异、牙根形态异常（锥形根、弯曲根等）、牙槽骨吸收程度重，均与侵袭性牙周炎有关系。诊断侵袭性牙周炎应排除糖尿病、HIV感染等全身因素，故选C。

【破题思路】	
侵袭性牙周炎的病因	微生物：伴放线聚集杆菌（Aa）是主要致病菌
	防御能力缺陷：白细胞功能缺陷、产生特异抗体、遗传背景、牙骨质发育异常、环境与行为因素

21. 白血病的牙龈病损的治疗原则是
A. 立即彻底清除菌斑和牙石　　B. 保守治疗为主、止血、抗感染　　C. 切除肥大的牙龈
D. 根面平整　　E. 使用牙周塞治剂预防牙龈出血

【答案】B

【解析】白血病的牙龈病损有明显的出血倾向，龈缘常有渗血，且不易止住，白血病患者全身免疫力低下，因此治疗以保守治疗为主、止血、抗感染，选项B正确。A选项立即彻底清除菌斑和牙石、C选项切除肥大的牙龈和D选项根面平整易发生，均易发生出血不止或感染、坏死，应在止血的基础上，用3%过氧化氢溶液轻

轻清洗坏死龈缘，然后敷以消炎药或碘制剂，用 0.12%～0.2% 氯己定溶液含漱有助于减少菌斑、消除炎症。遇出血不止时，使用牙周塞治剂止血，在无出血时不需使用牙周塞治剂预防牙龈出血，因为牙周塞治剂凝固后质地变坚硬会刺激未出血牙龈出血，选项 E 错误。

22. 不属于局限型侵袭性牙周炎特点的是
A. 病程进展缓慢　　　　　　　　B. 始于青春期前后，早期无明显症状
C. 早期患者菌斑牙石量少　　　　D. 好发于第一恒磨牙和上、下切牙
E. 女性多于男性
【答案】A
【解析】局限型侵袭性牙周炎的特点：病程进展快；始于青春期前后，早期无明显症状；早期患者菌斑、牙石量少；有特殊牙位，好发于第一恒磨牙和上、下切牙；女性多于男性。因此病程进展缓慢不是局限型侵袭性牙周炎特点，故选 A。

【破题思路】局限型侵袭性牙周炎特点
① 年龄小
② 口腔卫生情况好
③ 好发牙位：典型的患牙局限于第一恒磨牙和上下切牙
④ X 线片所见第一磨牙形成典型的"弧形吸收"，在切牙区多为水平型骨吸收
⑤ 病程进展快，早期出现牙齿松动和移位
⑥ 有明显的家族聚集性

23. 根据 1999 年分类，局限型侵袭性牙周炎的特征不包括
A. 局限于第一恒磨牙或切牙　　　　　　　B. 累及所有第一恒磨牙或所有切牙
C. 至少波及两颗恒牙，其中一个为第一恒磨牙　　D. 其他患牙不超过两个（非第一恒磨牙和切牙）
E. 第一恒磨牙或切牙邻面有附着丧失
【答案】B
【解析】在 1999 年分类中，局限型侵袭性牙周炎定义为：牙周病变局限于第一恒磨牙或切牙，至少两颗恒牙邻面有附着丧失，其中一颗为第一恒磨牙，非第一恒磨牙和切牙不超过两颗。而不是累及所有第一恒磨牙或所有切牙，故选 B。

24. 典型的侵袭性牙周炎 X 线表现是
A. 上颌切牙邻面垂直型骨吸收　　B. 下颌切牙邻面垂直型骨吸收　　C. 第一磨牙邻面垂直型骨吸收
D. 第一磨牙严重水平型骨吸收　　E. 第一磨牙根尖吸收
【答案】C
【解析】侵袭性牙周炎的 X 线表现为第一磨牙邻面垂直型骨吸收，近远中两侧都表现为弧形吸收，切牙区多为水平型吸收，故选 C。

25. 广泛型侵袭性牙周炎的临床特点不包括
A. 通常发生于 35 岁以下　　　　　　B. 对病原菌的血清抗体反应较弱
C. 全口大多数牙重度牙周破坏　　　　D. 所有患者牙石、菌斑量都非常少
E. 有明显的阵发性
【答案】D
【解析】广泛型侵袭性牙周炎的临床特点有：通常发生于 35 岁以下；对病原菌的血清抗体反应较弱；全口大多数牙重度牙周破坏；有明显的阵发性。A、B、C、E 均正确，可排除。多数患者有大量的牙石和菌斑，也可较少，并不是所有患者牙石、菌斑量都非常少，D 错误，故选 D。

【破题思路】广泛型侵袭性牙周炎特点
① 常发生于 35 岁以下，也可见于年龄更大者
② 广泛的邻面附着丧失，累及除切牙和第一磨牙以外的恒牙至少 3 颗
③ 有严重而快速的附着丧失和牙槽骨破坏
④ 菌斑、牙石的沉积因人而异
⑤ 患者有时伴有全身症状，包括体重减轻、抑郁及全身不适等

26. 广泛型侵袭性牙周炎的临床特点不包括
A. 有严重而快速的附着丧失和牙槽骨吸收
B. 广泛的邻面附着丧失
C. 累及除第一磨牙和切牙外至少3颗恒牙
D. 部分患者有中性粒细胞和（或）单核细胞功能缺陷
E. 病变发展呈持续进展性，常规治疗效果非常不理想
【答案】E
【解析】广泛型侵袭性牙周炎的临床特点有：有严重而快速的附着丧失和牙槽骨吸收；广泛的邻面附着丧失；累及除第一磨牙和切牙外至少3颗恒牙；部分患者有中性粒细胞和（或）单核细胞功能缺陷。A、B、C、D均正确，可排除。该病有明显的阵发性，多数患者对常规治疗有明显疗效，故选E。

27. 白血病患者口腔表现不包括
A. 牙龈苍白或暗红、无弹性　　B. 牙龈有出血倾向，不易止血　　C. 牙龈缘常有坏死
D. 常见牙齿松动移位　　　　　E. 牙龈肿大波及全口牙
【答案】D
【解析】白血病的牙龈病损的临床表现有：牙龈肿大，颜色苍白或暗红、无弹性，选项A正确。表面光亮、波及全口牙，选项E正确。由于牙龈中大量幼稚血细胞浸润积聚，可造成末梢血管栓塞，局部组织对感染的抵抗力降低，龈缘常有坏死，选项C正确，溃疡和假膜形成。牙龈有明显的出血倾向，不易止血，选项B正确。白血病的牙龈病损局限于牙龈未损害牙槽骨，牙齿松动移位不常见，此问题不包括，故选D。

28. 诊断广泛型侵袭性牙周炎需排除的因素不包括
A. 不正规的正畸治疗　　　　B. 糖尿病　　　　　　　　　　C. 先天性心脏病
D. HIV感染　　　　　　　　E. 白细胞黏附功能缺陷
【答案】C
【解析】诊断广泛型侵袭性牙周炎需先排除一些明显的局部因素和全身因素。全身因素如糖尿病、HIV感染、白细胞黏附功能缺陷、白血病等，而不包括先天性心脏病，故选C。

29. 诊断广泛型侵袭性牙周炎需排除的因素不包括
A. 大量的邻面龋坏或不良修复体　　B. 不正规的正畸治疗　　　C. 严重的错𬌗
D. 智齿冠周炎　　　　　　　　　　E. 咬合创伤
【答案】D
【解析】诊断广泛型侵袭性牙周炎需排除的因素有大量的邻面龋坏或不良修复体、不正规的正畸治疗、严重的错𬌗、咬合创伤等，而智齿冠周炎是阻生的第三磨牙，导致牙冠周围软组织的炎症，与侵袭性牙周炎关系不大，故选D。

30. 我国推荐治疗侵袭性牙周炎的最佳药物是
A. 阿莫西林＋甲硝唑　　　　B. 青霉素＋甲硝唑　　　　　　C. 红霉素
D. 四环素　　　　　　　　　E. 螺旋霉素
【答案】A
【解析】侵袭性牙周炎的主要致病菌是伴放线聚集杆菌，属微需氧菌。甲硝唑是一种高效杀灭专性厌氧菌的药物，对微需氧菌伴放线聚集杆菌无效，但与阿莫西林联合使用治疗侵袭性牙周炎，可增加疗效，是我国推荐治疗侵袭性牙周炎的最佳药物，故选A。

【破题思路】牙周炎的药物治疗

① 甲硝唑：是一种高效杀灭专性厌氧菌的药物，对微需氧菌伴放线聚集杆菌无效，但与阿莫西林联合使用治疗侵袭性牙周炎，可增加疗效，是我国推荐治疗侵袭性牙周炎的最佳药物

② 四环素族药物：为广谱抗生素，包括四环素、米诺环素（二甲胺四环素）、多西环素（强力霉素），对伴放线聚集杆菌（Aa）具有较强的抑制作用；在龈沟液中的浓度高，为血药浓度的2～10倍；能抑制胶原酶及其他基质金属蛋白酶的活性，可抑制结缔组织的破坏，阻断骨的吸收，促进牙周组织再生；促进牙周纤维组织的再附着。是国外推荐治疗侵袭性牙周炎的最佳药物

③ 乙酰螺旋霉素：大环内酯类抗生素，对G^+菌抑菌力强，对G^-菌也有效。该药在龈沟液中的浓度特别高，是血清和唾液中浓度的7～10倍，并可储存在骨和唾液腺中3～4周，然后缓慢释放。对牙龈出血、牙周溢脓、急性牙周脓肿等有较好的疗效。与甲硝唑合用

31. 对深达膜龈联合的牙周袋应采用的最佳手术治疗方法为
  A. 牙龈切除术　　　　　　B. 翻瓣术　　　　　　C. 袋壁刮治术
  D. 游离龈瓣移植　　　　　E. 侧向转位瓣术
【答案】B
【解析】对深达膜龈联合的牙周袋进行手术治疗的最佳方案是翻瓣术，既可切除袋内壁病变组织，又可保留牙龈外形，因此B正确。不能采用牙龈切除术，因若用牙龈切除术来消除牙周袋，会将全部牙龈切除，消除牙周袋可用于袋底未超过膜龈联合，牙龈切除术可用于牙龈增生肥大者，因此A错误。袋壁刮治术目前已经淘汰，因此C错误。单个牙牙周组织萎缩，缺损窄，周围组织健康，可选择侧向转位瓣术，利用健康的牙龈形成带蒂的龈黏膜瓣，向牙龈退缩病变区转移，以覆盖牙组织萎缩的根面，用以治疗个别牙窄的牙龈退缩。游离龈移植术是将自体健康的角化龈组织移植到患区，以加宽附着龈，加深前庭沟，较多用于下前牙唇侧附着龈过窄者。D、E选项都不是治疗深牙周袋的最佳手术方法。所以本题应选B。

【破题思路】

	牙龈切除术	翻瓣术	引导性牙周组织再生术（GTR）
牙周手术适应证	①牙龈纤维性增生、药物性牙龈肥大等，经牙周基础治疗后牙龈仍肥大、增生，形态不佳 ②后牙区中等深度的骨上袋，袋底不超过膜龈联合，附着龈宽度足够者 ③冠周龈片覆盖在阻生牙面上，该阻生牙的位置基本正常	①深牙周袋或复杂性牙周袋，经基础治疗后牙周袋仍在5mm以上，且探诊后出血者 ②牙周袋底超过膜龈联合，不宜做牙周袋切除者 ③有骨下袋形成，需做骨修整或需进行植骨者	垂直型吸收形成的骨下袋，三壁骨袋和二壁骨袋的效果好；Ⅱ度根分叉病变

32. GTR治疗效果最好的是
  A. 一壁骨袋　　　　　　B. 二壁骨袋　　　　　　C. 三壁骨袋
  D. 混合骨袋　　　　　　E. 骨上袋
【答案】C
【解析】GTR手术适应证是牙槽骨垂直型吸收形成的二壁骨袋、三壁骨袋及Ⅱ度根分叉病变，其中治疗效果最好的是三壁骨袋，因三壁骨袋牙周膜细胞来源丰富且易于提供牙周膜细胞生长的空间，故选C。

（33～35题共用备选答案）
  A. 硝苯地平　　　　　　B. 替硝唑　　　　　　C. 米诺环素
  D. 青霉素　　　　　　　E. 罗红霉素

33. 能引起牙龈增生的药物是
【答案】A

34. 对Aa具有较强抑制作用的药物是
【答案】C

35. 对螺旋体作用最强的药物是
【答案】B

【解析】长期服用抗癫痫药物苯妥英钠，钙通道阻滞剂如硝苯地平、维拉帕米和免疫抑制剂环孢素可引起药物性牙龈增生，故33题选A。米诺环素是半合成的四环素族药物，四环素类药物对Aa具有较强抑制作用，故34题选C。对螺旋体作用最强的药物是替硝唑，故35题选B。罗红霉素是大环内酯类抗生素，对G^+菌抑制力强，对G^-菌也有一定的抑制作用，能有效地抑制黏性放线菌、产黑色素类杆菌及螺旋体等。

36. 局部缓释用药治疗牙周炎的优点不包括
  A. 用药量小　　　　　　　　　　B. 药物维持时间长
  C. 牙周袋内的药物浓度高　　　　D. 不易诱导耐药菌的产生
  E. 减少给药频率，减少患者复诊次数
【答案】D
【解析】局部缓释用药治疗牙周炎的优点：用药量小、药物维持时间长、牙周袋内的药物浓度高、减少给药频率、减少患者复诊次数，A、B、C、E均正确，可排除。局部缓释用药治疗牙周炎可能诱导耐药菌株的产生，

D 错误，故选 D。

【破题思路】

缓释药物的优点	缓释药物的缺点
① 牙周袋内药物浓度高 ② 药物作用时间延长 ③ 显著减少用药剂量，避免或减少毒副作用 ④ 减少给药频率，减少患者复诊次数 ⑤ 由医师给药，依从性好	① 对已侵入牙周袋壁组织中的病原微生物无效 ② 对舌背、扁桃体及颊黏膜等处的致病菌无作用 ③ 有多个患牙，需逐一放置药物，较费时 ④ 可能诱导袋内耐药菌株的产生

37. 牙周翻瓣术中能彻底切除袋内壁上皮和感染组织的切口是
A. 牙间水平切口 B. 沟内切口 C. 外斜切口
D. 内斜切口 E. 纵切口

【答案】D

【解析】牙周翻瓣术采用水平切口，分三步。第一切口：内斜切口（根向切口），一般在距龈缘 1～2mm 处进刀，向根方切入，直达牙槽嵴顶或其附近。刀片与牙面呈 0°～15°角，内斜切口完成后，欲切除袋内壁上皮和感染组织仍包绕着牙齿。第二切口：沟内切口，将刀片从袋底切入，直达牙槽嵴顶或其附近，将欲切除的袋壁组织与牙面分离。第三切口：牙间水平切口，用刀片与牙面垂直，在骨嵴顶的冠方，水平地切断袋壁组织与骨嵴顶及牙面的连接，从颊舌向将欲切除的组织从牙槽嵴顶和牙面彻底断离，内斜切口的作用是去除袋内壁的感染组织，故选 D。外斜切口是牙龈切除术的手术切口，纵切口是松弛切口。

【破题思路】

	牙龈切除术	改良 Widwan 翻瓣术
牙周手术切口	冠向切口（外斜切口）刀刃斜向冠方，与牙长轴呈 45°角，切除牙龈	水平切口分三步： 内斜切口（根向切口）、沟内切口、牙间水平切口

38. ANUG 患者未能及时恰当治疗，合并感染哪一种细菌可导致走马牙疳
A. 铜绿假单胞菌 B. 金黄色葡萄球 C. 产气荚膜杆菌
D. 大肠杆菌 E. 变形链球菌

【答案】C

【解析】急性坏死溃疡性龈炎是指发生于龈乳头的急性炎症和坏死，又称文森龈炎，由梭形杆菌和螺旋体引起的特殊感染，病损不波及附着龈。患处牙龈极易出血，疼痛明显，有典型的腐败性口臭，重症患者可有低热。在机体抵抗力极度底下者还可合并感染产气荚膜杆菌，使面颊部组织迅速坏死，甚至穿孔，称为"走马牙疳"，此时患者有全身中毒症状甚至导致死亡。

39. 关于 ANUG，哪一项描述是不正确的
A. 好发于青壮年男性 B. 牙龈缘见灰黄色坏死组织
C. 口臭、极易出血或自发出血 D. 治疗不当可转变为慢性反复发作
E. X 线示有牙槽骨吸收

【答案】E

【解析】ANUG 常发生于青壮年，以男性吸烟者多见，选项 A 正确。病变迅速沿牙龈边缘向邻牙扩展，使龈缘如虫蚀状，坏死区出现灰褐色假膜，选项 B 正确。易于擦去。ANUG 的临床表现主要是起病急、牙龈疼痛、自发性出血、有腐败性口臭，选项 C 正确。以及龈乳头和龈缘的坏死等。NUG 若在急性期治疗不彻底或反复发作可转为慢性坏死性龈炎，选项 D 正确。ANUG 不会出现牙槽骨吸收，此问题不正确的是 E，故选择 E。

40. 慢性牙周炎与慢性龈炎的不同点为
A. 牙菌斑是致病因素 B. 有牙龈炎症 C. 龈沟深度加深
D. 有牙槽骨吸收 E. 需洁治治疗

【答案】D

【解析】牙菌斑是慢性牙周炎与慢性龈炎的致病因素，慢性牙周炎与慢性龈炎均有牙龈炎症、龈沟深度加深，

均需洁治治疗，A、B、C、E均可排除。二者主要的区分点就是有无牙槽骨的吸收，有无附着丧失，故选D。

【破题思路】

鉴别要点	慢性龈炎	慢性牙周炎
牙龈炎症	有	有
牙周袋	假性牙周袋	真性牙周袋
附着丧失	无	有，能探到釉牙骨质界
牙槽骨吸收	无	骨嵴顶吸收，或硬骨板消失

41. 慢性牙周炎的临床特点为
   A. 发病年龄小   B. 病程进展缓慢   C. 菌斑和牙石少
   D. 牙龈无炎症表现   E. 早期表现为牙齿松动
【答案】B
【解析】慢性牙周炎的临床特点为病程进展缓慢。发病年龄小、菌斑和牙石少、牙龈无炎症表现、早期表现为牙齿松动，均是侵袭性牙周炎的临床特点。故选B。

【破题思路】慢性牙周炎临床特点
① 发病年龄：最常见于35岁以上的人，病变程度与年龄成正比
② 累及范围：累及全口多个牙齿，也可一组牙或个别牙，好发于易沉积菌斑牙石的牙面
③ 病程进展速度缓慢
④ 局部病因与症状的协调性：局部刺激物量与病变严重程度一致
⑤ 四大主要表现：牙龈红肿出血、牙周袋的形成、牙槽骨的吸收、牙齿松动
⑥ 牙槽骨吸收：呈水平吸收
⑦ 根据附着丧失和骨吸收波及的范围将慢性牙周炎分为局限型和广泛型。全口牙中有附着丧失和骨吸收的位点数≤30%，为局限型；若>30%的位点受累，则为广泛型

42. 牙周病全身治疗的常用药物不包括
   A. 甲硝唑   B. 四环素   C. 阿莫西林
   D. 螺旋霉素   E. 多种维生素
【答案】E
【解析】牙周炎全身的常用药物包括抗菌类、非甾体抗炎药和中药等，其中抗炎类包括硝基咪唑类药物（甲硝唑）、四环素类药物（四环素）、青霉素类药物（阿莫西林）和大环内酯类药物（螺旋霉素）。多种维生素用于补充维生素，并非只用于治疗牙周病，故本题答案为E。

43. 牙周炎消除病因的治疗，除了
   A. 教会患者自我控制菌斑   B. 施行洁治术、刮治术以消除龈上、龈下菌斑及牙石
   C. 修整充填物的悬突，改正不良修复体   D. 暂时性的松牙固定
   E. 翻瓣骨修整术
【答案】E
【解析】牙周炎的基础治疗的目的即消除病因、控制牙龈炎症，又称病因治疗。包括控制菌斑，彻底清除牙石、平整面（龈上牙石清除是洁治术，龈下牙石清除是刮治术），拔除无保留价值的患牙，调整咬合和药物治疗等。翻瓣骨修整术为牙周炎治疗的第二阶段即牙周手术治疗，在一般基础治疗后1~3个月进行。故选E。

44. 甲硝唑治疗重度牙周炎的主要作用是能有效杀灭牙周部位的
   A. 需氧菌   B. Aa等兼性厌氧菌   C. Pg等厌氧微生物
   D. 多种念珠菌   E. 局部过度反应的白细胞
【答案】C
【解析】甲硝唑属于硝基咪唑类药物，主要治疗厌氧菌感染，能有效地杀灭牙龈卟啉单胞菌（Pg）、中间普氏菌、具核梭形杆菌、螺旋体等专性厌氧菌，不易引起菌群失调，也不易产生耐药菌株，与多种抗生素无配伍禁忌。甲硝唑对兼性厌氧菌、微需氧菌无效，但可与其他药物如阿莫西林、螺旋霉素等联合使用，治疗有伴放

线聚集杆菌（微需氧）感染所致的侵袭性牙周炎，故选 C。

45. 临床诊断牙龈有无炎症的首选方法是
A. 牙龈颜色　　　　　　　　B. 观察龈外形　　　　　　　C. 观察牙龈质地
D. 探诊有无出血　　　　　　E. 探测龈沟深度
【答案】D
【解析】健康的牙龈在刷牙或轻探龈沟时均不引起出血，牙龈炎时用钝头探针轻探龈沟即可引起出血。在牙龈炎早期，牙龈表面炎症不明显，但探诊后仍有出血，探诊有无出血是临床诊断牙龈有无炎症的首选方法，故选 D。

46. 关于牙槽骨 X 线片描述正确的是
A. X 线片能够清晰显示牙齿四周的骨质破坏　　　B. 中期表现为硬骨板消失、嵴顶模糊呈虫蚀状
C. 正常嵴顶距釉牙骨质界的距离约为 1mm　　　　D. 正常嵴顶距釉牙骨质界的距离约为 2.5mm
E. 骨量减少 30% 以上方可在 X 线片上显示出来
【答案】E
【解析】X 线片主要显示近远中的骨质情况，颊舌侧骨板因牙与骨组织重叠而显示不清；牙周炎骨吸收的早期表现为硬骨板消失、嵴顶模糊呈虫蚀状；正常牙槽嵴顶距釉牙骨质界的距离约为 1～2mm；骨量减少 30% 以上方可在 X 线片上显示出来。故本题选 E。

47. 殆创伤治疗的方法不包括
A. 磨改牙齿的外形　　　　　B. 修复缺失牙　　　　　　　C. 正畸治疗
D. 松动牙固定　　　　　　　E. 拔牙
【答案】E
【解析】殆创伤治疗的方法：磨改牙齿的外形以去除早接触和殆干扰；修复缺失牙，使咬合力分散于各个牙齿，减轻牙周组织的负担；正畸治疗使移位或异位的牙齿复位，消除创伤性殆；松动牙固定，使其成为一个新的咀嚼单位，用以分散殆力。殆创伤严重，患牙Ⅲ度松动，各种治疗方法无效的，才考虑拔除，故选 E。

【破题思路】

原发性咬合创伤	咬合力大于牙周支持力
继发性咬合创伤	牙周支持力下降
原发性和继发性咬合创伤共存	

48. 龈上洁治术中，下列哪项操作不必做
A. 改良握笔法握持器械　　　B. 放稳支点　　　　　　　　C. 仔细探查牙石的位置
D. 刀刃与牙面呈 80°角左右　E. 以腕部发力刮除牙石
【答案】C
【解析】龈上洁治术中，应以改良握笔法握持器械、放稳支点，去除牙石时以腕部发力，刀刃与牙面呈 80°角左右。在牙龈上操作能直接看到，不必仔细探查牙石的位置，如果是龈下刮治术，操作时不能直接看到，需仔细探查牙石的位置，故本题选 C。

49. 一般在牙周基础治疗后多长时间根据牙周病情况考虑牙周手术治疗
A. 1 个月　　　　　　　　　B. 3～6 个月　　　　　　　　C. 1～3 个月
D. 4 个月　　　　　　　　　E. 2 个月
【答案】C
【解析】一般在牙周基础治疗后 1～3 个月，根据牙周病情况，进行全面的再评估，如果仍有 5mm 以上的牙周袋，探诊出血，或者牙龈及骨形态不良，膜龈关系不正常时，考虑牙周手术治疗，故选 C。

50. 松牙固定术的适应证，不正确的一项是
A. 外伤引起的有保留价值的松动牙　　　　　　　B. 牙周病导致的牙齿松动Ⅲ度
C. 牙周手术前固定患牙　　　　　　　　　　　　D. 口腔卫生保持良好
E. 牙周炎症已基本控制者
【答案】B
【解析】在牙周治疗后对于有松动的牙是否需要固定主要考虑松牙的功能状况、松动程度及牙周病有无继续加重。一般对于外伤引起的有保留价值的松动牙及牙周手术前固定患牙，需采用松牙固定术，但在进行松牙

固定前需基础治疗牙周炎症已基本控制，口腔卫生保持良好，方可进行。牙周病导致的Ⅲ度松动的患牙无保留价值，应该拔除患牙。故本题答案为 B。

51. 侵袭性牙周炎牙齿的松动、移位最为明显的是
   A. 下颌前磨牙　　　　　　　B. 下颌磨牙　　　　　　　C. 下颌前牙
   D. 上颌磨牙　　　　　　　　E. 上颌前牙
   【答案】E

52. 侵袭性牙周炎与慢性牙周炎不同的是，早期可出现
   A. 龈出血肿胀　　　　　　　B. 脓肿　　　　　　　　　C. 菌斑堆积
   D. 牙松动、移位　　　　　　E. 龈增生
   【答案】D
   【解析】侵袭性牙周炎发展速度很快，牙周破坏速度比成人型快3～4倍，病变早期就可出现牙齿的松动、移位，特别是上颌切牙和第一磨牙更为明显，严重时上颌前牙呈扇形展开；形成深而窄的牙周袋，但牙龈炎症往往不明显，口腔卫生情况一般较好。慢性牙周炎，进程缓慢，可长达十年或数十年，早期有牙周袋和牙槽骨吸收，但因病变程度较轻，牙尚不松动。故选 D。

【破题思路】		
慢性牙周炎（CP）	局限型侵袭性牙周炎（LAgP）	广泛型侵袭性牙周炎（GAgP）
主要见于成人，也可见于儿童	通常发生在青少年	多在35岁以下，也可更大
慢性病程	快速进展	快速进展，可呈阶段性
菌斑量与破坏程度一致	菌斑量与破坏程度不一致	不定，有时一致
病变分布不定	局限于切牙、磨牙，其他牙不超过2颗	除切牙、磨牙外，累及其他牙超过3颗
无明显家族聚集性	明显家族聚集性	明显家族聚集性

53. 患牙调𬌗方法的注意事项如下，除了
   A. 正中𬌗和非正中𬌗均有创伤，应先调正中𬌗　　B. 保持牙齿的生理外形和牙尖切割功能
   C. 保持正中时正常的颌间垂直距离　　　　　　　D. 调磨时应注意不断滴水冷却
   E. 一次应多调磨几个牙
   【答案】E
   【解析】患牙调𬌗方法的注意事项有：调𬌗应在有水冷却的条件下进行，砂石轮的转速不宜过高，应间断磨改，避免产热刺激牙髓；应先磨改正中位的早接触点，且对功能性牙尖的磨改一定要慎重；一次不应磨牙太多，应边磨改边检查，以防止出现新的早接触点或不平衡；磨改后观察数天进行复查，检查磨改效果，在此基础上决定是否需要再磨。一次应多调磨几个牙是错误的，故选 E。

【破题思路】调𬌗的原则	
正中有早接触，非正中时协调	不可磨改牙尖，只能磨改其相对应的舌窝或窝的早接触区。在前牙应磨改上颌牙的舌窝，后牙则磨改与牙尖相对应的窝
正中协调，非正中不协调	应磨改与该牙尖相对应的斜面。在前牙，应磨改上颌牙的舌侧面；在磨牙，应磨改上颌磨牙颊尖的斜面和下颌磨牙舌尖的斜面
正中和非正中都存在早接触或不协调	应磨改早接触的牙尖或下颌前牙的切缘

54. 除了妊娠妇女以外，还有哪类妇女会出现妊娠期龈炎症状
   A. 育龄期妇女　　　　　　　B. 长期口服避孕药的妇女　　　　C. 有痛经的妇女
   D. 绝经妇女　　　　　　　　E. 做过绝育手术的妇女
   【答案】B
   【解析】妊娠期龈炎指妇女在妊娠期间，由于女性激素，特别是黄体酮水平升高，原有的牙龈慢性炎症加重，使牙龈肿胀或形成龈瘤样的改变。长期口服避孕药的妇女，体内激素水平发生改变，会使牙龈对局部刺激的反应性增强，慢性炎症加重，出现妊娠期龈炎症状，选项 B 正确。A 育龄期妇女、C 有痛经的妇女均没有明

显的激素水平变化，不会出现妊娠期龈炎症状。D 绝经妇女、E 做过绝育手术的妇女体内有激素水平的变化，但是女性激素水平降低，也不会出现妊娠期龈炎症状。

55. 牙周炎的局部刺激因素如下，除了
A. 牙的解剖因素 B. 软垢和牙石 C. 食物嵌塞
D. 饮酒 E. 咬合创伤

【答案】D

【解析】牙周炎的局部刺激因素：牙石和软垢、解剖因素（牙解剖因素、骨开裂和骨开窗）、牙齿位置异常、拥挤和错殆畸形、充填体悬突、修复体的设计、修复体的材料、正畸治疗、咬合创伤、食物嵌塞等。饮酒与牙周炎的关系不密切，故本题选 D。

56. 局限型侵袭性牙周炎的临床表现之一是
A. 多发生于青少年男生 B. 早期口腔不清洁 C. 好发于第一磨牙和上下切牙
D. 牙槽骨水平吸收 E. 以父系遗传较多

【答案】C

【解析】侵袭性牙周炎是指一种特殊类型的牙周炎，病情发展较快，病变早期就可出现牙齿的松动、移位，好发于第一磨牙和上下切牙，牙槽骨呈典型的弧形吸收，口腔卫生状况较好，有家族聚集性，可能与遗传基因有关，但以父系遗传较多还没有得到证实。故选 C。

57. 与牙周炎发生发展有关的全身疾病如下，除了
A. 糖尿病 B. 血液疾病 C. 遗传疾病
D. 骨肿瘤 E. 慢性肾病

【答案】D

【解析】全身因素对牙周炎的发生和发展也起一定的作用，如年龄、性别、遗传、内分泌、营养等因素，在一定的程度上也可以改变组织抵抗力以及口腔中共生菌之间的关系，使原来不能引起病变的局部因素，变为可以致病的因素。研究表明糖尿病、血液病、遗传病及慢性肾病可能与牙周炎相关，未发现骨肿瘤与牙周病有关的。故选 D。

58. 四环素进入机体后，对骨组织亲和力大，服药后，龈沟液中的浓度比血液者高，其倍数为
A. 2 倍 B. 2～4 倍 C. 2～10 倍
D. 4 倍 E. 4～8 倍

【答案】C

【解析】四环素族药物在龈沟液中的浓度为血药浓度的 2～10 倍。

59. 龈沟底在釉质牙骨质界的根方，同时龈沟深度超过多少称为真性牙周袋
A. 2mm B. 2.5mm C. 3mm
D. 4mm E. 6mm

【答案】C

【解析】健康牙龈的龈沟探诊深度不超过 2～3mm。探诊深度超过 3mm 且袋底在釉质牙骨质界的冠方为龈袋，也称假性牙周袋。若探诊深度超过 3mm 且袋底在釉质牙骨质界的根方即发生了附着丧失为真性牙周袋。故本题选 C。

【破题思路】

正常的龈沟深度	游离龈和牙面之间形成的空隙称为龈沟，正常龈沟的组织学深度为 1.8mm，探诊深度不超过 3mm
龈袋	牙龈炎时龈沟底位置及上皮附着水平不变，仍位于釉牙骨质界处。龈沟深度可因龈缘向冠方增生，使龈沟探诊深度 >3mm，形成龈袋或称假性牙周袋
牙周袋	牙周炎时，由于结合上皮向根方增殖，冠方与牙面发生分离使龈沟病理性加深，形成真性牙周袋（简称牙周袋）
附着丧失	附着水平离开釉牙骨质界向根方移动，称附着丧失

60. 关于青少年牙周炎的叙述，以下哪项是错误的
A. 主要发生在青春期 25 岁的年轻人，女性多于男性
B. 早期患者菌斑、牙石很少，牙周组织破坏程度与局部刺激物的量不成正比
C. X 线片显示第一磨牙近远中呈水平吸收，切牙区多呈弧形吸收

D. 病程进展很快

E. 可能有家族遗传史

【答案】C

【解析】青少年牙周炎始于青春期前后20岁左右，女性多于男性，早期患者菌斑、牙石很少，牙龈表面的炎症轻微，但却已有深牙周袋，牙周组织破坏程度与局部刺激物的量不成正比，X线片显示第一磨牙近远中呈弧形吸收，切牙区多呈水平吸收，病程进展很快，致病菌为伴放线聚集杆菌，可能有家族聚集性。故本题选C。

61. 有关牙周炎的描述，下面哪一项是错误的

A. 牙周炎的始动因子是细菌
B. 牙周炎的本质是细菌导致牙周组织的破坏
C. 咬合创伤是重要的局部促进因素
D. 消除菌斑和牙石是牙周病的基础治疗
E. 牙周病的病理损害主要是由宿主对细菌的免疫应答引起的

【答案】B

【解析】牙周炎的始动因子是细菌，咬合创伤是重要的局部促进因素。消除牙石和菌斑是目前最有效的基础治疗手段。细菌的抗原成分及其所产生的毒素和酶等其他毒性因子，可直接造成牙周组织的破坏，还可引发宿主免疫反应和炎症反应。可排除A、C、D、E。菌斑微生物及其产物是牙周病的始动因子，但是牙周病的组织破坏不是由感染微生物直接引起的，而是宿主在对感染微生物及其毒性产物的免疫应答过程中间接引起的，牙周炎的本质不是细菌导致牙周组织的破坏，而是炎症导致的牙周组织破坏，故本题选B。

62. 治疗急性牙周脓肿，最不必要的是

A. 使用足量的抗生素和止痛剂
B. 脓肿切开引流
C. 降低咬合
D. 进行翻瓣手术
E. 用口腔含漱剂改善局部环境

【答案】D

【解析】急性牙周脓肿初期：清除牙石、冲洗牙周袋、袋内放抗菌药物，必要时全身给以抗生素或支持疗法。脓液形成局限有波动感：脓肿切开引流、降低咬合等治疗。急性牙周脓肿不能进行翻瓣手术，慢性牙周脓肿可在洁治的基础上直接进行牙周手术（翻瓣术），故本题选D。

63. 下列何种疾病患者不易罹患牙周病

A. 糖尿病
B. 白血病
C. 再生障碍性贫血
D. 大叶性肺炎
E. Down综合征

【答案】D

【解析】Down综合征、掌跖角化-牙周破坏综合征、糖尿病、艾滋病、骨质疏松症、白细胞功能的异常、粒细胞缺乏症（白血病、再生障碍等引起的）患者均易罹患牙周疾病，而大叶性肺炎与牙周病关系不大，故本题选D。

64. 慢性牙周炎的主要优势致病菌为

A. 黏性放线菌
B. 伴放线聚集杆菌
C. 具核梭形杆菌
D. 齿密垢螺旋体
E. 牙龈卟啉单胞菌

【答案】E

【解析】牙龈卟啉单胞菌是慢性牙周炎的主要优势致病菌；伴放线聚集杆菌是局限型侵袭性牙周炎的重要致病菌；黏性放线菌是慢性龈炎的重要致病菌；具核梭形杆菌和齿密垢螺旋体是坏死性溃疡性龈炎的重要致病菌。故本题选E。

65. 牙周炎最重要的临床表现之一是

A. 牙齿移位
B. 牙周溢脓
C. 口臭
D. 牙周袋形成
E. 牙龈肿胀、出血、疼痛

【答案】D

【解析】牙龈炎症和出血，在牙龈炎与牙周炎中均可存在。牙周袋形成、牙槽骨吸收是区别牙龈炎与牙周炎的重要指标，是牙周炎最重要的临床表现之一。故选D。

66. 坏死性溃疡性牙周炎（NUP）与下列哪种疾病有关

A. 掌跖角化-牙周破坏综合征
B. Down综合征
C. 白细胞功能异常
D. 艾滋病
E. 急性肾炎

【答案】D

【解析】艾滋病患者由于全身免疫功能降低，有关的牙周病损有线形龈红斑、坏死性溃疡性龈炎（NUG）、坏死性溃疡性牙周炎（NUP）。NUP是患者抵抗力极度低下，而从NUG发展而来的，NUP与艾滋病有关，正确答案为D。掌跖角化-牙周破坏综合征、Down综合征均有牙周破坏，表现为牙槽骨吸收，但没有牙周组织的坏

死，排除A、B；白细胞功能异常与侵袭性牙周炎有关，排除C；急性肾炎与牙周病关系不密切，排除E。

67. 根分叉区病变发生的主要原因是
A. 咬合创伤 B. 坏死的牙髓 C. 菌斑
D. 外伤 E. 釉突
【答案】C
【解析】根分叉区病变发生的主要原因是菌斑，根分叉区一旦暴露，该处的菌斑控制和牙石的清除更为困难，易使病变加速或加重发展，C正确。咬合创伤、釉突是根分叉病变的促进因素，排除A、E；坏死的牙髓和外伤与根分叉病变关系不密切，排除B、D。

68. 单纯遗传因素不会引起牙周疾病，但某些遗传因素可增加宿主易感性，可能受宿主易感性影响的是
A. 青春期龈炎 B. 坏死性溃疡性牙周炎 C. 菌斑性龈炎
D. 侵袭性牙周炎 E. 慢性牙周炎
【答案】D
【解析】侵袭性牙周炎存在家族聚集性，和遗传基因有关，遗传因素增加了宿主易感性，牙周破坏较为严重，故选D。

69. 牙周炎除四大症状外的晚期伴发症状是
A. 牙周袋形成 B. 牙龈炎症 C. 牙槽骨吸收
D. 牙齿移位 E. 牙齿松动
【答案】D
【解析】牙周袋形成、牙龈炎症、牙槽骨吸收、牙齿松动是牙周炎的四大症状。牙齿移位是四大症状外的晚期伴发症状，因此答案选D。

70. 以局限于第一磨牙牙槽骨垂直吸收和切牙水平吸收为特征的牙周炎是
A. 局限型侵袭性牙周炎 B. 晚期慢性牙周炎 C. 早期慢性牙周炎
D. 广泛型侵袭性牙周炎 E. 牙周脓肿
【答案】A
【解析】局限型侵袭性牙周炎的特点之一为X线片上第一磨牙牙槽骨近远中垂直吸收和切牙水平吸收；广泛型侵袭性牙周炎的牙槽骨常快速吸收，可形成垂直吸收，也可水平吸收，病变除切牙和第一磨牙外超过3颗；慢性牙周炎一般以水平牙槽骨吸收为主，在伴有咬合创伤或一些局部因素时也会发生垂直吸收，但不以局限于第一磨牙牙槽骨垂直吸收和切牙水平吸收为特征。故选A。

71. 诊断侵袭性牙周炎时，若进行细菌学检查，可查出的主要致病菌是
A. 产黑色素类杆菌 B. 螺旋体 C. 伴放线聚集杆菌
D. 牙龈类杆菌 E. 梭形杆菌
【答案】C
【解析】侵袭性牙周炎的主要致病菌是伴放线聚集杆菌，诊断侵袭性牙周炎时，若进行细菌学检查，可查出的主要致病菌是伴放线聚集杆菌，C正确。产黑色素类杆菌与Down综合征有关，排除A。牙龈类杆菌是慢性牙周炎的主要致病菌，排除D。螺旋体和梭形杆菌是坏死性溃疡性牙龈炎的主要致病菌，排除B和E。

72. 对逆行性牙髓炎的患者进行探诊检查时，对诊断最有帮助的是
A. 发现釉突 B. 牙周袋溢脓 C. 深牙周袋
D. 有龈下石 E. 探诊后出血
【答案】C
【解析】此题考点是牙周-牙髓联合病变中逆行性牙髓炎的病变来源，这是诊断的重要依据。逆行性牙髓炎的病变来源于牙周感染，一般须有深牙周袋，深牙周袋内的感染通过根尖孔而影响到牙髓，故选C，其他选项都不能反映逆行性牙髓炎的病变来源。

【破题思路】牙髓感染的感染途径	
牙体途径	有龋病及牙体硬组织的非龋性疾病，细菌就会侵入牙本质小管，进入牙髓内造成感染；或者穿髓使细菌直接进入牙髓
牙周途径	深牙周袋中的细菌可通过根尖孔或侧支根管进入牙髓，引发牙髓感染。这种由牙周途径导致的牙髓感染称为逆行性感染，所引起的牙髓炎称为逆行性牙髓炎
血源性感染	常见于菌血症和败血症。细菌通过血液循环进入牙髓造成的感染称为血源性感染

73. 下列为牙周脓肿的临床特征，不正确的是
A. 脓肿区有波动感
B. 牙髓常无活力
C. 牙龈局限性肿胀
D. 有深牙周袋
E. 牙周袋有溢脓

【答案】B

【解析】此题的考点为牙周脓肿的临床特征及与根尖周脓肿的鉴别点，备选答案A、C、D、E的内容都符合牙周脓肿的临床特征。在多数情况下牙周脓肿时牙髓有活力，这一点也是与牙槽脓肿相鉴别点之一，故选B。

【破题思路】牙周脓肿与根尖周脓肿的鉴别点

症状与体征	牙周脓肿	牙槽脓肿
感染来源	牙周袋	牙髓病或根尖周病
牙体	一般无龋	有龋、修复体或非龋疾患
牙髓活力	有	一般无
脓肿部位	局限，接近龈缘	弥漫，位于根尖部
病变程度	相对较轻	较重
牙松动度	明显，消炎后仍松动	较轻，治愈后牙齿逐渐恢复
叩痛	较轻	很重
X线	牙槽骨嵴破坏	根尖周可有骨质破坏
病程	相对较短，约需3～4天	相对较长，约需5～6天

74. 在牙周治疗中若全身应用甲硝唑，下列提法不正确的是
A. 感冒者慎用
B. 妊娠者慎用
C. 酗酒者慎用
D. 肾功能不全者慎用
E. 若服用较长时间需查血

【答案】A

【解析】此题考查甲硝唑的副作用，有报道大剂量使用此药可能有致畸、致癌倾向，妊娠者慎用；大部分由肾脏排出，肾功能不全者慎用；服药期间宜忌酒，因其能抑制乙醇代谢，酗酒者慎用；长期服用会出现一过性白细胞减少，若服用较长时间需查血。备选答案B、C、D、E的内容都是应注意的问题，而选项A的内容是无根据的，此提法不正确，故选A。

75. 在下列中性多形核白细胞与牙周疾病的关系说法中，错误的是
A. 中性多形核白细胞是牙周组织重要的防御细胞
B. 中性多形核白细胞可穿越上皮进入龈沟
C. 中性多形核白细胞数量不足以发生牙周炎
D. 中性多形核白细胞不引起牙周组织的破坏
E. 中性多形核白细胞功能不足影响牙周炎发展

【答案】D

【解析】此题考点为中性多形核白细胞在牙周组织防御和牙周疾病发生发展中的作用。中性多形核白细胞（PMN）是牙周组织重要的防御细胞，但它在牙周炎症过程中还具有致炎的双重作用，如果中性多形核白细胞对病原刺激物的反应过于激烈，便会对机体产生免疫损伤，引起牙周组织的破坏。在备选答案中，A、B、C、E的内容都正确。中性多形核白细胞虽是防御细胞，但其在发挥防御作用时释放的一些酶等，也会损伤牙周组织，导致牙周组织的破坏，因此D的提法是错误的，故选D。

76. 抗菌斑效果最确切的含漱剂是
A. 0.1%硼酸
B. 0.05%氯己定
C. 0.2%氯己定
D. 0.1%乳酸依沙吖啶
E. 0.2%乳酸依沙吖啶

【答案】C

【解析】氯己定溶液是目前效果最确切的抗菌斑药物，常用浓度为0.12%～0.2%，故本题答案是C。

77. 松动牙固定术不能达到的目的是
A. 减轻松动牙齿的𬌗力负担
B. 分散𬌗力
C. 以相邻健康牙分担患牙所承受的来自各个方向的力
D. 永久保存病变的牙齿，以维持牙列的完整
E. 有利于牙周组织愈合

【答案】D

【解析】松动牙的固定是通过牙周夹板将松动的患牙连接,并固定在健康稳固的邻牙上,形成一个咀嚼群体,当其中某一颗牙受力时,殆力就会同时传递到被固定的相邻的牙周组织,从而分散了殆力,减轻了患牙的负担,调动了牙周组织的代偿能力,为牙周组织的修复和行使正常的功能创造了条件,有利于牙周组织的愈合,但松牙固定不表示能永久保存病变的牙齿,故选D。

78. 牙周翻瓣术适应证
　　A. 牙龈增生经局部处理无明显改善者　　　B. 经基础治疗后牙周袋深度大于5mm,探诊后出血
　　C. 牙松动Ⅱ度以上　　　　　　　　　　　D. 牙龈长期溢脓
　　E. 牙龈长期出血、疼痛

【答案】B

【解析】牙周翻瓣术适应证:深牙周袋或复杂性牙周袋,经基础治疗后牙周袋仍在5mm以上,且探诊后出血者;牙周袋底超过膜龈联合界,不宜做牙周袋切除者;有骨下袋形成,需做骨修整或需进行植骨者;根分叉病变伴深牙周袋或牙周-牙髓联合病变患者,需直视下平整根面,并暴露根分叉,或需截除某一患根者。故选B。

79. 牙周脓肿的表现,下面哪一项是确切的
　　A. 牙髓失去活力　　　　　B. 一般来说应该有龋坏的存在　　　C. 疼痛明显
　　D. 牙槽骨有破坏,可有骨下袋　　E. 根尖周一般有骨质破坏

【答案】D

【解析】急性牙周脓肿发病突然,在患牙的唇颊侧或舌腭侧牙龈形成椭圆形或半球状的肿胀突起。牙龈发红、水肿,表面光亮,疼痛较明显,可有搏动性疼痛。急性牙周脓肿患者一般无明显的全身症状,可有局部淋巴结肿大,或白细胞轻度增多。X线片示牙槽骨嵴有破坏,可有骨下袋,D正确。牙髓失去活力一般来说应该有龋坏的存在、疼痛明显、根尖周一般有骨质破坏都是牙槽脓肿的主要表现,排除A、B、C、E。故选D。

80. 牙周病治疗常用的局部冲洗药物有
　　A. 3%过氧化氢溶液　　　　B. 碘伏溶液　　　　C. 碘甘油溶液
　　D. 碘酚溶液　　　　　　　E. 0.05%氟化亚锡溶液

【答案】A

【解析】过氧化氢一旦与组织、血液、脓液中的过氧化氢酶接触,立即释放新生态氧,产生大量气泡,有清创、止血、灭菌、除臭等作用,并可改变牙周袋厌氧环境,抑制厌氧菌的生长。3%过氧化氢液用于治疗急性牙周感染如急性坏死性溃疡性龈炎有较好的疗效,洁治术及根面平整术后辅助用3%过氧化氢液冲洗,有助于清除袋内残余的牙石碎片及肉芽组织,3%过氧化氢液是牙周病治疗常用的局部冲洗药物,故选A。

【破题思路】

药物	主要作用
3%过氧化氢溶液	过氧化氢一旦与组织、血液、脓液中的过氧化氢酶接触,立即释放新生态氧,产生大量气泡,有清创、止血、灭菌、除臭等作用,并可改变牙周袋厌氧环境,抑制厌氧菌的生长。3%过氧化氢液是牙周病治疗常用的局部冲洗药物
碘伏溶液	碘伏溶液是局部消毒的药物
碘甘油溶液	牙周局部涂布药物,具有消炎收敛作用,刺激性小,患者可以自己用药
碘酚溶液	是一种强腐蚀剂,能凝固蛋白质,使组织变性,用于处理炎性肉芽组织的牙周袋
0.05%氟化亚锡溶液	氟化亚锡溶液一直是用于防龋的药物,近年研究发现,0.05%或0.1%的氟化亚锡液含漱,可以抑制菌斑,减轻牙龈的炎症,可用于牙周疾病的预防和辅助治疗

81. 关于牙周病牙槽骨破坏的形式下面哪一个描述是错误的
　　A. 水平吸收是最常见的吸收方式
　　B. 垂直吸收大多形成骨下袋
　　C. 凹坑状吸收是指附着龈下牙槽骨的吸收
　　D. 反波浪形骨吸收是指牙间骨隔破坏下凹而颊舌骨嵴未破坏
　　E. 牙槽骨吸收的同时也会有代偿性的修复表现

【答案】C

【解析】水平吸收是牙槽骨破坏最常见的吸收方式；垂直吸收大多形成的是骨下袋；牙槽骨吸收的同时也会有代偿性的修复表现，描述均正确，排除 A、B、E。凹坑状吸收指牙槽间隔的骨嵴顶吸收，其中央与龈谷相应的部分破坏迅速，而颊舌侧骨质仍保留，形成弹坑状或火山口状缺损，而不是指附着龈下牙槽骨的吸收，C 描述错误。故选 C。

82. 对牙周组织破坏最大的𬌗力因素是
    A. 垂直向力过大　　　　　　B. 侧向力过大　　　　　　C. 扭力过大
    D. 咬合力不均匀　　　　　　E. 牙周支持力不足
【答案】C
【解析】使牙发生扭转的咬合力为扭转力，扭转力对牙周组织的损伤最大。由于牙周膜主纤维的排列呈水平或斜行方向，对于与牙长轴一致的垂直压力具有最大耐受性，垂直向力过大，对牙周组织也有破坏，但不是最大，排除 A。侧向力过大、咬合力不均匀、牙周支持力不足对牙周组织也有破坏，但也不是最大，排除 B、D、E。故选 C。

83. 龈下刮治中，刮除牙石时刮治器工作面与根面的最佳角度为
    A. 0°　　　　　　　　　　　B. 30°　　　　　　　　　　C. 45°
    D. 80°　　　　　　　　　　E. 90°
【答案】D
【解析】龈下刮治术的操作是：选用适当的匙形刮治器，认清工作刃，器械放入牙周袋时应使工作端的平面与牙根面平行，到达袋底后，与根面间逐渐呈 45°角，以探查根面牙石，探到牙石根方后，随即与牙石呈 80°左右的角，刮除牙石，操作完成后，仍回到与根面平行的位置，取出器械。故选 D。0°是器械进入和取出的角度。

【破题思路】龈下刮治术的操作步骤：
① 检查牙周袋及根面情况
② 正确地选择刮治器械
③ 改良握笔法握持器械，建立稳固的支点
④ 刮治器工作端进入及刮治的角度：先认清工作刃，刮治器的工作面呈 0°角进入袋底，轻轻放入袋底处牙石的基底部。刮治时刮治器的工作面与牙面的角度以 70°～80°角为最佳
⑤ 刮治用力的方向：以垂直向冠方为主，在牙周袋较宽时，也可斜向冠方或水平方向
⑥ 刮治完成后应仔细探查、冲洗上药

84. 基础治疗后，牙周袋深度超过几毫米时需做翻瓣刮治术
    A. 3mm　　　　　　　　　　B. 4mm　　　　　　　　　　C. 5mm
    D. 6mm　　　　　　　　　　E. 2mm
【答案】C
【解析】经基础治疗后，牙周袋深度仍 >5mm，探诊后有出血或溢脓，可考虑手术治疗，故选 C。

85. 下列疾病中与牙周炎发病关系密切的是
    A. 唐氏综合征　　　　　　　B. 胃溃疡　　　　　　　　　C. 心脏病
    D. 肾盂肾炎　　　　　　　　E. 高血压
【答案】A
【解析】唐氏综合征即 Down 综合征，几乎 100% 患有牙周炎，与牙周炎关系最密切，且其牙周破坏程度远超过菌斑、牙石等局部刺激的量。心脏病如急性心肌梗死、慢性冠心病与牙周炎可能有关，但不是密切关系。胃溃疡、肾盂肾炎、高血压与牙周炎关系不大，故选 A。

86. 用 3% 过氧化氢做牙周袋内冲洗的作用是
    A. 具有广谱杀菌作用　　　　　　　　B. 改变牙周袋内厌氧环境
    C. 作用时间长，杀菌效率高　　　　　D. 迅速吸附于细菌表面而发挥杀菌作用
    E. 使胞质沉淀而杀菌
【答案】B
【解析】对牙周袋的冲洗主要是针对袋内的厌氧菌治疗，3% 过氧化氢可在袋内产生大量气泡，有清创、止血、除臭等作用，并改变牙周袋内厌氧环境，抑制厌氧菌生长，故选 B。

87. 目前较公认的重度牙周炎的高危因素之一是

A. 饮酒 B. 吸烟 C. 嚼口香糖
D. 常饮甜饮料 E. 饮茶

【答案】B

【解析】吸烟是牙周炎的高危因素，吸烟影响局部的血液循环，影响细胞免疫、体液免疫和炎症过程；吸烟降低局部氧张力，有利于致病菌的生长；吸烟增加了附着丧失和骨丧失的危险性，牙槽骨的吸收程度与吸烟量有关。饮酒确实是许多疾病的高危因素，但不是牙周炎的高危因素。故选B。

88. 关于吸烟与牙周炎治疗、预后，下列哪项说法错误
A. 可降低局部和全身的免疫功能　B. 可增加局部刺激因素　C. 吸烟者牙周炎的疗效差
D. 吸烟者牙周炎手术效果差　E. 对牙周炎的预后无影响

【答案】E

【解析】吸烟使局部血管收缩血运减少，牙周组织代谢发生障碍；吸烟削弱体液免疫和细胞免疫；吸烟降低局部氧张力，局部缺氧有利于厌氧菌的生长；抑制再附着和新附着的产生，手术效果差；吸烟妨碍口腔卫生；A、B、C、D说法均正确。吸烟的患者治疗预后差，故选E。

89. 对于牙周病患者，以哪种方法刷牙较适宜
A. 横刷法 B. 竖转动法 C. 水平颤动法
D. 竖颤动法 E. 水平转动法

【答案】C

【解析】刷牙是自我控制菌斑的主要手段，设计合理的牙刷和正确的刷牙方法能有效地清除菌斑。刷牙的方法很多，对于牙周病患者来说，清除菌斑的重点是龈沟附近和邻间隙的菌斑，以水平颤动法刷牙适宜。横刷法对牙颈部有影响，一般不主张用，排除A；竖转动法适用于牙龈退缩者，排除B；竖颤动法和水平转动法很少应用，排除D、E。故选C。

90. 对于牙周病患者，清除菌斑的重点为
A. 邻间隙 B. 龈沟附近 C. 牙的左侧面
D. 牙的右侧面 E. 龈沟附近和邻间隙

【答案】E

【解析】对于牙周病患者，清除菌斑的重点为龈沟附近和邻间隙的菌斑，故选E。

91. 牙周病局部致病因素如下，除了
A. 食物嵌塞 B. 咬合创伤 C. 牙齿扭转错位
D. 位于龈上的冠缘 E. 银汞充填体悬突

【答案】D

【解析】延伸到龈下的修复体边缘对牙龈的危害较大，使牙菌斑增多，导致或加重牙龈炎症，而位于龈上的冠缘则不会出现此种现象，所以不是局部致病因素。食物嵌塞、咬合创伤、牙齿扭转错位、银汞充填体悬突，均是牙周病局部致病因素。故选D。

92. 牙周袋底位于釉牙骨质界根方，从袋底到釉质牙骨质界的距离称为
A. 探诊深度 B. 牙周袋深度 C. 附着水平
D. 牙龈退缩程度 E. 角化龈宽度

【答案】C

【解析】牙周袋底位于釉牙骨质界根方，附着水平是袋底到釉质牙骨质界的距离，所以C正确。探诊深度是龈缘至袋底或龈沟底的距离，排除A。牙周袋深度是龈缘至袋底的距离，排除B。牙龈退缩程度是龈缘离开原来位置的距离，排除D。角化龈宽度是龈缘到膜龈联合的距离，排除E。故此题选C。

【破题思路】	
牙周袋探诊深度（PD）	龈缘至袋底或龈沟底的距离
附着丧失（AL）	釉质牙骨质界到袋底的距离 龈缘位于釉牙骨质界冠方时： 　　AL=牙周袋深度−龈缘至釉牙骨质界的距离 龈缘位于釉牙骨质界的根方，即退缩时： 　　AL=牙周袋深度+龈缘至釉牙骨质界的距离

牙周病学

93. 牙周组织破坏程度与局部刺激物的量不成比例的是
A. 慢性牙周炎   B. 增生性龈炎   C. 边缘性龈炎和牙周脓肿
D. 牙周脓肿   E. 侵袭性牙周炎

【答案】E

【解析】侵袭性牙周炎突出的临床表现是患者的菌斑、牙石量很少，牙龈表面炎症轻微，但是却已有深牙周袋，牙周组织破坏程度与局部刺激物的量不成比例，所以E正确。慢性牙周炎、增生性龈炎、边缘性龈炎和牙周脓肿主要病因为牙菌斑，多发生于牙菌斑和牙石容易堆积的牙位，排除A、B、C、D。故此题选E。

94. 对牙周兼性厌氧菌及微需氧菌感染无效的是
A. 四环素   B. 米诺环素   C. 螺旋霉素
D. 氯己定   E. 甲硝唑

【答案】E

【解析】甲硝唑是一种高效价廉、能杀灭专性厌氧菌的药物，不易引起菌群失调，也不易产生耐药菌株，它与大多数常用抗生素无配伍禁忌，但甲硝唑对兼性厌氧菌及微需氧菌感染无效，故选E。

【破题思路】	
药物	作用
四环素、米诺环素	半合成的四环素族药物，对牙周兼性厌氧菌及微需氧菌感染具有较强抑制作用
螺旋霉素	大环内酯类抗生素，对G^+菌抑制力强，对G^-菌也有一定的抑制作用，能有效地抑制牙周兼性厌氧菌
氯己定	氯己定是广谱抗菌剂，对G^+及G^-细菌和真菌都有较强的抗菌作用，对牙周兼性厌氧菌及微需氧菌感染均有效
甲硝唑	甲硝唑能杀灭专性厌氧菌，对兼性厌氧菌及微需氧菌感染无效

95. 引起牙周脓肿最常见的病原菌是
A. 甲型溶血性链球菌   B. 类白喉杆菌   C. 无芽孢厌氧菌
D. 铜绿假单胞菌   E. 白念珠菌

【答案】C

【解析】牙周脓肿从牙周炎发展而来，脓肿组织中有革兰阴性厌氧菌及螺旋体等入侵，优势菌为牙龈卟啉单胞菌、中间普氏菌、具核梭形杆菌、螺旋体等，为无芽孢厌氧菌，所以C项正确。甲型溶血性链球菌常引起扁桃体、咽部、中耳等感染，与牙周病关系不大，排除A；类白喉杆菌、铜绿假单胞菌与牙周病关系不密切，排除B、D；白念珠菌是真菌，引起口腔念珠菌病，与牙周病的关系不密切，排除E。故选C。

【破题思路】	
甲型溶血性链球菌	该菌不形成芽孢，无鞭毛，革兰阳性。常引起扁桃体、咽部、中耳等感染
类白喉杆菌	是一组形态类似白喉杆菌的棒状杆菌。此类细菌致病性较弱，引起败血症少见
无芽孢厌氧菌	牙龈卟啉单胞菌、中间普氏菌、具核梭形杆菌、螺旋体等，为无芽孢厌氧菌，是牙周炎的主要致病菌
铜绿假单胞菌	是一种常见的机会致病菌，属于非发酵革兰阴性杆菌，为专性需氧菌，常引起术后伤口感染，也可引起褥疮、脓肿、化脓性中耳炎等
白念珠菌	真菌，引起口腔念珠菌病

96. 关于慢性牙周炎的治疗程序，不正确的是
A. 第一阶段是消除或控制致病因素   B. 牙周手术目的之一是修整骨外形
C. 牙周支持治疗与病因治疗同等重要   D. 维护期指治疗后的6个月内
E. 基础治疗是每位患者必需的

【答案】D

【解析】慢性牙周炎的治疗程序，分4个阶段：第一阶段是基础治疗，第二阶段是牙周手术治疗，第三阶段是修复治疗，第四阶段是牙周支持治疗（维护期的治疗）。基础治疗是每位患者必需的，主要是消除或控制

致病因素，手术治疗需根据病情需要考虑，包括牙龈切除术、翻瓣术等，手术目的之一是修整骨外形是正确的。牙周支持治疗是牙周系统治疗不可缺少的一部分，从第一阶段治疗开始，无论后续治疗如何，牙周维护治疗即应开始，不限于治疗后的6个月，应该终身坚持并定期进行。故选D。

【破题思路】牙周病的治疗程序

第一阶段：基础治疗	目的在于运用牙周病常规治疗方法消除或控制牙龈炎症和咬合性致病因素
第二阶段：牙周手术治疗	第一阶段的治疗结束后，牙龈的炎症基本消退，此时如还有5mm以上的牙周袋，且探诊出血，或牙龈及骨形态不良，膜龈关系不正常等须进行手术治疗
第三阶段：修复治疗	一般在牙周手术后2～3个月开始进行
第四阶段：牙周支持治疗	从第一阶段治疗开始，无论后续治疗如何，牙周维护治疗即应开始，应定期复查、复治。应该终身坚持并定期进行

97. 防止牙周疾病复发的关键在于患者
A. 能否坚持在医院就诊
B. 能否坚持使用全身性药物
C. 能否坚持使用局部抗炎药物
D. 能否遵照医嘱，以正确的方法持之以恒进行自我控制菌斑
E. 能否坚持做牙周病系统治疗

【答案】D

【解析】牙周病的始动因素是牙菌斑，防止牙周疾病复发的关键在于患者能否遵照医嘱，以正确的方法持之以恒进行自我控制菌斑，故选D。

98. 牙周病的维护治疗，哪一项不正确
A. 维护治疗与预后密切相关
B. 应在基础治疗一结束时，即进入维护期
C. 复查间隔应根据患者具体情况而定
D. 对治疗反应好的患者不需维护期治疗
E. 复查时应对残存的病情进行必要的治疗

【答案】D

【解析】牙周病的维护治疗，是牙周疗效得以长期保持的先决条件，维护治疗与预后密切相关；应在基础治疗一结束时，即进入维护期；复查间隔应根据患者具体情况而定；对治疗反应好的患者也需维护期治疗；复查时应对残存的病情进行必要的治疗，故选D。

99. GTR膜放置时，应超过骨缺损边缘至少
A. 2～3mm
B. 3～4mm
C. 6mm
D. 5mm
E. 1mm

【答案】A

【解析】GTR手术根据骨缺损的形态选择合适形状的膜，对膜进行适当的修剪，膜放置时应将骨缺损全部覆盖，并超过骨缺损边缘至少2～3mm，通过悬吊缝合将膜固定在牙齿上，保证膜在龈瓣下方的稳定。故选A。

100. 影响根分叉区病变治疗效果的主要因素是
A. 根分叉区牙石多
B. 细菌毒力强
C. 根分叉区的解剖特点
D. 磨牙承受的咬合力大
E. 牙根数量多

【答案】C

【解析】根分叉区的治疗效果与根分叉区的解剖有很大的关系，如分叉过小以及其他的解剖因素，使得刮治及根面平整器械无法进入的话，那么根分叉区牙石及菌斑的清除就很有限，造成治疗效果不佳。而毒力的强弱与治疗效果的关系较解剖特点小很多，故选C。

【破题思路】根分叉病变的病因

始动因素	牙菌斑
促进因素	① 咬合创伤：重要的加重因素 ② 牙根的解剖形态：根柱的长度、根分叉开口的宽度和角度、根面外形 ③ 颈部的釉珠、釉突

101. 四环素族药物具有酶的活性，阻止骨吸收的作用，其抑制的酶主要为
A. 胶原酶 B. 蛋白酶 C. 透明质酸酶
D. 水解酶 E. 硫酸软骨素酶
【答案】A
【解析】四环素族药物主要抑制胶原酶的活性，阻断骨的吸收，选项 A 正确。

102. 一般的刷牙方法能清除牙面菌斑的百分比为
A. 65% B. 70% C. 80%
D. 75% E. 85%
【答案】B
【解析】一般的刷牙方法能清除牙面 70% 的菌斑，邻面菌斑的清除需要牙线、牙签等。故选 B。

【破题思路】清除菌斑的方法	
刷牙	清除菌斑的主要手段，最常用的是改良 Bass 刷牙法；圆弧刷牙法：适用于儿童；竖转动法：适用于牙龈退缩。单纯刷牙能清除牙面 50% 的菌斑，一般刷牙能清除牙面 70% 的菌斑，前 2min 去除牙面 80% 的菌斑
使用牙线、牙签、牙间隙刷等	清除牙齿的邻面余留菌斑
化学药物漱口	临床最常用的为 0.12%～0.2% 氯己定 氯己定溶液为二价阳离子表面活性剂。0.12%～0.2% 的溶液，每天 2 次，每次 10mL，含漱 1min，可以抑制菌斑形成，不易形成耐药菌株 缺点：长期使用会使牙面、舌背染色。对口腔黏膜有轻度刺激

103. 关于牙周炎预后的影响因素，下列哪项不正确
A. 牙齿松动情况 B. 牙槽骨吸收程度 C. 牙周炎类型
D. 牙龈退缩程度 E. 患者依从性
【答案】D
【解析】牙龈退缩程度只是代表软组织的病变程度，与牙周病的预后关系不大，故选 D。

【破题思路】牙周炎预后的影响因素	
牙齿松动情况	松动较轻的牙预后较好，松动重的牙预后较差
牙槽骨吸收程度	牙槽骨吸收得少预后就好，牙槽骨吸收得多预后就差
牙周炎类型	慢性牙周炎预后好，侵袭性牙周炎预后差
患者依从性	患者依从性好，按时复诊，菌斑控制得好，预后好；患者依从性差的预后差

104. 对根分叉区病变治疗效果影响最小的因素是
A. 根的数量 B. 根分叉的位置 C. 患牙的龋坏程度
D. 根面凹槽 E. 骨破坏程度
【答案】C
【解析】对根分叉区病变治疗效果影响的因素有牙根的数量、根分叉的位置、根面凹槽、骨破坏程度，患牙的龋坏程度与牙体牙髓病关系密切，但与根分叉区病变治疗效果的影响不大，故选 C。

105. 下列哪一项不属于牙周塞治剂的主要作用
A. 保护作用 B. 抗菌消炎作用 C. 止痛作用
D. 止血作用 E. 固定作用
【答案】B
【解析】牙周塞治剂是牙周手术后覆盖伤口表面的特殊敷料，主要起保护、止痛、止血、固定等作用，而抗菌消炎不是塞治剂的主要作用，故选 B。

106. 重度牙周炎患牙附着丧失达
A. 大于 6mm
B. 小于 5mm
C. 小于 6mm
D. 小于 4mm
E. 大于 5mm

【答案】E
【解析】牙周病依据牙周袋的探诊深度、附着丧失及牙槽骨的吸收分轻、中、重度，轻度牙周炎患牙附着丧失达 1～2mm，中度牙周炎患牙附着丧失达 3～4mm，重度牙周炎患牙附着丧失大于 5mm，故选 E。

【破题思路】牙周炎的分度

	牙周袋深度	附着丧失	牙槽骨吸收
轻度	≤4mm	1～2mm	≤1/3
中度	≤6mm	3～4mm	1/3～1/2
重度	>6mm	≥5mm	>1/2

107. 匙形刮治器的真正工作端是刃部
A. 上 1/3
B. 中 1/3
C. 下 1/3
D. 上 1/2
E. 下 1/2

【答案】C
【解析】匙形刮治器是龈下刮治的主要工具，工作端薄而窄，前端为圆形。工作端略呈弧形，其两个侧边均为刃口，可紧贴根面。工作端的横断面呈半圆形或新月形，操作时只有靠近前端的 1/3 与根面贴紧，匙形刮治器的真正工作端是刃部的下 1/3，故选 C。

108. 关于牙周炎治疗的基本目标，下列哪项错误
A. 消除炎症
B. 消除牙周炎所导致的不适、出血、疼痛等症状
C. 使牙周破坏停止
D. 使松动牙重新变牢
E. 促使牙周组织修复再生

【答案】D
【解析】牙周炎治疗的基本目标是消除炎症，消除牙周炎所导致的不适、出血、疼痛等症状，使牙周破坏停止，促使牙周组织修复再生等，A、B、C、E 均是牙周炎治疗的基本目标。牙周炎出现患牙松动，是牙周破坏较重，牙槽骨吸收较多引起的，使松动牙重新变牢一般不能达到，不是牙周炎治疗的基本目标，故选 D。

109. 关于氯己定溶液，下列哪项叙述错误
A. 它是一种广谱抗菌剂
B. 使用浓度为 0.12%～0.2%
C. 长期使用会使牙面、舌背着色
D. 化学结构稳定、毒性小
E. 主要缺点为长期使用可形成耐药菌株

【答案】E
【解析】氯己定是广谱抗菌剂，对 G^+ 及 G^- 细菌和真菌都有较强的抗菌作用，也具有抑制菌斑形成的作用，常用于牙周手术后控制菌斑，化学结构稳定、毒性小，长期使用安全，不易形成耐药菌株，使用浓度为 0.12%～0.2%，缺点是长期使用会使牙面、舌背着色。主要缺点为长期使用可形成耐药菌株，说法是错误的，故选 E。

110. 常见的使牙龈增生的药物是
A. 苯妥英钠
B. 硝苯地平
C. 环孢素
D. 维拉帕米
E. 以上全是

【答案】E
【解析】长期服用抗癫痫药物苯妥英钠，钙通道阻滞剂如硝苯地平、维拉帕米和免疫抑制剂环孢素可引起药物性牙龈增生，题中药物均可使牙龈增生，故选 E。

【破题思路】牙龈增生的药物

抗癫痫药物	苯妥英钠（大仑丁）
治疗高血压病药物	硝苯地平（心痛定）、维拉帕米
免疫抑制剂	环孢素

111. 对牙周预后影响较小的因素是
A. 骨吸收程度
B. 牙周袋深度
C. 附着丧失程度
D. 根分叉是否受累
E. 治疗过程中使用的药物类型

【答案】E

【解析】影响牙周预后的因素有骨吸收程度、牙周袋深度、附着丧失程度及根分叉是否受累，A、B、C、D 均是牙周预后的影响因素，但治疗过程中使用的药物类型对牙周预后影响较小，故选 E。

112. 龈沟液最常用的采集方法是
A. 龈沟冲洗法
B. 微吸管法
C. 滤纸条法
D. 龈沟液测定仪
E. 以上均可

【答案】C

【解析】对龈沟液的成分和量的检测，对牙周炎的诊断、疗效观察和预测疾病的发展有重要意义，可作为牙周炎诊治中的辅助手段。龈沟液的采集方法有微吸管法、龈沟冲洗法和滤纸条法，最常用的采集方法是滤纸条法，故 C 答案正确。龈沟液测定仪是测量龈沟液的成分，而不是采集方法。

【破题思路】龈沟液的取样方法主要有 3 种。

龈沟冲洗法	非常适合于研究龈沟内白细胞的数目及其功能状态，也可以定性分析龈沟液中的蛋白质组成和一些生化成分，对袋壁组织的创伤较小，但对龈沟液难以准确定量，其应用有一定的局限性
微吸管法	虽可定量收集较大量的龈沟液，但对袋壁组织产生较大的刺激作用，从而引起毛细血管通透性的增加，龈沟液样本会受到血清的污染和稀释，故已极少应用
滤纸条法	与其他两法相比，能最大限度减少血清稀释作用，无损伤，操作更简便，且能定量研究龈沟液的总量及其中的生化成分，故被广泛应用

113. 患者，男，38 岁，体健，诊断为慢性牙周炎，有吸烟嗜好，经牙周系统及袋内局部药物治疗效果仍不理想，通过口腔卫生措施，自我菌斑控制良好，应最先考虑影响其疗效的因素是
A. 吸烟
B. 营养因素
C. 选择局部药物不当
D. 工作紧张
E. 𬌗关系

【答案】A

【解析】吸烟是牙周炎的高危因素，吸烟者较非吸烟者牙周炎的患病率高、病情重，吸烟还与维护期中牙周炎的复发有关，吸烟者疾病进展快。该题中，患者有吸烟嗜好，牙周治疗效果不理想，首选考虑的因素就是吸烟。题中患者身体健康，排除营养不良、工作紧张因素；题中未体现选择局部药物不当及𬌗关系异常。故选 A。

114. 患者，女，32 岁。1 年前开始刷牙时牙龈少量出血，近 1 周加重。检查：牙石（++），牙龈呈暗红色，边缘肿胀，龈乳头圆钝，质地松软，探诊深度 3mm，松动（-），探诊易出血，下前牙舌侧牙根外露。其最有可能的诊断是
A. 慢性牙周炎
B. 侵袭性牙周炎
C. 根尖周炎
D. 坏死性牙周炎
E. 药物过敏性口炎

【答案】A

【解析】患者 32 岁，口腔卫生差，牙龈炎症和出血，探诊深度 3mm，下前牙舌侧牙根外露，说明有附着丧失，考虑慢性牙周炎。侵袭性牙周炎患者口腔卫生状况好，发展速度快，有特殊牙位，可以明显排除，其他均为干扰选项，故选 A。

【破题思路】本题的关键点在于下前牙舌侧牙根外露，说明有附着丧失，诊断是牙周炎，重在区分慢性牙周炎和侵袭性牙周炎。

鉴别要点	慢性龈炎	早期牙周炎
牙龈炎症	有	有
牙周袋	假性牙周袋	真性牙周袋
附着丧失	无	有，能探到釉牙骨质界
牙槽骨吸收	无	骨嵴顶吸收，或硬骨板消失

续表

鉴别要点	慢性牙周炎	侵袭性牙周炎
年龄	主要发生于成人	主要发生于青少年
病变进程	病变进展缓慢	病变进展快
菌斑	与破坏程度一致	与破坏程度不一致
好发牙位	可侵及多个牙、一组牙或全口牙	切牙和第一磨牙
牙周袋	宽而浅的骨上袋	窄而深的骨下袋
X线表现	水平吸收为主	牙槽骨垂直吸收

115. 女，50岁。下前牙松动1年。检查：31、41松动Ⅰ度，牙石（+++），牙龈退缩3mm，探诊深度4mm，全口其他牙结石（++），牙龈缘及龈乳头暗红，探诊出血（+），探诊深度普遍5～6mm，有附着丧失。最可能的诊断为

  A. 龈乳头炎   B. 慢性牙周炎   C. 慢性龈缘炎
  D. 牙周-牙髓联合病变   E. 快速进展性牙周炎

【答案】B

【解析】患者，50岁，口腔卫生状况差，有牙龈炎症出血、牙周袋形成，附着丧失及牙齿松动1年，最可能的诊断为慢性牙周炎。龈乳头炎是局限于龈乳头的红肿；慢性龈缘炎只有牙龈的炎症出血，没有附着丧失及牙齿松动等表现；牙周-牙髓联合病变需要有牙体牙髓的病变；快速进展性牙周炎发展速度快，均可排除。故选B。

116. 女，18岁，诊断为局限型侵袭性牙周炎。X线片示双侧下第一磨牙近远中牙槽骨垂直吸收根长的1/2。下列哪项体征最不可能出现

  A. 牙齿松动Ⅰ～Ⅱ度   B. 牙龈退缩   C. 牙龈呈实质性增生
  D. 𬌗创伤   E. 根分叉病变

【答案】C

【解析】侵袭性牙周炎的进展较快，牙槽骨快速吸收可能出现牙齿松动、牙龈退缩、𬌗创伤、根分叉病变等，牙龈呈实质性增生多见于牙龈纤维瘤病或药物性牙龈增生，侵袭性牙周炎牙龈增生不明显，故选C。

【破题思路】本题诊断明确，局限型侵袭性牙周炎的临床特征有：

	通常发生在青少年
局限型侵袭性牙周炎	快速进展，牙槽骨快速吸收可能出现牙齿松动、牙龈退缩、𬌗创伤、根分叉病变等
	菌斑量与破坏程度不一致
	局限于切牙、磨牙，其他牙不超过2颗
	明显的家族聚集性

117. 女，17岁。X线片示双侧下第一磨牙牙槽骨呈弧形吸收至根长的1/2；双侧上颌第一磨牙及下切牙的牙槽骨吸收至根长的1/3，余牙未见明显牙槽骨吸收。请问此患者最有可能的诊断是

  A. 慢性牙周炎   B. 局限型侵袭性牙周炎   C. 坏死性牙周炎
  D. 伴全身疾病的牙周炎   E. 广泛型侵袭性牙周炎

【答案】B

【解析】患者，年龄小，双侧下第一磨牙牙槽骨呈弧形吸收至根长的1/2，双侧上颌第一磨牙及下切牙的牙槽骨吸收至根长的1/3，余牙未见明显牙槽骨吸收，有特殊牙位，并且牙槽骨吸收局限于切牙和磨牙，故诊断为局限型侵袭性牙周炎。

牙周病学

【破题思路】本题可以明确诊断是侵袭性牙周炎，局限型侵袭性牙周炎和广泛型侵袭性牙周炎的鉴别：

局限型侵袭性牙周炎	广泛型侵袭性牙周炎
通常发生在青少年	多在35岁以下，也可更大
快速进展	快速进展，可呈阶段性
菌斑量与破坏程度不一致	不定，有时一致
局限于切牙、磨牙，其他牙不超过2颗	除切牙、磨牙外，累及其他牙超过3个
明显的家族聚集性	明显的家族聚集性

118. 患者，女，20岁，因双侧后牙咀嚼无力而就诊。检查：双侧上颌第一磨牙松动Ⅱ度，下切牙松动Ⅰ度，口腔卫生尚好。初步印象为局限型侵袭性牙周炎。可采取下列治疗方案，除了

　　A. 牙周的基础治疗　　　　　　　　　　B. 定期复查
　　C. 全身抗生素疗法，甲硝唑为首选药　　D. X线片，决定第一磨牙的治疗方案
　　E. 可定期做龈下菌斑细菌学检查

【答案】C

【解析】局限型侵袭性牙周炎的治疗方案有：牙周的基础治疗；定期复查；X线片，决定第一磨牙的治疗方案；可定期做龈下菌斑细菌学检查；早期应用抗生素。局限型侵袭性牙周炎主要的致病菌是伴放线聚集杆菌，是微需氧菌，甲硝唑是杀灭专性厌氧菌的首选药物，对微需氧菌无效，应用时需联合用药，常用甲硝唑＋阿莫西林，或用四环素族抗生素，故全身抗生素疗法，甲硝唑为首选药错误，故选C。

【破题思路】侵袭性牙周炎的治疗方案
① 早期治疗，消除感染：菌斑控制、洁治、刮治等治疗，必要时手术治疗，如翻瓣术等
② 抗菌药物的应用：国外较多使用四环素族抗生素，常用米诺环素、多西环素。国内多建议用甲硝唑＋阿莫西林
③ 调整机体防御功能
④ 定期复查，维持疗效

119. 患者，女，18岁，体健，主诉双侧后牙咀嚼无力。检查：双侧下第一磨牙及下切牙袋深4～6mm，附着丧失3～4mm，且松动度Ⅰ度，余牙无明显附着丧失。此患者最可能的诊断是

　　A. 重度慢性牙周炎　　　　B. 广泛型侵袭性牙周炎　　　　C. 局限型侵袭性牙周炎
　　D. 坏死性牙周炎　　　　　E. 牙周炎伴糖尿病

【答案】C

【解析】患者年龄小，双侧下第一磨牙及下切牙袋深4～6mm，附着丧失3～4mm，牙齿松动，余牙无明显附着丧失，此患者最可能的诊断是局限型侵袭性牙周炎。慢性牙周炎多见于成年人，发展速度缓慢。广泛型侵袭性牙周炎牙槽骨吸收除第一磨牙及切牙外超过3颗。故选C。

120. 患者，男，33岁，主诉近1～2年来自觉全口牙齿松动，咀嚼力量减弱，前牙出现移位。最可能的初步印象为

　　A. 慢性牙周炎　　　　　　B. 广泛型侵袭性牙周炎　　　　C. 局限型侵袭性牙周炎
　　D. 急性多发性牙周脓肿　　E. 急性坏死性龈炎

【答案】B

【解析】近1～2年来自觉全口牙齿松动，前牙出现移位，病变发展速度快，是侵袭性牙周炎的典型特征，因发生于全口牙，是广泛型侵袭性牙周炎，故选B。

121. 患者，女，26岁，X线片示牙槽骨破坏以第一磨牙及下颌切牙重，但其他牙齿的牙槽骨也出现破坏，程度不一。请问此患者的最可能的诊断为

　　A. 慢性牙周炎　　　　　　B. 广泛型侵袭性牙周炎　　　　C. 局限型侵袭性牙周炎
　　D. 急性坏死性龈炎　　　　E. 多发性牙周脓肿

【答案】B

【解析】患者，年龄小，牙槽骨破坏快，以第一磨牙及下颌切牙重，可知为侵袭性牙周炎；其他牙齿的牙槽骨也出现破坏，程度不一可知为广泛型侵袭性牙周炎。

122. 患者，男，33岁，主诉近1～2年来自觉全口牙齿松动，咀嚼力减弱。若患者诊断为广泛型侵袭性牙周炎，造成此患者牙齿松动的最主要原因是

A. 牙龈炎症　　　　　　　B. 牙槽骨的吸收　　　　　　C. 原发性殆创伤
D. 继发性殆创伤　　　　　E. 牙周韧带炎症

【答案】B

【解析】牙齿松动主要因牙槽骨的吸收，题中患者诊断为广泛型侵袭性牙周炎，牙槽骨有快速吸收，引起牙齿松动，故选B。

123. 女，45岁。右下6牙周反复肿痛来诊，初诊为慢性牙周炎。X线片显示：环绕右下6牙根的白色阻射线消失。这表明组织有破坏的是

A. 牙本质　　　　　　　　B. 牙骨质　　　　　　　　　C. 牙釉质
D. 牙槽骨　　　　　　　　E. 牙龈组织

【答案】D

【解析】此题为牙槽骨结构的基本知识和临床疾病相结合的考题。题干给的条件说明此病是牙周组织病变，而最主要的提示点是环绕右下第一磨牙牙根的白色阻射线消失。在牙周组织中与X线片白色阻射线相对应的是固有牙槽骨，又称硬骨板。所以答案应选D。

124. 男，55岁。左下后牙床肿痛3天。检查：左下第一磨牙颊侧牙龈处有局限性肿胀、隆起，扪有波动感，该牙未见龋坏，温度测验有感觉，反应与对照牙相同，颊侧近中及中央处探诊深度7mm。最可能的诊断为

A. 急性坏死性龈炎　　　　B. 急性牙龈脓肿　　　　　　C. 急性牙周脓肿
D. 急性根尖周脓肿　　　　E. 急性龈乳头炎

【答案】C

【解析】该题考查的知识点是急性牙周脓肿的诊断和鉴别诊断。从题干中可看到，患者的临床表现中没有坏死性龈炎的特征性表现，可排除A；该牙有附着丧失，可排除B；患者无龋坏，温度测验反应正常，说明牙髓活力正常，故可排除D；该患者主要表现为颊侧有脓肿，且有波动感，有牙周袋，为急性牙周脓肿的表现，而不是龈乳头炎的表现，因此，答案为C，排除E。

【破题思路】

病名	临床特征
急性坏死性龈炎	牙龈自发性出血和明显疼痛。龈乳头和龈缘的坏死，龈缘如虫蚀状，有灰褐色假膜，腐败性口臭
急性牙龈脓肿	牙龈处有局限性肿胀、隆起，疼痛。无牙周袋、可有波动感
急性牙周脓肿	牙龈处有局限性肿胀、隆起，疼痛。有深牙周袋、可有波动感
急性根尖周脓肿	有牙体硬组织的疾病，牙髓无活力，有叩痛
急性龈乳头炎	牙间乳头发红肿胀，探触和吸吮时易出血，有自发性的胀痛和明显的探触痛

125. 男，成年人。左上67颊侧龈肿，肿胀突出、呈半球样，牙龈充血、表面光亮，自觉搏动性跳痛，扪诊软而有波动感，指压牙龈向内溢脓，牙松动明显，袋深超过5mm，牙齿无龋坏。最可能的诊断是

A. 龈乳头炎　　　　　　　B. 急性多发性龈脓肿　　　　C. 侵袭性牙周炎
D. 牙周脓肿　　　　　　　E. 慢性牙周炎

【答案】D

【解析】本题题干描述的临床症状有明显的牙齿松动，因此为牙周疾患，可排除龈乳头炎、急性多发性龈脓肿，故A、B错误。扪诊软而有波动，指压牙龈向内溢脓，符合脓肿的表现，因此本病最有可能的就是牙周脓肿，因此D项正确，C、E项错误。故本题应选D。

126. 女，26岁。右上后牙龈肿痛1周，口服消炎药治疗无效。检查右上6颊侧牙周脓肿形成，叩痛（+），冷测反应同对照牙，牙周袋8mm。应急处理应是

A. 局部麻醉下开髓　　　　B. 龈上洁治　　　　　　　　C. 龈下刮治
D. 脓肿切开引流　　　　　E. 全身药物治疗

【答案】D

【解析】该题所考查的知识点是牙周脓肿的急性期处理。从题干中可看到，患者表现为牙周脓肿，且已有1周时间，病变局限，处理原则应是切开引流，在备选答案中D是符合治疗原则的方法。由于病变局限，不需用全身药物治疗，因此可排除E；由于是牙周脓肿，答案A局部麻醉下开髓显然错误。龈上洁治、龈下刮治

治疗方法不适宜在急性期进行，可排除B、C。

127. 患者，主诉左下后牙牙龈肿痛4天。检查见左下6颊侧牙龈卵圆形肿胀，触诊可查及波动感，牙体组织完整，牙周袋深8mm，探诊溢脓。温度测验反应正常。X线示牙槽骨吸收达根长1/2，根尖区无骨吸收暗影，则最可能的诊断是

A. 急性牙周脓肿　　　　B. 急性牙龈脓肿　　　　C. 急性根尖周脓肿
D. 急性牙槽脓肿　　　　E. 以上都不是

【答案】A

【解析】该题考查的知识点是急性牙周脓肿的诊断和鉴别诊断。从题干中可看到，患者的临床表现中有牙周袋，可排除B；患牙无龋坏，温度测验反应正常，说明牙髓活力正常，故可排除C、D；主要表现为颊侧有脓肿，且有波动感，有牙周袋，为急性牙周脓肿的表现，故选A。

128. 患者，女，30岁。检查：左上6牙体未见异常，牙龈红肿，有真性牙周袋形成，冷热刺激痛。X线显示：牙槽骨吸收1/3。诊断：牙周-牙髓联合病变。牙周炎引起牙髓炎的途径最可能是

A. 根管　　　　B. 副根管　　　　C. 根管侧支
D. 管间侧支　　　　E. 根尖分歧

【答案】C

【解析】牙髓组织和牙周组织在解剖学方面是互相沟通的，二者的感染和病变可以互相影响和分散。牙周组织与牙髓组织之间存在着以下的交通途径：根尖孔、根管侧支（由于深牙周袋内的细菌毒素通过根尖1/3处的根管侧支进入牙髓）、牙本质小管。故选C。

【破题思路】牙周-牙髓交通感染途径

根尖孔	最主要的交通途径，感染和炎症最容易通过此途径交互扩散
侧支根管及副根管	侧支根管以根尖1/3最多，占总牙数的17%；多根牙的根分叉区有约20%～60%的副根管
牙本质小管	牙本质小管贯穿牙本质全层，细菌的毒素、药物等均可双向渗透而互相影响

129. 患者，女，15岁。双侧下颌第一磨牙松动Ⅰ度，有浅牙周袋，袋内检出大量伴放线聚集杆菌。对该患者适宜的预防和药物治疗为

A. 青霉素　　　　B. 多西环素　　　　C. 螺旋霉素
D. 卡那霉素　　　　E. 万古霉素

【答案】B

【解析】四环素族药物对多种牙周可疑致病菌都有抑制作用，如牙龈卟啉单胞菌、具核梭形杆菌、二氧化碳噬纤维菌及螺旋体等，特别是对伴放线聚集杆菌（Aa）具有较强的抑制作用。牙周治疗中常用的四环素族药物为：四环素、多西环素、米诺环素（又名二甲胺四环素）。故选B。

【破题思路】

药物	药理作用及用途
青霉素	青霉素的主要作用是阻碍细菌细胞壁的合成，从而有杀菌的作用。青霉素钠对大多数的革兰阳性球菌都有杀菌作用，比如对溶血性链球菌、肺炎球菌、草绿色链球菌杀菌作用比较强。青霉素G可以用来治疗上呼吸道的感染，比如咽喉炎或者支气管炎；也可以治疗泌尿系统的感染或者梅毒、钩端螺旋体的感染；还可以治疗一些革兰阳性杆菌的感染，比如白喉杆菌感染、炭疽杆菌感染以及破伤风梭菌感染等
多西环素	多西环素是四环素族药物，对多种牙周可疑致病菌都有抑制作用，如牙龈卟啉单胞菌、具核梭形杆菌、二氧化碳噬纤维菌及螺旋体等，特别是对伴放线聚集杆菌（Aa）具有较强的抑制作用
螺旋霉素	螺旋霉素属于大环内酯类的抗生素。对葡萄球菌、链球菌等多种革兰阳性球菌，具有比较好的抗菌作用，对于支原体、衣原体、弓形虫等非典型的病原菌也有一定的抑制作用
卡那霉素	能有效治疗各种病菌感染所引起的疾病，主要包括大肠埃希菌、变形杆菌、葡萄球菌等病菌所导致的感染
万古霉素	万古霉素临床上可用于治疗败血症、感染性心内膜炎、骨髓炎、烧伤、手术创伤等引起的继发感染

130. 患者，女，40岁。要求洁治。检查：牙石（++），牙龈缘及龈乳头中度红，探诊出血。探诊深度普遍4～5mm，可探及釉质牙骨质界，牙无松动。最可能的诊断是

  A. 边缘性龈炎 B. 妊娠期龈炎 C. 慢性牙周炎
  D. 药物性牙龈增生 E. 快速进展性牙周炎

【答案】C

【解析】慢性牙周炎多见于成人，有明显菌斑、牙石等刺激因素，且与牙周组织的炎症和破坏程度一致，牙周袋形成，牙龈炎症出血，附着丧失，牙槽骨吸收，该患者符合慢性牙周炎的诊断；牙龈炎无牙槽骨吸收，排除A、B；药物性牙龈增生有特殊药物史，牙龈小球状、分叶状或桑葚状增生，颜色淡粉色，排除D；快速进展性牙周炎表现为菌斑量与破坏程度不一致，牙槽骨吸收快，排除E。所以此题选C。

【破题思路】

病名	临床特征
边缘性龈炎	牙龈红肿出血，无牙槽骨吸收
妊娠期龈炎	育龄期女性，牙龈红肿出血严重，无牙槽骨吸收
慢性牙周炎	牙龈红肿出血，牙周袋形成，牙槽骨吸收，晚期有牙齿松动
药物性牙龈增生	有服药史，牙龈增生肥大
快速进展性牙周炎	年龄小，牙槽骨快速吸收

131. 患者，男，45岁。刷牙时牙龈出血10年，检查见牙石（++），菌斑量多，牙龈红肿明显，探诊出血，牙周袋探诊深度普遍4～6mm，附着丧失普遍2～4mm，X线片示牙槽骨有水平吸收。最可能的诊断是

  A. 坏死性龈炎 B. 边缘性龈炎 C. 增生性龈炎
  D. 慢性牙周炎 E. 快速进展性牙周炎

【答案】D

【解析】患者，45岁，牙龈出血，检查见牙石（++），菌斑量多，牙龈红肿明显，附着丧失，X线片示牙槽骨吸收明显，形成牙周袋，明确诊断为慢性牙周炎，D正确。龈炎没有附着丧失，所以A、B、C错误。快速进展性牙周炎进展迅速，与题目牙龈出血10年不符，年龄一般35岁以下，所以错误。故此题选D。

132. 患者，男，54岁，为慢性牙周炎患者。牙周基础治疗后6周复查时，多数牙牙颈部有菌斑，但无牙石，牙龈边缘仍有轻度充血、水肿，影响其疗效的主要因素是

  A. 釉突 B. 咬合创伤 C. 未做手术治疗
  D. 洁治不彻底 E. 自我菌斑控制不佳

【答案】E

【解析】由题目可知，多数牙牙颈部有菌斑，但无牙石，牙龈边缘仍有轻度充血、水肿，可见菌斑控制不佳，所以E正确。题目没有提示釉突、咬合创伤，所以A、B错误。需要在患者有效控制菌斑的前提下才进行手术治疗，所以C错误。无牙石说明洁治彻底，所以D错误。故此题选E。

133. 牙周脓肿与牙槽脓肿的鉴别之一是牙周脓肿时

  A. 牙槽骨嵴吸收 B. 脓肿范围弥散 C. 牙髓多无活力
  D. 病程较长 E. 叩痛重

【答案】A

【解析】牙周脓肿X线片可见牙槽骨破坏，可形成骨下袋，牙槽脓肿则为根尖周围的骨质破坏或无破坏，故选A；牙周脓肿范围局限于牙周袋壁，接近龈缘，牙槽脓肿范围较弥散，中心位于龈颊沟附近，不选B；牙周脓肿时牙髓有活力，而牙槽脓肿无活力，不选C；牙周脓肿病程较短，一般3～4天自溃，牙槽脓肿病程长，脓液从根尖周围向黏膜排出需5天，不选D；牙周脓肿叩痛较轻，牙槽脓肿叩痛重，不选E。所以此题选A。

134. 患者，女，42岁。左下牙床肿，牙松动半年。检查：见牙龈肿胀，溢脓，探左下后牙近中牙周袋深，松动Ⅱ度，叩痛（+），龋深，牙髓无活力，X线片示根端骨吸收区与近中侧牙槽骨吸收相通，远中侧牙槽骨无吸收。该病应诊断为

  A. 牙周-牙髓联合病变 B. 慢性牙周炎 C. 根分叉区病变
  D. 牙周脓肿 E. 青少年牙周炎

【答案】A

【解析】牙龈肿胀，探近中牙周袋深，牙松动，X线片示根端骨吸收区与近中侧牙槽骨吸收相通，远中侧

牙槽骨无吸收，提示牙周炎，患牙还有龋深，牙髓无活力提示有牙髓病变，所以诊断为牙周-牙髓联合病变，所以A正确。慢性牙周炎、根分叉区病变、牙周脓肿、青少年牙周炎只有牙周炎的表现，所以B、C、D、E项错误。故此题选A。

【破题思路】牙周-牙髓联合病变的类型	
牙髓根尖周病引起牙周病变	牙髓无活力或活力异常；窄而深的牙周袋；X线有与根尖病变相连的牙周骨质破坏，呈烧瓶形
牙周病变引起的牙髓病变	逆行性牙髓炎：是临床较常见的 长期存在的牙周病变引起牙髓的慢性炎症、变性、钙化，甚至坏死 牙周治疗对牙髓也可产生一定影响
牙周病和牙髓病共存	

135. 患者，男，40岁，刷牙出血2年，冷热刺激酸痛，无自发痛，下前牙咬合无力半年。检查：CI-S：3，牙龈充血肿胀，下前牙松动Ⅰ度，牙龈萎缩2mm，上、下磨牙周袋深4～5mm。初步诊断为
 A. 牙龈炎　　　　　　　　B. 慢性牙周炎　　　　　　　　C. 侵袭性牙周炎
 D. 牙髓炎　　　　　　　　E. 青少年后期牙周炎
【答案】B
【解析】患者口腔卫生状况差，有牙龈的炎症、牙周袋形成、牙齿松动，是慢性牙周炎的表现，B正确。有牙周袋形成，可排除A；成年人，口腔卫生状况差，排除C；题中无牙髓炎的表现，排除D。故选B。

136. 男，45岁。全口牙龈反复肿痛。检查：全口牙龈肿胀充血，明显松动Ⅰ～Ⅱ度。袋深4～6mm，袋内溢脓，全口牙颈部菌斑，321|123牙石。X线片示全口牙槽骨有不同程度的吸收。该病诊断为
 A. 青少年牙周炎　　　　　B. 慢性牙周炎　　　　　　　　C. 牙周-牙髓联合病变
 D. 牙周脓肿　　　　　　　E. 牙周创伤
【答案】B
【解析】慢性牙周炎，进程缓慢，可长达十年或数十年。牙面常有大量牙石、菌斑，牙龈呈现不同程度的慢性炎症，颜色暗红或鲜红，质地松软，点彩消失，牙龈水肿，边缘圆钝；探诊袋内壁有出血、溢脓；早期有牙周袋和牙槽骨吸收，但因程度较轻，牙尚不松动；牙槽骨吸收，以水平吸收为主，当伴有咬合创伤时，可出现垂直吸收。该患者表现与此符合，故选B。

137. 女，19岁。感觉牙齿咀嚼无力2年，检查：全口1及6松动Ⅱ度，全口牙齿松动Ⅰ度，牙龈轻度肿胀，菌斑少，袋深4～6mm，X线片示牙槽骨明显吸收，而牙槽骨吸收为角状。该病最可能的诊断为
 A. 慢性牙周炎　　　　　　B. 牙周脓肿　　　　　　　　　C. 侵袭性牙周炎
 D. 牙周-牙髓联合病变　　E. 慢性根尖周炎
【答案】C
【解析】侵袭性牙周炎发展速度很快，牙周破坏速度比成人型快3～4倍，病变早期就可出现牙齿的松动、移位，特别是上颌切牙和第一磨牙更为明显，严重时上颌前牙呈扇形展开；形成深而窄的牙周袋，但牙龈炎症往往不明显，口腔卫生情况一般较好；第一恒磨牙的近远中均有垂直吸收，形成典型的"弧形吸收"，切牙区多为水平型骨吸收。该患者可诊断为侵袭性牙周炎，故选C。

138. 一患者，经医生诊断为Ⅱ度根分叉病变，此牙预后受哪一因素影响
 A. 根分叉角度　　　　　　B. 根柱长短　　　　　　　　　C. 根面外形
 D. 根分叉开口区宽度　　　E. 以上都是影响因素
【答案】E
【解析】根分叉病变的预后与根分叉角度、根柱长短、根面外形、根分叉开口区宽度均有密切的关系，故选E。

139. 男，26岁。主诉近一年来刷牙时牙龈偶有出血，不伴疼痛。检查：PD为3～4mm；下前牙和第一磨牙有附着丧失2～3mm。此患者最可能的诊断是
 A. 急性坏死性溃疡性龈炎　B. 慢性龈炎　　　　　　　　　C. 青春期龈炎
 D. 侵袭性牙周炎　　　　　E. 慢性牙周炎
【答案】D
【解析】题中有附着丧失2～3mm，可排除A、B、C，该题主要目的就是考查侵袭性牙周炎和慢性牙周炎的诊断，慢性牙周炎患者年龄大，全口多数牙牙槽骨水平吸收，而题中患者年龄小，下前牙和第一磨牙有附着

丧失 2～3mm，有特殊牙位，应该排除慢性牙周炎，诊断为侵袭性牙周炎，故选 D。

140. 女，46 岁。左上后牙突然肿起 2 天。2 周前刚结束牙龈下刮治治疗，急诊诊断为急性牙周脓肿。脓肿形成最可能的主要原因是

A. 牙髓炎症　　　　　　　B. 食物嵌塞　　　　　　　C. 口腔卫生保持不良
D. 牙周袋深处牙石未刮净　E. 咬合创伤

【答案】D

【解析】牙周袋深处牙石未刮净可引起急性牙周脓肿，牙髓炎症、食物嵌塞、口腔卫生保持不良、咬合创伤均与牙周脓肿关系不大，故正确答案为 D。

【破题思路】牙周脓肿的病因
深牙周袋内壁的化脓性炎症向深部扩展，不能排出
洁治或刮治时，动作粗暴，将牙石碎片推入牙周袋深部组织，或损伤牙龈组织
深牙周袋的刮治术不彻底
机体抵抗力下降或有严重全身疾患

141. 患者，女，30 岁，主诉：近 1～2 年来自觉全口牙齿松动，咀嚼力量减弱。若诊断为广泛型侵袭性牙周炎，临床检查最有可能的发现是

A. 多数牙移位　　　　　　B. 多发的牙周脓肿　　　　C. 磨牙根分叉病变Ⅲ度
D. 多数牙牙槽骨呈中度吸收　E. 多数牙牙龈退缩明显

【答案】D

【解析】广泛型侵袭性牙周炎的主要症状是病变进展快，全口多数牙牙槽骨呈明显吸收，故 D 正确。局限型侵袭性牙周炎也可出现牙移位，多见于前牙；磨牙可以出现根分叉病变，排除 A、C。多发的牙周脓肿、多数牙牙龈退缩明显不是侵袭性牙周炎的特征表现，排除 B、E。故选 D。

142. 患者，女，35 岁。患慢性牙周炎，经医生治疗后，左下第一磨牙根分叉处探诊仍出血。分析疗效不好的可能原因如下，除了

A. 与邻牙接触不良　　　　B. 殆关系不良　　　　　　C. 口腔卫生不良
D. 有釉突　　　　　　　　E. 治疗不彻底

【答案】A

【解析】根分叉病变的病因包括菌斑微生物、咬合创伤、牙根的解剖形态不良、牙颈部的釉突、釉珠、磨牙牙髓的感染和炎症、治疗不彻底等，故 B、C、D、E 均是根分叉病变疗效不好的可能原因。与邻牙接触不良和根分叉病变疗效不好的关系并不密切，因此答案选 A。

143. 男，27 岁。1 年来牙床肿胀，影响上下唇活动。检查唇侧龈增生，龈乳头明显突出，部分前牙被覆盖，袋深 5～6mm，探诊无出血。X 线片未见牙槽骨吸收。该患者经多次牙周治疗无效，选择的治疗方法应是

A. 翻瓣术　　　　　　　　B. 龈上洁治术　　　　　　C. 龈下刮治术
D. 局部用药　　　　　　　E. 牙龈切除术

【答案】E

【解析】牙龈切除术的适应证有：牙龈肥大、增生，有假性牙周袋存在，或龈边缘肥厚、不整齐，经基础治疗后未能恢复正常形态者；后牙区中等深度的骨上袋，袋底未超过膜龈联合等。题中牙龈增生经牙周治疗无效，可考虑牙龈切除术，故选 E。

【破题思路】	
翻瓣术	深牙周袋或复杂性牙周袋，经基础治疗后牙周袋仍在 5mm 以上，且探诊后出血者 牙周袋底超过膜龈联合 有骨下袋形成，需做骨修整或需进行植骨者
龈上洁治术	是去除龈上牙石的最有效方法
龈下刮治术	用龈下刮治器械除去附着于牙周袋内根面上的龈下牙石和菌斑并平整根面
牙龈切除术	牙龈纤维性增生、牙龈肥大、牙周基础治疗后未能恢复正常形态者 后牙区中等深度的骨上袋，袋底不超过膜龈联合，附着龈宽度足够者 冠周龈片覆盖在阻生牙面上，该阻生牙的位置基本正常

144. 患者，女，39岁，近1年来感觉牙齿松动，咬合无力。检查：CI-S为2，牙龈充血，松动Ⅰ~Ⅱ度，牙周袋3~5mm，X线片示牙槽骨水平型吸收达根长1/3~1/2。该患者的牙周病史主要应通过以下哪种方式收集

  A. 触诊   B. 探诊   C. 问诊
  D. 叩诊   E. 视诊

【答案】C

【解析】牙周病病史采集主要应通过问诊的方式收集，详细询问患者系统病史、口腔病史、牙周病史及口腔卫生习惯、家族史等，通过详细地询问病史，了解牙周病患者疾病发生、发展、治疗经历及患者的全身状况。触诊、探诊、叩诊、视诊是询问病史后进行的体格检查，故选C。

145. 女，26岁。右下后牙牙龈出血1个月，可自行止住。检查：右下6牙石（+），近中见树脂充填，探及充填体悬突，牙间龈乳头充血，探诊易出血。右下后牙出现临床症状的主要促进因素是

  A. 牙菌斑   B. 医源性因素   C. 创伤𬌗
  D. 女性激素   E. 牙石

【答案】B

【解析】此题考查牙周病的局部促进因素。根据症状和检查所见，全口牙均有少量牙石，并非导致右下后牙症状的主要因素，而右下后牙有明显的局部促进因素，即充填体悬突，这是由于治疗时形成的局部因素，导致菌斑滞留，而牙菌斑是疾病的始动因素，因此主要促进因素是医源性因素，故选B。

【破题思路】引起牙周病的医源性因素

充填体悬突

修复体的设计

正畸治疗

146. 女，45岁。已经明确诊断为慢性牙周炎并经基础治疗4周后，牙周袋探诊深度仍然为6mm，可探入颊侧根分叉区，牙龈无退缩，X线片检查见根分叉处牙槽骨密度略有减低，则该患者最适宜做

  A. 袋内壁刮治术   B. 翻瓣术   C. 隧道成形术
  D. 截根术   E. GTR

【答案】E

【解析】此题考点为Ⅱ度根分叉病变的手术治疗。根据题中临床表现，该牙患有Ⅱ度根分叉病变，经过牙周基础治疗后仍有深牙周袋和病变，对这种病变的最佳手术治疗方案是再生性手术治疗——引导性牙周组织再生术（GTR），E是正确答案。袋内壁刮治术现在很少使用，排除A；翻瓣术多用于Ⅰ度根分叉病变，排除B；隧道成形术和截根术可用于Ⅲ度、Ⅳ度根分叉病变，排除C、D。故选E。

【破题思路】

根分叉病变	手术治疗方法
Ⅰ度根分叉病变	做彻底的龈下刮治和根面平整即可；袋深且牙槽骨形态不佳者则做翻瓣术并修整骨外形
Ⅱ度根分叉病变	骨质破坏轻，采用引导性组织再生术（GTR）加植骨术。骨质破坏重，采用根向复位瓣术加骨成形术
Ⅲ度和Ⅳ度根分叉病变	采用隧道成形术、截根术、分根术或者牙半切除术等消除根分叉区，以利菌斑控制

147. 女，33岁，因牙齿松动就诊。检查多数牙齿松动、移位，牙周袋探诊深度5~8mm。怀疑为侵袭性牙周炎，诊断前最为重要的辅助检查是

  A. 拍摄X线片   B. 咬合检查   C. 家族史
  D. 细菌学检查   E. 白细胞趋化功能检查

【答案】A

【解析】侵袭性牙周炎的诊断依靠临床表现、X线片上牙槽骨吸收情况、家族史等，但X线片表现尤为重要，可以了解牙齿牙槽骨吸收的程度，诊断前最为重要的辅助检查是拍摄X线片，A是正确答案。咬合检查、家族

史、细菌学检查和白细胞趋化功能检查对诊断有一定的参考意义，但不是临床常规使用的最重要的辅助检查手段，故排除 B、C、D、E。

148. 男，20 岁，诊断为局限型侵袭性牙周炎，在牙周基础治疗的同时准备给予全身抗生素治疗，最佳选择是

 A. 甲硝唑   B. 甲硝唑＋阿莫西林   C. 青霉素
 D. 非甾体抗炎药   E. 链霉素

【答案】B

【解析】此题考点是局限型侵袭性牙周炎的全身药物治疗。局限型侵袭性牙周炎的主要致病菌是伴放线聚集杆菌，为微需氧菌，甲硝唑对兼性厌氧菌和微需氧菌无效，但可与其他药物如阿莫西林、螺旋霉素等联合使用，能发挥药物的最大疗效。对于局限型侵袭性牙周炎，在牙周基础治疗的同时，给予全身抗生素治疗（甲硝唑＋阿莫西林）具有好的疗效。单独使用甲硝唑、青霉素、非甾体抗炎药疗效差，排除 A、C、D；链霉素一般不用于牙周病的治疗，排除 E。故选 B。

【破题思路】

药物	主要用途
甲硝唑	杀灭专性厌氧菌，对坏死性溃疡性龈炎有好的疗效，对 HIV 相关性牙周炎急性期症状的控制有效
甲硝唑＋阿莫西林	甲硝唑对兼性厌氧菌和微需氧菌无效，但可与阿莫西林联合使用，能发挥药物的最大疗效，治疗局限型侵袭性牙周炎
青霉素	牙周治疗中常用阿莫西林，对 G^+ 及 G^- 菌有较强杀菌作用，与甲硝唑联合治疗侵袭性牙周炎，对中间普氏菌、具核梭形杆菌无效
非甾体抗炎药	牙周炎的辅助药物治疗，通过抑制环氧化酶和脂氧化酶的活性，抑制前列腺素的合成，抑制炎症过程，减少牙槽骨吸收
链霉素	用于治疗结核感染，在牙周病中很少应用

149. 男，25 岁，口腔内上下前牙龈乳头消失并凹陷，呈反波浪形，牙龈间乳头颊舌侧分离，可从牙面翻开，下方有牙石、牙垢，无龈坏死。可能的原因是

 A. 疱疹性龈口炎   B. 中性粒细胞缺乏引起龈坏死   C. 慢性龈缘炎
 D. 慢性坏死性龈炎   E. 急性龈乳头炎

【答案】D

【解析】此病例的表现是慢性坏死性龈炎的典型表现：龈乳头消失、凹陷，呈反波浪形，龈乳头颊舌侧分离，可从牙面翻开，而无龈坏死，D 答案正确。慢性龈缘炎及龈乳头炎只会出现龈乳头的红肿，不会出现龈乳头消失及反波浪形龈外形，排除 C、E；疱疹性龈口炎，出现成簇聚集的小水疱，不会出现龈乳头消失及反波浪形龈外形，排除 A；中性粒细胞中度和重度减少会出现疲乏、无力、头晕等症状，严重者会引起龈坏死，诊断中性粒细胞缺乏引起龈坏死需要做血液检查以明确粒细胞缺乏的程度，该题中并没有，可排除 B。故选 D。

【破题思路】

病名	临床特征
疱疹性龈口炎	口腔黏膜出现成簇聚集的小水疱，由单纯疱疹病毒感染
中性粒细胞缺乏引起龈坏死	有疲乏、无力、头晕等全身症状，需做血常规检查
慢性龈缘炎	牙龈的红肿出血，没有龈乳头的坏死
慢性坏死性龈炎	龈乳头消失、凹陷，呈反波浪形，龈乳头颊舌侧分离
急性龈乳头炎	龈乳头红肿

150. 女，40 岁。主诉牙龈增生 2 年，有高血压病史。检查：全口牙龈增生，覆盖牙冠的 1/3～1/2，牙龈乳头因增生而相连，牙龈表面有的呈桑葚状，牙龈质地坚实，呈暗红色。造成以上症状的原因是患者可能服用了

 A. 苯巴比妥钠   B. 环孢素   C. 硝酸异山梨酯

D. 硝苯地平　　　　　　　　E. 升压药

【答案】D

【解析】引起药物性牙龈增生的药物主要有苯妥英钠、环孢素、硝苯地平。这3种药物治疗的疾病分别为：癫痫、器官移植（主要为肾移植）后的免疫排斥反应及高血压。该患者有高血压病史，因此可能服用了治疗高血压的硝苯地平，D答案正确。苯巴比妥钠和硝酸异山梨酯未报道会导致牙龈增生，排除A、C；环孢素可以引起牙龈增生，用于器官移植后，排除B；升压药包括范围大，也可排除，故选D。

【破题思路】导致牙龈增生的3种病和治疗3种病的药物有：	
高血压	硝苯地平、维拉帕米
癫痫	苯妥英钠
器官移植	环孢素

151. 男，23岁。刷牙时牙龈出血半年。检查：全口牙牙石（+）～（++），牙面有色素，牙龈缘及龈乳头轻度水肿，色略红，探诊后牙龈出血，探诊深度3mm，未探查到附着丧失。最可能的诊断是
A. 药物性牙龈肥大　　　　B. 慢性牙周炎　　　　C. 坏死性龈炎
D. 慢性龈炎　　　　　　　E. 侵袭性牙周炎

【答案】D

【解析】该题所考知识点是慢性龈炎的诊断和鉴别诊断。从题干中可看到，患者的临床表现中无牙周附着丧失，可排除牙周炎的诊断，即B和E；患者的临床表现中没有牙龈的肥大增生和坏死，可排除A和C；患者的表现符合慢性龈炎的表现，故选D。

【破题思路】	
病名	鉴别要点
药物性牙龈肥大	牙龈增生肥大，有服药史
慢性牙周炎	牙龈红肿出血，有附着丧失
坏死性龈炎	牙龈自发性出血，牙龈边缘呈虫蚀状，龈乳头缺损
慢性龈炎	牙龈红肿出血，无附着丧失
侵袭性牙周炎	年龄小，牙槽骨吸收快

152. 男，18岁。主诉刷牙出血数月，检查：牙不松动，牙龈红肿，牙周探诊深度<3mm，牙石（++），探诊出血。最佳处理方案应是
A. 服用阿莫西林和甲硝唑　　　　　　B. 口腔卫生宣教和龈上洁治术
C. 口腔卫生宣教、龈上洁治术、根面平整术　　　　D. 服用牙周宁片、使用含漱剂
E. 进行牙龈切除术

【答案】B

【解析】此题考查要点为慢性龈炎的治疗。根据题干所给出的病情可判断，该患者所患的疾病为慢性龈炎，对这样的患者进行口腔卫生指导和龈上洁治术，疾病就可治愈，不需要根面平整和手术治疗，也不需要全身药物治疗，单纯药物治疗而不清除局部刺激因素不能治愈牙龈炎，故选B。

153. 男，40岁。体健，吸烟40支/日。临床诊断为慢性牙周炎，经牙周系统治疗及局部药物治疗后效果不理想，口腔卫生状况尚可。应最先考虑影响其疗效的因素是
A. 营养因素　　　　　　B. 咬合关系　　　　　　C. 吸烟
D. 使用的药物不当　　　E. 工作紧张

【答案】C

【解析】此题考查牙周疾病的危险因素。牙周治疗效果不佳的原因很多，口腔卫生控制不佳是其中的主要因素，但该患者的口腔卫生状况不差，因此主要考虑其他方面的因素。该患者存在一个明显的危险因素即吸烟，且吸烟量很大，吸烟既影响牙周疾病的发病和病情程度，又影响牙周治疗效果，因此正确答案为C。备选答案中的其他方面在题干中并未给出相应信息，故选C。

【破题思路】吸烟是牙周病的全身促进因素，主要的影响有：
牙周组织代谢发生障碍
削弱体液免疫和细胞免疫
降低局部氧张力
抑制再附着和新附着的产生
妨碍口腔卫生

154. 女，20岁。左侧上颌后牙自发性肿痛，吸吮时出血3天。4天前曾有过鱼刺刺伤史。口腔检查：左上6、7牙间探诊疼痛明显，牙龈乳头红肿，叩诊（+），无松动，未探及附着丧失。诊断为
  A. 慢性龈炎　　　　　　　　B. 慢性牙周炎　　　　　　　　C. 侵袭性牙周炎
  D. 急性牙髓炎　　　　　　　E. 急性龈乳头炎
  【答案】E
  【解析】此题考点为急性龈乳头炎的诊断。患者表现符合急性龈乳头炎的临床特征。因无附着丧失，可排除B和C；因其有明显的疼痛症状和牙间探诊疼痛，不符合慢性龈炎的诊断；急性龈乳头炎有时表现为自发痛，需与牙髓炎鉴别，其病史和牙间探诊疼痛及牙龈乳头红肿的表现符合急性龈乳头炎的特征；急性牙髓炎须有牙体硬组织疾病，牙髓活力测验异常等表现，题中并没有提及，因此正确答案为E。

155. 男，60岁。主诉左下后牙咀嚼疼痛。口腔检查：左下6牙体无明显病变，颊侧牙周袋深6mm，牙龈退缩可见根分叉区完全开放，探针能水平通过分叉区。X线片示：根分叉区完全开放。按Glickman根分叉病变分度法，此根分叉病变属于
  A. Ⅰ度　　　　　　　　　　B. Ⅱ度　　　　　　　　　　　C. Ⅲ度
  D. Ⅳ度　　　　　　　　　　E. 正常
  【答案】D
  【解析】此题考点为根分叉病变类型的诊断。该患者的根分叉病变表现符合Glickman根分叉病变分度法中的Ⅳ度病变，即颊舌侧贯通，且分叉部位暴露，无牙龈覆盖，故选D。

【破题思路】Glickman根分叉病变分度法	
Ⅰ度根分叉病变	牙周袋深度已到达根分叉区，探针可探到多根牙的根分叉外形，但根分叉内的牙槽骨没有破坏。X线片上看不到骨质吸收
Ⅱ度根分叉病变	根分叉区的骨吸收仅局限于一侧或多侧，却彼此尚未贯通。X线片显示该区仅有牙周膜增宽，或骨质密度略减低
Ⅲ度根分叉病变	病变波及全部根分叉区，根间牙槽骨全部吸收，探针能通过根分叉区，但根分叉仍被牙龈覆盖，不能直视。X线片见该区骨质消失呈透射区
Ⅳ度根分叉病变	病变波及全部根分叉区，根间骨隔完全破坏，牙龈退缩使根分叉完全开放而能直视

156. 女，27岁。全口牙龈肿胀、出血不止、疼痛明显3天。口腔检查：全口牙龈肿大，波及牙间乳头、边缘龈和附着龈，颜色苍白，龈缘处有坏死溃疡，局部有渗血，口腔黏膜上可见出血点。为了进一步明确诊断，还应做的检查是
  A. 探诊牙周袋　　　　　　　B. 叩诊　　　　　　　　　　　C. X线片检查
  D. 血常规检查　　　　　　　E. 细菌学检查
  【答案】D
  【解析】此题考点为白血病的龈病损的诊断方法。根据患者的临床表现，比较符合白血病的龈病损的表现，若要诊断白血病，必须进行血常规检查或骨髓穿刺检查，因此在备选答案中D为正确答案，故选D。

157. 患者，男，60岁。诉左下后牙咀嚼疼痛。口腔检查：左下6牙体无明显病变，颊侧牙周袋深4mm，探针可探及分叉区，若为患者进行GTR术，下列哪一因素不会影响术后疗效。
  A. 口腔卫生习惯　　　　　　B. 吸烟习惯　　　　　　　　　C. 饮酒习惯
  D. 根分叉形态　　　　　　　E. 糖尿病病史
  【答案】C

【解析】GTR 术即引导性牙周组织再生术，影响其后的因素有：口腔卫生习惯差、菌斑控制不佳、吸烟、根分叉形态、糖尿病患者局部抵抗能力差等。饮酒习惯对 GTR 术的影响不大，故选 C。

【破题思路】影响 GTR 术疗效的因素
菌斑控制不佳
牙周维护阶段依从性差
术后不按时复查和清除菌斑
吸烟
手术中瓣的设计和膜的位置放置不佳

158. 患者，女，45 岁。右下后牙颊侧牙龈肿胀、疼痛 3 天。检查：右下第一、二磨牙间颊侧牙龈呈卵圆形膨隆，有波动感，右下第一磨牙松动Ⅱ度，诊断是急性牙周脓肿，若与牙槽脓肿鉴别诊断，不必要的一项检查是

A. 牙髓活力　　　　　　B. 牙周袋的存在　　　　　　C. X 线片
D. 是否有龈下牙石　　　E. 叩痛程度

【答案】D

【解析】本题考点是牙周脓肿与牙槽脓肿的鉴别诊断。牙周脓肿感染来源为牙周袋，有牙髓活力，叩痛程度相对较轻，X 线见牙槽骨嵴有破坏，而牙槽脓肿感染来源为牙髓病或根尖周病，故牙髓一般无活力，叩痛很重，X 线见根尖周有骨质破坏也可无。牙髓活力、牙周袋的存在、X 线片及叩痛程度均是二者的鉴别点，是否有龈下牙石与二者之间的鉴别关系不密切，故选 D。

159. 患者，男，28 岁，右下后牙牙龈反复肿胀、溢脓，牙齿松动 2 年，每次发作经牙周康口服治疗，症状好转。检查：牙体完整，牙龈肿胀，右下第二磨牙近中可探及 7mm 深的牙周袋，松动Ⅱ度，可探及龈下牙石。X 线检查示右下第二磨牙牙槽骨吸收达根长 1/2，最可能的诊断是

A. 慢性根尖周炎　　　　B. 急性牙周脓肿　　　　　　C. 慢性牙周脓肿
D. 牙龈脓肿　　　　　　E. 牙髓炎

【答案】C

【解析】患者右下后牙牙龈反复肿胀、溢脓，牙齿松动，牙龈肿胀，探及 7mm 深的牙周袋，符合慢性牙周脓肿的诊断条件，最可能的诊断是慢性牙周脓肿。慢性根尖周炎、牙髓炎有牙体牙髓病，无牙槽骨吸收，排除 A、E；急性牙周脓肿症状较重，排除 B；牙龈脓肿无牙槽骨吸收，排除 D。故选 C。

160. 患者，男，21 岁，因牙齿松动半年就诊。无全身疾病，无青霉素过敏史。接诊医生诊断为广泛型侵袭性牙周炎，经牙周系统治疗后，复查的间隔期开始应为

A. 每 2～4 个月 1 次　　B. 每 2～3 个月 1 次　　　　C. 每 1～2 个月 1 次
D. 每 3～4 个月 1 次　　E. 每 3～6 个月 1 次

【答案】C

【解析】侵袭性牙周炎经牙周系统治疗后，较容易复发，疗效能否长期保持，取决于患者自我控制菌斑的依从性和维持疗效的措施，定期的监测和必要的后续治疗是保持长期疗效的关键。根据每位患者菌斑和炎症的控制情况，确定个性化的复查间隔期。开始时间为每 1～2 个月 1 次，6 个月后若病情稳定可逐渐延长。侵袭性牙周炎，经牙周系统治疗后，复查的间隔期开始应为 1～2 个月 1 次，故选 C。

【破题思路】牙周病的维持期的治疗非常重要，不同的疾病复查的时间也不同：

疾病	复查的时间
慢性龈炎	6～12 个月
慢性牙周炎	3～6 个月
侵袭性牙周炎	1～2 个月

161. 患者，男，因牙齿松动半年就诊。无全身疾病，未接受过牙科治疗。如诊断为广泛型侵袭性牙周炎，年龄通常在

A. 20岁左右 B. 20岁以下 C. 20岁以上
D. 35岁以下 E. 35岁以上

【答案】D

【解析】广泛型侵袭性牙周炎，年龄通常发生于35岁以下的年轻人，故选D。

162. 患者，女，19岁，1年以来自觉前牙咬合无力，松动、移位。检查：前牙区仅见少量龈上、龈下牙石，牙龈轻度充血，上、下前牙松动Ⅰ～Ⅱ度，牙周袋深6～7mm，X线片示切牙区为水平型骨吸收达根长1/2～2/3。本病最突出的表现为

A. 女性多于男性 B. 牙周组织破坏程度与局部刺激物的量不成正比
C. 切牙区多为水平型骨吸收 D. 好发部位为上下切牙
E. 病程进展快

【答案】B

【解析】患者，年龄小，有牙周袋形成及牙槽骨吸收，发展速度快，好发于上、下前牙，诊断为局限型侵袭性牙周炎。局限型侵袭性牙周炎虽然有女性多于男性、切牙区多为水平型骨吸收、好发部位为上下切牙和第一磨牙、病程进展快等特征，但最突出的表现是牙周组织破坏程度与局部刺激物的量不成正比，故选B。

(163～165题共用备选答案)

A. 麝香草酚 B. 氯己定 C. 四环素
D. 磺胺类 E. 甲硝唑

163. 对抑制厌氧菌和螺旋体特别有效的是

【答案】E

164. 能抑制胶原酶及其他基质金属蛋白酶活性的药物是

【答案】C

165. 牙周手术后常局部应用以控制菌斑的是

【答案】B

【解析】甲硝唑是抑制革兰阴性厌氧菌和螺旋体特别有效的药物，故163题选E。四环素具有抑制胶原酶及其他基质金属蛋白酶的活性，故164题选C。氯己定是广谱抗菌剂，对G^+菌及G^-菌和真菌都有较强的抗菌作用，也具有抑制菌斑形成的作用，常用于牙周手术后控制菌斑，故165题选B。麝香草酚是窝洞消毒剂，25%麝香草酚乙醇溶液消毒窝洞；磺胺类药物为人工合成的抗菌药，对G^+菌和G^-菌、衣原体和某些原虫均有抑制作用。

(166～168共用题干)

牙周检查时利用牙周探针来进行牙周探诊。

166. 牙周探诊的主要目的是了解

A. 牙周袋的深度和附着水平 B. 龈下牙石的分布 C. 是否有袋内溢脓
D. 根面龋 E. 牙龈退缩程度

【答案】A

167. 牙周探诊时，探诊压力应掌握在

A. 小于10g B. 10～15g C. 20～25g
D. 30g左右 E. 30～50g

【答案】C

168. 牙龈组织炎症较重时，用正常力量探诊，探针尖端应终止在

A. 正好在龈沟底部 B. 达不到龈沟底部 C. 结合上皮内
D. 穿过结合上皮到达结缔组织 E. 釉牙骨质界处

【答案】D

【解析】牙周探诊的主要目的是了解牙周袋的深度和附着水平，是判断牙周病变程度和制订治疗计划的重要依据。牙周探诊时，探诊压力不可过大，以免损伤牙周组织，探诊压力也不可过小，应掌握在20～25g，这个力量能做到既探测到牙周袋的实际深度，又不致使患者疼痛和损伤。结合上皮既无角化层，也无上皮钉突，细胞间隙大，细胞之间的联系疏松，上皮通透性高，因此易被机械力穿透，在进行牙周探诊检查时，用正常力量探诊，探针会穿透到结合上皮内，使临床探诊深度大于组织学深度。牙龈组织炎症较重时，用正常力量探诊，探针尖端应终止在穿过结合上皮到达结缔组织。

【破题思路】 牙周探诊、CPI 探诊的方法和探诊的内容

		牙周探诊	CPI 探诊
探诊方法	工具	牙周探针：尖端为钝头，顶端直径为 0.5mm	CPI 牙周探针：尖端为直径 0.5mm 小球，距顶端 3.5～5.5mm 为黑色区域，8.5mm 与 11.5mm 处两条环线
	探诊方法	①改良握笔式；②探诊力量 20～25g；③探针与牙长轴平行；④提插方式移动探针；⑤探诊按照一定顺序	①改良握笔式；②探诊力量不超过 20g；③探针与牙长轴平行；④上下短距离颤动；⑤探诊按照一定顺序
检查内容		探诊深度（PD）：龈缘至袋底或龈沟底的距离。健康的牙龈探诊深度不超过 2～3mm	牙龈出血情况
		附着水平（AL）：袋（沟）底至牙釉质牙骨质界的距离	龈下牙石
		探诊后出血	龈沟或牙周袋深度
		根分叉病变的检查：用普通的弯探诊或专门设计的 Nabers 探针探查	—
		龈下牙石	—

（169～171 题共用题干）

女，19 岁，上前牙松动 3 年，检查见上切牙松动 Ⅱ 度，扇形移位，口腔卫生较好，初步印象为局限型侵袭性牙周炎。

169. 为确诊还应做的最重要的检查是

A. 查血　　　　　　　　B. 活检　　　　　　　　C. 脱落细胞诊断
D. 拍 X 线片　　　　　　E. 牙合力测定

【答案】D

170. 若已确诊，其可能还具有的特征如下，但不包括

A. 上颌第一磨牙近中垂直骨吸收　　　　B. 病变累及全口牙
C. 牙龈炎症表现轻微　　　　　　　　　D. 龈下菌斑中查出大量的伴放线聚集杆菌
E. 上前牙有深牙周袋

【答案】B

171. 对该患者的治疗措施中不适当的是

A. 牙周基础治疗　　　　B. 反复进行口腔卫生指导　　　　C. 首选口服甲硝唑
D. 基础治疗后进行翻瓣手术治疗　　E. 定期复查复治

【答案】C

【解析】确诊为局限型侵袭性牙周炎，最重要的检查是拍 X 线片看牙槽骨吸收的情况，故 169 题选 D。局限型侵袭性牙周炎的临床特征有上颌第一磨牙近中垂直骨吸收、牙龈炎症表现轻微、龈下菌斑中查出大量的伴放线聚集杆菌、上前牙有深牙周袋、好发牙位的典型特征是患牙局限于第一恒磨牙和上下切牙，不会累及全口牙，故 170 题选 B。局限型侵袭性牙周炎的主要致病性微生物是伴放线聚集杆菌，伴放线聚集杆菌是微需氧菌，甲硝唑抗专性厌氧菌感染，对微需氧菌无效，应用抗生素治疗首选四环素族抗生素，应用甲硝唑时需与阿莫西林或螺旋霉素联合使用。牙周基础治疗、反复进行口腔卫生指导、基础治疗后进行翻瓣手术治疗、定期复查复治，均是局限型侵袭性牙周炎的治疗方法，故 171 题选 C。

【破题思路】 局限型侵袭性牙周炎

病因	伴放线聚集杆菌（Aa）是主要致病菌。防御能力缺陷
临床特征	年龄小；口腔卫生情况好；好发于第一恒磨牙和上下切牙；病程进展快，早期出现牙齿松动和移位
检查方法	X 线片所见第一磨牙形成典型的"弧形吸收"，在切牙区多为水平型骨吸收
治疗	牙周基础治疗；早期药物治疗，首选四环素或甲硝唑＋阿莫西林；定期复查复治；基础治疗后考虑手术治疗

（172～173题共用题干）

患者，女，20岁，学生。1年前开始刷牙时牙龈少量出血，近一周加重，服药后未见明显效果。否认药物过敏史。父母身体健康。检查：口腔卫生不良，牙石（++）。牙龈呈暗红色，边缘肿胀，龈乳头圆钝，质地松软，表面光亮。血常规检查正常，探诊深度3mm，松动（-），叩痛（-），上下前牙排列不齐，牙根似有外露，牙面沉积大量软垢，探诊易出血。

172. 为进一步明确诊断，还必须确认
A. 牙髓活力检查　　　　　　B. 有无附着丧失检查　　　　　　C. 牙周探诊深度检查
D. 实验室细菌检查　　　　　E. 牙龈增生程度检查
【答案】B

173. 该患者可能的诊断是
A. 慢性牙周炎　　　　　　　B. 侵袭性牙周炎　　　　　　　　C. 慢性龈炎
D. 坏死性牙周炎　　　　　　E. 药物过敏性口炎
【答案】A

【解析】根据题意，考虑患者的诊断是慢性龈炎或慢性牙周炎，二者区分的关键是有无附着丧失，因此必须进行有无附着丧失检查，才可明确诊断，故172题选B。患者口腔卫生状况差，有牙龈的炎症和出血，诊断的关键点是区分慢性龈炎和慢性牙周炎，探诊深度3mm，牙根似有外露，说明有附着丧失，患者可能的诊断是慢性牙周炎，故173题选A。

【破题思路】牙龈炎和早期牙周炎的鉴别诊断

鉴别要点	牙龈炎	早期牙周炎
牙龈炎症	有	有
牙周袋	假性牙周袋	真性牙周袋
附着丧失	无	有，能探到釉牙骨质界
牙槽骨吸收	无	骨嵴顶吸收，或硬骨板消失

（174～175题共用题干）

患者，33岁，经检查初步印象是广泛型侵袭性牙周炎。

174. 确诊之前应做如下检查，除了
A. 试体温　　　　　　　　　B. X线片　　　　　　　　　　　C. 牙周袋深度
D. 附着丧失　　　　　　　　E. 局部刺激因素
【答案】A

175. 若磨牙根分叉病变Ⅲ度，一般不采用的治疗方法是
A. 截根术　　　　　　　　　B. 植骨术　　　　　　　　　　　C. 袋壁切除术
D. 根向复位术　　　　　　　E. 牙半切术
【答案】B

【解析】患者确诊为广泛型侵袭性牙周炎，确诊之前应做如下检查：X线片了解牙槽骨的吸收情况；探牙周袋深度和附着丧失；检查口腔卫生状况，判断牙周组织破坏程度与局部刺激物的量是否成比例，而试体温对确诊广泛型侵袭性牙周炎意义不大。Ⅲ度根分叉病变，根分叉区的骨质已有"贯通性"破坏，治疗的目的是使根分叉区充分暴露，以利菌斑控制，可采用截根术、分根术、牙半切术、根向复位术、切除性新附着术等手术，植骨术对根分叉病变Ⅲ度效果不好。

【破题思路】广泛型侵袭性牙周炎

病因	①伴放线聚集杆菌（Aa）是主要致病菌 ②防御能力缺陷
临床表现	①常发生于35岁以下，也可见于年龄更大者 ②广泛的邻面附着丧失，累及除切牙和第一磨牙以外的恒牙至少3颗 ③有严重而快速的附着丧失和牙槽骨破坏 ④菌斑牙石的沉积因人而异 ⑤患者有时伴有全身症状，包括体重减轻、抑郁及全身不适等

治疗	①早期治疗，消除感染：菌斑控制、洁治、刮治等治疗，必要时手术治疗，如翻瓣术等 ②抗菌药物的应用：国外较多使用四环素族抗生素，常用米诺环素、多西环素。国内多建议用甲硝唑＋阿莫西林 ③调整机体防御功能 ④定期复查，维持疗效

（176～178题共用题干）

男，33岁，刷牙出血2年，冷热刺激酸痛，无自发痛、夜间痛，检查：菌斑牙石指数均为3，牙龈红肿不明显，全口附着丧失2～3mm。

176.临床诊断是

　　A.慢性牙周炎　　　　　　　　B.慢性龈缘炎　　　　　　　　C.快速进展性牙周炎
　　D.青少年牙周炎　　　　　　　E.坏死溃疡性龈炎

【答案】A

177.该患者没有坚持彻底的牙周治疗，1年后，因牙龈自发出血、疼痛、腐败性口臭3天就诊。对此最大可能的诊断是

　　A.急性牙周脓肿　　　　　　　B.急性坏死性溃疡性龈炎　　　C.顽固性牙周炎
　　D.牙周炎复发　　　　　　　　E.疱疹性龈口炎

【答案】B

178.若需全身药物治疗，首选药物是

　　A.甲硝唑　　　　　　　　　　B.四环素　　　　　　　　　　C.金霉素
　　D.布洛芬　　　　　　　　　　E.多西环素

【答案】A

【解析】慢性牙周炎病起病缓慢，早期主要表现为牙龈的慢性炎症。患者可有刷牙或进食时的牙龈出血或口内异味，但一般无明显不适，不受重视。实际上此时已有牙周袋形成（探诊深度超过3mm），且能探到釉牙骨质界，即已有附着丧失，X线片上可见牙槽嵴顶高度降低，有水平或垂直骨吸收。探诊易出血，还能发现有附着丧失，因此即使探诊深度＜3mm，但根据已有附着丧失，说明该牙患有牙周炎。故176题选A。慢性龈炎或牙周炎是急性坏死性溃疡性龈炎发生的重要条件，常发生于青壮年，以男性吸烟者多见，起病急、病程较短，以龈乳头和龈缘的坏死为其特征性损害，尤以下前牙多见。患处牙龈极易出血，疼痛明显，有典型的腐败性口臭。根据题干描述可知最可能的诊断是急性坏死性溃疡性龈炎，故177题选B。本题诊断为急性坏死性溃疡性龈炎，引起该病的主要病原微生物是具核梭形杆菌、螺旋体和中间普氏菌，均为专性厌氧菌，甲硝唑杀灭专性厌氧菌，因此急性坏死性溃疡性龈炎抗菌药物首选甲硝唑。四环素、多西环素主要是侵袭性牙周炎的首选药物，故178题选A。

（179～180题共用题干）

患者，女，20岁。主诉前牙牙缝变大1年。检查：上切牙松动、移位。双侧上、下第一磨牙松动Ⅱ度。

179.若初步印象为侵袭性牙周炎，最实用、简便的一项辅助检查是

　　A.中性粒细胞趋化功能　　　　B.家族史询问　　　　　　　　C.龈下菌斑涂片
　　D.X线检查　　　　　　　　　　E.全身系统病检查

【答案】D

180.如果全身药物治疗，最佳选择是

　　A.螺旋霉素＋替硝唑　　　　　B.甲硝唑＋阿莫西林　　　　　C.螺旋霉素＋阿莫西林
　　D.螺旋霉素＋红霉素　　　　　E.牙周宁

【答案】B

【解析】侵袭性牙周炎重点检查切牙及第一磨牙邻面，拍摄X线片有助于发现早期病变。有条件时，可做微生物学检查发现伴放线聚集杆菌，或检查中性粒细胞有趋化和吞噬功能的异常。最实用、简便的一项辅助检查是X线检查，故179题选D。甲硝唑、替硝唑均是硝基咪唑类抗生素，杀灭专性厌氧菌，对于引起侵袭性牙周炎的伴放线聚集杆菌（微需氧菌）无效，但甲硝唑和阿莫西林配伍使用可有效抑制伴放线聚集杆菌（Aa），对侵袭性牙周炎治疗选甲硝唑＋阿莫西林，故180题选B。螺旋霉素对牙周急性病症、牙周溢脓疗效较好。

（181～182题共用题干）

患者，女，60岁。牙床肿痛2天。检查左下第一磨牙颊侧牙龈肿胀，有波动感，叩痛轻，局限，有深牙

周袋，热测反应同对照牙。

181. 该患牙最可能的诊断是
A. 根分叉病变　　　　　　　B. 边缘性龈炎　　　　　　　C. 慢性牙周炎
D. 牙槽脓肿　　　　　　　　E. 牙周脓肿
【答案】E

182. 当日的治疗措施是
A. 拔牙　　　　　　　　　　B. 龈下刮治　　　　　　　　C. 脓肿切开引流
D. 开髓、拔髓引流　　　　　E. 急性期翻瓣手术
【答案】C

【解析】牙周脓肿是牙周炎发展到晚期，出现深牙周袋后的一个常见的伴发症状。诊断要点：有牙周病病史；患牙持续性胀痛、跳痛、咀嚼痛；患牙松动，有深牙周袋，叩痛（+），牙髓测验有活力；龈组织近龈缘处呈半球形隆起，脓肿局限。该患者牙龈肿胀，有波动感，热测反应无异常，有深牙周袋，首选考虑发生牙周脓肿，故181题选E。诊断为牙周脓肿，有跳痛和波动感，是脓肿切开引流的适应证，故182题选C。

（183～188题共用题干）

男，45岁。主诉刷牙时牙龈出血，口腔有异味，双侧后牙及下前牙轻度松动，伴有咬合痛。

183. 主要应该进行的检查是
A. 探诊+叩诊　　　　　　　B. 扪诊+X线片　　　　　　　C. 松动度检查
D. 温度测验+探诊　　　　　E. 牙周袋探诊+X线片
【答案】E

184. 如果拟诊断为慢性牙周炎，主要致病菌是
A. 放线菌　　　　　　　　　B. 牙龈卟啉单胞菌　　　　　　C. 乳杆菌
D. 变形链球菌　　　　　　　E. 嗜二氧化碳噬纤维菌
【答案】B

185. 晚期可能出现的伴发症状为
A. 中度深度牙周袋　　　　　B. 重度牙龈炎症　　　　　　　C. 急性牙周脓肿
D. 牙槽骨水平吸收　　　　　E. 牙齿咬合痛
【答案】C

186. 治疗的基本原则是
A. 控制菌斑+彻底清除牙石　　B. 控制菌斑+拔除松动牙　　　C. 松牙固定术
D. 牙周袋及根面药物处理　　　E. 牙周外科手术+全身治疗
【答案】A

187. 下列关于牙周疗效维持及预防的叙述正确的是
A. 1～2年进行一次复查、复诊　　　　　B. 防治牙周炎，1～2年做一次洁治
C. 局部牙龈无炎症可以不拍X线片　　　　D. 患者复查时重点要检查全身情况
E. 牙周维护在治疗后的头三年最重要
【答案】E

188. 如果行牙周手术，改良翻瓣术的正确切口是
A. 梯形切口+纵行切口　　　　　　　　B. 水平切口+沟内切口
C. 纵行切口+沟内切口　　　　　　　　D. 内斜切口+纵行切口
E. 内斜切口+沟内切口+牙面水平切口
【答案】E

【解析】患牙有牙龈炎症和牙齿松动，考虑牙周炎，主要应该进行的检查是牙周袋探诊+X线片，牙周袋探诊可检查牙周袋深度及附着丧失，X线片可了解牙槽骨的吸收情况，对于诊断及制订治疗计划都非常重要。本题题干中没有邻面龋、食物嵌塞、早接触等症状，因此A、B、C项错误。而温度测验一般用于检测牙髓活力，因此D项错误。故183题选E。牙龈卟啉单胞菌与慢性牙周炎关系紧密。放线菌、乳杆菌、变形链球菌与龋病有关；嗜二氧化碳噬纤维菌与慢性龈炎有关。故184题选B。牙周炎的四大基本症状为：牙龈炎症、牙周袋形成、牙槽骨吸收及牙齿松动，因此A、B、D项均是牙周炎的基本症状，而不是其伴发症状，因此A、B、D项均不选。牙齿咬合痛见于根尖周炎的患牙，E项不选。牙周炎的伴发症状有牙周脓肿、牙龈退缩及咬合创伤等，因此185题中，急性牙周脓肿应是慢性牙周炎的晚期伴发症状。故185题选C。治疗应针对慢性牙周炎的始动因素进行。治疗的基本原则是控制菌斑和彻底清除牙石，去除局部刺激因素，消除牙龈炎症，使牙周袋变浅和

改善牙周附着水平,并争取适当的牙周组织再生;而且要使这些疗效能长期稳定地保持。故186题选A。大多数慢性牙周炎患者在经过当的治疗后,炎症消退,病情得到控制,但疗效的长期保持却有赖于患者坚持有效的菌斑控制,以及定期的复查、监测和必要的重复治疗。牙周维护在治疗后的头三年最重要。故187题选E。改良Widman翻瓣术的正确切口有三步:内斜切口 + 沟内切口 + 水平切口。第一切口:内斜切口(根向切口)一般在距龈缘1~2mm处进刀,向根方切入,直达牙槽嵴顶或其附近。第二切口:沟内切口,将刀片从袋底切入,直达牙槽嵴顶或其附近。将欲切除的袋壁组织与牙面分离。第三切口:也称牙间切口,用刀片与牙面垂直,在骨嵴顶的冠方,水平地切断袋壁组织与骨嵴顶及牙面的连接。三步可以将袋内壁的上皮和炎症组织切除。故188题选E。

【破题思路】慢性牙周炎	
病因	始动因素是牙菌斑,优势菌有牙龈卟啉单胞菌、福赛类杆菌、螺旋体等 全身及局部促进因素
临床表现	四大症状:牙龈炎症、牙周袋形成、牙槽骨吸收及牙齿松动 临床特征: ①发病年龄:最常见于35岁以上的人,病变程度与年龄成正比 ②累及范围:累及全口多个牙齿,也可一组牙或个别牙,好发于易沉积菌斑牙石的牙面 ③病程进展速度缓慢 ④局部病因与症状的协调性:局部刺激物量与病变严重程度一致 ⑤牙槽骨吸收:呈水平吸收 ⑥根据附着丧失和骨吸收波及的范围将慢性牙周炎分为局限型和广泛型。全口牙中有附着丧失和骨吸收的位点数≤30%,为局限型;若>30%的位点受累,则为广泛型
伴发症状	①根分叉病变、牙本质敏感症及根面龋 ②食物嵌塞、咬合创伤 ③牙周脓肿 ④逆行性牙髓炎 ⑤牙移位
治疗	①卫生宣教 ②洁治、刮治和根面平整 ③调整咬合、松牙固定 ④手术治疗 ⑤牙周维护治疗

(189~192题共用题干)

男,33岁,刷牙出血2年,冷热刺激酸痛,无自发痛、夜间痛,检查:菌斑牙石指数均为3,牙龈红肿不明显,全口附着丧失2~3mm。

189. 该患者应诊断为

A. 轻度慢性牙周炎　　　　B. 中度慢性牙周炎　　　　C. 重度慢性牙周炎
D. 局限型侵袭性牙周炎　　E. 广泛型侵袭性牙周炎

【答案】D

190. 诊断牙周炎的最主要依据是

A. 发现牙松动1年　　　　B. 牙面存在牙石　　　　C. 牙龈红肿
D. 探诊出血　　　　　　　E. 牙槽骨吸收

【答案】E

191. 若该患者行全身抗生素治疗,常用的药物是

A. 甲硝唑和罗红霉素　　　B. 阿莫西林和螺旋霉素　　C. 甲硝唑和阿莫西林
D. 罗红霉素　　　　　　　E. 螺旋霉素

【答案】C

192. 牙周手术治疗最期望获得的愈合是

A. 炎症消退　　　　　　　B. 牙龈退缩　　　　　　　C. 瘢痕愈合
D. 长结合上皮愈合　　　　E. 牙周组织再生

【答案】E

【解析】局限型侵袭性牙周炎患者年龄小,早期患者的菌斑、牙结石量很少,但却有较深牙周袋,牙周组

织破坏程度与局部刺激物的量不成比例。局限于第一磨牙或切牙的邻面有附着丧失，至少波及两个恒牙，其中一个为第一磨牙。根据题干中的病史和临床检查，可以考虑局限型侵袭性牙周炎，故189题选D。牙周炎的主要特征是牙周袋形成、牙龈炎症、牙周附着丧失、牙槽吸收。诊断牙周炎的最主要依据是有牙槽骨吸收，故190题选E。甲硝唑和阿莫西林配伍使用可有效抑制伴放线聚集杆菌。甲硝唑和阿莫西林是侵袭性牙周炎全身抗生素治疗的常用药，故191题选C。牙周组织再生是指在原来已暴露于牙周袋内的病变牙根面上有新的牙骨质形成，其中新生的牙周膜纤维埋入，这些纤维束的另一端埋入新形成的牙槽骨内，形成新的有功能性的牙周支持组织，新形成的结合上皮位于治疗前牙周袋底的冠方，牙周组织再生。牙周手术治疗最期望获得的愈合是牙周组织再生，故192题选E。牙周手术治疗后最常见的愈合方式是长结合上皮愈合。

（193～196题共用题干）

患者，25岁。口腔卫生情况不佳，左下第一恒磨牙有牙周-牙髓联合病变，疼痛剧烈，但患牙无松动。为了消除病痛，恢复健康。

193. 首先采取的措施是
A. 早期充填　　　　　　　　B. 开髓引流，阻止炎症扩展　　　　　　C. 消炎止痛
D. 促进牙周软组织健康　　　E. 使用氟化物
【答案】B

194. 上述治疗措施属于
A. 口腔健康教育　　　　　　B. 特殊防护措施　　　　　　C. 一级预防
D. 二级预防　　　　　　　　E. 三级预防
【答案】D

195. 同时还应对其采取
A. 左下第一恒磨牙脱敏　　　B. 左下第一恒磨牙充填　　　C. 左下第一恒磨牙牙周治疗
D. 左下第一恒磨牙调𬌗　　　E. 左下第一恒磨牙拔除
【答案】C

196. 另外，还应嘱咐患者做好口腔保健，除了
A. 学习口腔健康知识　　　　B. 养成良好的卫生习惯　　　C. 合理使用氟化物
D. 定期口腔检查　　　　　　E. 经常自我检查龋活性
【答案】E

【解析】牙周-牙髓联合病变治疗中，牙髓病急性疼痛症状明显者，须先进行牙髓治疗，然后再进行牙周治疗。消除病痛，恢复健康首先采取的措施是开髓引流，阻止炎症扩展，故193题选B。预防分三级预防。一级预防：旨在促进口腔健康，减少人群牙周疾病新病例的发生；主要是口腔健康教育和指导，培养定期进行口腔检查的习惯，纠正不良习惯和减少牙周疾病的局部促进因素；二级预防：旨在早发现、早诊断、早治疗，达到减轻疾病严重程度，防止进一步发展的目的；三级预防：属治疗范畴，旨在用各种药物和牙周手术方法最大限度地治愈牙周组织病损，防止功能障碍，恢复缺失牙，重建功能。患者此时的处理是为了减轻疾病的严重程度，属于二级预防，故194题选D。牙周-牙髓联合病变治疗中，牙髓病急性疼痛症状明显者，须先进行牙髓治疗，然后再进行牙周治疗，待急性期症状缓解后，予以根管治疗术及牙周综合治疗。该患者同时还应采取的处理措施是左下第一恒磨牙牙周治疗，故195题选C。该患者口腔卫生情况不佳，且有牙周-牙髓联合病变，A、B、C、D都是重要的口腔保健措施，患者未发现龋病，无须检查龋活性，故196题选E。

（197～200题共用题干）

女，48岁。主诉刷牙出血1个月余，并有口臭，口腔检查见尖牙唇侧和侧切牙舌侧牙石多，牙龈充血、水肿，轻探易出血，下前牙排列拥挤。

197. 下述哪项进一步的检查不是必需的
A. 探查龈沟底的附着位置　　　　　　B. 测量牙周袋的深度
C. 摄X线片了解有无牙槽骨的吸收　　D. 对患牙逐一进行冷热测验
E. 检查患牙有无松动
【答案】D

198. 检查结果：①龈沟底附着在釉质牙本质根方；②牙周袋深度3.5mm；③X线示牙槽骨吸收；④患牙对冷热测反应一样；⑤患牙无松动。拟诊为
A. 慢性牙周炎　　　　　　　B. 侵袭性牙周炎　　　　　　C. 慢性龈炎
D. 肥大性龈炎　　　　　　　E. 快速进展性牙周炎
【答案】A

199. 治疗方案中，哪项不妥
A. 口腔卫生宣教　　　　　　B. 全口超声洁治术　　　　　　C. 局部以3%过氧化氢冲洗牙周
D. 给予含漱液以改善口腔局部环境　　　　　　　　　　　　E. 牙髓治疗
【答案】E

200. 若诊断为牙龈炎，则不会出现前述检查结果中的哪些
A. ①+③　　　　　　　　　B. ①+⑤　　　　　　　　　　C. ②+④
D. ①+③+⑤　　　　　　　 E. ③+⑤
【答案】A

【解析】患者口腔卫生状况差，有牙龈炎症，牙周检查包括牙龈检查，牙周探针探查龈沟底的附着位置，有无附着丧失；测量牙周袋的深度；检查患牙有无松动；X线片检查了解牙槽骨有无吸收。冷热温度测验检查用于判断牙髓状况，用于牙周检查是不合适的，故197题选D。慢性龈炎和肥大性龈炎都不会出现牙槽骨吸收，故排除C和D；侵袭性牙周炎和快速进展性牙周炎会出现附着丧失，龈沟底附着在釉质牙骨质根方，发展快，患牙会出现松动，故排除B和E。只有慢性牙周炎符合上述临床表现，故198题选A。牙周炎的治疗包括控制菌斑、洁治术，刮治术和根面平整、牙周袋及根面的局部药物治疗、牙周手术、调牙合等。牙髓治疗用于牙体牙髓病的治疗，与牙周炎的治疗关系不大，故199题选E。牙龈炎症和出血在牙龈炎与牙周炎中均可存在，应根据有无牙周袋形成、牙槽骨的吸收等来区别两者。故若为牙龈炎不会出现附着丧失、牙周袋和牙槽骨吸收，故200题选A。

（201～203题共用题干）
患者，女，20岁。因双侧后牙咀嚼无力而就诊。检查：双侧上第一磨牙松动Ⅱ度，下切牙松动Ⅰ度，口腔卫生尚好。如果初步印象为局限型侵袭性牙周炎。

201. 若需进一步确诊，下列哪一项辅助检查最关键
A. 查血　　　　　　　　　　B. 询问家族史　　　　　　　　C. 龈下菌斑涂片
D. 口腔卫生习惯　　　　　　E. 拍X线片
【答案】E

202. 最可能发现的体征是
A. 牙周袋探诊深度PD≥5mm　　　　　　　B. X线片示上第一磨牙根周膜增宽
C. X线片示上第一磨牙牙槽骨呈垂直吸收　　D. 牙龈退缩
E. 切牙间隙增大
【答案】C

203. 应选择的治疗方案中哪一项不正确
A. 牙周的基础治疗　　　　　　　　　　　B. 定期复治
C. 全身抗生素疗法，甲硝唑为首选药　　　D. 拍X线片，决定第一磨牙的治疗方案
E. 可定期做龈下菌斑细菌学检查
【答案】C

【解析】快速的牙周附着丧失和骨吸收是侵袭性牙周炎的主要特点，需要拍X线片检查骨吸收的情况，故201题选E。局限型侵袭性牙周炎有快速的骨吸收，第一磨牙牙槽骨呈垂直吸收，故202题选C。局限型侵袭性牙周炎治疗原则：早期治疗，防止复发；洁治、刮治和根面平整等基础治疗；根据每位患者菌斑和炎症的控制情况，确定复查的间隔期；拍X线片，决定第一磨牙的治疗方案，可定期做龈下菌斑细菌学检查；早期应用抗生素，但甲硝唑对伴放线聚集杆菌（Aa）无效，需甲硝唑与阿莫西林联合或者选四环素族抗生素。故203题选C。

（204～205题共用题干）
一患者左上第二磨牙腭侧牙龈肿胀、疼痛2天。检查：左上第二磨牙腭侧牙龈呈卵圆形红肿，波动感（+），初步考虑是急性牙周脓肿。

204. 确诊前做如下检查，除了
A. 牙周袋深度　　　　　　　B. 脓肿部位　　　　　　　　　C. 牙齿松动度
D. 牙合力测定　　　　　　　E. 牙髓活力测验
【答案】D

205. 此患者首诊应选择的治疗措施不包括
A. 拔除无望保留的牙，以达彻底引流　　　B. 切开引流
C. 局部牙周袋内用药　　　　　　　　　　D. 调磨明显的早接触点

E. 0.12%氯己定含漱液含漱3天

【答案】A

【解析】急性牙周脓肿需检查牙周袋深度、脓肿部位、牙齿松动度以及牙髓活力测验来鉴别牙周脓肿、牙槽脓肿和牙龈脓肿。咬力测定与牙周脓肿的诊断关系不大，故204题选D。急性牙周脓肿的治疗原则是消炎止痛、防止感染扩散以及使脓液引流。在脓肿初期脓液尚未形成前，可清除大块牙石，冲洗牙周袋，将防腐抗菌药放入袋内，不需要深刮除净龈下牙石。必要时全身给予抗生素或支持疗法。当脓液形成且局限，出现波动时，可进行引流。切开引流后的数日嘱患者用盐水或氯己定等含漱。对于患牙有咬合接触疼痛者，可将明显的早接触点调磨，使患牙获得迅速恢复的机会。急性期一般不考虑拔牙，故205题选A。

(206～207题共用题干)

患者，男，45岁。半年来反复发作全口牙龈红肿出血、疼痛，曾在外院治疗但效果不明显。检查发现全口牙龈明显红肿，质地松软，触易出血，多处牙周脓肿。

206. 考虑可能的原因及诊断
A. 急性坏死性溃疡性牙周炎
B. 合并糖尿病牙周炎
C. 侵袭性牙周炎
D. 慢性牙周炎急性活动期
E. 急性多发性牙周脓肿

【答案】B

207. 最佳应急处理
A. 脓肿切开引流，漱口液含漱
B. 口服消炎药，局部冲洗上药
C. 彻底洁治、刮治冲洗上药，口服消炎药
D. 先口服消炎药，做进一步检查后再确定治疗
E. 去除大块牙石，切开脓肿，漱口液含漱，全身用药

【答案】E

【解析】患者牙周组织的炎症加重，龈缘红肿呈肉芽状增生，易出血和发生牙周脓肿是合并糖尿病牙周炎的典型临床表现，B正确；侵袭性牙周炎表现为局限于第一磨牙和切牙的牙槽骨快速吸收，排除C；慢性牙周炎急性活动期表现为牙槽骨吸收迅速，排除D。故206题选B。合并糖尿病牙周炎的治疗为首先去除大块牙石，不做牙周彻底治疗，切开脓肿可配合全身用药，等脓肿消退后再做彻底牙周治疗，E答案对于治疗糖尿病牙周炎较为全面，E正确；A、B、C、D皆不全面，均可排除。故207题选E。

(208～211题共用题干)

患者，女，30岁，自诉牙龈出血1月，检查牙龈红肿，探针深度4mm，未探及附着丧失。

208. 如果诊断为慢性龈缘炎，采用的主要治疗方法是
A. 根面平整术
B. 洁治术
C. 口服替硝唑
D. 翻瓣术
E. 牙冠延长术

【答案】B

209. 如果患者戴有心脏起搏器，应注意的是
A. 只能用含漱法控制菌斑
B. 禁止做洁治术
C. 禁用超声洁牙机
D. 超声洁牙后服用抗生素
E. 超声洁牙前服用抗生素

【答案】C

210. 如果患者治疗后10年来复诊，清除龈上牙石后，发现多数牙有5～6mm的牙周袋，此时应做的治疗是
A. 洁治术
B. 龈下刮治术
C. 牙周夹板
D. 翻瓣术
E. 牙龈成形术

【答案】B

211. 如果X线片显示右下颌第一磨牙近中有窄而深的垂直型骨吸收，若采用手术治疗，最理想的手术方法为
A. 牙龈切除术
B. 改良性Widman翻瓣术
C. 截根术
D. 牙半切除术
E. 引导性组织再生术

【答案】E

【解析】慢性龈缘炎治疗以去除牙石为主，主要治疗方法应行洁治术，B正确；根面平整术是牙周炎的治疗方法，排除A；替硝唑主要用于杀灭厌氧菌，用于急性炎症期的治疗，慢性龈炎一般不用，排除C；翻瓣术用于经牙周基础治疗后牙周袋深度仍>5mm的牙周炎，排除D；牙冠延长术用于临床牙冠过短的病例，排除E。故208题选B。超声洁治术禁忌证为有传染性疾病的患者、戴心脏起搏器者、瓷修复体和黏着修复体等，如果患者戴有心脏起搏器，应注意的是禁用超声洁牙机。故209题选C。10年后发现多数牙有5～6mm的

牙周袋，说明发展成了牙周炎，所以需要做的治疗是龈下刮治术，B 正确；牙周炎只做洁治术是不够的必须配合龈下刮治术，排除 A；牙周夹板用于松动牙的固定，排除 C；翻瓣术用于经牙周基础治疗后牙周袋深度仍 >5mm 的牙周炎，排除 D；牙龈成形术用于牙龈外形不佳的病例，排除 E。故 210 题选 B。右下颌第一磨牙近中有窄而深的垂直型骨吸收，其他壁均为骨质，因牙周膜细胞来源丰富，且易于提供牙周膜细胞生长的空间，做引导性组织再生术效果最好，最佳的治疗选择是引导性组织再生术，E 正确。基础治疗后牙龈肥大增生仍未消退，为牙龈切除术的适应证，排除 A；Widman 翻瓣术适用于经牙周基础治疗后牙周袋深度仍 >5mm 的患牙，根分叉病变需在直视下清除牙石、平整根面等，排除 B；截根和牙半切除术适用于Ⅲ度或Ⅳ度根分叉病变，排除 C、D。故 211 题选 E。

【破题思路】牙周基本手术的适应证、手术切口及术后愈合			
手术	适应证	切口	术后愈合
牙龈切除术及牙龈成形术	①牙龈纤维性增生、药物性牙龈肥大，牙周基础治疗后牙龈仍肥大、增生，形态不佳者 ②后牙区中等深度的骨上袋，袋底不超过膜龈联合，附着龈宽度足够者 ③冠周龈片覆盖在阻生面上，该阻生牙的位置基本正常	冠向切口（外斜切口）：用斧形切龈刀，刀刃斜向冠方，与牙长轴呈 45°角，切除牙龈	临床上牙龈外观正常，正常的龈沟建立：术后 2 周 组织学上的完全愈合：术后 6～7 周
改良 Widwan 翻瓣术	①深牙周袋或复杂性牙周袋，经基础治疗后牙周袋仍在 5mm 以上，且探诊后出血者 ②牙周袋底超过膜龈联合，不宜做牙周袋切除者 ③有骨下袋形成，需做骨修整或需进行植骨者	水平切口分三步： 第一切口：内斜切口（根向切口），一般在距龈缘 1～2mm 处下刀，向根方切入，直达槽嵴顶或其附近。刀片与牙面成 10°角。 第二切口：沟内切口 第三切口：牙间切口	最常见的愈合方式是长结合上皮愈合
引导性牙周组织再生术（GTR）	垂直型吸收形成的骨下袋，三壁袋和二壁袋的效果好；Ⅱ度根分叉病变	同翻瓣术	牙周组织再生

（212～215 题共用题干）

患者，男，38 岁。右下后牙冷热痛 2 周，自发痛 2 天。检查：右下后牙未见龋及根尖病变。右下第一磨牙颊侧根分叉可探入，在颊侧中央有一窄而深达 9mm 的牙周袋，牙髓活力无反应，X 线片：右下第一磨牙根分叉处可见一骨密度降低区。

212. 最可能的诊断是
A. 根分叉病变　　　　　　B. 急性根尖炎　　　　　　C. 牙周脓肿
D. 牙周-牙髓联合病变　　　E. 牙合创伤
【答案】D

213. 可能的感染途径不包括
A. 牙周袋内毒素刺激　　　B. 根尖孔　　　　　　　　C. 根分叉处副根管
D. 根尖 1/3 处的侧支根管　E. 根尖
【答案】E

214. 牙髓治疗最应选择
A. 干髓术　　　　　　　　B. 根管治疗　　　　　　　C. 塑化治疗
D. 空管治疗　　　　　　　E. 盖髓术
【答案】B

215. 下面的治疗方案不正确的一项是
A. 牙周基础治疗　　　　　B. 调牙合　　　　　　　　　C. 牙髓治疗后立即牙周手术
D. 局部用药　　　　　　　E. 同时牙髓治疗
【答案】C

【解析】右下后牙未见龋及根尖病变。右下第一磨牙颊侧根分叉可探入，在颊侧中央有一窄而深达 9mm 的牙周袋，牙髓活力无反应，X 线片：右下第一磨牙根分叉处可见一骨密度降低区，可得知该牙是由于深牙周袋引起牙髓病变，诊断为牙周-牙髓联合病变，D 正确；根分叉病变可表现为深牙周袋，但不一定伴有牙髓活力无反应，排除 A；急性根尖炎一般无深牙周袋，排除 B；牙周脓肿表现为牙龈肿胀，呈球状椭圆形突起，排除 C；单纯𬌗创伤不会引起牙周袋，排除 E。故 212 题选 D。牙周-牙髓联合病变的感染主要有：牙周袋内毒素刺激、根尖孔、根分叉处副根管、根尖 1/3 处的侧支根管，A、B、C、D 均可排除。根尖不是牙周-牙髓联合病变的感染途径，故 213 题选 E。牙周-牙髓联合病变的治疗以根管治疗为主，同时配合牙周治疗，B 正确。干髓术适用于后牙早期牙髓炎，因其远期效果差，现在很少应用，排除 A；塑化治疗及空管治疗由于其远期疗效不佳已渐被淘汰，排除 C、D。故 214 题选 B。对于牙周-牙髓联合病变，除了根管治疗治疗牙髓病外，对于该牙还应进行调𬌗、牙周基础治疗、局部配合药物治疗等，A、B、D、E 均可排除。只有在牙周治疗后牙周袋仍 >5mm 时才要手术治疗，牙髓治疗后立即牙周手术是错误的，故 215 题选 C。

(216～218 题共用题干)

男，46 岁。牙龈刷牙时出血 3 年。检查见全口牙石(++)，牙面色素多，牙龈中度红肿，探诊普遍有出血，探诊深度 4～6mm，附着丧失 2～4mm，未见牙齿松动。否认全身疾病史。

216. 最可能的诊断是
 A. 慢性龈炎
 B. 坏死性龈炎
 C. 慢性牙周炎
 D. 侵袭性牙周炎
 E. 白血病的龈病损

【答案】C

217. 对该患者的治疗应包括下列内容，但一般不包括
 A. 口腔卫生指导
 B. 洁治术
 C. 刮治及根面平整
 D. 口服阿莫西林
 E. 牙周维护治疗

【答案】D

218. 如果在基础治疗后，右下第一磨牙近中探诊深度仍为 6mm，X 线片显示近中有垂直骨吸收 1/2，对该牙最佳的手术治疗方法为
 A. 牙龈切除术
 B. 袋壁搔刮术
 C. 翻瓣术
 D. 引导性组织再生术
 E. 截根术

【答案】D

【解析】216 题考查的知识点是慢性牙周炎的诊断。该病例患者口腔卫生状况差，有牙龈的炎症、牙槽骨吸收，附着丧失，符合慢性牙周炎的诊断，C 正确。因有牙周袋和附着丧失，可排除 A；没有牙龈坏死表现，可排除 B；根据患者的年龄和病情程度为中度，可判断病情进展较慢，可排除 D；牙龈有红肿，并非为苍白色的肿大，也无其他白血病的表现，排除 E。故 216 题选 C。217 题考查的知识点是慢性牙周炎的治疗。每位牙周炎患者都应接受牙周基础治疗和牙周维护治疗，备选答案 A、B、C 都是牙周基础治疗的内容，E 为牙周维护治疗，都是应进行的治疗；不伴有全身疾病的轻、中度慢性牙周炎患者没有必要使用全身药物，因此治疗的内容应不包括 D，故 217 题选 D。218 题考查的知识点是牙周手术治疗中的引导性组织再生术。根据病例中给出的表现，有较深的骨内袋，对骨内袋病损，牙周膜细胞来源丰富，且易于提供牙周膜细胞生长的空间，最佳的手术治疗方案为引导性组织再生术，因此正确答案为 D。其他的方法都不是最佳方法。故 218 题选 D。

(219～220 题共用题干)

女，44 岁。下前牙牙齿松动 1 年。检查左、右下中切牙松动Ⅰ度，牙石(++)，牙龈退缩 2mm，边缘红，质软，探诊深度 5mm，全口其他牙的牙石(+)～(++)，牙龈缘水肿，探诊出血，牙周袋深度 4～6mm，牙齿未见松动。

219. 最可能的诊断是
 A. 药物性牙龈增生
 B. 慢性牙周炎
 C. 牙龈纤维瘤病
 D. 慢性龈炎
 E. 侵袭性牙周炎

【答案】B

220. 此时对该患者的第一步治疗是
 A. 口服阿莫西林
 B. 牙周袋内涂四环素药膏
 C. 拔除松动的下中切牙
 D. 刮治
 E. 洁治

【答案】E

【解析】219 题所考知识点是慢性牙周炎的诊断和鉴别诊断。从题干中可看到，临床表现中有牙周袋形成、牙齿松动，可排除龈炎的诊断，即排除 A、C 和 D；患者的年龄较大，牙周炎的病情为中度，表明进展较慢，临床表现符合慢性牙周炎的表现，因此，可排除 E，正确答案为 B，故 219 题选 B。220 题考查的知识点是慢性牙周炎的治疗，首要的治疗是去除病因，第一步是通过洁治术清除龈上牙石、菌斑，之后才能进行龈下刮治

以清除龈下牙石，因此正确答案为 E，并可排除 D。慢性牙周炎局部治疗即可获得疗效，不需要全身用药，因此可排除 A；在没有去除牙石前不能用抗生素，可排除 B；前牙松动Ⅰ度，破坏程度尚未达到需拔除的程度，可排除备选答案 C。故 220 题选 E。

（221～222 题共用题干）

患者，女，60 岁。牙床肿痛 2 周，1 年前曾有过肿痛，但未治疗。检查：左上 6 颊侧牙龈肿胀，有一瘘管，瘘管指向根尖方向，其颊侧中央及近中、远中、舌侧均有 5～6mm 的牙周袋。

221. 为明确诊断，应做的一项重要检查是
A. 探诊出血　　　　　　　B. 牙齿松动度　　　　　　C. 拍摄 X 线片
D. 根分叉的探查　　　　　E. 探查龈下牙石
【答案】C

222. 该患牙最可能的诊断是
A. 牙髓炎　　　　　　　　B. 慢性牙周炎　　　　　　C. 边缘性龈炎
D. 根分叉病变　　　　　　E. 牙周-牙髓联合病变
【答案】E

【解析】此患者牙床肿痛，左上 6 颊侧牙龈肿胀，有一瘘管，瘘管指向根尖，颊侧中央及近中、远中、舌侧均有深牙周袋，怀疑患牙有牙髓炎，需要拍 X 线片看牙槽骨是否有吸收，以明确诊断，所以 C 项正确。探诊出血可以诊断为牙龈炎症，排除 A；牙齿松动和根分叉病变是牙周炎晚期特征，早期不会出现，排除 B、D；龈下牙石是牙龈炎、牙周炎的刺激因素，不能帮助确诊，排除 E。故 221 题选 C。此患者颊侧中央及近中、远中、舌侧均有深牙周袋，怀疑患者有牙周炎，而牙床肿痛，左上 6 颊侧牙龈肿胀，有一瘘管，瘘管指向根尖，怀疑患者左上 6 有牙髓根尖周病变，由于有深牙周袋，所以此牙根尖周病变来源于牙周袋逆行性感染，患牙最可能的诊断是牙周-牙髓联合病变，E 项正确，其他选项可排除，故 222 题选 E。

（223～225 题共用备选答案）
A. 系统病史的收集　　　　B. 口腔病史及牙周病史　　C. 咬合功能的检查
D. 牙周探诊　　　　　　　E. 牙齿松动度的检查

223. 为了解牙周病的全身易感因素，必须进行
【答案】A

224. 在进行牙周组织病变检查时，首先应该考虑的是
【答案】B

225. 在牙周组织的诊断中最重要的检查方法是
【答案】D

【解析】牙周病与全身关系比较密切，在牙周病的病史采集中，要了解牙周病的全身易感因素，必须进行系统病史的收集，特别是与牙周病有关的系统性疾病，如血液病、糖尿病、心血管疾病等，故 223 题选 A。在进行牙周组织病变检查时，首先应该考虑的是了解牙周病史及口腔病史，详细询问牙周病可能发生的诱因、疾病的发生发展过程、治疗经过及疗效，同时还要注意询问口腔病史，如根尖周炎可能在附着龈上出现瘘管，颌骨的肿瘤可导致牙根吸收、牙齿移位等，故 224 题选 B。在牙周组织的诊断中最重要的检查方法是牙周探诊检查，通过牙周探诊，可了解牙周支持组织的丧失情况，探测整个牙列所有牙齿的每个面有无牙周袋形成，牙周袋的深度、牙周附着水平，根分叉病变及有无探诊出血，对牙周病的诊断和治疗起非常重要的作用，故 225 题选 D。

（226～228 题共用备选答案）
A. 牙周探针　　　　　　　B. 尖探针　　　　　　　　C. 洁治器
D. 刮治器　　　　　　　　E. 骨锉

226. 探测牙周袋深度时应使用
【答案】A

227. 探测牙石部位时应使用
【答案】B

228. 清除龈上牙石时应使用
【答案】C

【解析】探测牙周袋深度时应使用牙周探针，牙周探针是一种钝头有刻度的探针，用适当的力量探测牙周袋不会引起牙周组织损伤，并且刻度可以探测出牙周袋的深度及附着丧失的数值，对指导牙周病的治疗非常重要，故 226 题选 A。探测牙石部位时应使用尖探针，用尖探针大弯端的尖紧贴牙面，可探查出龈下牙石的部位及多少，故 227 题选 B。清除龈上牙石时应使用洁治器包括镰形器和锄形器，故 228 题选 C。清除龈下牙石时

使用刮治器，常用匙形刮治器，分通用型和Gracey刮治器；清除过高的骨棱、骨突、骨嵴或牙周根面平整术时使用骨锉。

（229～230题共用备选答案）

A. 健康牙周　　　　　　　　B. 牙龈炎　　　　　　　　C. 慢性牙周炎
D. Down综合征　　　　　　　E. 局限型侵袭性牙周炎

229. 优势菌是牙龈卟啉单胞菌的牙周疾病是
【答案】C

230. 优势菌是伴放线聚集杆菌的牙周疾病是
【答案】E

【解析】牙龈卟啉单胞菌是慢性牙周炎的优势菌，故229题选C。伴放线聚集杆菌是局限型侵袭性牙周炎的优势菌，故230题选E。放线菌是慢性龈炎的优势菌。Down综合征与产黑色素拟杆菌有关。健康牙周寄居有许多细菌，保持菌群之间的平衡，是口腔的正常菌群，对牙周无害，甚至有益。

（231～232题共用备选答案）

A. 龈增生，呈细小分叶状　　　　　　B. 龈呈瘤样突起，有蒂、鲜红、质软
C. 龈乳头呈球样增生、质软，多见于前牙唇侧　　D. 龈退缩、鲜红、质软
E. 龈肥大、色粉、质硬

231. 妊娠期龈瘤牙龈表现为
【答案】B

232. 青春期龈炎牙龈表现为
【答案】C

【解析】妊娠期龈瘤多发生于单个牙的牙龈乳头，始发于妊娠第3个月，呈瘤样突起，色泽鲜红，表面光滑，质地松软，故231题选B。青春期龈炎是青春期性激素水平的变化，使原有的牙龈炎明显加重，多见于前牙唇侧，舌侧较少发生，牙龈呈瘤样突起，鲜红、光亮、质软，故选232题选C。

233. 慢性牙周炎早期的特点为

A. 牙齿松动　　　　　　B. 牙齿移位　　　　　　C. 牙槽骨嵴顶吸收
D. 伴发根分叉病变　　　E. 可发生牙周脓肿

【答案】C

【解析】牙齿松动、牙齿移位、伴发根分叉病变、可发生牙周脓肿都是慢性牙周炎晚期的伴发病变，牙槽骨嵴顶吸收是慢性牙周炎早期的特点，故选C。

（234～236题共用备选答案）

A. 咬合创伤　　　　　　B. 慢性牙周炎　　　　　　C. 侵袭性牙周炎
D. 慢性龈炎　　　　　　E. 牙龈增生肥大

234. 个别牙或数个牙出现宽而浅的骨上袋，袋内牙石较多，应考虑
【答案】B

235. 个别牙出现窄而深的骨下袋并常伴牙周脓肿形成，应考虑
【答案】A

236. 早期出现多数牙松动，牙龈炎症轻，袋内牙石较少，应考虑
【答案】C

【解析】慢性牙周炎表现为水平型牙槽骨吸收，使牙槽嵴高度降低，通常形成宽而浅的骨上袋，袋内牙石较多，故234题符合慢性牙周炎的特点，故选B。咬合创伤由于咬合关系不正常，或咬合力量不协调，引起的牙周支持组织的损伤，可形成窄而深的骨下袋伴牙周脓肿，病变局限于个别牙，故235题符合咬合创伤的特点，故选A。侵袭性牙周炎多见于年轻患者，牙石等刺激物不多，炎症不明显，早期出现多数牙松动，故236题符合侵袭性牙周炎的表现，故选C。慢性龈炎和牙龈增生肥大无牙周袋形成，可排除D和E。

（237～240题共用备选答案）

A. 龈袋　　　　　　　　B. 骨上袋　　　　　　　　C. 骨下袋
D. 复合袋　　　　　　　E. 复杂袋

237. 袋底位于牙槽嵴冠方的牙周袋为
【答案】B

238. 袋底位于牙槽嵴根方的牙周袋为
【答案】C

239. 假性牙周袋又称
【答案】A
240. 垂直牙槽骨吸收时常伴随的牙周袋是
【答案】C
【解析】牙槽骨呈水平吸收，使牙槽嵴高度降低，袋底位于牙槽嵴冠方的牙周袋称为骨上袋，故237题选B。牙槽骨发生垂直方向或斜行的吸收，与牙根面之间形成一定角度的骨缺损，牙槽嵴高度降低，袋底位于牙槽嵴根方的牙周袋称骨下袋，故238题和240题选C。龈袋不发生附着丧失也可称假性牙周袋，故239题选A。

(241～243题共用备选答案)
A. 慢性牙周炎　　　　　　　B. 牙周-牙髓联合病变　　　　C. 侵袭性牙周炎
D. 牙龈退缩　　　　　　　　E. 慢性龈炎

241. 单个牙窄而深的局限性牙周袋常见于
【答案】B
242. 早期牙龈炎症较轻但牙周袋深常见于
【答案】C
243. 发病年龄晚，病损常累及大多数牙，多见于
【答案】A
【解析】单个牙窄而深的局限性牙周袋常由咬合创伤及牙髓-牙周联合病变所引起，故241题选B。侵袭性牙周炎常见于年轻人，早期牙龈炎症较轻但牙周袋深，故242题选C。慢性牙周炎，发病年龄较大，病损常累及大多数牙，发展较慢，故243题选A。

(244～247题共用备选答案)
A. 水平型骨吸收　　　　　　B. 垂直型骨吸收　　　　　　C. 凹坑状吸收
D. 反波浪形骨吸收　　　　　E. 弧形骨吸收

244. 侵袭性牙周炎下颌第一磨牙的骨吸收
【答案】E
245. 形成骨上袋时的牙槽骨吸收形式
【答案】A
246. 形成骨下袋时的牙槽骨吸收形式
【答案】B
247. 牙槽间隔的骨嵴顶吸收
【答案】C
【解析】侵袭性牙周炎下颌第一磨牙的邻面及近远中面均有垂直型骨吸收，形成弧形吸收，故244题选E。骨上袋袋底位于釉牙骨质界根方、牙槽嵴顶的冠方，牙槽骨呈水平型吸收，故245题选A。骨下袋牙周袋袋底位于牙槽嵴顶的根方，牙槽骨呈垂直型骨吸收，246题选B。牙槽间隔的骨嵴顶吸收，其中央与龈谷相应的部分破坏迅速，而颊舌侧骨质仍保留，形成弹坑状或火山口状缺损，叫凹坑状骨吸收，故247题选C。

(248～250题共用备选答案)
A. 牙间间断缝合　　　　　　B. 间断缝合　　　　　　　　C. 悬吊缝合
D. 锚式缝合　　　　　　　　E. 褥式缝合

248. 牙周手术时，颊舌侧龈瓣高度不一致时，应采用的缝合方法
【答案】C
249. 牙周手术时，两牙之间有较大缝隙或龈乳头较宽时，应采用的缝合方法
【答案】E
250. 牙周手术时，与缺牙间隙相邻处的龈瓣缝合，应采用的缝合方法
【答案】D
【解析】悬吊缝合主要是利用术区的牙齿来悬吊固定龈瓣，适用于颊舌侧龈瓣高度不一致时，故248题选C。褥式缝合适用于两牙之间有较大缝隙或龈乳头较宽时，故249题选E。锚式缝合适用于最后一个磨牙远中楔形瓣的缝合，或与缺牙间隙相邻处的龈瓣闭合，故250题选D。牙间间断缝合和间断缝合主要适应于颊舌侧龈瓣高度一致时的缝合。

(251～252题共用备选答案)
A. 慢性龈缘炎　　　　　　　B. 急性龈乳头炎　　　　　　C. 青春期龈炎
D. 慢性牙周炎　　　　　　　E. 伴糖尿病的牙周炎

251. 病变较广泛，发病主要与大量菌斑堆积有关，有附着丧失的疾病是
【答案】D
252. 病变较广泛，出血重，溢脓，易于发生牙周脓肿的疾病是
【答案】E
【解析】慢性牙周炎主要表现为全口病变广泛，始动因素是牙菌斑，发病主要与大量菌斑堆积有关，有牙槽骨吸收和附着丧失，故251题选D。伴糖尿病的牙周炎患者牙周组织的炎症加重，龈缘红肿呈肉芽状增生，易出血和发生牙周脓肿，故252题选E。慢性龈缘炎和青春期龈炎无附着丧失；急性龈乳头炎表现为牙龈乳头的红肿出血。

（253～256题共用备选答案）
A. 牙龈成形术　　　　　　　B. 牙冠延长术　　　　　　　C. 根向复位瓣术
D. 引导性组织再生术或植骨术　　E. 截根术
下列情况最可能采取的术式是
253. 根柱较长的下颌磨牙Ⅱ度根分叉病变，龈缘足够高
【答案】D
254. 慢性龈炎经牙周基础治疗后炎症消退，牙龈形态仍不能恢复正常
【答案】A
255. 牙折裂达龈下，影响修复治疗
【答案】B
256. 角化龈过窄，牙周袋底超过膜龈联合
【答案】C
【解析】根柱较长的下颌磨牙Ⅱ度根分叉病变，龈缘足够高度说明能覆盖根分叉，病变较轻，可行引导性组织再生术+植骨术，以期获得根分叉处的牙周组织再生，形成新的附着，修复缺损的骨组织，故253题选D。慢性龈炎经牙周基础治疗后炎症消退，牙龈形态仍不能恢复正常，需做牙龈成形术，恢复牙龈形态和功能，故254题选A。牙冠延长术适用于牙冠折断或龋坏达龈下时，会影响修复体的制作，需将临床牙冠延长，为制作良好的修复体创造条件，牙折裂达龈下，影响修复治疗做牙冠延长术，故255题选B。角化龈过窄，牙周袋底超过膜龈联合是翻瓣术的适应证，翻瓣术后，采用根向复位瓣术，彻底消除牙周袋，故256题选C。截根术多适用于Ⅲ度或Ⅳ度根分叉病变或者牙根纵裂的患牙。

（257～258题共用备选答案）
A. 牙间切口　　　　　　　　B. 沟内切口　　　　　　　　C. 外斜切口
D. 内斜切口　　　　　　　　E. 纵切口
257. 牙周翻瓣术中能彻底切除袋内壁上皮和感染组织的切口是
【答案】D
258. 牙周翻瓣术中使骨嵴顶和牙面彻底分离的切口是
【答案】B
【解析】牙周翻瓣术的内斜切口一般在距龈缘1～2mm处进刀，向根方切入，直达牙槽嵴顶或其附近，将牙周袋内壁上皮和炎症组织切除，形成创面朝向根面的龈瓣。选项A牙间水平切口为龈瓣翻开后做的第三切口，将刀片与牙面垂直，在骨嵴顶的冠方，水平地切断袋壁组织与骨嵴顶及牙面的连接，从颊舌方向将欲切除的组织从骨嵴顶和牙面彻底分离。选项B沟内切口是将刀片从袋底切入，直达牙槽嵴顶或其附近，目的是将欲切除的袋壁组织与牙面分离。选项C外斜切口为牙龈切除术中所做切口。选项E纵切口是在水平切口的近中端或近、远中两端做的纵行切口，目的是减少组织张力，更好地暴露术区。

（259～261题共用备选答案）
A. 游离龈移植术　　　　　　B. 冠延长术　　　　　　　　C. 牙龈切除术
D. 引导性组织再生术　　　　E. 侧向转位瓣术
259. 窄而深的三壁骨下袋，最适合做
【答案】D
260. Ⅱ度根分叉病变，龈组织高度能完全覆盖根分叉，可选择的手术
【答案】D
261. 单个牙牙周组织萎缩，缺损窄，周围组织健康
【答案】E
【解析】窄而深的三壁骨袋因牙周膜细胞来源丰富，且易于提供牙周膜细胞生长的空间，做引导性组织再生

术效果最好，窄而深的三壁骨下袋，最适合做引导性组织再生术，故259题选D。Ⅱ度根分叉病变，龈组织高度能完全覆盖根分叉，说明病变较轻，可行引导性组织再生术，以期获得根分叉处的牙周组织再生，形成新的附着，故260题选D。单个牙周组织萎缩，缺损窄，周围组织健康，可选择侧向转位瓣术，利用健康的牙龈形成带蒂的龈黏膜瓣，向牙龈退缩病变区转移，以覆盖牙周组织萎缩的根面，用以治疗个别牙较窄的牙龈退缩，故261题选E。游离龈移植术是将自体健康的角化牙龈组织移植到患区，以加宽附着龈，加深前庭沟，较多用于下前牙唇侧附着龈过窄者；牙龈切除术适合经牙周基础治疗后牙龈仍肥大、增生，形态不佳者；牙冠延长术适用于牙冠折断或龋坏达龈下时，会影响修复体的制作，需将临床牙冠延长，为制作良好的修复体创造条件。

（262~264题共用备选答案）
A. 牙龈切除术   B. 翻瓣术   C. 分根术
D. 牙冠延长术   E. 断根术

262. Ⅲ度根分叉病变应选择的手术
【答案】C

263. 根分叉区根面牙石应选择的手术
【答案】B

264. 药物性牙龈增生应选择的手术
【答案】A

【解析】Ⅲ度或Ⅳ度根分叉病变，临床治疗的适应证是做截根术、分根术或牙半切除术，以利于控制菌斑，达到保存患牙的目的，本题中对于Ⅲ度根分叉病变应选择的手术只有分根术，故262题选C。翻瓣术适用于经牙周基础治疗后牙周袋深度仍>5mm的患牙，根分叉病变需在直视下清除牙石、平整根面者，故263题选B。牙龈切除术适合经牙周基础治疗后牙龈仍肥大、增生，形态不佳者，药物性牙龈增生应选择的手术是牙龈切除术，故264题选A。牙冠延长术适用于牙冠折断或龋坏达龈下时，会影响修复体的制作，需将临床牙冠延长，为制作良好的修复体创造条件。

（265~268题共用备选答案）
A. 四环素   B. 甲硝唑   C. 螺旋霉素
D. 罗红霉素   E. 环孢素

265. 能导致牙龈增生的药物是
【答案】E

266. 与骨组织亲和力大的药物是
【答案】A

267. 能有效杀灭厌氧菌而对兼性厌氧菌无效的是
【答案】B

268. 药物辅助治疗侵袭性牙周炎时宜选用的药物是
【答案】A

【解析】长期服用抗癫痫药物苯妥英钠，钙通道阻滞剂如硝苯地平、维拉帕米和免疫抑制剂环孢素可引起药物性牙龈增生，故265题选E。四环素族药物具有广谱抗菌作用、抑制胶原酶活性及对骨组织的高亲和力等特点，与骨组织亲和力大的药物是四环素，故266题选A。能有效杀灭厌氧菌而对兼性厌氧菌无效的是甲硝唑，故267题选B。四环素类药物对伴放线聚集杆菌具有较强抑制作用，侵袭性牙周炎主要的致病菌是伴放线聚集杆菌，故268题选A。螺旋霉素和罗红霉素是大环内酯类抗生素，对G^+菌抑制力强，对G^-菌也有一定的抑制作用，能有效地抑制黏性放线菌、产黑色素类杆菌及螺旋体等。

（269~270题共用题干）
一患者主诉左下后牙食物嵌塞，检查发现左下第一、二磨牙殆面及邻面磨耗，使咬合面成为一平面，外展隙变窄。

269. 此患者引起食物嵌塞的原因最有可能是
A. 外溢道消失   B. 对颌牙尖过于高陡   C. 相邻两牙边缘嵴高度不一致
D. 相邻两牙接触不佳 E. 两牙间龈乳头退缩
【答案】A

270. 对于此类食物嵌塞，最佳解决方法为
A. 加大外展隙、重建溢出沟   B. 调磨边缘嵴   C. 调磨非功能牙尖
D. 调磨对颌牙尖   E. 不适合调牙合
【答案】A

【解析】第一、二磨牙之间的食物嵌塞是垂直型食物嵌塞，引起垂直型食物嵌塞的原因有两大方面：一方面是咬合面的不规则磨损，见于咬合面成为平面，溢出沟消失；边缘嵴低平或邻牙间高度不一致；牙尖三角嵴消失，失去锥体外形成为楔形牙尖；尖悬吊，导致异常𬌗力，引起咬合时接触点消失。另一方面是邻接点异常，见于位置异常；大小异常及接触点消失。题中患牙𬌗面及邻面磨耗，使咬合面成为一平面，外展隙变窄引起食物嵌塞，原因是外溢道消失，故269题选A。对于此类食物嵌塞，最佳解决方法为针对病因进行治疗，病因是外溢道消失，解决方法为加大外展隙、重建溢出沟，故270题选A。

【破题思路】		
类型	病因	治疗
垂直型食物嵌塞	咬合面的不规则磨损：溢出沟消失；边缘嵴低平或邻牙间高度不一致；充填式牙尖	加大外展隙、重建溢出沟；调磨牙尖
	邻接点异常：位置异常、大小异常、接触点消失	恢复邻接关系
水平型食物嵌塞	牙周退缩牙间隙暴露，咀嚼时食物因唇、颊运动，水平向塞入牙间隙	预防和治疗牙周疾病

第四单元　牙周炎的伴发病变

1. 牙周脓肿与牙槽脓肿的鉴别之一是牙周脓肿时
   A. 牙槽骨嵴吸收　　　　B. 脓肿范围弥散　　　　C. 牙髓多无活力
   D. 病程较长　　　　　　E. 叩痛重
   【答案】A
   【解析】牙周脓肿有牙槽骨嵴吸收。

2. 牙周脓肿不同于牙槽脓肿的主要鉴别点在于感染来自
   A. 牙髓病　　　　　　　B. 根尖周病变　　　　　C. 牙周袋
   D. 血源性感染　　　　　E. 外伤性感染
   【答案】C
   【解析】牙周脓肿的感染来自牙周袋。

3. 引起牙周脓肿最常见的病原菌是
   A. 甲型溶血性链球菌　　B. 类白喉杆菌　　　　　C. 无芽孢厌氧菌
   D. 铜绿假单胞菌(绿脓杆菌)　E. 白念珠菌(白假丝酵母菌)
   【答案】C
   【解析】无芽孢厌氧菌是引起牙周脓肿最常见的病原菌。

4. 牙周脓肿形成后处理原则是
   A. 龈袋上药　　　　　　B. 切开引流　　　　　　C. 龈下洁治
   D. 龈瓣切除　　　　　　E. 全身支持疗法
   【答案】B
   【解析】脓肿形成后应该切开引流。

5. 牙周脓肿的临床特点中不包括
   A. 有牙周炎病史　　　　B. 有深牙周袋　　　　　C. 牙龈呈椭圆形隆起，波动感
   D. 伴明显的牙齿松动　　E. 脓肿局限于龈乳头及龈缘
   【答案】E
   【解析】牙周脓肿不仅局限于龈乳头及龈缘，也可向牙齿根方发展。

6. 关于牙周-牙髓联合病变的描述，错误的是
   A. 牙周-牙髓联合病变的预后主要取决于牙周病损的预后
   B. 尽量找出原发病变，积极处理牙周、牙髓两处病灶
   C. 牙髓根尖周病变原发的预后较牙周病变原发要好
   D. 牙髓活力测验结果阳性的都不需根管治疗
   E. 根管治疗和牙周治疗的先后次序应视具体情况而定
   【答案】D

7. 对于逆行性牙髓炎的患者，探诊检查最可能发现的是
   A. 牙龈出血　　　　　　B. 龈下牙石　　　　　　C. 釉突
   D. 溢脓　　　　　　　　E. 深牙周袋
   【答案】E

8. 患者，男，43岁，主诉：右下后牙冷热痛2周，自发痛2天伴牙龈肿胀。检查示右下第一磨牙牙周袋深达根尖，X线片未见龋及根尖病变。最可能的诊断是
   A. 急性根尖炎　　　　　B. 逆行性牙髓炎　　　　C. 牙周脓肿
   D. 𬌗创伤　　　　　　　E. 根分叉病变
   【答案】B
   【解析】自发痛2天伴牙龈肿胀，X线片未见龋及根尖病变，牙周袋深达根尖，可知为B。

9. 关于根分叉病变的描述不正确的是
   A. 下颌磨牙的根分叉病变较易探查
   B. 上颌磨牙邻面根分叉探查应从腭侧进入

C. 上颌磨牙邻面根分叉常因邻牙干扰难以区分Ⅱ度或Ⅲ度
D. X 线片的表现常比实际病变轻
E. 发生根分叉病变的患牙一般都是松动牙

【答案】E

【解析】晚期才出现患牙的松动。

10. 根分叉病变最好发的牙位是

A. 上颌第二磨牙　　　　　　B. 下颌第二磨牙　　　　　　C. 上颌第一磨牙
D. 下颌第一磨牙　　　　　　E. 上颌前磨牙

【答案】D

【解析】下颌第一磨牙是根分叉病变最好发的牙位。

11. Ⅱ度根分叉病变的正确描述是

A. 可探及分叉外形，X 线片显示无异常表现
B. 只有一侧可探入分叉区，X 线片示骨密度略降低
C. 一侧或双侧可探入分叉区，但不能穿通，X 线片示骨密度略降低
D. 探针能通过分叉区，但有牙龈覆盖，X 线片示骨密度降低区
E. 探针能通过分叉区，且无牙龈覆盖，X 线片示骨密度降低区

【答案】C

【解析】Ⅱ度根分叉病变一侧或双侧可探入分叉区，但不能穿通，X 线片示骨密度略降低。

12. 牙周袋较深且牙槽骨隆突的Ⅰ度根分叉病变宜采用的治疗方法是

A. 仅需龈下刮治及根面平整术　　　　　　B. 基础治疗后翻瓣及骨修整术
C. 隧道成形术　　　　　　　　　　　　　D. GTR 手术
E. 根向复位瓣及骨修整术

【答案】B

【解析】牙周袋较深且牙槽骨隆突的Ⅰ度根分叉病变宜采用的治疗方法是基础治疗后翻瓣及骨修整术。

13. 根柱较长、牙龈无明显退缩的Ⅱ度根分叉病变最理想的治疗方法是

A. 根面平整术　　　　　　　　　　　　　B. 引导性组织再生术（GTR 手术）
C. 牙龈切除术　　　　　　　　　　　　　D. 改良 widman 翻瓣术及骨修整术
E. 根向复位瓣及骨修整术

【答案】B

【解析】Ⅱ度根分叉病变当根柱较长、牙龈无明显退缩，可选择 GTR 手术或者植骨术。

14. 关于根分叉病变手术治疗不正确的是

A. 截根术适合上颌磨牙颊根病变
B. 分根术适合下颌磨牙近远中根均有一定支持组织时
C. 牙半切术适合某一根病变严重而另外根支持组织良好时
D. 以上手术均应患牙配合完善根管治疗及调𬌗
E. 可以与基础治疗同期进行

【答案】E

【解析】在基础治疗之后进行手术治疗。

15. 牙周袋较深且牙槽骨隆突的Ⅰ度根分叉病变宜采用的治疗方法是

A. 仅需龈下刮治及根面平整术　　　　　　B. 基础治疗后翻瓣及骨修整术
C. 隧道成形术　　　　　　　　　　　　　D. 引导性组织再生术（GTR 手术）
E. 根向复位瓣及骨修整术

【答案】B

【解析】Ⅰ度根分叉病变牙周袋较浅，且为骨上袋，相应牙槽骨的外形尚佳，仅作龈下刮治使牙周袋变浅即可；牙周袋较深且牙槽骨隆突不符合生理外形，则在基础治疗后翻瓣及骨修整术。

16. 患牙既有牙周袋、牙槽骨破坏，又有牙髓坏死，根尖周骨质破坏，且两方面病损相通，对此病变应诊断为

A. 牙周创伤　　　　　　　　B. 成人牙周炎　　　　　　　C. 边缘性龈炎
D. 青少年牙周炎　　　　　　E. 牙周 - 牙髓联合病变

【答案】E

【解析】 该患者既有牙周病变，又有牙髓病变，且相互通，符合牙周-牙髓联合病变的定义，E选项正确。A选项病损局限于牙周组织，可表现为牙齿松动、牙槽骨吸收；B选项慢性牙周炎，表现为牙龈炎症、附着丧失、牙周袋形成、牙槽骨吸收、边缘性龈炎；C选项慢性牙龈炎，表现为牙龈的炎症，一般位于游离龈和龈乳头；D选项局限型侵袭性牙周炎，典型表现为患牙局限于第一恒磨牙和切牙，有深牙周袋和牙槽骨破坏，第一磨牙的邻面有垂直型骨吸收，切牙区为水平型骨吸收，但这些病均无牙髓坏死，都不符合该病变的描述。

第五单元　种植体周围组织疾病

1. 关于种植体周围组织病变的描述错误的是
A. 种植体周围组织病变的始动因子是菌斑微生物
B. 咬合负载过重是重要促进因素
C. 吸烟是影响种植体周围骨丧失的重要因素
D. 手术技术和术后处理不当易引起种植体周围组织病变
E. 两段式种植体容易感染牙周致病菌
【答案】E
【解析】目前认为种植体周围组织病变的主要致病因素是种植体上的菌斑微生物和负载过重，此外，其他的一些因素也对种植体周围病变的发生起到促进作用，所以A、B选项正确。吸烟仍然是牙槽骨吸收最主要的原因，所以C选项正确。术中医生的技术以及术后对牙周的维护都影响种植体周围牙槽骨的好坏，所以D选项正确。两段式种植体愈合期完全埋植于黏膜下，不易感染牙周致病菌，故E选项为本题的正确答案。

【破题思路】种植体周围组织病变是发生于种植体周围软、硬组织的炎症损害，包括仅累及软组织的可逆的种植体周围黏膜炎和累及种植骨床、造成骨吸收的种植体周围炎。

2. 关于种植体周围黏膜炎的叙述错误的是
A. 主要由口腔卫生不良、菌斑刺激所致
B. 病变不可逆转
C. 表现为种植体周围黏膜红肿、探诊出血及溢脓
D. 表现为种植体周围黏膜增生
E. 不伴有骨吸收
【答案】B
【解析】种植体周围黏膜炎主要是由口腔卫生不良、菌斑刺激所致。临床表现为种植体周围黏膜红肿、探诊出血甚至溢脓，但不伴骨吸收，所以可以逆转。

【破题思路】种植体周围组织病变是发生于种植体周围软、硬组织的炎症损害，包括仅累及软组织的可逆的种植体周围黏膜炎和累及种植骨床、造成骨吸收的种植体周围炎。

3. 关于种植体周围炎的叙述错误的是
A. 是种植体周围黏膜炎进展而来的
B. 菌斑刺激和咬合负载过重是主要病因
C. 伴有骨吸收
D. 适当治疗可阻止骨吸收
E. 炎症进展比牙周炎要缓慢，治疗效果好
【答案】E
【解析】种植体周围组织病变是发生于种植体周围软、硬组织的炎症损害，包括仅累及软组织的可逆的种植体周围黏膜炎和累及种植骨床、造成骨吸收的种植体周围炎。后者如不及时治疗，将导致持续的骨吸收和种植体骨界面原有的结合分离，最终使种植体松动、脱落。所以A、C、D正确。目前认为种植体周围组织病变的主要致病因素是种植体上的菌斑微生物和负载过重，此外，其他的一些因素也对种植体周围病变的发生起到促进作用，所以B正确。种植体周围组织防御能力较弱，炎症进展比牙周炎要快，故E选项为本题的正确答案。

【破题思路】种植体周围炎病变已突破黏膜屏累及骨组织，类似牙周炎，适当的治疗可制止进一步骨吸收。

4. 种植体周围炎的治疗不正确的是
A. 预防重于治疗，强调种植术后的维护
B. 初期治疗主要是去除病因
C. 局部氯己定治疗和全身应用抗生素一般联合使用
D. 手术治疗有切除性手术和引导性骨再生术
E. 只要仔细清洁，炎症均可彻底消除

【答案】E

【解析】种植体周围炎病变已突破黏膜屏障累及骨组织，类似牙周炎，预防种植体周围炎重于治疗，A正确。初期治疗以去除病因为主，用塑料器械或与种植体同样硬度的钛刮治器，用机械方法清除天然牙及种植义齿各个部分的菌斑、牙石，传统的金属刮治器不能用，损伤钛表面，B正确。探诊出血阳性，探诊深度4～5mm，应该应用局部氯己定治疗，探诊深度≥6mm，应该应用抗生素治疗，但一般联合使用，C正确。手术治疗有切除性手术和引导性骨再生术，前者为使袋变浅，修整骨外形，清除种植体表面的菌斑、牙石使之光洁；而再生性手术除上述目标外，还在于使种植体周围的骨有再生，D正确。治疗种植体周围组织病变的基本原则是持之以恒地彻底去除菌斑，控制感染，消除种植体周袋，制止骨丧失，诱导骨再生，炎症不可彻底消除。故E选项为本题的正确答案。

【破题思路】

去除病因	用塑料器械或与种植体同样硬度的钛刮治器，用机械方法清除天然牙及种植义齿各个部分的菌斑、牙石
氯己定的应用	探诊出血阳性，探诊深度4～5mm，有或无溢脓的种植体部位
抗生素治疗	探诊出血阳性，探诊深度≥6mm，有或无溢脓，并有X线片显示骨吸收的种植体部位

5. 关于种植体周围炎的治疗错误的是
A. 2%氯己定局部冲洗或含漱　　B. 引导性骨再生术　　C. 翻瓣手术
D. 手用传统金属洁治器彻底清洁　E. 联合应用抗生素

【答案】D

【解析】初期治疗成功地控制住炎症后，有些病例可进一步做手术治疗。手术可分为切除性手术和再生性手术。前者为使袋变浅，修整骨外形，清除种植体表面的菌斑、牙石使之光洁；而再生性手术除上述目标外，还在于使种植体周围的骨有再生。所以B、C均正确。A、E描述正确。因为金属刮治器损伤钛表面，所以不能应用传统的金属刮治器进行刮治。

6. 发生于种植体周围软组织的炎症性损害称为
A. 种植体周围炎　　　　　　B. 种植体炎　　　　　　C. 种植体周围黏膜炎
D. 种植体周龈炎　　　　　　E. 种植体周膜炎

【答案】C

【解析】发生于种植体周围软组织的炎症性损害称为种植体周围黏膜炎。种植体周围黏膜炎表现为软组织的炎症和水肿，通常不表现为周围骨丧失。故本题答案是C。

7. 影响牙周病的全身疾病如下，除了
A. 糖尿病　　　　　　　　B. Down综合征　　　　　　C. 掌跖角化-牙周破坏综合征
D. 胆囊炎　　　　　　　　E. 艾滋病

【答案】D

【解析】糖尿病和牙周病是呈正相关的，两者发病存在共同危险因素且互为高危因素，A正确。Down综合征又名先天愚型，或染色体21三体综合征，为一种由染色体异常所引起的先天性疾病，几乎100%患者均有严重的牙周炎，B正确。掌跖角化-牙周破坏综合征，是一种较罕见的遗传性疾病，属常染色体隐性遗传病，其牙周组织破坏严重，约在5～6岁时乳牙即相继脱落，待恒牙萌出后又按萌出的顺序相继发生牙周破坏，常在10多岁时即自行脱落或拔除，C正确。目前认为与HIV有关的牙周病损有3种：线形牙龈红斑、坏死性溃疡性牙龈炎、坏死性溃疡性牙周炎，E正确。胆囊炎对牙周病无影响，故本题答案是D。

儿童口腔医学

第一单元 龋病

（1～2题共用备选答案）
A. 奶瓶龋　　　　　　　　　B. 少年龋　　　　　　　　　C. 猖獗龋
D. 环状龋　　　　　　　　　E. 线性釉质龋

1. 因口腔卫生差，又不及时治疗，龋蚀牙数、范围增多的是

【答案】C

2. 与乳牙新生线之矿化薄弱或乳牙牙颈部出生后釉质之矿化度低有关的是

【答案】E

【解析】猖獗龋：突然发生、范围广、进展快速、侵及不易患龋的下颌乳前牙且随乳牙龋蚀的进展很快发生牙髓感染，也称猛性龋。线性釉质龋：与乳牙新生线之矿化薄弱或乳牙牙颈部出生后釉质之矿化度低有关，发生于上颌前牙唇面的新生线处，龋病损害呈新月形。

3. 下述哪一项不是判断乳牙接近替换期的表现
A. 牙冠破坏大　　　　　　　B. 临床Ⅲ度松动　　　　　　C. 恒牙胚牙根已形成一半
D. 恒牙胚位置已接近乳牙根分叉　E. 乳牙根吸收已达 1/2

【答案】A

【解析】牙冠破坏大仅能说明该乳牙不能保留，不是乳牙接近替换期的表现，故选A。临床Ⅲ度松动说明乳牙即将脱落，恒牙胚牙根形成一半以上、乳牙根吸收已达 1/2、恒牙胚位置已接近乳牙根分叉均预示恒牙即将萌出。

【破题思路】

乳牙接近替换期的表现	临床Ⅲ度松动 恒牙胚牙根已形成一半 恒牙胚位置已接近乳牙根分叉 乳牙根吸收已达 1/2

4. 乳牙患龋的最好发牙位是
A. 上颌乳磨牙　　　　　　　B. 下颌乳磨牙　　　　　　　C. 上颌乳切牙
D. 上颌乳尖牙　　　　　　　E. 下颌乳前牙

【答案】B

【解析】乳牙患龋以下颌乳磨牙最多，上颌乳磨牙和上颌乳前牙为次，下颌乳前牙最少，故选B。

【破题思路】乳牙患龋：下颌乳磨牙＞上颌乳磨牙＞上颌乳前牙＞下颌乳前牙。

5. 乳牙龋最不好发的牙位是
A. 上颌第一乳磨牙　　　　　B. 上颌前牙　　　　　　　　C. 下颌前牙
D. 乳尖牙　　　　　　　　　E. 下颌第二乳磨牙

【答案】C

【解析】乳牙患龋以下颌乳磨牙最多，上颌乳磨牙和上颌乳前牙为次，下颌乳前牙最少，故选C。

【破题思路】乳牙患龋：下颌乳磨牙＞上颌乳磨牙＞上颌乳前牙＞下颌乳前牙。

6. 乳牙龋药物治疗时，具有腐蚀性的药物是
A. 2% 氟化钠　　　　　　　B. 8% 氟化钠　　　　　　　C. 10% 酸性氟磷酸
D. 38% 氟化氨银　　　　　　E. 8% 氟化亚锡溶液

【答案】D

【解析】药物治疗时，常用药物：2% 氟化钠、8% 氟化亚锡、1.23% 酸性氟磷酸钠溶液、10% 氨硝酸银、38% 氟化氨银、氟保护漆和 75% 氟化钠甘油糊剂等。氨硝酸银、氟化氨银有腐蚀性，不可用于不合作的患儿，故选D。

【破题思路】

药物治疗	名称	注意事项
无腐蚀性	氟：2%氟化钠、8%氟化亚锡、1.23%酸性氟磷酸钠溶液、75%氟化钠甘油糊剂	—
有腐蚀性	银：10%氨硝酸银、38%氟化氨银	不可用于不合作的患儿

7. 乳牙易患龋的因素不正确的是
   A. 口腔自洁和清洁作用差　　　　　　　　B. 儿童饮食多为软质饮食
   C. 乳牙的釉质、牙本质薄、抗酸力强　　　D. 乳牙牙颈部明显缩窄
   E. 邻牙之间为面的接触
【答案】C
【解析】乳牙易患龋的因素如下。乳牙解剖形态的特点：乳牙牙颈部缩窄，牙冠近颈1/3隆起，邻牙之间面面接触，𬌗面沟裂点隙及生理间隙容易滞留食物，成为不洁区。乳牙组织结构特点：釉质、牙本质薄、钙化度低、抗酸力弱。食物：软质食物，黏稠、含糖量高，易发酵产酸。口腔自洁和清洁作用差。此题故选C。

【破题思路】乳牙易患龋的因素
乳牙解剖形态的特点：乳牙牙颈部缩窄，牙冠近颈1/3隆起，邻牙之间面面接触，𬌗面沟裂点隙及生理间隙容易滞留食物，成为不易自洁区。
乳牙组织结构特点：釉质、牙本质薄、钙化度低、抗酸力弱。
食物：软质食物，黏稠、含糖量高，易发酵产酸。
口腔卫生差。

8. 下列哪一项不是乳牙龋蚀的特点
   A. 患龋率高于恒牙　　　　　　　　B. 龋齿多发
   C. 龋蚀在短时间内转变为牙髓炎等　　D. 自觉症状不明显
   E. 修复性牙骨质形成活跃
【答案】E
【解析】乳牙龋齿的特点是发病早，患龋率高；龋蚀进展快，在短时间内转变为牙髓炎，龋齿多发，范围广泛，自觉症状不明显，修复性牙本质形成活跃，此题故选E。

【破题思路】乳牙龋齿的特点：
乳牙在萌出后不久即可患龋，乳牙龋病发生较早；
患龋率高，龋蚀进展快，龋齿多发，范围广泛；
自觉症状不明显，修复性牙本质形成活跃。

9. 乳牙龋病的治疗目的不会是
   A. 终止龋蚀的发展　　　B. 保护根髓的正常活力　　　C. 恢复牙体的外形和咀嚼功能
   D. 维持牙列的完整性　　E. 有利于颌骨的生长发育
【答案】B
【解析】乳牙龋齿治疗的目的是终止龋蚀的发展，保护牙髓的正常活力，牙髓包括冠髓和根髓，故选B；恢复牙体的外形和咀嚼功能，维持牙列的完整性，使乳牙能够正常替换，有利于颌骨的生长发育。

【破题思路】乳牙龋齿治疗的目的：
终止龋蚀的发展，保护牙髓的正常活力，避免因龋而引发的并发症；
恢复牙体的外形和咀嚼功能；
维持牙列的完整性，使乳牙能够正常替换，有利于颌骨的生长发育。

（10～11题共用备选答案）
   A. 氢氧化钙制剂　　　B. 光敏复合树脂　　　C. 磷酸锌水门汀
   D. 玻璃离子水门汀　　E. 氧化锌丁香油糊剂

10. 深龋备洞近髓时选用

【答案】A

11. 乳尖牙唇面颈部龋洞可选用

【答案】D

【解析】深龋应该选氢氧化钙护髓后进行充填。光敏复合树脂和玻璃离子水门汀都可以充填唇面窝洞，但是玻璃离子水门汀可以释放氟，有预防龋齿的作用。又因为是乳尖牙，因此选玻璃离子水门汀充填唇面洞。

12. 乳牙易产生继发龋的原因不是

A. 乳牙矿化程度偏低
B. 感染的软化牙本质未除尽
C. 无基釉或充填体折裂
D. 不良修复体
E. 充填材料中氟的释放较少

【答案】E

【解析】乳牙易产生继发龋的原因是：乳牙的钙化程度较低（不选A），儿童喜食甜食，口腔卫生较差。制备洞形时儿童不合作，感染的软化牙本质未除尽（不选B）。受乳牙解剖形态的限制，制备洞形时不易达到预防性扩展、抗力形和固位形应有的要求，造成无基釉和充填体折裂，引起继发龋（不选C）。乳牙颈部明显缩窄，成形片和木楔的使用难以达到理想的要求，影响牙冠外形的修复或预成冠的颈部难与牙体密合（不选D）。此题故选E。

【破题思路】乳牙易产生继发龋的原因：
乳牙的钙化程度较低；
制备洞形时儿童不合作；
过早咀嚼硬食物；
备洞形时不易达到预防性扩展；
牙龈乳头位置较高，操作时局部易受唾液、出血污染；
乳牙颈部明显缩窄，成形片和木楔难以达到理想的要求。

13. 未经磨耗的年轻恒磨牙咬合面沟嵴清晰，备洞时不易确定洞形的边缘，最理想的龋病治疗方法是

A. 银汞充填
B. 复合树脂充填
C. 窝沟封闭
D. 再矿化治疗 + 银汞充填
E. B+C

【答案】E

【破题思路】预防性树脂充填——树脂充填 + 窝沟封闭。

14. 嵌体修复乳牙窝洞的缺点是

A. 牙体制备时去除牙体组织多
B. 牙间接触点恢复差
C. 易形成修复体继发龋
D. 患牙解剖形态不易恢复
E. 修复体硬度低

【答案】A

【解析】嵌体修复优点是能很好恢复患牙的解剖形态，恢复牙间接触，修复体继发龋少（不选B、C、D），嵌体硬度高（不选E）；缺点是磨除牙体组织过多，故选A。

【破题思路】嵌体修复
优点：能很好地恢复患牙的解剖形态，恢复牙间接触，修复体继发龋少。
缺点：磨除牙体组织较多。

15. 乳牙患龋高峰年龄段为

A. 2～3岁
B. 3～4岁
C. 5～6岁
D. 7～8岁
E. 9～10岁

【答案】D

【解析】乳牙患龋状况在1岁左右呈直线上升，5～8岁或7～8岁时达到高峰，故选D，记忆性知识。

16. 奶瓶龋主要发生在
A. 下颌乳磨牙舌面　　　　　B. 上颌乳磨牙腭侧面　　　　　C. 下颌乳切牙的唇面
D. 上颌乳切牙的唇面　　　　E. 下颌乳切牙的舌面
【答案】D
【解析】奶瓶龋表现为好发于上颌乳切牙的唇面，而在下颌乳切牙却无龋齿，故选 D。

【破题思路】		
奶瓶龋（喂养龋）	长期使用奶瓶	好发于上颌乳切牙的唇面，而在下颌乳切牙却无龋齿
猖獗龋（猛性龋）	瘦弱儿童，口腔卫生差	多数牙，甚至侵及不易患龋的下颌乳前牙
环状龋	局部食物容易滞留及自洁作用较差	乳前牙唇面、邻面迅速发展形成围绕牙颈部，环绕牙冠的龋齿

17. 乳牙龋齿治疗原则如下，除了
A. 降低咬合高度　　　　　　B. 去除病变组织　　　　　　　C. 恢复牙体外形
D. 提高咀嚼功能　　　　　　E. 利于恒牙列的形成
【答案】A
【解析】乳牙龋齿治疗原则去除病变组织，恢复牙体外形，提高咀嚼功能，利于恒牙列的形成（不选 B、C、D、E）。在修复外形时应考虑到生理间隙的特点，不必强求恢复接触点，多个牙的牙冠崩坏时应注意恢复咬合高度，故选 A。

【破题思路】乳牙龋齿治疗原则：
终止龋蚀的发展，保护牙髓的正常活力，避免因龋而引发的并发症；
恢复牙体的外形和咀嚼功能，恢复咬合高度；
维持牙列的完整性，使乳牙能够正常替换，有利于颌骨的生长发育。

18. 发生于年轻恒牙的可复性牙髓炎，去净腐质未露髓者，首选治疗方法为
A. 局麻下安抚引流　　　　　B. 安抚治疗　　　　　　　　　C. 间接盖髓
D. 活髓切断　　　　　　　　E. 局麻拔髓
【答案】C
【解析】安抚治疗是对于敏感疼痛，不能区分可复性牙髓炎和不可复性牙髓炎的患者进行的诊断性治疗。此题题干明确为可复性牙髓炎，去净腐质未露髓者，首选治疗方法应为间接盖髓，故选 C。

【破题思路】可复性牙髓炎治疗原则——间接盖髓。

19. 局部用药治疗龋病的常见适应证是
A. 小而深的乳牙龋　　　　　B. 乳磨牙咬合面大而浅的龋　　C. 大而深的乳牙龋
D. 乳前牙邻面龋　　　　　　E. 乳磨牙邻面龋
【答案】B
【解析】药物治疗龋病适用于：龋损面广泛的浅龋或剥脱状的环状龋，不易制备洞形的乳牙龋。常见于乳前牙的邻面和唇面，乳磨牙的𬌗面和颊面，故选 B。要注意表述精准，答案 D 未提及邻面龋龋坏的程度。

【破题思路】药物治疗适应证

龋损面广泛的不易制备洞形的浅龋或环状龋
乳前牙邻面浅龋及乳磨牙咬合面广泛性浅龋，1 年内将被恒牙替换者
恒牙早期釉质龋，尚未形成龋洞者，特别是位于易清洁的平滑面病损
静止龋，如咬合面点隙龋损，由于咬合面磨耗，将点隙磨掉，呈一浅碟状，使致龋环境消失

20. 临床上对乳牙近髓深龋的治疗最好采用
A. 直接盖髓　　　　　　　　B. 间接盖髓　　　　　　　　C. 冠髓切除术
D. 干髓术　　　　　　　　　E. 根管治疗
【答案】B
【解析】间接盖髓术是在洞底近髓的牙本质表面上覆盖一层护髓材料，以隔绝外界刺激通过牙本质小管影响牙髓的方法，促进软化性牙本质再矿化和修复性牙本质形成。可用于乳牙深龋近髓病变。因此本题选B。

21. 下颌第一恒磨牙龋蚀特征中，错误的是
A. 下颌患龋率高于上颌　　　　　　　　B. 邻面比殆面易患龋
C. 龋蚀进行速度快，湿性龋多见　　　　D. 萌出时可患龋
E. 颊侧沟龋易发
【答案】B
【解析】龋齿下颌多于上颌，殆面首发，其次是邻面，再次是颊面，龋蚀进行速度快，湿性龋多见窝沟点隙多，萌出时可患龋，下颌第一恒磨牙的颊侧沟是龋易发生且迅速发展的部位，故选B。

【破题思路】	
下颌第一恒磨牙龋蚀特征	下颌患龋率高于上颌 殆面易患龋 萌出时可患龋 龋蚀进行速度快，湿性龋多见

22. 对于特别不配合的儿童，乳牙龋坏治疗可酌情采用的药物治疗，但不包括下面哪一项
A. 2%氟化钠　　　　　　　　B. 8%氟化亚锡　　　　　　　　C. 氟化氨银
D. 酸性氟磷酸盐　　　　　　E. 10%氟化钼酸铵
【答案】C
【解析】药物治疗时，常用药物有2%氟化钠、8%氟化亚锡、1.23%酸性氟磷酸钠溶液、10%氨硝酸银、38%氟化氨银、氟保护漆和75%氟化钠甘油糊剂等。氨硝酸银、氟化氨银有腐蚀性，不可用于不合作的患儿，故选C。

23. 年轻恒牙牙髓病不能采用的治疗方法有
A. 直接盖髓术　　　　　　　　B. 活髓切断术　　　　　　　　C. 变异干髓术
D. 牙髓摘除术　　　　　　　　E. 根尖诱导成形术
【答案】C
【解析】保存生活牙髓应是最有益于年轻恒牙的首选治疗。治疗原则是尽力保存生活的牙髓组织。如不能保存全部活髓，也应保存根部活髓。不能保存根部活髓时，根尖尚未形成者，也应保存根部的牙乳头。不能保存活髓，也应尽量保存牙齿。直接盖髓术、活髓切断术、牙髓摘除术、根尖诱导成形术都是年轻恒牙的治疗方法，故选C。

【破题思路】年轻恒牙牙髓病治疗方法：
可复性牙髓炎——盖髓治疗；
不可复性牙髓炎——活髓切断术或根尖诱导成形术。

24. 临床上，经过治疗也不能保存的年轻第一恒磨牙最佳拔除时间范围宜在
A. 6～8岁　　　　　　　　B. 8～10岁　　　　　　　　C. 10～12岁
D. 12～14岁　　　　　　　E. 15岁以上
【答案】B
【解析】第一恒磨牙如过早拔除使对殆牙伸长，可引起咬合关系错乱；过晚拔除，第二恒磨牙将难以整体向前移动，只能造成牙冠向近中倾斜，同样造成咬合关系不良，因此拔牙时期最好选择在8～9岁为宜，故选B。

【破题思路】第一恒磨牙拔除时期。

25. 年轻恒牙龋损最好发于牙齿的
   A. 邻面　　　　　　　　B. 咬合面　　　　　　　　C. 颊面
   D. 舌面　　　　　　　　E. 唇面
   【答案】B
   【解析】年轻恒牙龋损好发牙面以咬合面为首位，其次邻面，再次颊面，故选B。

   【破题思路】龋的好发牙面依次为咬合面＞邻面＞唇颊面。

26. 金属成品冠修复乳牙窝洞的错误操作是
   A. 颊面近颈部1/3隆起，应较多地切削　　　B. 颊舌面与邻面相交处制成圆钝状移行
   C. 殆面去除1.0mm的牙体表面较好　　　　D. 殆面制备时尽量保持窝沟形态
   E. 牙颈部不能有台阶
   【答案】A
   【解析】颊舌面制备时，应注意颊面近颈部1/3处特别隆起，此处预备时应适度，以免影响预成冠的固位。因此本题的正确答案为A。

   【破题思路】

金属成品冠修复	殆面均匀磨除1.0mm
	邻面用细车针打开
	适度磨除颊面近颈部1/3隆起

27. 乳牙根尖周炎常出现瘘管的原因是
   A. 儿童患龋率高，症状不明显　　B. 患儿不易合作，治疗不彻底　　C. 病变进展快和牙槽骨疏松
   D. 乳牙根分歧大，髓腔大　　　　E. 患儿身体抵抗力差
   【答案】C
   【解析】儿童时期的牙周组织具有牙槽骨疏松、骨皮质薄、血运丰富等特点，因此根尖周感染易扩散到骨膜下，导致牙龈局部肿胀和瘘管的形成，故选C。

   【破题思路】乳牙牙槽骨疏松、骨皮质薄，易出现瘘管。

28. 必须用X线片检查诊断的疾病是
   A. 咬合面龋　　　　　　B. 急性牙髓炎　　　　　　C. 慢性牙髓炎
   D. 急性根尖周炎　　　　E. 慢性根尖周炎
   【答案】E
   【解析】单凭临床表现、牙髓活力测验并不能鉴别慢性根尖周炎和其他疾病，需要在X线片上看到根尖周确切的病理改变，才能诊断为慢性根尖周炎，故选E。咬合面龋常用探诊检查，牙髓炎采用牙髓温度测试。

   【破题思路】

咬合面龋	探诊
急性牙髓炎	牙髓温度测试
慢性牙髓炎	牙髓温度测试
急性根尖周炎	叩诊
慢性根尖周炎	X线

29. 由乳磨牙根尖周组织严重感染导致的继承恒前磨牙釉质发育不全，又称为
   A. 蕾状牙　　　　　　　B. 桑葚牙　　　　　　　C. 内陷牙
   D. 特纳牙　　　　　　　E. 哈钦森牙
   【答案】D

【解析】由乳磨牙根尖周组织严重感染导致的继承恒前磨牙釉质发育不全,又称为特纳牙,故选 D。蕾状牙、桑葚牙、哈钦森牙均是先天梅毒牙的表现。

【破题思路】特纳牙——乳牙严重根尖周炎导致恒牙釉质发育不全。

30. 年轻恒牙根尖区有局限骨致密,说明牙髓组织
    A. 慢性炎症　　　　　　　B. 急性炎症　　　　　　　C. 坏死
    D. 钙化变性　　　　　　　E. 内吸收
【答案】A
【解析】根尖周致密性骨炎是根尖周组织受到轻微、缓和、长时间的刺激后产生的骨质增生反应,它是一种防御性反应,周围有少许慢性炎细胞浸润。X线片示根尖部局限性不透射影像,说明牙周组织处于慢性炎症,往往从牙髓慢性炎症发展而来,故选 A。

31. 下列关于年轻恒牙的龋蚀特点的叙述中,错误的是
    A. 病变组织分界不清　　　B. 牙髓易受细菌影响　　　C. 多为慢性龋
    D. 龋蚀组织染色淡　　　　E. 病变组织较软
【答案】C
【解析】年轻恒牙髓腔大,髓角尖高,牙本质小管粗大,所以龋坏进展快,且易形成牙髓炎和根尖炎,年轻恒牙的龋多为急性龋,色浅、质软,故选 C。

【破题思路】年轻恒牙特点

牙髓腔大,髓角高,根管壁薄,根尖孔未发育完全

年轻恒牙牙根发育完成在萌出后3～5年左右

第一恒磨牙萌出最早,龋齿发生早,患龋率最高

年轻恒牙龋多为急性龋,去龋和备洞时要小心操作,保护牙髓,避免不必要的露髓

混合牙列时期的年轻恒牙在牙列中有活跃的垂直向和水平向的移动度,所以在修复牙体时以恢复牙冠的解剖外形为目的,不强调恢复牙齿间的接触点

32. 下列关于乳牙龋病特点的叙述错误的
    A. 发病率高,发病时间早,多发　　B. 容易发展成牙髓炎　　C. 容易发生环状龋
    D. 不能形成修复性牙本质　　　　　E. 自觉症状不明显,易忽略
【答案】D
【解析】乳牙龋齿的特点是发病早,患龋率高;龋蚀进展快,龋齿多发,范围广泛,自觉症状不明显,修复性牙本质形成活跃,故选 D。

33. 乳磨牙制备银汞充填洞型时,错误的是
    A. 𬌗面窝沟龋局限时可制备独立圆形洞形,不必扩展　　B. 单面洞邻壁过薄可制备Ⅱ类洞形
    C. 为避免意外穿髓不必强调底平　　　　　　　　　　　D. 洞要有一定深度,线角要圆钝
    E. 乳牙不用恢复咬合高度和接触点
【答案】E
【解析】乳牙龋齿治疗原则为去除病变组织,恢复牙体外形,提高咀嚼功能,利于恒牙列的形成。在修复外形时考虑到生理间隙的特点,不必强求恢复接触点,尽可能恢复原形但不拘泥牙尖嵌合的修复,多个牙的牙冠崩坏时应注意恢复咬合高度,故选 E。银汞充填时要求抗力形和固位形,但为避免意外穿髓不必强调底平,不选 A、B、C、D。

【破题思路】乳磨牙充填需恢复咬合高度。

34. 恒牙根尖发育完成的时间是
    A. 萌出时　　　　　　　　B. 萌出后半年　　　　　　C. 萌出后1～2年
    D. 萌出后3～5年　　　　　E. 萌出后6～8个月
【答案】D

【破题思路】牙根发育完成的时间。

35.哪种药物垫底会对牙髓产生刺激
A.氧化锌丁香油粘固粉　　　　B.聚羧酸水门汀　　　　C.磷酸锌水门汀
D.氢氧化钙　　　　　　　　　E.玻璃离子水门汀
【答案】C
【解析】磷酸锌水门汀的粘固粉内的游离磷酸对牙髓产生刺激，因此深龋不能直接垫底，故选C，其他选项的材料对牙髓的刺激性较小。

【破题思路】

氢氧化钙	消炎杀菌，促进修复牙本质形成
聚羧酸水门汀	对牙髓无刺激性，不能促进修复牙本质形成
磷酸锌水门汀	对牙髓有刺激性
氧化锌丁香油粘固粉	安抚镇痛消炎
玻璃离子水门汀	释放氟，对牙髓无刺激

36.年轻恒牙深龋保留部分龋坏牙本质的目的是
A.观察牙髓状况　　　　　　　B.促进牙本质形成　　　C.杀灭细菌
D.保护牙髓　　　　　　　　　E.保护牙根
【答案】D
【解析】年轻恒牙牙根未发育完成，应该尽量保持牙髓活力以利于牙根的进一步发育。年轻恒牙深龋治疗时，如果估计去净腐质可能露髓时，可以采用间接牙髓治疗（二次去腐法）保留部分软化牙本质避免露髓，采取氢氧化钙间接盖髓，妥善垫底后充填。年轻恒牙深龋保留部分龋坏牙本质的目的是保护牙髓，故选D。

【破题思路】年轻恒牙治疗原则：保髓。

37.患儿，7岁，龋，备洞时意外穿髓，针尖大小。治疗方法宜采用
A.干髓术　　　　　　　　　　B.直接盖髓术　　　　　C.间接盖髓术
D.根管充填术　　　　　　　　E.活髓切断术
【答案】B
【解析】备洞时的意外露髓，露髓孔小于1mm的患牙，是直接盖髓术的适应证，本病例患者患牙属于直接盖髓术的适用情况，选B。

38.浅龋的药物治疗主要利用
A.杀菌作用　　　　　　　　　B.抑菌作用　　　　　　C.释氟作用
D.封闭作用　　　　　　　　　E.促牙本质生成作用
【答案】A
【解析】浅龋的药物治疗主要利用药物的杀菌作用，故选A。

39.复合树脂修复乳前牙缺损时，哪个步骤是错误的
A.去净腐质氧化锌丁香油糊剂垫底　　　　B.40%磷酸酸蚀60s
C.用水冲洗，吹干牙面　　　　　　　　　D.涂布薄层粘接剂，3s后吹干
E.放置复合树脂材料恢复外形
【答案】A
【解析】丁香油能破坏复合树脂中的聚合或玻璃离子体粘固粉中的羧基与牙齿组织中钙离子所发生的离子反应。具有破坏作用的还有三氯甲烷、乙醇等。总之，丁香油、三氯甲烷、乙醇均可导致复合树脂类糊剂粘固不良，影响充填效果，引起继发性龋或充填材料脱落，故选A。

【破题思路】氧化锌丁香油糊剂影响复合树脂聚合。

40. 年轻恒牙深龋常选用何种药物促进修复性牙本质形成
A. 氧化锌水门汀粘固粉　　B. 聚羧酸水门汀　　C. 氢氧化钙
D. 玻璃离子水门汀　　　　E. 铝酸三钙
【答案】C
【解析】深龋时可使用氢氧化钙间接盖髓促进修复性牙本质的生成，故选C。

【破题思路】氢氧化钙：促进修复性牙本质生成。

41. 乳牙龋病对于全身的不良影响，不包括
A. 机体其他组织发生病灶感染　　B. 影响儿童的营养摄入　　C. 影响正确发音
D. 影响恒牙列　　　　　　　　　E. 影响美观和儿童心理
【答案】D
【解析】乳牙龋病全身影响：由于儿童处于生长发育时期，因此乳牙龋齿严重时可以造成咀嚼功能降低，影响儿童的营养摄入，对颌面部和全身的生长发育造成影响。龋病转成的慢性根尖周炎可以作为病灶牙使机体的其他组织发生病灶感染，如慢性肾炎、风湿性关节炎、低烧和蛛网膜炎等。乳前牙的龋齿不仅影响美观，还会给儿童心理造成一定影响。乳前牙早失还会影响儿童的正确发音（不选A、B、C、E）。对恒牙列的影响属于局部影响，故选D。

【破题思路】

局部影响	影响咀嚼功能 损伤局部口腔黏膜 对继承恒牙和恒牙列影响 ① 新萌出的恒牙易发生龋坏 ② 乳牙严重根尖周炎，继承恒牙形成特纳牙 ③ 乳牙早失，错位萌出
全身影响	咀嚼功能降低，影响营养摄入 影响颌面部和全身的生长发育 作为病灶牙使机体的其他组织受到感染 乳前牙的龋齿不仅影响美观，还会给儿童心理造成一定影响 乳前牙早失还会影响儿童的正确发音

42. 治疗年轻恒牙的操作中不恰当的是
A. 考虑年轻恒牙的形态、组织结构和生理特点　　B. 宜用金刚砂车针高速切削，减少釉质发生裂纹
C. 挖匙去除深部软化牙本质，避免不必要的露髓　　D. 用龋蚀显示液
E. 选用对牙髓无刺激的材料垫底
【答案】B
【解析】由于年轻恒牙的牙体硬组织硬度比成熟恒牙者差，弹性、抗压力及抗曲挠力亦低，故制备洞形时，宜用金刚砂车针减速切削，以减少釉质发生裂纹，故选B。

【破题思路】

年轻恒牙治疗	制备洞形时，宜减速切削，避免釉质发生裂纹 小心操作，保护牙髓，避免不必要的露髓 近髓时应做间接盖髓，应妥善垫底并且选用对牙髓无刺激的材料

43. 患儿，女，6岁。口腔检查发现：右上颌第一磨牙𬌗面窝沟深，能卡住探针，余未见异常。据此，对该患牙最适宜的治疗方法是
A. 窝沟封闭　　B. 常规髓病治疗　　C. 常规银汞合金充填
D. 常规复合树脂充填　　E. 非创伤性修复治疗
【答案】A

【解析】窝沟封闭的适应证主要有：窝沟深，特别是可以插入或卡住探针；患者其他牙，特别对侧同名牙患龋或有患龋倾向。故此题选 A。

44. 乳牙环状龋多位于
A. 牙冠切 1/3 处　　　　B. 牙冠切 1/3～中 1/3 处　　　　C. 牙冠中 1/3～颈 1/3 处
D. 牙冠颈 1/3 处　　　　E. 牙冠中 1/3 处
【答案】C
【解析】乳牙环状龋多位于牙冠中 1/3～颈 1/3 处，故选 C，记忆性知识。

【破题思路】乳牙环状龋：牙冠中 1/3～颈 1/3 处。

(45～46题共用备选答案)
A. 奶瓶龋　　　　B. 环状龋　　　　C. 猖獗龋
D. 静止性龋　　　　E. 急性龋

45. 常发生于上颌乳前牙的唇面，较快发展成广泛性龋的是
【答案】A

46. 包括涉及下前牙在内的绝大多数牙齿的快速、广泛的龋蚀是
【答案】C

【解析】奶瓶龋：是低龄儿童龋的一种。由于不良喂养习惯引起的早期广泛性龋齿，如含奶瓶入睡，睡前喝奶后不刷牙，牙齿萌出后夜间喝奶，延长母乳和奶瓶喂养时间，过多进食含糖饮料饮食等。表现为好发于上颌乳切牙的唇面，而在下颌乳切牙却无龋齿。猖獗龋：突然发生、范围广、进展快速、侵及不易患龋的下颌乳前牙且随乳牙龋蚀的进展很快发生牙髓感染的这类龋称为猖獗龋，俗称猛性龋。环状龋：乳前牙唇面、邻面龋快速发展可形成围绕牙颈部，环绕牙冠的龋齿。

47. 不同年龄阶段之乳牙龋病的发生部位有明显特点，正确的是
A. 1～2 岁，主要发生于上下颌乳前牙邻面　　B. 1～2 岁，主要发生于上下颌乳前牙唇面
C. 3～4 岁，多发的是乳磨牙𬌗面窝沟　　D. 3～4 岁，多发的是乳磨牙𬌗面邻面
E. 4～5 岁时，好发于乳磨牙𬌗面
【答案】C
【解析】1～2 岁时好发于上颌乳前牙的唇面和邻面，3～4 岁时好发于乳磨牙𬌗面的窝沟，4～5 岁时好发于乳磨牙的邻面，故选 C。

【破题思路】

1～2 岁	上颌乳前牙的唇面和邻面
3～4 岁	乳磨牙𬌗面的窝沟
4～5 岁	乳磨牙的邻面

48. 乳牙龋多见的好发牙面，以下正确的是
A. 上颌乳中切牙近中面　　　　B. 上颌第一乳磨牙近中面
C. 下颌乳尖牙近远中面　　　　D. 下颌第二乳磨牙远中面
E. 下颌第一乳磨牙近中面
【答案】A
【解析】乳牙龋病好发牙面为：乳切牙的近中和唇面，乳尖牙的唇面和远中面，第一乳磨牙的咬合面和远中面，第二乳磨牙的咬合面和近中面，故选 A。

【破题思路】

乳前牙	唇面和近中面
乳尖牙	唇面和远中面
第一乳磨牙	咬合面和远中面
第二乳磨牙	咬合面和近中面

49. 牙齿发育异常不包括
A. 牙齿数目异常　　　　　　B. 牙齿排列异常　　　　　　C. 牙齿结构异常
D. 牙齿形态异常　　　　　　E. 牙齿萌出异常
【答案】B
【解析】牙齿发育异常包括：牙齿数目异常、牙齿结构异常、牙齿形态异常、牙齿萌出异常等，故选B。

50. 个别恒切牙萌出过迟与下列哪种情形无关
A. 乳牙龋病　　　　　　　　B. 乳牙滞留　　　　　　　　C. 乳牙早失
D. 儿童习惯用牙龈咀嚼　　　E. 局部牙龈角化增生
【答案】A
【解析】个别恒切牙萌出过迟常由局部因素引起，和乳牙病变、早失或滞留有关。可能由于上颌乳切牙过早脱落，儿童习惯用牙龈咀嚼，使局部牙龈角化增生，坚韧肥厚，使牙齿萌出困难。多生牙、牙瘤或囊肿的阻碍，恒牙发育异常牙根弯曲，以及乳磨牙、乳尖牙早失等各种原因造成间隙缩窄造成恒牙萌出困难而迟萌。乳牙龋病不会引起恒牙萌出过迟，故选A。

【破题思路】恒牙迟萌

局部因素	乳牙病变、早失或滞留；局部牙龈角化增生；恒牙牙根弯曲；间隙缩窄；多生牙或牙瘤的阻碍
全身因素	颅骨锁骨发育不全、先天性甲状腺分泌减少症

51. 混合牙列期最容易患龋的恒牙是
A. 切牙　　　　　　　　　　B. 尖牙　　　　　　　　　　C. 前磨牙
D. 第一恒磨牙　　　　　　　E. 第二恒磨牙
【答案】D
【解析】在混合牙列时期，随着恒牙继续萌出，恒牙的患龋率开始升高。处于混合牙列时期的年轻恒牙常被家长误认为乳牙而不予重视，特别是第一恒磨牙萌出最早，龋齿发生早，患龋率最高，故选D。

【破题思路】最容易患龋的恒牙：第一恒磨牙。

52. 乳牙殆面洞深度
A. 牙釉质内1mm　　　　　　B. 洞壁1～1.5mm　　　　　　C. 牙本质内
D. 釉牙本质界处　　　　　　E. 与龋坏最深处一致
【答案】B
【解析】乳牙因体积较小，制备洞形保持殆面洞深度1～1.5mm，故选B。

53. 拔除严重破坏的第一恒磨牙使第二恒磨牙代替第一恒磨牙的最佳时间是
A. 6～7岁　　　　　　　　　B. 8～10岁　　　　　　　　　C. 11～12岁
D. 13～14岁　　　　　　　　E. 14岁以后
【答案】B
【解析】第一恒磨牙是龋齿最好发牙齿，因龋损破坏严重需拔牙的最佳时间是8～9岁。因为这个时期第二恒磨牙尚未萌出，牙冠虽已形成而牙根尚未形成，牙胚位于第一恒磨牙颈线以下，是拔除龋损破坏严重的第一恒磨牙，让第二恒磨牙移位替代第一恒磨牙的最佳时机。过早地拔除第一恒磨牙，对颌的第一恒磨牙可能在第二恒磨牙未移位之前出现向下伸长而阻碍第二恒磨牙的移位，而且X线片检查时尚不能见到第三恒磨牙的牙胚影像；过晚则因第二恒磨牙牙根已大部形成而不易移位替代第一恒磨牙。在临床上应拍摄X线片检查第二恒磨牙具体的发育情况及是否有第三恒磨牙牙胚而做具体决定。故选B。

【破题思路】

第一恒磨牙严重破坏	邻近第二恒磨牙牙冠已形成，但牙根尚未形成，位于第一恒磨牙颈线以下，左下颌第三磨牙牙胚未见	暂时性保守治疗，维持至第二恒磨牙萌出后再拔除该牙，做义齿修复
	邻近第二恒磨牙牙冠已形成，但牙根尚未形成，位于第一恒磨牙颈线以下，左下颌第三磨牙牙胚可见	拔除第一恒磨牙，待第二恒磨牙移位替代第一恒磨牙，拔牙时间：8～9岁

54. 乳牙充填后，继发龋是常见的并发症，下面哪一项是常见的原因
A. 乳牙牙龈乳头位置低，容易食物嵌塞
B. 乳牙釉质无机物含量高，儿童易食甜食，故易产酸脱矿
C. 软化牙本质去除过多
D. 乳牙备洞时不易达到抗力形和固位形，充填体易松动
E. 乳牙牙髓血运少，抵抗力低

【答案】D

【解析】乳牙的矿化程度偏低，有机物含量高（B错），儿童喜食糖类，口腔卫生差。受乳牙解剖形态的限制，在制备洞形时，不易达到预防性扩展、抗力形、固位形的要求，无基釉质或充填体折裂，而引起继发龋，故D对。牙龈乳头位置较高（A错），操作时局部易因唾液、出血而污染，造成充填材料或冠粘结材料不密合。乳牙牙髓血运丰富，E错。软化牙本质去除过多可能会导致露髓，而不是继发龋，故C错误。

55. 临床上对乳牙近髓龋的治疗最好采用
A. 直接盖髓　　　　　　B. 间接盖髓　　　　　　C. 冠髓切除术
D. 干髓术　　　　　　　E. 根管治疗

【答案】B

【解析】间接盖髓术是在洞底近髓的牙本质表面上覆盖一层护髓材料，以隔绝外界刺激通过牙本质小管影响牙髓的方法，促进软化性牙本质再矿化和修复性牙本质形成。可用于乳牙深龋近髓病变。因此本题选B。

【破题思路】乳牙近髓龋——保髓——间接盖髓。

56. 乳牙龋齿的特点如下，除了
A. 自觉症状不明显容易忽视　　　　　B. 龋蚀多发广泛
C. 静止龋、环状龋为主　　　　　　　D. 发病时间早，5～8岁达高峰
E. 龋齿进展快

【答案】C

【解析】乳牙以急性龋和湿性龋多见。在牙冠广泛崩解时，牙髓仍可正常。乳牙牙釉质、牙本质薄，钙化度低，抗酸力弱，渗透性强，溶解度高，所以发展迅速。我国乳牙患龋情况显示，1岁左右起即直线上升，5～8岁时达到高峰。环状龋是乳前牙唇面、邻面龋快速发展形成围绕牙颈部，环绕牙冠的龋齿，非静止龋。故本题选C。

57. 乳牙患龋的易感因素，除了
A. 乳牙釉质、牙本质薄，钙化度低　　　B. 乳牙抗酸力弱
C. 儿童食品多为软质，黏性大，高糖，易发酵产酸　　D. 儿童自洁和清洁能力差
E. 咬合力过大

【答案】E

【解析】乳牙牙釉质、牙本质薄，钙化度低，抗酸力弱。儿童饮食多为软质食物，黏稠性强，含糖量高，易发酵产酸。儿童睡眠时间长，口腔处于静止状态，唾液分泌减少，故自洁作用差，有利于细菌繁殖，增加患龋机会。又因年幼，不能很好地刷牙。故选E。

58. 年轻恒牙龋坏的治疗哪一项描述是错误的
A. 尽早发现，尽早治疗　　　　　　　B. 年轻恒牙硬组织弹性好，易形成固位型
C. 髓腔大、髓角高、易穿髓　　　　　D. 以恢复解剖形态为目的，不强调恢复接触点
E. 急性龋多见，去腐易穿髓

【答案】B

【解析】由于年轻恒牙的牙体硬组织硬度比成熟恒牙差，弹性、抗压性及抗曲挠力低（B错误），宜用金刚砂车针减速切削，以减少釉质发生裂纹；年轻恒牙牙髓腔宽大、髓角尖高，而龋蚀多为急性龋，龋组织染色淡，分界不清，故制备洞形时应小心操作以免穿髓。年轻恒牙在混合牙列期的牙列中，有活跃的垂直向和水平向的移动度，所以在修复牙体时以恢复牙冠的解剖形态为目的，不强调恢复牙齿间的接触点。故本题选B。

(59～62题共用备选答案)
A. 近中面　　　　　　B. 颊面　　　　　　C. 近中邻面
D. 唇面远中面　　　　E. 远中邻面

59. 上颌乳中切牙易患龋牙面是

【答案】A

60. 上颌乳尖牙易患龋牙面是
【答案】D
61. 第一乳磨牙易患龋牙面是
【答案】E
62. 第二乳磨牙易患龋牙面是
【答案】C
【解析】在上颌，乳中切牙易患龋的牙面为近中面，其次是远中面和唇面。乳侧切牙以近中面、唇面多见。乳尖牙多见于唇面，其次是远中面。第一乳磨牙多见于殆面，其次为远中邻面。第二乳磨牙多发生于殆面和近中邻面。

63. 下列关乎奶瓶龋的描述错误的是
A. 全口乳牙均可受累
B. 上颌乳牙多于下颌乳牙
C. 多见于奶瓶喂养的儿童
D. 儿童唾液分泌少与奶瓶龋的发生有关
E. 很快发展为牙冠广泛性龋
【答案】A
【解析】奶瓶龋多见于奶瓶喂养的儿童，主要累及上颌乳前牙，故选A。

64. 对乳磨牙实施窝沟封闭的最适宜年龄为
A. 2～3岁
B. 3～4岁
C. 5～6岁
D. 7～8岁
E. 9～10岁
【答案】B
【解析】窝沟封闭术是窝沟龋的有效预防方法，对年龄的要求：乳磨牙，3～4岁时适宜做窝沟封闭；第一恒磨牙，6～7岁时适宜做窝沟封闭。故选B。

【破题思路】乳磨牙窝沟封闭年龄：3～4岁。

65. 混合牙列期的恒牙充填修复治疗的主要目的是
A. 恢复牙齿接触点
B. 恢复牙冠解剖外形
C. 恢复牙齿高度
D. 恢复解剖形态同时恢复接触点
E. 恢复牙齿高度和接触点
【答案】B
【解析】此题考核年轻恒牙龋齿治疗原则。由于年轻恒牙在混合牙列中有活跃的垂直和水平方向的移动度，因此，修复牙体时以恢复牙冠的解剖外形为目的，不强调恢复牙齿间的接触点，故选B。

【破题思路】混合牙列期的恒牙治疗：恢复牙冠的解剖外形，不强调恢复接触点。

66. 混合牙列时期，年轻恒牙的龋齿治疗中正确的是
A. 去净腐质，露髓后牙髓摘除术
B. 尽量用高速手机去腐质和修整洞形
C. 尽量恢复牙冠外形，不强调恢复接触点
D. 平滑面浅龋可用38%的氟化氨银涂布
E. 如果龋齿被龈袋覆盖应观察，待完全萌出后再治疗
【答案】C
【解析】年轻恒牙龋病治疗过程中，应尽力保存活髓组织，如不能保存全部活髓，也应保存根部活髓，A错误。制备洞形宜用金刚砂车针减速切削，以减少牙质发生裂纹，B错误。年轻恒牙在混合牙列期，有活跃的垂直和水平向移动度。所以在修复牙体时以恢复牙冠的解剖形态为目的，不强调恢复牙齿间接触点，C正确。氟化氨银可使牙面变黑，故禁用于恒牙，D错误。若龋洞部分被牙龈覆盖，应按洞形制备的原则扩展到龈下，必要时可推压或切除牙龈，E错误。

【破题思路】年轻恒牙的龋齿治疗不强调恢复接触点。

67. 年轻恒牙深龋最常采用的治疗方法是
A. 直接盖髓术
B. 牙髓切断术
C. 根尖诱导成形术
D. 根管治疗术
E. 间接牙髓治疗术
【答案】E

【解析】年轻恒牙深龋最常用的治疗方法是间接盖髓术，保护牙髓，故选 E。露髓时采用直接盖髓术或牙髓切断术，排除 A、B。根尖诱导成形术是年轻恒牙牙髓感染后采取的治疗方法，排除 C。根管治疗术是根尖发育完全的牙齿发生牙髓或根尖周感染采取的治疗方法，排除 D。

【破题思路】

直接盖髓术	年轻恒牙备洞时的意外穿髓，露髓孔直径＜1mm 的患牙；外伤冠折露髓小的患牙
间接盖髓术	深龋近髓；外伤牙冠牙本质暴露
牙髓切断术	深龋露髓，部分冠部牙髓炎，去除冠髓，保留根髓
根尖诱导成形术	牙髓病已经波及根髓，而不能保留或不能全部保留根髓的年轻恒牙；牙髓全部坏死或并发根尖周病的年轻恒牙
根管治疗术	适用乳牙和成熟恒牙不可复性牙髓炎、根尖周炎

68. 乳牙龋病充填治疗中不能用的垫底材料是
A. 聚羧酸水门汀　　　　B. 磷酸锌水门汀　　　　C. 玻璃离子水门汀
D. 氧化锌丁香油粘固粉　　E. 氢氧化钙

【答案】B

【解析】磷酸锌水门汀具有刺激性，乳牙龋病充填治疗中不能用，故选 B。

【破题思路】

氢氧化钙	消炎杀菌，促进修复牙本质形成
聚羧酸水门汀	对牙髓无刺激性，不能促进修复牙本质形成
磷酸锌水门汀	对牙髓有刺激性
氧化锌丁香油粘固粉	安抚镇痛消炎，促进修复性牙本质生成，也有解聚阻聚的作用
玻璃离子水门汀	释放氟，对牙髓无刺激

69. 乳牙龋的常见类型
A. 急性龋、干性龋、环状龋　　　　B. 慢性龋、静止性龋、奶瓶龋
C. 急性龋、环状龋、奶瓶龋　　　　D. 奶瓶龋、干性龋、环状龋
E. 湿性龋、环状龋、慢性龋

【答案】C

【解析】乳牙釉质本质薄，钙化度低，抗酸力弱，自洁差导致患龋率高，龋蚀进展快，所以乳牙龋病常见有湿性龋、奶瓶龋、环状龋、猖獗龋。A、B、D、E 皆有干性龋或慢性龋，所以不对。

【破题思路】乳牙龋：急性龋（湿性龋）。

(70～71 题共用题干)

患者，女，9 岁，左下颌第一恒磨牙龋洞，深度近髓腔；叩痛（-)，探痛（+)，松动（-)，冷刺激敏感，无自发痛症状；X 线辅助检查无根尖周炎症。

70. 操作过程中错误的是
A. 去龋和制备洞形时应小心操作　　　　B. 用龋蚀显示液
C. 球钻低速去龋　　　　D. 深部软化牙本质，可用挖匙挖除
E. 深龋再矿化治疗时，第一次必须去尽所有软化牙本质

【答案】E

71. 治疗措施不正确的是
A. 盖髓或垫底　　　　B. 复合树脂充填
C. 银汞充填　　　　D. 牙髓切断术
E. 牙髓摘除术

244

【答案】E

【解析】年轻恒牙去龋和备洞时要小心操作，保护牙髓，避免不必要的露髓。制备洞形时，宜减速切削，避免釉质发生裂纹。近髓时应做间接盖髓，应妥善垫底并且选用对牙髓无刺激的材料。年轻恒牙深龋治疗时，如果估计去净腐质可能露髓时，可以采用间接牙髓治疗（二次去腐法）保留部分软化牙本质避免露髓，采取氢氧化钙间接盖髓，妥善垫底后充填。对于年轻恒牙的治疗要尽量保髓，故不采取牙髓摘除术。

【破题思路】

| 年轻恒牙深龋治疗原则——保护牙髓 | 可采用二次去腐法 |

72. 假如此牙去腐未净及近髓，采取二次去腐，选用的盖髓药物是
A. 聚羧酸水门汀　　　　　　　　　　B. 氢氧化钙制剂
C. 磷酸锌水门汀　　　　　　　　　　D. 氧化锌丁香油粘固粉
E. 玻璃离子水门汀

【答案】B

【解析】选用的盖髓药物应是具有安抚、镇痛、消炎和促进牙髓牙本质修复作用的制剂，促进软化牙本质再矿化和修复性牙本质生成。聚羧酸水门汀只是对牙髓无刺激性，故A不对。氢氧化钙制剂有消炎杀菌和促进牙髓牙本质修复，故B对。磷酸锌水门汀对牙髓有刺激性，不用于盖髓，故C不对。氧化锌丁香油粘固粉具有安抚镇痛消炎促进修复性牙本质生成，解聚阻聚的作用，故D不对。玻璃离子水门汀可以释放氟但不能促进牙髓牙本质修复，故E不对。

73. 有关龋病活跃性的检测，不正确的是
A. 测定机体对龋病的敏感度　　　　　B. 可用于个体或群体
C. 反映机体龋坏程度的现状　　　　　D. 预测龋病进展的状况
E. 诊断龋病

【答案】E

【解析】龋病活跃性检测可用于个体或群体，测定机体对龋病的敏感度。检测结果能反映机体龋坏程度的现状，预测龋病进展状况，因此本题选E。

【破题思路】龋病活跃性的检测作用：
测定机体对龋病的敏感度；
反映机体龋坏程度的现状；
预测龋病进展的状况。

74. 乳牙金属预成冠的缺点是
A. 恢复牙齿解剖形态　　　B. 恢复咀嚼功能　　　C. 预防继发龋
D. 牙颈部不易密合　　　　E. 加强保持器固位力

【答案】D

【解析】此题考核乳牙龋齿的金属预成冠修复方法。乳牙大面积龋坏可以用预成冠修复。预成冠去除牙体组织少，容易恢复解剖外形、近远中径和功能。在龋齿易感儿童中使用，可以预防继发龋，操作简单。它可以作为全冠丝圈保持器的固位体，但是牙颈部需用冠钳人为修整不容易密合，乳牙冠高度不足时预成冠容易脱落，故选D。

【破题思路】

优点	缺点
①牙体制备去除组织较少	①需要操作者用冠钳处理使牙颈部密合，易受人为因素的影响
②较容易恢复牙冠解剖外形、近远中径和功能	②成品冠薄容易磨损；乳牙牙冠高度不足，外形花蕾状时容易脱落
③操作简单	

75. 乳牙修复治疗下列哪项是错误的
A. 广泛龋也可以用树脂修复
B. 必须去净腐质
C. 必须采用双层垫底
D. 玻璃离子是较为理想的充填材料
E. 前牙后牙均可采用复合树脂充填

【答案】C

【解析】乳牙修复治疗的目的是去除病变组织，恢复牙体外形，提高咀嚼功能。B 必须去净腐质，以防继发龋发生。A 广泛龋可以用树脂修复恢复牙齿外形，恢复咀嚼功能。D 玻璃离子水门汀对牙髓刺激小，且含氟具有一定的防龋功能。E 复合树脂粘结力和边缘封闭强，色泽稳定，与牙相似，乳前牙乳磨牙都可以用。C 双层垫底用于深龋，不是所有的乳牙龋都用双层垫底，故选C。

【破题思路】根据龋洞的深浅选择单层或双层垫底。

76. 乳牙修复治疗，下列哪一项描述是正确的
A. 低速切削比高速切削更易造成釉质裂纹
B. 产热是造成裂纹的原因之一
C. 乳牙牙髓对刺激反应较恒牙晚
D. 预备Ⅲ类洞时，龈端比切端距离牙髓远
E. 预备Ⅱ类洞时，龈壁越近切端，轴壁越近牙髓

【答案】B

【解析】年幼的乳牙表面一般无裂纹，随年龄增长、咀嚼、磨耗等因素，裂纹会出现。修复过程中，钻针的切削，由于机械性和产热的因素能促使裂纹的多发，高速切削的影响尤为明显（A 错）。影响裂纹的另一个因素是产热，这是由于摩擦热致钻针乃至手机的温度上升。乳牙颈部收缩明显，故龈壁越近牙颈方向，轴壁越近牙髓（D、E 错）。近切端比近龈端部离牙髓腔远。故本题选 B。

【破题思路】高速切削产热可造成牙齿裂纹。

77. 关于年轻恒牙龋病的治疗不正确的是
A. 修复时需注意保护牙髓
B. 冠修复时宜选用不锈钢成品冠
C. 应注意恢复牙齿间的接触点
D. 去除深部龋坏时宜使用低速球钻和挖匙
E. 备洞时应小心操作，避免不必要的露髓

【答案】C

【解析】年轻恒牙龋病治疗过程中，应尽力保存活髓组织。制备洞形宜用金刚砂车针减速切削，以减少牙质发生裂纹，去除深部龋坏时宜使用低速球钻和挖匙。年轻恒牙在混合牙列期，有活跃的垂直和水平向移动度。所以在修复牙体时以恢复牙冠的解剖形态为目的，不强调恢复牙齿间接触点，故选C。

【破题思路】年轻恒牙龋病治疗原则：

年轻恒牙龋多为急性龋，去龋可利用龋蚀显示液，用球钻低速去龋，去除深部软化牙本质时，也可用挖匙挖除，要避免不必要的露髓

混合牙列时期的年轻恒牙在列中有活跃的垂直向和水平的移动度，所以在修复牙体时以恢复牙冠的解剖外形为目的，不强调恢复牙齿间的接触点

78. 患儿，8岁，右下第一恒磨牙深龋，去除大块腐质，近髓处留少许软化牙本质，上方用 $Ca(OH)_2$ 盖髓后充填。再次去腐质应在什么时间复诊
A. 1～2周
B. 3～4周
C. 6～8周
D. 10～12周
E. 15周

【答案】D

【解析】该题考查年轻恒牙深龋的治疗。年轻恒牙深龋如果估计去净腐质会露髓的情况下，可以保留少量软化牙本质，用氢氧化钙护髓，促使修复性牙本质形成。10～12周后再复诊进行二次去腐治疗，故选D。

第一单元 龋病

【破题思路】年轻恒牙深龋的治疗：年轻恒牙牙根未发育完成，应该尽量保持牙髓活性。年轻恒牙深龋治疗时，如果估计去净腐质可能露髓时，可以采用保留部分软化牙本质避免露髓，采取氢氧化钙间接盖髓，妥善垫底后充填。10～12周后再次治疗，去除软化牙本质，确定未露髓，再做间接盖髓，垫底，充填，此法也称二次去腐法或间接牙髓治疗法。

79. 患儿，7岁，主诉左下后牙有龋洞，冷热疼痛，无自发疼。查左下第一恒磨牙深龋洞，叩诊（-），牙龈正常。X线片示牙根发育8期，骨硬板连续。处理去除大部分腐质，近中髓角去腐质时穿髓1mm，穿髓孔探疼。应选何种治疗方法
    A. 活髓切断术　　　　　　　B. 直接盖髓术　　　　　　　C. 拔髓术
    D. 根尖诱导成形术　　　　　E. 封金属砷后根管治疗
【答案】A

80. 患儿，7岁，右下颌第一乳磨牙远中邻面龋洞，曾做过玻璃离子充填治疗，近几日充填材料脱落，无继发龋，无疼痛症状，叩（-），探（敏感），松（-）。暂不考虑的治疗是
    A. 重新预备洞形　　　　　　B. 重新用玻璃离子充填　　　C. 光固化树脂修复
    D. 根管治疗　　　　　　　　E. 预成冠修复
【答案】D
【解析】题干中仅说到充填体脱落，没有说牙髓病变，故不需要采用根管治疗，故选D。重新修复可以选用复合树脂、玻璃离子、嵌体以及预成冠。

【破题思路】根管治疗适用于不可复性牙髓炎、根尖周炎、死髓牙等。

81. 患儿，6岁。左下后牙有洞，疼痛数天，昨晚加重，不能入眠。最可能的诊断
    A. 深龋嵌塞食物　　　　　　B. 急性牙髓炎　　　　　　　C. 慢性牙髓炎急性发作
    D. 急性根尖周炎　　　　　　E. 慢性根尖周炎急性发作
【答案】C
【解析】喝冷热水引起疼痛，夜间痛影响睡眠，并引起半侧耳后部痛，服镇痛药效果不明显，且疼痛不能自行定位，这些都是急性牙髓炎的临床诊断，故排除A、D、E。疼痛数天，昨晚加重，说明是慢性牙髓炎急性发作。故排除B，选择C。

【破题思路】急性牙髓炎特点：自发性阵发性痛、夜间痛、温度刺激影响疼痛、放射痛，疼痛不能定位。

82. 患儿，9岁。左上侧切牙变色就诊。检查：冠折牙本质暴露，牙齿变色。冷热测无反应，X线片示根尖喇叭口，骨硬板不连续。下列各项中哪项最重要
    A. 拔髓，不要出根尖孔　　　　　　　　B. 彻底去除根管内感染物质，消除炎症，保护牙乳头
    C. 根管内不要封FC等刺激性大的药物　　D. 用氢氧化钙糊剂充填，不要超填
    E. 定期复查，更换糊剂
【答案】B
【解析】患者冠折，牙齿变色，冷热测无反应，X线片示根尖喇叭口，骨硬板不连续说明牙髓已经坏死，但牙根未发育完全，需要进行根尖诱导成形术，首先要彻底去除根管内感染物质，消除炎症，保护牙乳头，促进牙根发育，故选B。

【破题思路】根尖诱导成形术关键在于尽量保留根尖部的生活牙髓，保护牙乳头。

83. 患儿，6岁。右下第一恒磨牙深龋洞，去尽腐质，近髓，无任何症状，处理首选
    A. 间接盖髓后充填　　　　　B. 二次去腐　　　　　　　　C. 活髓切断
    D. 根管治疗　　　　　　　　E. 根尖诱导成形术
【答案】A
【解析】深龋去尽腐质无任何症状时可使用氢氧化钙垫底后充填，故选A。

【破题思路】间接盖髓适应证：深龋、外伤冠折牙本质暴露。

247

84. 10岁男孩，右上后牙食物嵌塞痛。检查发现右上第一乳磨牙近中中龋，叩（-），不松，牙龈正常。其余完好。第一乳磨牙应选的治疗
   A. 不作处理，观察　　　　　　B. 备洞，玻璃离子粘固粉充填　　　　C. 银汞充填
   D. 预成冠修复　　　　　　　　E. 光敏树脂修复
   【答案】B

85. 患儿，7岁。右下第二乳磨牙冠大面积龋坏，恒牙胚完好。根管治疗后选何种修复方法较好
   A. 玻璃离子粘固粉充填　　　　B. 银汞充填　　　　　　　　　　　　C. 光敏树脂修复
   D. 预成冠修复　　　　　　　　E. 玻璃离子水门汀充填
   【答案】D
   【解析】根管治疗后的乳牙可用预成冠修复，故选D。

【破题思路】预成冠修复适用于牙体缺损广泛，难以获得抗力形和固位形者。

86. 患儿，8岁。右下第一恒磨牙萌出2/3，颊沟深龋洞，牙龈覆盖颊1/2，应怎样治疗
   A. 不作处理完全萌出后备洞充填　　　　B. 作颊沟窝沟封闭
   C. 去腐，氧化锌丁香油糊剂暂封　　　　D. 龈上龋洞备洞充填
   E. 推下或切除牙龈，备洞充填
   【答案】E
   【解析】萌出过程中的恒牙，若龋洞部分被牙龈覆盖，亦应按洞形制备原则扩展达龈下。必要时于备洞前推压或切除牙龈，便于制备好洞形充填，故选E。

【破题思路】深龋洞应及时治疗，牙龈覆盖时可切除龈瓣。

87. 患儿，6岁。乳牙多数龋坏。下颌第一恒磨牙远中龈瓣覆盖近中𬌗面深龋洞，去腐极敏感。处理方法是
   A. 备Ⅰ类洞银汞充填　　　　B. 留软化牙本质二次去腐　　　　　　C. 玻璃离子粘固粉充填
   D. 光敏树脂充填　　　　　　E. 氧化锌丁香油粘固粉安抚
   【答案】E

【破题思路】年轻恒牙深龋二次去腐法。

88. 患儿，男，6岁，所有乳磨牙均为龋齿，这个年龄的儿童乳牙龋蚀的临床表现不可能是
   A. 修复性牙本质的形成活跃　　B. 患龋率高　　　　　　　　　　　　C. 龋蚀范围广
   D. 患者常有明显的自觉症状　　E. 龋蚀发展速度快
   【答案】D
   【解析】乳牙龋齿的特点是发病早，患龋率高；龋蚀进展快，在短时间内转变为牙髓炎，龋齿多发，范围广泛，自觉症状不明显，修复性牙本质形成活跃，此题故选D。

89. 患儿，女，9岁半，左下颌第一恒磨牙𬌗面龋洞，探痛（+），叩痛（-），松动（-），6岁，所有乳磨牙均为龋齿，操作方法错误的是
   A. 用金刚砂车针高速切削制备洞形，减少牙质发生裂纹
   B. 用龋蚀显示液　　　　　　　　　　　　　　　　C. 用挖匙去腐
   D. 用球钻低速去龋　　　　　　　　　　　　　　　E. 接近露髓处留下部分软化牙本质
   【答案】A
   【解析】年轻恒牙龋病治疗过程中，应尽力保存活髓组织，接近露髓处留下部分软化牙本质，间接盖髓。制备洞形宜用金刚砂车针减速切削，以减少牙质发生裂纹，去除深部龋坏时宜使用低速球钻和挖匙，故选A。

90. 患儿，男，11岁，检查发现左下第二磨牙已萌出，窝沟较深。医师立即对左下第二磨牙进行窝沟封闭，光固化灯照射距离离牙尖2mm，照射20～40s后发现封闭剂未硬。最可能的原因是
   A. 窝沟太深　　　　　　　　B. 酸蚀后未冲洗干净　　　　　　　　C. 照射时间太短
   D. 照射距离离牙尖过远　　　E. 未吹干牙面就涂布封闭剂
   【答案】D
   【解析】照射距离约离牙尖1mm，因此本题答案为D。

第一单元　龋病

91. 女，5岁，右下第二乳磨牙咬合面龋洞，腐质去净后洞底在牙本质浅层，首选的治疗方法是
   A. 银汞合金充填　　　　　　B. 玻璃离子水门汀充填　　　　C. 光敏复合树脂充填
   D. 金属成品冠　　　　　　　E. 树脂嵌体

   【答案】C

   【解析】该题考核乳牙龋齿的治疗。此牙为乳磨牙的中龋，银汞合金可以充填，但是由于汞污染，颜色不美观，现在很少使用，因此选复合树脂充填。玻璃离子水门汀可以充填前牙。由于只局限在咬合面，所以不选D和E，故选C。

   【破题思路】乳牙咬合面浅龋：树脂直接充填。

92. 男，2岁半。唇颊面龋洞，腐质黄软，上下颌乳2乳3唇面牙颈部白垩色脱矿斑。患儿夜里吃2次母乳，不刷牙。诊断是
   A. 多发龋　　　　　　　　　B. 猖獗龋　　　　　　　　　C. 奶瓶龋
   D. 忽视性龋　　　　　　　　E. 急性龋

   【答案】B

   【解析】该题考核猖獗龋的临床诊断。由于不好发龋齿的下前牙也受累及，符合猖獗龋的定义，奶瓶龋好发于上颌前牙。急性龋、多发龋都不确切，故选B。

93. 患儿，男，10岁，经口内检查发现上颌右侧区有恒中切牙、乳尖牙、第一乳磨牙、第二乳磨牙及第一恒磨牙。这个部位的这些牙齿可用系统为
   A. 11，53，54，55，16　　　B. 21，63，64，65，26　　　C. 右上65431
   D. 左上13456　　　　　　　E. 以上都不是

   【答案】A

94. 患儿，2岁，唇颊面浅凹状龋，探龋蚀较浅，疼痛（－）。患儿哭闹不合作。应选处理方法：
   A. 复合体充填　　　　　　　B. 玻璃离子充填　　　　　　C. 氨硝酸银涂布
   D. 氟化钠涂布　　　　　　　E. 氟化氨银涂布

   【答案】D

   【解析】乳牙浅龋不易制备洞形时可用药物治疗。氨硝酸银刺激性大，氟化氨银对黏膜有刺激，哭闹儿童和恒牙禁用。氟化钠刺激性小，不合作患儿可用。

   【破题思路】龋病药物治疗适用于广泛浅龋，哭闹儿童不可使用氨硝酸银、氟化氨银。

95. 患儿，男，2岁，由父母亲陪同去口腔科就诊，母亲要求医师为小孩做乳牙窝沟封闭，医师认为该小孩目前不需窝沟封闭，其主要原因是
   A. 现阶段儿童不易患龋　　　　　　　　　B. 乳牙不需做窝沟封闭
   C. 封闭剂的氟释放，儿童易误吞造成氟中毒　　D. 乳牙窝沟封闭年龄一般应为3～4岁
   E. 乳牙有机质多，封闭剂易脱落

   【答案】D

   【解析】窝沟封闭术是窝沟龋的有效预防方法，对年龄的要求：乳磨牙，3～4岁时适宜做窝沟封闭；第一恒磨牙，6～7岁时适宜做窝沟封闭，故选D。

   【破题思路】3～4岁：乳磨牙窝沟封闭。

96. 患者，男，8岁，乳磨牙不同程度龋坏，考虑的治疗方法不可能是
   A. 药物治疗　　　　　　　　B. 充填治疗　　　　　　　　C. 嵌体修复
   D. 金属成品冠修复　　　　　E. 对患儿及家长进行口腔卫生宣传

   【答案】E

   【解析】乳磨牙不同程度龋坏治疗方法有药物治疗、充填治疗、嵌体修复、金属成品冠修复。对患儿及家长进行口腔卫生宣传是卫生宣教，不是治疗方法，故选E。

   【破题思路】龋坏治疗：充填治疗。

97. 女孩，7岁。现有咬合面龋未及时治疗。发现牙龈肿胀，经X线片检查的内容不包括
   A. 釉牙骨质界的位置　　　　　B. 有无髓底穿孔表现　　　　　C. 根尖周病变的范围
   D. 其下发恒牙胚情况　　　　　E. 牙根吸收情况
【答案】A
【解析】乳牙咬合面龋未及时治疗，牙龈肿胀，拍X线片检查有无髓底穿孔表现、根尖周病变的范围、其下发恒牙胚情况、牙根吸收情况以进一步确定治疗方案，故选A。

【破题思路】X线片主要观察肉眼无法直视到的情况。

98. 男孩，5岁。上颌前牙冷热痛1周，无自发痛及夜间痛史。查：近中舌面中龋，探敏感，叩痛（-），无穿髓点。充填治疗宜选用的材料是
   A. 银汞合金　　　　　　　　　B. 玻璃离子水门汀　　　　　　C. 复合树脂
   D. 磷酸锌水门汀　　　　　　　E. 氧化锌丁香油糊膏
【答案】B
【解析】由题目可知，患牙是乳前牙，中龋，玻璃离子水门汀对牙髓刺激小，与牙体有粘接力，可缓释氟，而且色泽和透明感近牙体，符合美观要求，所以B正确。因为发生在前牙，考虑到美观问题，所以A错误。复合树脂、磷酸锌水门汀对牙髓刺激大，所以C、D错误。氧化锌丁香油糊膏多用作垫底材料，作为充填材料强度不够，所以E错误。故此题选B。

(99～102题共用题干)
女，7岁，食冷饮时左后牙感到酸痛2周，无自发痛史，检查发现6颊面深龋，龋蚀范围稍广，腐质软而湿润，易挖除，但敏感。测牙髓活力同正常牙，叩（-）。

99. 根据上述临床表现和检查结果，拟诊断为
   A. 慢性根尖周炎　　　　　　　B. 急性牙髓炎　　　　　　　　C. 急性龋
   D. 慢性龋　　　　　　　　　　E. 慢性闭锁性牙髓炎
【答案】C

100. 治疗方案应考虑为
   A. 间接盖髓术　　　　　　　　B. 活髓切断术　　　　　　　　C. 干髓术
   D. 根管治疗术　　　　　　　　E. 活髓摘除术
【答案】A

101. 首次就诊时，对该患牙应做的处理为
   A. 双层垫底即刻充填　　　　　B. 置放失活剂　　　　　　　　C. 氧化锌丁香油糊剂暂封
   D. 活髓切断　　　　　　　　　E. 局麻下活髓摘除
【答案】C

102. 若充填后远期出现激发痛和自发痛。多由于
   A. 充填物有早接触　　　　　　B. 充填物不密合　　　　　　　C. 继发龋伴发牙髓炎
   D. 充填物形成悬突　　　　　　E. 未恢复接触点
【答案】C
【解析】食冷饮时左后牙感到酸痛2周，无自发痛史，检查发现6颊面深龋，龋蚀范围稍广，腐质软而湿润，易挖除，但敏感。测牙髓活力同正常牙，叩（-），根据病情可诊断为急性龋；深龋质软可间接盖髓治疗；首次就诊因较敏感，可以氧化锌丁香油糊剂安抚；充填后远期出现激发痛和自发痛说明是继发龋导致的牙髓炎。

【破题思路】急性龋——软化牙本质较多，着色浅，范围较广，质地较湿软，易以手用器械去除
深龋——间接盖髓术
去腐敏感——氧化锌丁香油糊剂安抚
充填后远期出现激发痛和自发痛——继发龋致牙髓炎

(103～104题共用题干)
患儿，2岁。每天喝秋梨膏，并且每晚含奶头才能入睡。上前牙唇侧和第一乳磨牙颊𬌗面龋损。
103. 本病例诊断是

A. 多发龋   B. 猖獗龋   C. 奶瓶龋
D. 忽视性龋   E. 幼儿龋
【答案】C

104. 此患儿可能的病因是
A. 乳牙钙化度低不耐酸   B. 孩子睡眠时间长及唾液黏稠   C. 患儿口腔卫生差
D. 不良的喂养习惯   E. 此孩子是龋易感者
【答案】D
【解析】题干提到每天喝秋梨膏，并且每晚含奶头才能入睡，上前牙唇侧龋坏，符合奶瓶龋的诊断。奶瓶龋的主要病因和不良的喂养习惯有关，题干中也提到患儿每天喝秋梨膏，并且每晚含奶头才能入睡。

(105～107题共用题干)

患儿，男，12岁。上前牙变黑，无疼痛及不适。检查：左1近中邻面釉质呈黄褐色，表面探诊粗糙感，探诊无疼痛和不适，舌侧边缘嵴及唇面完整。

105. 诊断应考虑为
A. 浅龋   B. 中龋   C. 深龋
D. 牙本质浅层龋   E. 牙本质深层龋
【答案】A

106. 首选采用的修复是
A. 银汞合金充填术   B. 复合树脂粘接修复术   C. 银汞合金粘接修复术
D. 复合树脂嵌体修复术   E. 磷酸锌粘固粉修复术
【答案】B

107. 在窝洞预备时应考虑
A. 按银汞合金修复术要求制备Ⅳ类洞   B. 按复合树脂修复术要求制备Ⅲ类洞
C. 按复合树脂修复术要求制备Ⅳ类洞   D. 尽量从唇面进入病变区
E. 可增加附加固位钉装置
【答案】B
【解析】浅龋位于釉质内，呈白垩色点或斑至黄褐色，探诊粗糙，患者一般无主观症状，遇物理化学刺激物明显反应。中龋为龋病进展到牙本质浅层，呈黄褐或深褐色，形成龋洞，探诊不适，出现主观症状，对酸甜食物和冷热温度有酸疼感觉，但刺激去除后症状立即消失，B不对。深龋为龋病进展到牙本质深层，形成较深龋洞，探诊疼痛，食物及温度刺激于洞中引起的疼痛较中龋剧烈，C不对。牙本质浅层龋即中龋，牙本质深层龋即深龋，D、E不对。银汞合金适用于Ⅰ、Ⅱ、Ⅴ类洞，但其金属色不美观，多用于后牙，A不对。复合树脂适用于前牙Ⅰ、Ⅴ类洞与后牙Ⅰ、Ⅱ、Ⅳ类洞，色泽美观，最适于前牙的浅中龋充填，故107题选B；磷酸锌粘固粉由于对牙髓有刺激性，多用于双层垫底的第二层及乳牙的暂时充填，E不对。复合树脂嵌体适用于牙体缺损严重，不能耐受负荷及需要恢复咬合关系的龋齿，也可用于充填不能很好恢复邻接点易食物嵌塞的龋齿，D不对。无银汞合金粘接修复术，C不对。Ⅲ类洞包括龋缺损范围小，舌壁较厚且邻牙缺失或邻间隙大者可在邻面做的单面洞，以及龋缺损范围大，舌壁较薄制备的邻舌洞。前牙不用银汞合金，A不对。Ⅳ类洞不累及切角，C不对。前牙区为了美观除唇面缺损均应从舌侧进入病变区，D不对。附加固位钉装置用于牙体缺损较大难以预备固位形，E不对。

【破题思路】

浅龋	龋损在釉质或根面牙骨质层，可见到白垩色或黄褐色改变	前牙修复——美观	前牙邻面未累及切角——Ⅲ类洞

(108～109题共用题干)

男孩，12岁。右上后牙食物嵌塞痛1周，遇冷热食物感疼痛不适，不进食时无不适。检查：咬合面近中窝龋坏，去除龋洞内食物碎屑后可见浅棕色湿润的软化牙本质堆积，探诊酸软，冷热测试同对照牙，入洞有刺激性疼痛，刺激去除后立即消失。

108. 该主诉牙的诊断为
A. 浅龋   B. 继发龋   C. 深龋
D. 可复性牙髓炎   E. 慢性牙髓炎急性发作

【答案】C

109. 首选的修复术是
A. 全冠　　　　　　　　　B. 双层垫底后银汞合金修复术　　　　C. 垫底后复合树脂粘接修复术
D. 玻璃离子粘接修复术　　E. 磷酸锌粘接剂修复术

【答案】B

【解析】浅龋：探诊无不适，质硬，局限于釉质。深龋：有温度刺激痛，嵌塞痛，探痛，质软，腐质不易去净。刺激进入洞内疼痛，去除刺激疼痛立即消失。本题患者可诊断为深龋。可复牙髓炎：遇冷热刺激痛，去除刺激后疼痛持续数秒。慢性牙髓炎：冷热刺激痛，去除刺激后疼痛持续数分钟或更久；急性发作，疼痛不能定位，夜间痛，持续痛，放射性痛，疼痛剧烈。继发龋：一般有充填物，在充填物周围有龋坏出现。深龋时，洞深，洞底接近髓腔，一般需双层垫底后再充填。即先用氧化锌丁香油粘固剂垫一层，以保护牙髓，再塑一层磷酸锌粘固剂。如用聚羧酸锌粘固剂或玻璃离子粘固剂垫底可只垫一层。

【破题思路】		
深龋	病变到达牙本质中层达深层，明显的龋洞，洞底接近髓腔，冷热酸甜刺激入洞产生敏感症状	治疗：双层垫底后充填

（110～111题共用题干）
女，5岁。右下后牙食物嵌塞痛1周。检查：右下 V 殆面未探及龋洞，叩诊（-），不松动，牙龈未见异常。M 龋洞，探不敏，叩诊（-），同远中边缘嵴完整发黑，不松动，牙龈未见异常。余牙未见异常。

110. 为明确诊断还应进行的检查是
A. 咬诊　　　　　　　　　B. 碘染色法　　　　　　　　　　C. 活力电测验
D. 冷测　　　　　　　　　E. X 线片

【答案】E

111. 深龋腐质去净后洞底达牙本质深层，下一步治疗首选
A. 光敏复合树脂充填　　　B. 氧化锌丁香油糊剂充填　　　　C. 磷酸锌水门汀垫底
D. 氢氧化钙制剂间接盖髓　E. 玻璃离子水门汀充填

【答案】D

【解析】本题考核乳牙龋齿诊断方法和治疗。咬合面见龋洞，拍摄 X 线殆翼片诊断邻面龋齿深度。年龄较小的儿童一般不做牙髓活力电测验，牙髓活力冷测验也只作为参考。洞底达牙本质深层，诊断为深龋。应该先进行间接盖髓保护牙髓后再进行充填。

【破题思路】		
	早期邻面龋	检查：X 线
	深龋	治疗：间接盖髓

第二单元 牙髓病与根尖周病

1. 临床上年轻恒牙异常松动的原因多为
   A. 牙根未发育完全   B. 根尖周病   C. 牙髓炎
   D. 牙龈炎   E. 外伤
   【答案】B
   【解析】临床上年轻恒牙异常松动的原因是根尖周病，故选 B。

> 【破题思路】根尖周炎可导致牙齿松动。

2. 乳牙牙髓病常见的临床症状不包括
   A. 自发痛   B. 冷热痛   C. 夜间痛
   D. 肿胀   E. 咬合痛
   【答案】D
   【解析】乳牙牙髓病包括牙髓炎症、牙髓坏死和牙髓变性。乳牙牙髓病多由龋源性感染引起。除龋病感染外，牙齿外伤也可引起。急性牙髓炎有自发痛、冷热痛、夜间痛。故选 D。

> 【破题思路】肿胀——根尖周炎。

3. 常见乳牙慢性牙槽脓肿排脓途径为
   A. 舌侧牙龈   B. 唇侧牙龈   C. 龋洞
   D. 龋沟   E. 根分叉处
   【答案】B
   【解析】乳牙慢性牙槽脓肿排脓途径为唇侧牙龈，故选 B。

4. 乳牙牙髓病和根尖周病的特点是
   A. 牙髓已有病变或坏死者一定有临床症状   B. 容易引起根分叉部位牙周组织的肿胀
   C. 较成人疼痛持续时间长、疼痛剧烈   D. 炎症很少扩散
   E. 牙髓温度测试容易得到确切的反应
   【答案】B
   【解析】乳牙牙髓病和根尖周病的疼痛表现悬殊较大，通常有疼痛史的表明牙髓已有炎症或已经坏死，反之牙髓已有病变或已经坏死者不一定都有症状（A 错）。乳牙根尖周病易引起软组织肿胀，故选 B。乳牙牙髓病和根尖周病疼痛较成人轻，炎症易扩散（C、D 错）。牙髓活力测验虽能反映牙髓活力，但不易确切反映病变的真实情况，尤在乳牙和年轻恒牙很难得到确切反应（E 错）。

> 【破题思路】
>
> | 乳牙牙髓病和根尖周病的特点 | 以慢性炎症为主 | 患牙松动并有叩痛，根尖部或根分叉处牙龈红肿，面部肿胀。组织疏松，感染易于扩散 |
> | --- | --- | --- |

5. 下列活髓切断的步骤中正确的是
   A. 根分歧病变局限时可用此法   B. 用涡轮钻针快速去除病髓
   C. 肾上腺素棉球彻底止血   D. 1∶5 FC 浴后氢氧化钙盖髓
   E. 氧化锌丁香油粘固粉和磷酸锌水门汀垫底
   【答案】E
   【解析】氧化锌丁香油粘固粉和磷酸锌水门汀是常见的活髓切断术垫底材料，盖髓材料则选择的是 MTA 或者氢氧化钙。1∶5 FC 浴后应断面覆以厚度 1mm 氧化锌丁香油，而不是氢氧化钙。

【破题思路】

| 牙髓切断术 | 适用于深龋露髓，部分冠髓牙髓炎，外伤露髓的牙齿 | 材料：1：5FC 或氢氧化钙 | 氧化锌丁香油粘固粉和磷酸锌水门汀垫底充填 |

6. 乳牙牙髓切断术中，如使用戊二醛（FC）进行操作，则戊二醛的浓度为
A. 10%　　　　　　　　　　B. 1%　　　　　　　　　　C. 5%
D. 0.5%　　　　　　　　　E. 2%
【答案】E

7. 下列各项中必须立刻做牙髓治疗的是
A. 乳牙根尖 1/3 折断　　　B. 乳牙全脱位　　　　　　C. 外伤嵌入
D. 乳牙移位　　　　　　　E. 冠折露髓孔大
【答案】E
【解析】乳牙根尖 1/3 折断作观察处理；乳牙全脱位后不再复位；乳牙外伤嵌入根据恒牙胚是否受到影响，作观察或拔出；乳牙移位复位后非立刻做牙髓治疗。髓腔暴露患者必须立即进行根管治疗，不仅治疗效果好，也可减轻髓腔暴露的痛苦，故选 E。

【破题思路】

乳牙根尖 1/3 折断	固定，观察
乳牙全脱位	无须再植
外伤嵌入	不影响恒牙胚——观察；影响恒牙胚——拔除
乳牙移位	复位固定
冠折露髓孔大	牙髓摘除术

8. 乳牙根管治疗中错误的是
A. 药物失活牙髓前应有牙片参考　　　　　B. 揭净髓室顶完全暴露根管口
C. 拔髓时可以保留根尖 1/3 的牙髓　　　　D. 选用刺激性小的药物进行根管消毒
E. 选用可吸收的药物根充
【答案】C
【解析】牙髓极易受到感染，且不易恢复，拔髓保留的牙髓不仅有感染的可能，而且会影响根管治疗的效果，故选 C。

【破题思路】

| 乳牙根管治疗 | 术前拍摄 X 线片：了解根尖周病变和牙根吸收情况 | 在局麻下或牙髓失活后，将全部牙髓摘除 | 根管消毒：根管内封入氢氧化钙制剂 | 采用可吸收的，不影响乳牙替换的根管充填材料 |

9. 乳牙牙髓炎的特点中正确的是
A. 患儿疼痛症状不明显　　　　　　　　　B. 点状露髓说明牙髓感染很轻
C. 叩诊电活力测可提供有效证据　　　　　D. 牙髓血运丰富感染容易局限
E. X 线可显示牙髓炎症程度
【答案】A
【解析】乳牙牙髓炎疼痛症状不明显，由于血运丰富感染容易扩散，叩诊电活力测只能作为参考，X 线不能显示牙髓炎症程度，露髓孔大小与炎症无关系，故选 A。

【破题思路】

| 乳牙牙髓病 | 以慢性炎症为主 | 组织疏松，感染易于扩散 |

10. 乳牙牙髓治疗中正确的是
A. 乳牙根管充填可用氧化锌丁香油糊剂　　B. 牙髓坏疽可以做活髓切断
C. 牙根开始吸收时不能做活髓切断　　　　D. 乳牙不能做氢氧化钙活髓切断
E. 乳牙保存活髓没意义
【答案】A
【解析】氧化锌丁香油糊剂不同的配方凝固时间大约为 20min～1h，并具有一定的流动性。应用于年轻恒牙、乳牙、根尖无病变的患牙根管。对根尖刺激性较小，有一定安抚作用。

【破题思路】

乳牙牙髓病治疗技术	间接牙髓治疗	深龋
	直接盖髓术	应用于备洞时的意外穿髓，露髓孔直径小于1mm的患牙；外伤冠折露髓的患牙
	乳牙牙髓切断术	适用于深龋露髓，部分冠髓牙髓炎，外伤露髓的牙齿。牙根吸收1/2时不宜做牙髓切断术
	乳牙根管治疗术	牙髓坏死、牙髓全部感染

11. 乳牙根管治疗术与恒牙根管治疗术最根本的区别是
A. 洞型制备不同　　B. 消毒药物不同　　C. 垫底材料不同
D. 根充材料不同　　E. 充填材料不同
【答案】D

12. 治疗青少年根尖周炎最好选用
A. 干髓术　　B. 根管治疗　　C. 塑化治疗
D. 空管治疗　　E. 安抚治疗
【答案】B
【解析】干髓术是去除感染冠髓，保留干尸化的根髓，从而保存患牙的治疗方法，远期效果较差，不用于青少年根尖周炎的治疗，排除A。塑化治疗适用于成年人根尖孔完全形成的恒磨牙，故排除C。空管治疗，现临床已经淘汰该技术，排除D。安抚治疗适用于深龋，不适用于根尖周炎的治疗，E亦排除。根管治疗清除根管内的炎性牙髓和坏死物质，达到治疗牙病以及预防和治疗根尖周病的目的，对于青少年根尖周病的治疗远期效果亦较好。

【破题思路】青少年根尖周炎治疗——根管治疗。

13. 为避免有畸形中央尖的牙发生牙体与牙周损伤，临床上应采用何种措施
A. 活髓切断术　　　　　　B. 根尖诱导成形术
C. 磨除中央尖，开髓失活术　　D. 少量多次调磨中央尖
E. 根管治疗术
【答案】D
【解析】畸形中央尖属牙齿发育畸形，如通过外力创伤等使中央尖折断，会有露髓的可能，故可多次调磨中央尖，促进继发性牙本质的形成，亦可一次性磨出做直接覆盖，故选D。

【破题思路】

畸形中央尖	对刚萌出的牙齿上细而尖的中央尖加固防折
	可一次性磨除此尖，制备洞形，按常规进行盖髓治疗
	多次少量调磨此尖

14. 萌出过早的乳牙多见于
A 上乳前牙　　B. 上乳尖牙　　C. 下乳前牙
D. 下乳尖牙　　E. 第一乳磨牙
【答案】C

【解析】乳牙早萌分为两种情况：诞生牙和新生牙，多见于下颌中切牙（下乳前牙），记忆性知识点。故选C。

【破题思路】		
乳牙早萌	多见于下颌中切牙	诞生牙、新生牙

15. 乳牙牙髓感染临床上多为
  A. 急性牙髓炎　　　　　　　B. 慢性牙髓炎　　　　　　　C. 逆行性牙髓炎
  D. 可复性牙髓炎　　　　　　E. 化脓性牙髓炎
【答案】B
【解析】乳牙的牙髓组织细胞和血管成分多，血运丰富，活力旺盛，抗感染能力及修复能力均强，从而牙髓感染易转为慢性，处于持续状态，易成为慢性牙髓炎。故选B。

16. 下列哪一项不是金属成品冠修复乳牙窝洞的适应证
  A. 牙体缺损范围广　　　　　B. 牙颈部龋蚀，可制备龈壁者　　　　　C. 一个牙有多个牙面龋者
  D. 釉质发育不全牙　　　　　E. 间隙保持器中作固位体
【答案】B
【解析】金属成品冠修复乳牙窝洞的适应证：牙体缺损范围广，一个牙有多个牙面龋者，釉质发育不全牙，间隙保持器中作固位体。

【破题思路】金属成品冠适用于
1. 牙体缺损广泛，难以获得抗力形和固位形者
2. 牙颈部龋蚀致窝洞无法制备龈壁者；一个牙同时多个牙面龋坏
3. 釉质发育不全或冠折牙
4. 龋病活跃性强，易发生继发龋者
5. 间隙保持器中作固位体等

17. 乳牙急性根尖周炎不可能的临床表现是
  A. 肿胀　　　　　　　　　　B. 叩痛　　　　　　　　　　C. 瘘管
  D. 松动　　　　　　　　　　E. 咬合痛
【答案】C
【解析】出现瘘管时，牙髓多完全坏死，为慢性根尖周炎的表现，故选C。

【破题思路】瘘管——慢性根尖周炎。

18. 目前发现的能与乳牙牙根同步吸收的充填材料是
  A. 氧化锌丁香油糊剂　　　　B. 氧化锌碘仿糊剂　　　　　C. 氢氧化钙碘仿糊剂
  D. 抗菌药糊剂　　　　　　　E. 以上都不是
【答案】E
【解析】氧化锌丁香油糊剂吸收迟缓于乳牙根的吸收，排除A。氧化锌碘仿糊剂、抗菌药糊剂不属于常用乳牙根管充填材料，排除B、D。氢氧化钙碘仿糊剂常出现早于乳牙根生理吸收的吸收现象，排除C。故选E。

19. 乳磨牙慢性根尖周炎瘘管孔最常出现于
  A. 龈沟部位　　　　　　　　B. 颊侧根分歧部位　　　　　C. 根尖区黏膜
  D. 舌腭侧牙龈黏膜　　　　　E. 颊侧皮肤
【答案】B
【解析】乳磨牙髓室底薄，副根管多，炎症易从此处感染根尖周组织，而且颊侧骨壁薄，因此，颊侧根分歧处黏膜出现瘘管孔的情况多见。故选B。

【破题思路】乳磨牙慢性根尖周炎瘘管孔——根分歧部位。

20. 临床上乳牙根管治疗术常用药物是
A. 氢氧化钙制剂　　　　　　　B. 聚羧酸锌水门汀　　　　　　　C. 磷酸水门汀
D. 樟脑酚　　　　　　　　　　E. 甲醛甲酚
【答案】A
【解析】乳牙根管治疗术常用药物是可吸收且不影响乳恒牙交替的糊剂填充，氢氧化钙制剂符合要求，临床最常用，所以A正确。

【破题思路】

乳牙根管充填	采用可吸收的，不影响乳替换的根管充填材料	氧化锌丁香油糊剂、碘仿糊剂、氧化锌碘仿糊剂、氢氧化钙糊剂等

21. 乳牙根尖周病治疗成功的标准不包括
A. 无异常松动　　　　　　　　B. 无龈瘘　　　　　　　　　　C. 牙齿无变色
D. 无肿胀　　　　　　　　　　E. X线片示根尖周无病变
【答案】C
【解析】乳牙根尖周病伴随牙髓感染坏死，若长时间不治疗则出现牙冠变色，乳牙根尖周病治疗成功的标志包括无异常松动，无龈瘘，无肿胀，X线片示根尖周无病变。

【破题思路】乳牙根尖周病治疗成功的标准：
炎症消除，无疼痛，无肿胀，无松动，根尖周无病变。

22. 乳牙慢性根尖脓肿常见的排脓通道是
A. 龈沟排脓　　　　　　　　　B. 根分歧　　　　　　　　　　C. 舌侧黏膜
D. 根尖区　　　　　　　　　　E. 颊部皮肤
【答案】A
【解析】乳牙慢性根尖脓肿常见的排脓通道是龈沟排脓。

23. 乳牙慢性牙髓炎的症状是
A. 症状轻重不一　　　　　　　B. 深龋　　　　　　　　　　　C. 松动
D. 牙髓坏死　　　　　　　　　E. 瘘管
【答案】A
【解析】松动、牙髓坏死、瘘管为根尖周病的症状，深龋为龋病的一个分类，故选A。

【破题思路】深龋——龋病。

24. 根尖诱导成术后根尖孔封闭的时间是
A. 3个月～2年　　　　　　　　B. 3～6个月　　　　　　　　　C. 6个月
D. 6个月～2年　　　　　　　　E. 1～2年
【答案】D
【解析】根尖诱导成术后根尖孔封闭的时间是6个月～2年。

【破题思路】

根尖诱导成形术	第一阶段为消除感染和根尖周病变，诱导牙根发育 第二阶段为牙根根尖孔闭合后，进行严密充填根管	一般间隔6个月～2年

25. 下列哪一项不是根尖诱导成形术的适应证
A. 牙髓病波及根髓的年轻恒牙　　　　　　　B. 牙髓全部坏死的年轻恒牙
C. 根尖周炎症的年轻恒牙　　　　　　　　　D. 根近冠1/3折断的年轻恒牙
E. 深龋意外露髓的年轻恒牙
【答案】E

【解析】根尖诱导成形术的适应证主要有牙髓病已波及根髓，而不能保留或不能全部保留根髓的年轻恒牙；牙髓全部坏死或并发根尖周炎症的年轻恒牙。深龋意外露髓的年轻恒牙可以做活髓切断术，故选E。

【破题思路】

根尖诱导成形术	适应证：牙髓炎症已经波及根髓，而不能保留或不能全部保留根髓的年轻恒牙；牙髓坏死或并发根尖周炎症的年轻恒牙

26. 乳牙急性牙髓炎的重要症状是
A. 自觉症状不明显　　　　B. 肿胀　　　　C. 疼痛
D. 松动　　　　E. X线片显示根尖周正常
【答案】C
【解析】乳牙急性牙髓炎的重要症状是疼痛，故选C。

【破题思路】急性牙髓炎疼痛，特点为自发性疼痛。

27. 牙髓保存治疗主要是指
A. 间接盖髓术　　　　B. 直接盖髓术　　　　C. 盖髓术
D. 切断术　　　　E. 盖髓术和切断术
【答案】E
【解析】牙髓保存治疗主要是指盖髓术和切断术，故选E。

【破题思路】保髓——盖髓术和切断术。

28. 乳牙龋病充填后疼痛的因素可能性不大的是
A. 制备洞形时机械切削、振动、压力、温度等刺激牙髓
B. 意外穿髓未发觉
C. 龋蚀穿髓未及时处理
D. 牙髓已坏死
E. 充填体过高
【答案】C
【解析】充填后出现疼痛可能为制备洞形时机械切削、振动、压力、温度等刺激牙髓，意外穿髓未发觉，牙髓已坏死，充填体过高。"龋蚀穿髓未及时处理"龋蚀穿髓应行牙髓治疗，此为操作问题，并非龋病充填后出现的疼痛。可用排除法，故选C。

29. 对根尖敞开、牙根未发育完全的死髓牙，应采用
A. 牙髓切断术　　　　B. 盖髓术　　　　C. 牙髓摘除术
D. 根尖诱导成形术　　　　E. 根管治疗术
【答案】D
【解析】题目中一般指的是年轻恒牙。根尖未发育完全的牙齿行根尖诱导成形术促进根尖屏障形成，故选D。

30. 临床诊断乳牙根尖周病不依赖于
A. 疼痛　　　　B. 肿胀　　　　C. 松动
D. 龋洞深度　　　　E. X线检查
【答案】D
【解析】龋洞深度对诊断牙髓炎有依赖性，对诊断根尖周病不具有依赖性。

【破题思路】

乳牙根尖周病特点	慢性炎症为主，急性发作就诊	患牙松动并有叩痛，现面部肿胀	X线检查可见根尖部和根分叉部牙槽骨破坏的透射影像

31. 根尖诱导成形术后每隔多长时间复查一次

A. 1～3 个月　　　　　　　B. 3～6 个月　　　　　　　C. 9～12 个月
D. 6～9 个月　　　　　　　E. 12 个月

【答案】B

【解析】根尖诱导成形术后每 3～6 个月复查一次，故选 B。

【破题思路】根尖诱导成形术复查时间：3～6 个月。

32. 下列哪一项不会引起乳牙病理性根吸收

A. 乳牙根尖周炎症　　　　B. 乳牙牙髓炎　　　　　　C. 牙外伤
D. 活髓切断术、盖髓术治疗　　E. 恒牙萌出

【答案】E

【解析】恒牙萌出会引起生理性根吸收，故选 E。

【破题思路】恒牙萌出时乳牙牙根吸收——生理性吸收。

（33～35 题共用备选答案）

A. FC 活髓切断术　　　　　B. 直接盖髓术　　　　　　C. 根尖诱导成形术
D. 间接盖髓术　　　　　　　E. 氢氧化钙活髓切断术

下列情况出现时选择以上何种治疗方法？

33. 乳牙深龋去腐净近髓

【答案】D

34. 年轻恒牙深龋露髓

【答案】E

35. 年轻恒牙牙髓坏死，慢性根尖病变

【答案】C

【解析】去腐净近髓未露髓，不应采取直接盖髓，应行间接盖髓术，故 33 题选 D。年轻恒牙牙根未发育完全，去腐未净露髓说明牙髓有部分感染，此时应该行活髓切断术，目前一般使用 MTA、IROOT、做活切，氢氧化钙也相对减少了，FC 几乎不用，故 34 题选 E。当年轻恒牙牙髓坏死后，应该摘除牙髓，用药物进行根尖诱导，促进根尖屏障形成，故 35 题选 C。

36. 乳牙根尖病治疗方法为

A. 直接盖髓术　　　　　　B. 活髓切断术　　　　　　C. 变异干髓术
D. 根管治疗术　　　　　　E. 干髓术

【答案】D

【解析】乳牙的根尖周病的治疗是根管治疗术，故选 D。直接盖髓术适用于备洞时的意外露髓，露髓孔小于 1mm 的患牙；外伤冠折新鲜露髓的患牙。活髓切断术适用于深龋，部分冠髓牙髓炎；前牙外伤性冠折牙髓外露。干髓术，用药物使牙髓失活，切断牙髓，将干髓剂覆盖于根髓断面，使根髓干燥、硬化固定，成为无菌干化组织的治疗方法。干髓术牙齿经常出现牙根早吸收，临床应慎用。

【破题思路】乳牙根尖病治疗首选——根管治疗。

37. 年轻恒牙牙髓治疗原则为

A. 保留牙齿，维持间隙　　　　　　B. 去除牙髓感染，修复牙齿外形
C. 恢复咀嚼功能，促进颌骨发育　　D. 尽可能保护活髓和牙乳头
E. 保留牙齿，恢复咀嚼功能

【答案】D

【解析】年轻恒牙牙髓治疗原则是：尽力保存活髓组织，以保证牙根的继续发育和生理性牙本质的形成。如不能保存全部活髓，也应保存根部活髓。如不能保存根部活髓，也应保存牙齿。故选 D。

【破题思路】年轻恒牙治疗原则是尽力保存生活的牙髓组织，促进牙根发育。

38.乳牙牙髓病及根尖周病治疗中，不宜使用的药物是
A.5%次氯酸钠液　　　　　　B.三氧化二砷　　　　　　　C.3%过氧化氢
D.木榴油　　　　　　　　　　E.樟脑酚
【答案】B
【解析】三氧化二砷作为牙髓失活剂，作用迅速无自限性，若药物穿过薄层髓底或根尖孔，则可损伤牙周或根尖周围组织，甚至损伤乳磨牙根分歧下方的恒牙胚，故不宜用于乳牙失活。5%次氯酸钠液和3%过氧化氢可用于冲洗乳牙根管；蘸有木榴油和樟脑酚的棉球放置于髓室内，或制成棉捻置于根管内，起到根管消毒的作用。故此题选B。

【破题思路】乳牙禁用三氧化二砷。

39.下列有关年轻恒牙牙髓修复特点叙述中，错误的是
A.比成熟恒牙牙髓组织疏松　　　　　　B.血管丰富，抗病能力和修复功能强
C.牙乳头对感染的抵抗力强　　　　　　D.髓室内有感染坏死时，部分牙髓或根髓仍有活性
E.根尖孔大，血运丰富，牙髓感染不易向根尖周扩散
【答案】E
【解析】年轻恒牙牙髓和根尖周组织疏松；牙髓血液丰富，生命力旺盛，因此其抗病能力和修复功能都较强，有利于控制感染和消除炎症，这也是临床上保存活髓疗法的有利条件；又因其牙髓组织疏松，根尖孔大，血运丰富，一旦发生炎症感染易于扩散。E是错误的，故此题选E。

【破题思路】

年轻恒牙牙髓组织特点	髓腔大，髓角高，根管壁薄，根尖孔未发育完全
	组织疏松，细胞多，血运丰富，炎症感染易于扩散
	牙髓有较强修复能力
	牙髓感染时不易出现牙髓坏死

40.恒牙牙根未发育完全的死髓牙应采用的促使根尖继续形成的治疗方法是
A.活髓切断术　　　　　　B.根管治疗术　　　　　　C.牙髓摘除术
D.根尖诱导成形术　　　　E.倒充填术
【答案】D
【解析】根尖诱导成形术是指牙根未完全形成之前而发生牙髓严重病变或尖周炎症的年轻恒牙，在消除感染或尖周炎症的基础上，用药物诱导根尖部的牙髓和（或）根尖周组织形成硬组织，使牙根继续发育并使根尖形成的治疗方法。它的适应证是：牙髓病变已波及根髓，而不能保留或不能全部保留根髓的年轻恒牙；牙髓全部坏死或并发根尖周炎症的年轻恒牙。故此题选D。

41.年轻恒牙露髓应尽量采用
A.根充术　　　　　　　　B.干髓治疗　　　　　　　　C.根尖诱导成形术
D.保髓治疗　　　　　　　E.变异干髓术
【答案】D
【解析】在年轻恒牙的牙髓病治疗中，保存生活牙髓应是最有益于年轻恒牙的首选治疗。治疗原则是尽力保存生活的牙髓组织，如不能保存全部活髓，也应保存根部活髓，根髓也不能保留则保留牙乳头，以利年轻恒牙的根尖发育，D对，C不对。根充术用于牙髓摘除术后，A不对。干髓治疗适用于髓腔形态复杂不能进行完善根管治疗的患牙，B、E不对。本题选D。

42.年轻恒牙牙髓组织特点中正确的是
A.髓腔大，组织疏松，纤维成分多，细胞成分少　　B.根尖孔大，血运丰富，牙髓感染不易向根尖区扩散
C.年轻恒牙牙乳头容易受损伤，抗感染能力弱　　　D.年轻恒牙抗感染能力强，容易出现增生性牙髓炎
E.年轻多根恒牙根尖周出现病变时，牙髓已经全部坏死
【答案】D
【解析】年轻恒牙牙髓组织和根尖周组织疏松，血运丰富，炎症感染易于扩散，如治疗及时，炎症也易控制和恢复。年轻牙乳头对抗感染的抵抗力强，容易出现增生性牙髓炎，不易坏死，故选D。

43.乳牙根管充填所用材料为
A.氧化锌丁香油糊剂　　　B.牙胶尖碘仿糊剂　　　C.热牙胶
D.酚醛树脂　　　E.甲醛甲酚氧化锌糊剂
【答案】A
【解析】乳牙最终脱落，因此根管充填材料一定是可以被机体吸收的材料，以上选项中只有A符合。甲醛甲酚液与氧化锌丁香油混合调拌可作为盖髓剂，不能用作根管充填。

44.下列哪一项不是乳牙拔除适应证
A.牙冠破坏严重，无法修复的乳牙
B.替换期，牙根吸收1/3以上，不能做根管治疗者
C.根尖周炎症侵及恒牙牙胚，或恒牙牙根已形成3/4或恒牙牙胚顶端牙槽骨已消失
D.外伤不能保留的乳牙
E.Ⅱ度松动的乳牙
【答案】E
【解析】乳牙拔除的适应证如下。①因咬合诱导需拔除的乳牙：a.已处于脱落期的松动乳牙；b.已过脱落期的滞留乳牙；c.继承恒牙已萌出或萌出受阻，而相应位置的乳牙仍未脱落；d.因正畸需要拔除的牙。②因病变不能保留的乳牙：a.牙冠破坏严重，形成残冠或残根，已无法修复的乳牙；b.患慢性根周炎的乳牙，牙根已吸收1/2以上，松动明显，根分叉及根尖处骨质破坏明显；c.牙根因感染而影响吸收，使根尖露出于牙龈外，常致局部黏膜发生创伤性溃疡；d.乳牙因外伤，牙根于近颈部1/2区折断者，或在骨折线上不能治愈的乳牙。③有病灶感染迹象而不能彻底治愈的乳牙，为消除感染源应拔除。故选E。

【破题思路】乳牙Ⅲ度松动时拔除。

(45～46题共用备选答案)
A.直接盖髓术　　　B.活髓切断术　　　C.牙髓摘除术
D.根管治疗术　　　E.干髓术

45.患儿，男，10岁。Ⅳ龋深，腐质未去净时露髓应选用
【答案】C

46.男，8岁。半小时前11外伤冠折1/4，露髓孔小而敏感，X线片示11根尖孔未形成，应选用
【答案】A
【解析】因为10岁患儿龋深，腐质未去净时露髓应诊断为慢性牙髓炎，而非深龋，排除A和B。深龋引起的牙髓炎，并非感染根管，合适的治疗应称为牙髓摘除术，而不应称为根管治疗术。患儿10岁，下方的恒牙胚正在发育，还有2年乳牙被替换，排除E。因为患儿8岁，根尖孔未形成，外伤冠折1/4，露髓孔小而敏感，应选择直接盖髓术，以保存生活的牙髓，使牙根能继续发育，形成根尖孔。如果冠折面积较大，不适合行直接盖髓术，则应选择活髓切断术；如果露髓孔大或露髓时间长发生感染，则可选用答案C或D；年轻恒牙外伤不应选用答案E。

47.年轻恒牙活髓切除术的目的是
A.保存患牙行使功能　　　B.避免根尖周病的发生　　　C.保存活髓使根尖发育
D.减少就诊次数　　　E.有利于牙冠修复
【答案】C
【解析】年轻恒牙活髓切除术可保留健康牙髓，年轻恒牙的根尖孔没有完全完成，保留健康牙髓可使根尖继续发育，所以C正确。

【破题思路】年轻恒牙治疗原则是尽力保存生活的牙髓组织，促进牙根发育。
如不能保存全部活髓，也应保存根部活髓。不能保存根部活髓时，根尖尚未形成者，也应保存根部的牙乳头。

48.乳牙根尖周病的主要病因是
A.乳牙外伤　　　B.重度磨耗　　　C.髓腔感染
D.化学烧伤　　　E.先天畸形
【答案】C

【解析】乳牙根尖周病的主要病因是髓腔感染，其次是乳牙外伤，以及牙髓治疗中的不当操作或牙髓内用药不当，所以C正确。

【破题思路】乳牙根尖病主要病因——来源于牙髓感染。

49. 患儿，6岁，右下第一乳磨牙深龋，自发痛2日，夜间痛加重就诊。查患牙叩（±），探（++），冷（+），颊侧黏膜轻压痛，无波动感。治疗方法首选
   A. 过氧化氢和盐水交替冲洗　　B. 不处理　　　　　　　　C. 拔除患牙
   D. 开髓拔髓　　　　　　　　　E. 切开颊侧牙龈，放引流条
【答案】D
【解析】根据题干自发痛、夜间痛的特点诊断为急性牙髓炎，首先开髓拔髓，故选D。

【破题思路】急性牙髓炎——开髓拔髓。

50. 患儿，女，6岁，右下颌第二乳磨牙残冠，髓室底完整，近中根吸收约1/3，X线检查有继承恒牙，相邻第一恒磨牙未萌出，首选治疗方法为
   A. 暂不处理　　　　　　　　　B. 根管治疗，保留牙齿　　　C. 拔除乳牙
   D. 拔除乳牙并立即做间隙保持器　E. 拔除乳牙，待相邻第一恒磨牙萌出后做间隙保持器
【答案】B
【解析】该题先排除A；该牙不符合乳牙拔除的适应证，故选B。

【破题思路】髓室底完整，近中根吸收约1/3，可保留。

51. 女，5岁。1⎦残冠。探无反应，叩（±），唇侧牙龈瘘管，松动Ⅱ度，X线片示1⎦发育正常。临床治疗宜选择
   A. 开放引流　　　　　　　　　B. 根管治疗　　　　　　　　C. 根尖诱导术
   D. 盖髓术　　　　　　　　　　E. 拔除
【答案】E
【解析】该牙符合乳牙拔除的适应证，1⎦残冠。探无反应，叩（±），唇侧牙龈瘘管，松动Ⅱ度，X线片示1⎦发育正常。可以直接拔除患牙，待恒牙自然萌出，故选E。

【破题思路】5岁，乳前牙残冠，可拔除。

52. 患儿，男，9岁，左下颌第一恒磨牙严重破坏，呈残冠状，X线检查示该牙根分叉及根尖周较大阴影，邻近第二恒磨牙牙冠已形成，但牙根尚未形成，位于第一恒磨牙颈线以下，左下颌第三磨牙牙胚未见。最恰当的措施是
   A. 拔除残冠　　　　　　　　　　　　B. 待第二恒磨牙移位替代第一恒磨牙
   C. 勉强修复　　　　　　　　　　　　D. 拔除后做间隙保持器
   E. 暂时性保守治疗，维持至第二恒磨牙萌出后再拔除该牙，做义齿修复
【答案】E
【解析】第一恒磨牙如过早拔除使对牙伸长，可引起咬合关系错乱；过晚拔除，第二恒磨牙将难以整体向前移动，只能造成牙冠向近中倾斜，同样造成咬合关系不良，因此拔牙时最好选择在8～9岁，让未萌出的第二恒磨牙替代第一恒磨牙的位置，但应该严格掌握适应证。若第三磨牙缺失，不宜采用此法。故选E。

【破题思路】

第一恒磨牙严重破坏	邻近第二恒磨牙牙冠已形成，但牙根尚未形成，位于第一恒磨牙颈线以下，左下颌第三磨牙牙胚未见	暂时性保守治疗，维持至第二恒磨牙萌出后再拔除该牙，做义齿修复
	邻近第二恒磨牙牙冠已形成，但牙根尚未形成，位于第一恒磨牙颈线以下，左下颌第三磨牙牙胚可见	拔除第一恒磨牙，待第二恒磨牙移位替代第一恒磨牙

53. 患儿，7岁。右上中切牙冠折后半小时内到医院就诊。检查：穿髓孔较大，探疼明显，叩诊不适。应选的治疗方法是
  A. 直接盖髓术   B. 活髓切断术   C. 根管治疗术
  D. 根尖诱导成形术   E. 拔髓术
【答案】B
【解析】活髓切断术适用于牙外伤等牙髓未受到感染的牙齿，7岁的中切牙牙根尚未发育完全，需保存根髓使牙根继续发育，故选B。

【破题思路】年轻恒牙外伤穿髓孔大——活髓切断术。

54. 患儿，5岁。上颌牙床反复肿胀流脓就诊，检查：上颌乳中切牙残根，牙龈红肿有瘘管，挤压有脓液。其继承恒牙不可能出现
  A. 唇面白斑   B. Turner式牙   C. 中切牙萌出位置异常
  D. 萌出性血肿   E. 牙胚发育异常阻生
【答案】D
【解析】当乳牙根尖周炎影响恒牙的发育，可能会造成唇面白斑、Turner式牙、中切牙萌出位置异常、牙胚发育异常阻生，排除法选D。

【破题思路】继承恒牙萌出性血肿与乳牙病变无关。

55. 患儿，11岁。右下后牙自发疼2日。检查：畸形中央尖折断，叩（+），松Ⅱ度。X线片示根形成8期，无根尖病变，处理首选
  A. 活髓切断   B. 根尖诱导成形术   C. 根管治疗
  D. 拔髓术   E. 塑化治疗
【答案】B
【解析】患牙已经出现畸形中央尖折断露髓，探痛明显，叩痛明显，说明已经出现牙髓炎症，因此不能使用活髓切断，排除A。年轻恒牙不适用根管治疗和塑化治疗，故C、E不选。为促进牙根发育可用根尖诱导成形术，本题选B。

【破题思路】年轻恒牙严重牙髓炎——根尖诱导成形术——促进牙根发育。

56. 患儿，男，10岁。前牙冷刺激疼数天。检查见中切牙近中深龋洞，叩诊无异常，不松动，冷测一过性痛。处理：去腐干净极近髓，敏感。治疗方法是
  A. 二次去腐   B. 氧化锌丁香油糊剂间接盖髓   C. 氢氧化钙间接盖髓
  D. 直接盖髓   E. 活髓切断
【答案】B
【解析】去腐时极近髓，敏感，应用氧化锌丁香油糊剂间接盖髓安抚，故选B。

【破题思路】去腐敏感——氧化锌丁香油糊剂安抚。

57. 患者，6岁，左下后牙有洞疼痛4天，昨晚加重，不能入眠，最可能的诊断
  A. 深龋嵌塞食物   B. 慢性牙髓炎   C. 慢性牙髓炎急性发作
  D. 急性根尖周炎   E. 慢性根尖周炎急性发作
【答案】C

(58～60题共用备选答案)
  A. 直接盖髓术   B. 间接盖髓术   C. 牙髓摘除术
  D. 牙髓切断术   E. 根管治疗术
58. 磨除双尖牙畸形中央尖时意外露髓
【答案】A
59. 9岁男孩去腐未净露髓，牙根已形成治疗选择
【答案】E

60. 8岁女孩11冠折露髓1h，>1mm露髓

【答案】D

【解析】磨除畸形中央尖意外露髓，此时牙髓并未受到感染，应直接盖髓。当去腐未去尽时露髓说明此时的牙髓已经是处在炎症的环境当中，且牙根已经完全形成了，则应行根管治疗术。8岁女孩11牙根未完全形成，此时外伤露髓1h，应该切断牙髓保留下方有活性未被污的牙髓。

61. 男，7岁，左下6𬌗面深龋洞，探诊已穿髓，有疼痛反应，无叩痛，X线片示：根尖孔呈漏斗状，根周骨硬板清晰连续，治疗方法应首选

A. 牙齿拔除术　　　　B. 牙髓切断术　　　　C. 牙髓摘除术
D. 间接盖髓术　　　　E. 直接盖髓术

【答案】B

【解析】7岁，患儿下颌第一恒磨牙为6岁时萌出的年轻恒牙，X线片见根尖孔呈漏斗状，牙根尚未完全形成，且根周骨硬板清晰连续，根尖周组织尚未波及。根据病例提供的深龋、探诊已穿髓、有疼痛反应、无叩痛情况，患牙的疾病为慢性牙髓炎。为尽量保存患牙根尖部的部分牙髓及牙乳头，治疗方法应首选活髓切断术，使根尖部能继续形成，故选B。

【破题思路】年轻恒牙因龋露髓——活髓切断术。

62. 女孩，10岁。右下后牙进食疼，冷热敏感。检查发现右下第一前磨牙远中龋，探腐质软，疼痛敏感，无叩痛，无松动。拟采取的治疗措施为

A. 局麻下开髓做牙髓治疗　　　　B. 局麻下开髓做活髓切断术
C. 去净腐质，做间接盖髓术　　　　D. 去净腐质，做直接盖髓术
E. 去大部分腐质，安抚治疗

【答案】E

【解析】根据临床表现诊断为因深龋引起的可复性牙髓炎。因为可复性牙髓炎，是可逆的，年轻恒牙活力强，恢复性强，以保存活髓力主。应去除腐质，近髓有软龋去不净，应用氧化锌安抚治疗，观察，待症状缓解再行永久充填。故选E。

【破题思路】深龋敏感——安抚治疗。

63. 患儿，男，6岁。因左下后牙食物嵌塞2年多就诊。查左下第二前磨牙龋深达髓腔，牙髓无活力，叩诊略异样感，X线片见根尖周透射区边界不清楚，形状不规则。该主诉牙应明确诊断为

A. 慢性根尖周肉芽肿　　　　B. 慢性根尖周脓肿　　　　C. 根尖周囊肿
D. 慢性根尖周炎　　　　E. 有瘘型根尖周脓肿

【答案】B

【解析】根据题中"根尖周透射区边界不清楚，形状不规则"的影像学检查可知慢性根尖周脓肿为最佳诊断，故选B。

【破题思路】

病变	形态	范围	边界	周围骨质
根尖周肉芽肿	圆形	较小，直径小于1cm	清楚	正常或稍显致密
慢性根尖周脓肿	不规则	大小不一，较弥散	不清楚	较疏松呈云雾状
根尖周囊肿	圆形或椭圆形	大小不一，可由豌豆大到鸡蛋大	清晰	有一圈致密骨白线围绕

64. 患儿，10岁，半个月以来右下后牙自发痛，持续痛，不能咬物2日。检查：右下5萌2/3，无龋，叩痛（++），松Ⅱ度，牙龈红肿。X线示髓角尖细，根发育畸形。病因可能是

A. 磨耗　　　　B. 隐裂　　　　C. 创伤
D. 畸形中央尖折断　　　　E. 逆行性感染

【答案】D

【解析】根据题意："右下5""髓角尖细"，再结合症状，基本可以初步判断为畸形中央尖折断后引起了根尖周炎，故选D。

【破题思路】下颌第二前磨牙出现急性根尖周炎，伴髓角尖细——畸形中央尖折断引起。

65. 患者，男，9岁，两颗上颌中切牙受硬物撞击，牙齿酸痛，上、下牙咬合时有不适感，牙齿未见脱位但釉质表面有裂纹。临床及X线检查，牙根组织未见明显折断，牙周间隙稍增宽，最恰当的诊断是

A. 牙齿挫入 　　　　　　B. 牙釉质折断 　　　　　　C. 牙周组织损伤
D. 牙髓出血 　　　　　　E. 牙齿震荡

【答案】E
【解析】本题关键在于影像学检查，提到牙根组织未见明显折断，牙周间隙稍增宽，则可以排除A、B、D，表现中提到"牙齿酸痛，上、下牙咬合时有不适感，牙齿未见脱位但釉质表面有裂纹"则排除A、B、C、D。故选E。

【破题思路】牙齿外伤排除折断移位，且牙周间隙稍增宽——牙齿震荡。

66. 患儿，男，4岁。诉自发性疼痛1日，查：左下颌第一乳磨牙远中邻面龋洞，探诊（+），叩诊（++），松动Ⅰ度，颊侧牙龈色红，未见瘘管。最可能的诊断是

A. 深龋 　　　　　　B. 急性牙髓炎 　　　　　　C. 慢性牙髓炎
D. 急性根尖周炎 　　E. 慢性根尖周炎

【答案】D
【解析】患儿远中邻面龋洞，探诊（+），叩诊（++），说明根尖炎症。排除选项A、B、C。颊侧牙龈色红，未见瘘管说明是急性炎症不是慢性炎症。故排除E。急性根尖周炎可出现较为剧烈的自发性疼痛、咀嚼痛和咬合痛。患牙松动并有叩痛。故应选择D。

【破题思路】自发痛，叩诊（++），松动Ⅰ度——急性根尖周炎。

67. 患儿，8岁。右上中切牙远中深龋洞，叩诊无异常，牙龈正常，不松动。处理：去腐干净，洞深，近髓。哪种治疗方法较好

A. 氧化锌丁香油糊剂 　　B. 间接盖髓二次去腐 　　C. 活髓切断
D. 根尖诱导成形术 　　　E. 间接盖髓

【答案】E
【解析】在去腐时可适当保留一部分矿化的牙本质，间接盖髓，用于保留牙髓，故选E。

【破题思路】年轻恒牙深龋近髓——间接盖髓。

68. 女孩，14岁。右下后牙1天来夜间痛。查见右下第一前磨牙咬合面畸形中央尖折断痕迹，冷测引起剧痛，叩（−）。诊断为

A. 急性龋 　　　　　　B. 复发性牙髓炎 　　　　　　C. 急性牙髓炎
D. 慢性牙髓炎 　　　　E. 急性根尖周炎

【答案】C
【解析】由于畸形中央尖折断而至牙髓暴露引发牙髓感染，结合临床症状，有自发痛、夜间痛、激发痛的急性牙髓炎症状。复发性牙髓炎有牙髓治疗史。慢性牙髓炎无夜间痛。急根尖周炎有叩痛。故本题选C。

【破题思路】急性牙髓炎——自发痛、夜间痛、激发痛。

69. 患儿，男，8岁。左下后牙有洞，冷热刺激痛1年，近日疼痛加重4天，昨晚尤重，不能入眠。最可能的诊断

A. 深龋嵌塞食物 　　　　B. 急性牙髓炎 　　　　　　C. 慢性牙髓炎急性发作
D. 急性根尖周炎 　　　　E. 慢性根尖周炎急性发作

【答案】C

【解析】慢性牙髓炎急性发作：剧烈的自发性疼痛，阵发性发作，遇冷、热刺激及夜间疼痛加重，疼痛为放散性，不能明确指出患牙。患牙长期冷热痛、进食痛，偶有自发性钝痛等慢性牙髓炎病史。

【破题思路】急性牙髓炎——自发痛、夜间痛；慢性牙髓炎——长期冷热刺激痛。

70. 患儿，女，13岁。主诉左下后牙隐隐疼痛半年。检查：16咬合面深龋洞，探诊不敏感，去腐质无疼痛反应，叩痛（+），冷测疼痛持续。此牙的治疗方法是

A. 直接盖髓术　　　　　　B. 安抚治疗　　　　　　C. 活髓切断术
D. 干髓术　　　　　　　　E. 根管治疗

【答案】E

【解析】患者有自发痛病史，患牙深龋洞，探诊不敏感，叩痛（+），冷测疼痛持续均提示主诉牙的诊断为慢性牙髓炎，叩痛（+）说明根髓已经有感染，无法进行活髓切断术。13岁牙根已发育完成，因此选择根管治疗，故选E。

【破题思路】13岁，16已发育完全，牙髓炎——根管治疗。

71. 患儿，男，4岁。检查发现深龋洞，腐质未去净露髓，疼痛。应考虑的处理方法

A. 直接盖髓术　　　　　　B. 冠髓切断术　　　　　　C. 根管治疗术
D. 干髓术　　　　　　　　E. 姑息治疗

【答案】C

【解析】腐质未去净露髓，说明牙髓慢性感染，不适合进行直接盖髓术和冠髓切断术。距离换牙期尚早的乳牙，牙髓感染时可采取根管治疗的方法，故选C。

【破题思路】乳牙因龋露髓——根管治疗术。

72. 女，14岁。偶然发现右下后牙颊侧牙龈有小脓疱前来就诊。检查：右下第二前磨牙畸形中央尖折断。Ⅰ度松动，颊侧牙龈有瘘管口，X线片显示根长为9mm。根尖呈燕尾状敞开，根尖线透射区4mm×5mm，边界模糊不清，该主诉牙的治疗选用

A. 根尖诱导形成术　　　　B. 塑化治疗　　　　　　C. 干髓治疗
D. 根管治疗　　　　　　　E. 拔除

【答案】A

【解析】年轻恒牙的慢性根尖周炎，因为年轻恒牙的牙根尚未发育完全，但发生严重牙髓病变，如牙髓坏死，盖髓术不可用时，根尖诱导形成术可以促进年轻恒牙的牙根继续发育和根尖形成。

【破题思路】年轻恒牙慢性根尖周炎治疗——根尖诱导形成术。

（73～74题共用题干）

患者，女，14岁。诉右下颌后牙进食时疼痛月余，无明显自发痛。口腔检查：右下第一恒磨牙𬌗面深龋洞近髓腔，探诊酸痛，未探及穿髓孔，温度刺激酸痛明显，刺激去除后疼痛很快消失。

73. 初步诊断牙髓状态为

A. 可复性牙髓炎　　　　　B. 急性浆液性牙髓炎　　　C. 急性化脓性牙髓炎
D. 慢性闭锁性牙髓炎　　　E. 牙髓钙化

【答案】A

74. 最佳的治疗方法是

A. 牙髓切断术　　　　　　B. 干髓术　　　　　　　　C. 间接盖髓术
D. 直接盖髓术　　　　　　E. 单层垫底后充填

【答案】C

【解析】患牙无自发痛，排除急性牙髓炎，排除B、C；刺激后疼痛立即消失，排除D；温度测验有反应，排除E，故选73题A。最佳的治疗方法是安抚治疗或间接盖髓，故选74题C。

【破题思路】

可复性牙髓炎	症状：一过性敏感	治疗：间接盖髓术

（75～76题共用备选答案）

A. 牙髓切断术 B. 直接盖髓术 C. 间接盖髓术
D. 根尖诱导成形术 E. 根管治疗术

75. 年轻恒牙冠折牙本质暴露，就诊及时，选用的治疗方法是

【答案】C

76. 乳牙去净腐质点状露髓，可选择的治疗方法是

【答案】A

【解析】牙本质冠折应及时护髓，以免牙髓感染。腐质去净露髓，感染局限在冠髓，是牙髓切断术的适应证。

（77～78题共用题干）

男，13岁。右下后牙阵发性疼痛3天，咀嚼痛。检查发现右下五畸形中央尖折断露髓，探痛及叩痛均明显。

77. 对该患牙首选的治疗方法是

A. 直接盖髓 B. 间接盖髓 C. 根管治疗
D. 安抚治疗 E. 根尖诱导成形术

【答案】E

78. 若该牙刚萌出即发现尖而长的畸形中央尖，应作的处理是

A. 不作处理 B. 采用牙髓摘除术
C. 将此尖一次磨除做盖髓治疗 D. 采用根尖诱导成形术
E. 将此尖一次磨除，备洞做永久充填

【答案】C

【解析】患牙已经出现畸形中央尖折断露髓，探痛明显，叩痛明显，说明已经出现牙髓炎症，因此不能使用直接盖髓或间接盖髓，排除A、B。牙髓炎不能用安抚治疗，故D不选。年轻恒牙此时根尖未发育完善，故C不选。77题选E。尖而长的中央尖容易折断或被磨损而露髓。牙刚萌出时若发现这种牙尖，可在麻醉和严格的消毒下，将此尖一次磨除，然后制备洞形，按常规进行盖髓治疗，故78题选C。

【破题思路】

畸形中央尖	折断出现急性牙髓炎治疗：根尖诱导成形术
	对刚萌出的牙齿上细而尖的中央尖加固防折
	可一次性磨除此尖，制备洞形，按常规进行盖髓治疗
	多次少量调磨此尖

（79～81题共用题干）

患儿，10岁。上前牙牙龈时常流脓1月余。查11远中舌面深龋，探无反应，无穿髓孔，松动Ⅰ度，叩痛（+），冷热测无反应，唇侧牙龈近根尖处有一窦道口。

79. 为确定诊断，临床需做的检查是

A. 电活力测试 B. 穿刺 C. 局部麻醉
D. X线片 E. 涂片

【答案】D

80. 临床拟诊断为

A. 急性牙髓炎 B. 慢性牙髓炎 C. 急性根尖周炎
D. 慢性根尖周炎 E. 牙周脓肿

【答案】D

81. 临床治疗应选择

A. 干髓术 B. 活髓切断术 C. 根管治疗术
D. 拔除 E. 塑化治疗

【答案】C

【解析】根管治疗前需要拍摄X线片，故79题选D。流脓，说明炎症建立了引流通道，炎症处于慢性期，故80题选D。慢性根尖周炎采用根管治疗，故81题选C。

【破题思路】窦道口——慢性根尖周炎——X线检查；慢性根尖周炎治疗：根管治疗术。

(82～83题共用题干)

男孩，11岁。左下后牙疼4天，夜间加重1天，无龋洞。

82. 最可能的诊断是
A. 急性牙髓炎　　　　　　　　B. 急性根尖周炎　　　　　　　　C. 慢性牙髓炎急性发作
D. 慢性根尖周炎　　　　　　　E. 慢性增生性牙髓炎

【答案】A

83. 最可能的病因是
A. 龋齿　　　　　　　　　　　B. 牙隐裂　　　　　　　　　　　C. 楔状缺损
D. 畸形中央尖折断　　　　　　E. 逆行性牙髓炎

【答案】D

【解析】急性牙髓炎表现为阵发性的自发痛，温度刺激引起或加重疼痛，不能定位，有放射痛，疼痛常夜间发作或加重为其重要特点，符合题干信息，故82题选A。急性根尖周炎表现为自发持续性疼痛，咬合痛重，浮出和伸长感加重，疼痛局限，不放射，能明确指出患牙部位。慢性牙髓炎急性发作表现为有较长期的遇冷、热刺激痛史，有轻微的或定时的自发性钝痛，温度测试异常，去除刺激后疼痛持续较长时间，突然疼痛夜间加重，持续痛。慢性根尖周炎表现为一般无疼痛症状，咀嚼乏力或不适，有瘘型者有牙龈肿包反复发作。慢性增生性牙髓炎，多发生于青少年，无自发性痛，大而深的龋洞中有深红色的肉芽组织充满龋洞，探诊不痛但易出血。患儿无龋洞，排除A。牙隐裂，应遇冷热甜酸有刺激酸痛，但去除刺激立即停止疼痛，不应有急性牙髓症状。11岁不会有楔状缺损。逆行性牙髓炎，应先由根尖部的不适后出现牙髓症状。受咬合创伤可引起畸形中央尖折断，可使得髓角或牙本质暴露，引起牙髓感染、坏死。故83题选D。

【破题思路】夜间痛——急性牙髓炎——青少年多由畸形中央尖折断引起。

(84～85题共用题干)

男，8岁。右下后牙冷热敏感1周，近2日，吃米饭时食物嵌入后疼痛。检查：右下6咬合面深龋洞，腐质黄软，探诊敏感。冰棒置于颊侧测试无疼痛。去除大部分腐质，极近髓。

84. 探洞底敏感，仍有少量龋坏牙本质。进一步治疗应选择
A. 去净腐质，若露髓直接盖髓术　　　　　　　B. 局部麻醉下去净腐质，若露髓冠髓切断术
C. 继续去腐，若露髓根尖诱导成形术　　　　　D. 保留龋坏牙本质，氧化锌丁香油糊剂安抚
E. 保留龋坏牙本质，Ca(OH)$_2$盖髓垫底充填

【答案】E

85. 初诊治疗后，再次复诊时间是
A. 2周　　　　　　　　　　　B. 4周　　　　　　　　　　　　C. 8周
D. 12周　　　　　　　　　　　E. 24周

【答案】D

【解析】年轻恒牙深龋去净腐质可能露髓时，可以保留部分软化脱矿牙本质间接盖髓，保存活髓。故84题选E。10～12周后再复诊进行第二次去腐治疗，也称间接牙髓治疗术或二次去腐治疗术，故85题选D。

【破题思路】年轻恒牙急性龋近髓——二次去腐法，复查时间：10～12周。

(86～87题共用题干)

患者，女，12岁，右上第二乳磨牙龋洞已露髓。

86. 若要确定治疗方案，很有必要做什么检查
A. 叩诊　　　　　　　　　　　B. 松动度检查　　　　　　　　　C. 探诊
D. 咬合检查　　　　　　　　　E. X线检查

【答案】E

87. 若X线检查根吸收1/2，有继承恒牙，首选治疗
A. 盖髓术　　　　　　　　　B. 拔除　　　　　　　　　C. 根尖诱导成形术
D. 根管治疗术　　　　　　　E. 暂不处理

【答案】B

【解析】X线检查对判断牙根发育中患牙的牙髓状态十分关键。若牙根已大部分吸收则可拔除患牙；若继承恒牙萌出仍有一段距离则行根管治疗。故86选E。右上第二前磨牙约11～13岁萌出，患牙牙根吸收1/2，有继承恒牙，可直接拔除。故87选B。

【破题思路】乳牙牙根吸收1/2时，拔除。

(88～89题共用题干)
患儿，女，8岁，左上第二乳磨牙深龋洞，探诊敏感，去龋后未露髓。

88. 首选治疗方案
A. 盖髓术　　　　　　　　　B. 根管治疗术　　　　　　C. 再矿化术
D. 根尖诱导成形术　　　　　E. 拔除术

【答案】A

89. 若窝洞去龋时发现近髓腔处有一个透红点，探痛，首选治疗方案
A. 盖髓术　　　　　　　　　B. 根管治疗术　　　　　　C. 再矿化术
D. 根尖诱导成形术　　　　　E. 拔除术

【答案】B

【解析】患者8岁，右上第二前磨牙约11～13岁萌出，现在拔除过早，排除E。去龋后未露髓说明没有不可逆性牙髓炎症，可保留牙髓，排除B、D。再矿化治疗适用于光滑面早期龋、白垩斑或褐斑或是预防龋病，不适用于深龋，排除C。深龋可用氢氧化钙间接盖髓后垫底充填。故88题选A。近髓腔处有一个透红点，探痛说明有龋源性露髓，排除A。再矿化治疗适用于光滑面早期龋、白垩斑或褐斑或是预防龋病，不适用于深龋，排除C。左上第二乳磨牙出生后24个月萌出，出生后3年牙根发育完成，无须根尖诱导，排除D。患者8岁，右上第二前磨牙约11～13岁萌出，现在拔除过早，排除E。冠部牙髓已有炎症，恒牙萌出还有一段时间，需行根管治疗，通过清创、机械和化学的预备，彻底清除感染的牙髓牙本质，行严密的充填根管，隔离对根尖周组织的不良刺激，从而达到防止根尖周组织再次感染、促进根尖周组织愈合的目的。故89题选B。

【破题思路】

深龋去腐后未露髓	间接盖髓术
乳牙因龋露髓	根管治疗术

(90～91题共用题干)
患者，男，14岁。上颌牙龈时常流脓多日。查11深龋，探无穿髓孔，松动Ⅱ度，叩(±)，温测无反应，患牙唇侧根尖处有一瘘管。

90. 为明确诊断，需做的检查是
A. 电活力测试　　　　　　　B. 涂片检查　　　　　　　C. 瘘管检查
D. X线片　　　　　　　　　E. 穿刺

【答案】D

91. 临床治疗宜采用
A. 活髓切断　　　　　　　　B. 塑化治疗　　　　　　　C. 开放引流
D. 根管治疗　　　　　　　　E. 干髓术

【答案】D

【解析】此患者牙龈长期流脓，查深龋，探无露髓孔，松动Ⅱ度，叩(±)，温测无反应，唇侧根尖处有一瘘管。可怀疑此患者有根尖周病变，为确诊需要进行X线片检查，若发现根尖周低密度影则可确诊。所以D正确。电活力测牙髓活性，对根尖周炎无诊断意义，排除A。同理可排除B、C、E。急性期应打开髓腔、拔除根髓，保证根管通畅，使炎症物从根管得到引流，开髓后在根管口可放置松软的棉捻以利引流。此患者为慢性根尖周炎，所以C不选；根管治疗是在急性期缓解后，彻底清除根管内感染物，严密充填作永久性治疗，此患

者适合，所以 D 正确。活髓切断适合年轻恒牙，而且感染未波及根髓，但不适合此患者所以 A 不正确；塑化治疗和干髓术治疗效果不如根管治疗，所以 B、E 不选。

【破题思路】

| 慢性根尖周脓肿 | 表现：流脓、瘘管 | 检查：X 线片 | 治疗：根管治疗 |

（92～93题共用题干）

患者，男，14 岁。上颌牙龈溢脓月余。隐匿型龋，无探痛，叩痛（±），温度测无反应，唇侧牙龈根尖处见一瘘管，挤压少量溢脓，松动（-）。

92. 临床诊断应为
 A. 根尖周炎　　　　　　　B. 牙髓坏死　　　　　　　C. 牙周炎
 D. 残髓炎　　　　　　　　E. 龋齿
【答案】A

93. 临床治疗宜采用
 A. 活髓切断术　　　　　　B. 姑息治疗　　　　　　　C. 根管治疗
 D. 干髓术　　　　　　　　E. 塑化术
【答案】C

【解析】慢性根尖周脓肿的临床特点：多无自觉症状，在患牙的根尖区黏膜处可有瘘管，瘘管口处常有肉芽组织增生，可有脓液自瘘管排出，因有瘘管引流，不易转为急性炎症；牙体变色，叩诊有不适感，牙髓活力试验无反应。该患者症状与此相符，诊断为慢性根尖周炎。慢性根尖周炎在急性期缓解后，应行根管治疗，通过清创、机械和化学的预备，彻底清除感染的牙髓牙本质，行严密的充填根管，隔离对根尖周组织的不良刺激，从而达到防止根尖周组织再次感染、促进根尖周组织愈合的目的。

（94～95题共用题干）

女，13 岁。3 天来右下后牙肿痛就诊。检查：龋深，腐质黄软，探及髓腔，无疼痛，Ⅲ度松动，叩诊（+++），牙龈红肿，扪痛，有波动感，右侧面颊部轻度水肿，体温 38℃。

94. 诊断是
 A. 慢性根尖周脓肿　　　　B. 急性牙槽脓肿　　　　　C. 急性蜂窝织炎
 D. 急性化脓性牙髓炎　　　E. 急性颌骨骨髓炎
【答案】B

95. 初诊的处理
 A. 开髓引流切开引流，消炎止痛　　B. 开髓开放切开引流　　　C. 拔牙，消炎止痛
 D. 开髓开放，消炎止痛　　　　　　E. 切开引流，消炎止痛
【答案】A

【解析】患者患牙疼痛 3 天，因此为急性炎症，排除 A。患牙牙髓无活力，叩诊（+++），提示为牙髓炎引起根尖周病变，牙龈有波动感，提示有脓肿，急性蜂窝织炎局部表现红肿热痛和功能障碍，张口受限、呼吸困难，淋巴结肿大和疼痛，严重时脓肿部位皮肤破溃，未治疗会形成长期排脓的窦口，典型全身症状有寒战、体温升高等，排除 C。患牙已穿髓、无疼痛，排除 D。急性颌骨骨髓炎发病急剧，全身症状明显，局部先感，病源牙疼痛，迅速延及邻牙，导致整个患侧疼痛并放散至颞部。面部相应部位肿胀，牙龈及前庭沟红肿，患区多个牙齿松动，排除 E。临床症状提示急性脓肿指征，有波动感，应切开引流，同时配合抗感染治疗。

【破题思路】

| 急性牙槽脓肿 | 表现：叩诊（+++），松动Ⅲ度，根尖部牙龈红肿，扪痛或有波动感 | 治疗：根管治疗；应急处理：开髓引流及脓肿切开引流 |

（96～97题共用题干）

男，7 岁。左下后牙自发痛 3 天。检查：左下乳Ⅳ大面积龋坏，探及髓腔，无感觉。叩诊感不适，Ⅰ度松动，颊侧有瘘管。X 线示根分歧大量低密度影，恒牙胚牙囊骨硬板消失。左下乳 5 缺失，左下 6 萌出 2/3，窝沟深，曾做过窝沟封闭。

96. 左下乳Ⅳ的处理方法
A. 观察，口服消炎药　　　　　　B. 根管治疗　　　　　　　　　C. 氧化锌丁香油糊剂暂封
D. 玻璃离子水门汀充填　　　　　E. 拔除
【答案】E

97. 初步处理后，间隙管理方法是
A. 观察间隙　　　　　　　　　　B. 功能保持器　　　　　　　　C. 丝圈保持器
D. 下颌舌弓保持器　　　　　　　E. 关闭间隙
【答案】B

【破题思路】

乳牙牙根低密度影，继承恒牙胚牙囊骨硬板消失	拔除乳牙
2颗以上的乳牙缺失，或伴有前牙缺失	功能保持器

(98～101题共用题干)

男，8岁。右上前牙肿疱3天就诊。患儿近半年来右侧经常冷热刺激痛，吃饭痛，偶有自发痛，不用右侧吃饭，1周前右上前牙疼痛加重，3天前牙床肿痛。检查12舌隆突处有内陷窝，腐质较软，探窄深。叩诊（+），松动Ⅰ度。牙龈充血，根尖区牙龈有一小脓疱，刺破有脓液溢出。X线显右上乳2根周膜不连续，根尖区边缘弥散低密度影，根尖孔大喇叭口。46龋洞深，探诊无反应，不松动，叩痛（-）。5E^{OD}大面积龋坏，髓腔暴露，叩诊（+），松动Ⅰ度。牙颈部有瘘管，牙龈充血。X线显示根分歧及近中根处有低密度影，根周骨硬板消失。15牙根形成1/3，牙囊不连续，上方骨板破坏。

98. 12感染来源是
A. 龋病致牙髓感染　　　　　　　B. 牙周感染　　　　　　　　　C. 咬合创伤
D. 隐裂　　　　　　　　　　　　E. 畸形舌窝感染
【答案】E

99. 12的治疗方法是
A. 瘘管搔刮术　　　　　　　　　B. 冠髓切断术　　　　　　　　C. 根尖诱导成形术
D. 根管治疗　　　　　　　　　　E. 塑化治疗
【答案】C

100. 5E进行诊断的重要依据是
A. 疼痛史　　　　　　　　　　　B. 髓腔暴露　　　　　　　　　C. 牙龈瘘管
D. X线表现　　　　　　　　　　 E. 叩诊松动度
【答案】D

101. 5E的治疗措施是
A. 口服消炎药，观察至替换　　　B. 氢氧化钙根管治疗　　　　　C. 氧化锌丁香油糊剂根管充填
D. 拔除，观察恒牙萌出　　　　　E. 拔除，间隙保持
【答案】E

【解析】临床症状表明为慢性根尖周炎。舌隆突处有内陷窝，腐质较软，探窄深，提示为畸形舌窝。A不确切，B不正确，C病例中无此信息，D成人多见。由于牙根未发育完全应该尽量保护牙乳头和上皮根鞘活性，因此只能采取C选项中的方法消除炎症封闭根尖孔。本题牙髓已经坏死，因此不是B的适应证。牙根发育完全后的成人恒牙才选择D和A只是辅助治疗。E不适用于年轻恒牙。乳牙根尖周病主要依据X线表现，C和E有辅助作用。X线表现继承恒牙囊已经破坏，因此应该拔除，不应再做根管治疗。由于距离恒牙萌出还有一段时间，因此应进行间隙保持。

【破题思路】

舌隆突处有内陷窝	畸形舌侧窝
年轻恒牙根尖周炎	根尖诱导成形术
慢性根尖周炎	X线检查确诊
乳牙牙根低密度影，继承恒牙胚牙囊骨硬板消失	拔除乳牙

（102～104题共用题干）

女，6岁。右下后牙吃饭时疼痛1周。检查：左下乳4龋洞较深，腐质软，黄褐色，不松动，叩痛（±）。牙颈部有一脓肿，周围充血。同边缘嵴完整，远中面墨浸状，卡探针。无叩痛，不松动，牙龈未见异常。左下乳4牙面充填体，边缘不密合。右下乳5X线片显示冠部低密度影累及近中髓角，根分歧及近中根内侧存在低密度影像，根周骨硬板不连续。右下乳5远中冠部低密度影接近髓腔，根周骨硬板连续清晰。

102. 左下乳4腐质去净达牙本质深层，下一步治疗选择
  A. 光敏复合树脂充填 　　B. 玻璃离子水门汀充填 　　C. 氢氧化钙间接盖髓
  D. 磷酸锌水门汀垫底 　　E. 氧化锌丁香油粘固粉暂封
【答案】C

103. 左下乳5的诊断是
  A. 深龋 　　B. 可复性牙髓炎 　　C. 慢性牙髓炎
  D. 慢性根尖周炎 　　E. 牙周炎
【答案】D

104. 如果X线显示根分歧有广泛性低密度影，右下6牙根刚开始发育，牙囊不完整，上方骨板破坏。最适当的治疗措施是
  A. 口服消炎药 　　B. 根管治疗 　　C. 干髓术
  D. 拔除 　　E. 牙根刮治术
【答案】D

【解析】腐质去净达牙本质深层可诊断为深龋，治疗原则是护髓后充填，临床应用氢氧化钙制剂间接盖髓起到保护牙髓的作用。X线片根分歧及近中根内侧存在低密度影像，根周骨硬板不连续，提示D。乳牙根尖周病变首先出现在根分歧处，排除E。如果病变侵及恒牙胚应该拔除乳牙。

【破题思路】	
深龋	氢氧化钙间接盖髓
慢性根尖周炎	X线：根尖低密度影
乳牙牙根低密度影，继承恒牙胚牙囊骨硬板消失	拔除乳牙

（105～106题共用题干）

患者，男，8岁。右下后牙冷热食刺激痛3日就诊。检查：右下第一恒磨牙𬌗面龋洞，深达牙本质中层，腐质黄软，无叩痛，温度测同对照牙。牙龈无异常。

105. 此牙的诊断为
  A. 浅龋 　　B. 深龋 　　C. 继发龋
  D. 可复性牙髓炎 　　E. 慢性牙髓炎急性发作
【答案】B

106. 此牙的治疗原则是
  A. 第一恒磨牙不一定保留 　　B. 腐质一定要去净，露髓后摘除牙髓
  C. 可以不必恢复咬合高度 　　D. 尽量保护活髓，使牙齿继续发育
  E. 摘除牙髓
【答案】D

【解析】浅龋位于牙釉质层，褐色质硬，无自觉症状及温度刺激痛，A不对。深龋，龋坏发展至牙本质深层，软化牙本质不易去净，食物或温度置于洞中有刺激痛，牙髓反应正常。继发龋，有充填病史，充填物周围有龋坏，C不对。可复性牙髓炎，有温度刺激痛，且刺激去除后疼痛持续数秒，D不对。慢性牙髓炎急性发作，有较长的温度刺激痛史，后出现自发痛，夜间痛，放射痛，疼痛不能定位等自觉症状，E不对。在年轻恒牙的牙髓病治疗中，保存活髓应是有益于年轻恒牙的首选治疗。治疗原则是尽力保存生活的牙髓组织，如不能保存全部活髓，也应保存根部活髓，根髓也不能保留则保留牙乳头，以利于年轻恒牙的根尖发育，A、E均不对，D对。年轻恒牙生命力强，腐质一次去不净可间接盖髓，尽量保留牙髓活力，B不对。充填修复应恢复牙齿的解剖外形和咀嚼功能，故必须恢复咬合高度，C不对。

【破题思路】		
深龋	龋坏达牙本质中层，刺激入洞产生疼痛，温度测同对照牙	年轻恒牙龋病治疗原则：保髓治疗

(107～110题共用题干)

患儿，女，3岁。幼儿园检查牙齿有洞。患儿有时塞牙。检查：5D、5E龋洞较深，邻间隙内有食物残渣，叩痛（−），不松动，牙龈未见异常。X线显示龋损接近牙髓，牙根未见异常。

107. 腐质未去尽牙髓暴露，出血暗红，探疼痛。诊断是
   A. 中龋　　　　　　　　　　B. 深龋　　　　　　　　　　C. 牙髓充血
   D. 慢性牙髓炎　　　　　　　E. 慢性根尖周炎
   【答案】D

108. 治疗措施是
   A. 备洞护髓充填　　　　　　B. 直接盖髓玻璃离子充填　　C. 冠髓切断术
   D. 局部麻醉下牙髓摘除术　　E. 封入三氧化二砷失活
   【答案】D

109. 去尽腐质达牙本质深层，未探及穿髓孔。诊断是
   A. 中龋　　　　　　　　　　B. 深龋　　　　　　　　　　C. 急性牙髓炎
   D. 慢性牙髓炎　　　　　　　E. 慢性根尖周炎
   【答案】B

110. 如果去尽腐质达牙本质深层，但是有一透红点，探针尖轻轻探入，不出血。较好的治疗措施是
   A. 直接盖髓术　　　　　　　B. 氧化锌丁香油粘固粉安抚　C. 冠髓切断术
   D. 根管治疗术　　　　　　　E. 变异干尸术
   【答案】C

【解析】"未去尽牙髓暴露，出血暗红，探疼痛"表明牙髓有活力但是有慢性炎症。治疗为牙髓摘除术。"去尽腐质达牙本质深层，未探及牙髓孔"诊断为深龋。当极近髓时为防止致病菌通过牙本质小管感染牙髓可行活髓切断术。

【破题思路】		
牙髓暴露，出血暗红	慢性牙髓炎	治疗：牙髓摘除术
尽腐质达牙本质深层	深龋	
腐质去尽意外穿髓		活髓切断

(111～113题共用题干)

患儿男，7岁。乳牙DMFT为11，乳牙充填体完好。两上颌第一恒磨牙萌出1/3，左下第一恒磨牙窝沟龋。

111. 去腐净，近中窝沟内龋洞洞底位于釉质牙本质界附近。治疗方法是
   A. 备Ⅰ类洞银汞充填　　　　B. 垫底后充填，其余窝沟封闭　C. 备Ⅰ类洞垫底后光敏树脂充填
   D. 氧化锌丁香油糊剂安抚　　E. 直接流动树脂充填
   【答案】B

112. 假如左下第一恒磨牙隐匿性龋去腐露髓，治疗首选
   A. 牙髓摘除术　　　　　　　B. 根尖诱导成形术　　　　　C. 直接盖髓术
   D. 氧化锌丁香油糊剂充填　　E. 活髓切断术
   【答案】E

113. 假如腐质去净极近髓选用何种药物盖髓较好
   A. 聚羧酸锌水门汀　　　　　B. 氢氧化钙　　　　　　　　C. 磷酸锌水门汀
   D. 氧化锌丁香油粘固粉　　　E. 玻璃离子水门汀
   【答案】B

【解析】本题考查年轻恒牙龋齿治疗特点。患儿属于龋齿高发儿童，因此一定要预防恒牙龋齿。由于年轻恒牙窝沟复杂，可以进行预防性树脂充填，局限的窝洞充填后其余窝沟封闭。年轻恒牙深龋一定要进行护髓以防牙髓感染，如果露髓应尽量保留较多的活髓以利于牙齿发育。

【破题思路】	
窝沟龋	Ⅰ类，垫底树脂充填
年轻恒牙因龋露髓	活髓切断术
盖髓材料	氢氧化钙

(114～115题共用题干)

患儿，8岁。11自发痛，冷热刺激加重。深龋，探痛，叩（－），未见穿髓孔，温度测敏感，不松动，牙龈未见异常。

114. 临床拟诊断为
A. 深龋　　　　　　　　　B. 牙髓炎　　　　　　　　C. 牙髓坏死
D. 牙髓变性　　　　　　　E. 急性根尖周炎
【答案】B

115. 治疗方法宜选择
A. 安抚　　　　　　　　　B. 根管充填　　　　　　　C. 开放引流
D. 活髓切断术　　　　　　E. 根尖诱导成形术
【答案】E

【解析】患牙出现自发痛，深龋没有自发痛，排除A；温度测试敏感，说明牙髓尚有活力，牙髓坏死后温度测试无反应，排除C；牙髓变性X线片可见牙根吸收，题干未提及牙体吸收情况，排除D；急性根尖周炎叩诊（＋），但此患牙叩诊（－），不松动，牙龈未见异常，排除E。患者8岁，患牙属于年轻恒牙，而年轻恒牙发生牙髓炎应基于根尖未发育完成，行根尖诱导成形术消除感染，诱导牙根继续发育。本题患者的患牙已经是牙髓炎，安抚治疗不能治愈病情，A是错误的。年轻恒牙在牙根尖尚未发育完成情况下，不能进行根管充填，B是不合适的。患牙没有根尖周病，无须开放引流，C是错误的，活髓切断术适用于病变牙髓在冠部，D是错误的。

【破题思路】	
急性牙髓炎	自发痛、夜间痛、冷热激发痛
年轻恒牙急性牙髓炎	治疗：根尖诱导成形术

(116～119题共用题干)

男，7岁。右下后牙疼痛1周，脸肿3天。检查，Ⅳ大面积龋坏，Ⅲ度松动，叩诊（＋＋＋），龈颊沟变浅，扪及波动感，扪痛（＋），Ⅴ近中𬌗面深龋洞，叩诊（－），温度测试同对照牙。X线显示：Ⅳ根分歧大面积低密度影，远中根吸收2/3，恒牙胚牙囊不连续，上方骨板模糊不清。Ⅴ龋近髓，骨硬板连续。

116. 右下Ⅴ初诊治疗方法是
A. 拔除引流　　　　　　　B. 开髓开放，口服消炎药　　C. 根管开放，口服消炎药
D. 根管开放，脓肿切开　　E. 脓肿切开
【答案】A

117. 经过初诊治疗后，右下Ⅴ还应该选择
A. 制作间隙保持器　　　　B. 完善根管治疗　　　　　　C. 拔除，制作间隙保持器
D. 观察间隙　　　　　　　E. 氢氧化钙充填根管，暂时行使功能
【答案】A

118. 右下Ⅴ诊断是
A. 中龋　　　　　　　　　B. 深龋　　　　　　　　　　C. 可复性牙髓炎
D. 牙髓充血　　　　　　　E. 慢性根尖周炎
【答案】E

119. 若恒5刚萌出即发现尖而长的畸形中央尖，应作的处理是
A. 不作处理　　　　　　　B. 采用牙髓摘除术　　　　　C. 将此尖一次磨除作盖髓治疗
D. 采用根尖诱导成形术　　E. 将此尖一次磨除，备洞作永久充填

【答案】C

【解析】根据题干可诊断为慢性根尖周炎。根尖周炎的乳牙，根尖及根分叉区骨质破坏范围广，尤其是骨质破坏、炎症已涉及继承恒牙胚，乳牙松动明显；远中根吸收2/3，不能做根管治疗，该乳牙应该拔除。儿童乳牙早失后，为了防止邻牙向丧失部位倾斜和对颌牙伸长，应设计间隙保持器来保持早失牙齿的近远中和垂直的间隙，保证继承恒牙正常萌出。X线显示：Ⅳ根分歧大面积低密度影，远中根吸收2/3，此作为诊断慢性根尖周炎的重要依据。尖而长的中央尖容易折断或被磨损而露髓。牙刚萌出时若发现这种牙尖，可在麻醉和严格的消毒下，将此尖一次磨除，然后制备洞形，按常规进行盖髓治疗。

【破题思路】

急性根尖周炎	叩诊（+++），松动Ⅲ°，根尖部牙龈红肿，扪痛或有波动感
乳牙根尖大面积低密度影，继承恒牙胚牙囊不连续	乳牙拔除

(120～121题共用题干)

男孩，2岁半。因上前牙肿痛就诊，检查：A|A大面积龋坏，唇侧牙龈红肿，D|D咬合面深龋洞，牙龈正常，牙面软垢较多。X线片示：A|A牙冠低密度影像与髓腔相连，根尖周低密度影像，其下方恒牙胚周围骨白线清晰完整，牙根尚未发育完成，根尖孔未闭合，根尖周骨硬板清晰连续。

120. 对A|A应采取的治疗方法是
A. 牙髓切断术　　　　　　　B. 根尖诱导成形术　　　　　　C. 间接盖髓术
D. 根管治疗术　　　　　　　E. 拔除后间隙保持

【答案】D

121. D|D去净腐质后，均有露髓点，直径大于1mm，应采取的治疗方法是
A. 间接盖髓术　　　　　　　B. 牙髓切断术　　　　　　　C. 直接盖髓术
D. 根尖诱导成形术　　　　　E. 根管治疗术

【答案】B

【解析】根尖周低密度影像，唇侧牙龈红肿，大面积龋坏，诊断为根尖周病变，不能采用A、C。根尖诱导成形术一般用于根尖未发育完成的年轻恒牙，排除B。由于患儿2岁半病变未累及恒牙胚且至换牙还有数年时间，应根管治疗后保留。有露髓点，不能采用间接盖髓术。露髓直径大于1mm，不能直接盖髓。咬合面深龋洞，牙龈正常，应保持根部活髓的治疗方法，即牙髓切断术。

【破题思路】根尖周低密度影像——慢性根尖周炎——根管治疗；因龋露髓——牙髓切断术。

(122～123题共用题干)

男孩，5岁半。右下后牙肿痛2周。检查：Ⅴ牙冠大部分破坏，龋洞较深，叩（+），Ⅱ度松动。颊侧牙龈处有0.5mm×0.5mm脓肿。X线片显示根吸收达根长1/3，根分歧有低密度阴影，牙根形成8期，上方骨板消失。

122. 本病例Ⅴ的诊断是
A. 慢性根尖炎急性发作　　　B. 根尖周脓肿　　　　　　　C. 根吸收
D. 深龋　　　　　　　　　　E. 慢性牙髓炎急性发作

【答案】B

123. 如果治疗后仍然松动，症状不缓解，应作的处理是
A. 开放，定期换药　　　　　B. 完善根管治疗　　　　　　C. 拔除做功能保持器
D. 拔除，做远中导板保持器　E. 拔除，待第一恒磨牙萌出后矫治

【答案】D

【解析】乳牙根尖周脓肿，患牙松动并有叩痛，根尖部或根分歧处牙龈红肿，X线片检查可见根尖部和根分歧部牙槽骨破坏的投射影像。X线片排除根吸收。叩痛、松动及颊侧牙龈脓肿排除慢性牙髓炎急性发作。慢性根尖炎急性发作，可出现较剧烈的自发痛、咀嚼痛和咬合痛。但患儿只肿痛，排除急性发作。根尖周炎的乳牙，根尖及根分叉区骨质破坏范围广，尤其是骨质破坏、炎症已涉及继承恒牙胚，或后者的牙根已大部分形成，或位置已接近乳牙根分叉处，乳牙明显松动，该乳牙应该拔除。远中导板保持器，适于第二乳磨牙早失、第一恒磨牙尚未萌出或萌出中。

【破题思路】脓肿、有低密度阴影——根尖周脓肿；治疗后仍然松动——根管治疗失败，拔除，远中导板保持器。

（124～127题共用备选答案）
A. 根管治疗术　　　　　　B. 根尖诱导成形术　　　　　　C. 活髓切断术
D. 牙髓摘除术　　　　　　E. 直接盖髓术

124. 乳牙牙髓病常见的治疗方法
【答案】D

125. 乳牙根尖周病常见的治疗方法
【答案】A

126. 年轻恒牙牙髓病常见的治疗方法
【答案】B

127. 年轻恒牙根尖周病常见的治疗方法
【答案】B

【解析】牙髓摘除术适用于乳牙牙髓炎涉及根髓。根管治疗术适用于牙髓坏死、根尖周炎症而具有保留价值的乳牙。根尖诱导成形术适用于牙髓病已波及根髓，而不能保留或不能全部保留根髓的年轻恒牙；牙髓全部坏死或并发根尖周炎症的年轻恒牙。

（128～130题共用备选答案）
A. 年轻恒牙早期急性牙髓炎　　B. 年轻恒牙牙髓充血　　　　　C. 年轻恒牙晚期牙髓炎
D. 乳牙牙髓坏死　　　　　　　E. 年轻恒牙根尖周病

128. 糊剂根管充填
【答案】D

129. 间接盖髓术
【答案】B

130. 活髓切断术
【答案】A

【解析】乳牙发生牙髓坏死或根尖周炎症应尽量保留患牙，通过根管预备和药物消毒去除感染物质对尖周组织的不良刺激，并用可吸收的充填材料充填根管，促进乳牙根尖周炎愈合；故乳牙牙髓坏死应采用糊剂根管充填。间接盖髓术的适用于深龋近髓或外伤牙折近髓、无明显牙髓炎症状的患牙；有轻微刺激症状的可复性牙髓炎；冠折近牙髓而未露髓的外伤牙。故年轻恒牙牙髓充血可采用间接盖髓术。活髓切断术适用于：不宜做盖髓治疗，或盖髓治疗失败的年轻恒牙、外伤露髓或局限于冠髓的牙髓炎。故年轻恒牙早期急性牙髓炎可用此法。

（131～133题共用备选答案）
A. 第二乳磨牙和乳尖牙　　　　B. 第一恒磨牙　　　　　　　C. 第二恒磨牙
D. 乳中切牙和乳磨牙　　　　　E. 恒双尖牙

131. 乳牙列阶段应重点防治
【答案】A

132. 混合牙列应重点防治
【答案】B

133. 畸形中央尖好发
【答案】E

【解析】根据乳牙替换时间分，最迟替换的牙齿为第二乳磨牙与乳尖牙。混合牙列中最早萌出的恒牙多为第一恒磨牙，且第一恒磨牙位于牙列最里面不利于清洗，患龋率高。畸形中央尖好发于恒双尖牙，多见于下颌第二双尖牙。

134. 关于年轻恒牙治疗中注意事项，除外的是
A. 彻底清除根管内感染物质　　　　B. 去除根管内牙髓时，应按照X线片测量的工作长度
C. 定期复查，定期换药　　　　　　D. 牙髓或根尖周病变的程度是根尖诱导成形术的唯一制约因素
E. 应该尽量保留根尖部的生活牙髓
【答案】D

第三单元 咬合发育问题

1. 乳牙的大面积龋坏，不但会使牙弓长度减少，还会影响颌间高度，为确保乳牙颌的正常宽度和高度，对于多个牙面龋坏的牙齿应用

  A. 不锈钢全冠修复牙体   B. 远中导板保持器   C. 功能性活动保持器

  D. 局部固定式间隙扩展装置   E. 舌弓保持器

【答案】A

【解析】既要确保乳牙的正常宽度和高度，又要保护龋坏牙冠，唯有全冠，故选 A。B、D、E 不能维持颌间高度，排除。C 能确保乳牙的正常宽度和高度，但不适用于保护多个牙面龋坏的牙齿。

【破题思路】不锈钢全冠适用于：

① 牙体缺损广泛，难以获得抗力形和固位形者

② 牙颈部龋蚀致窝洞无法制备龈壁者；一个牙同时多个牙面龋坏

③ 釉质发育不全或冠折牙

④ 龋病活跃性强，易发生继发龋者

⑤ 间隙保持器中做固位体等

---

2. 远中导板间隙保持器适用于

  A. 单侧第一乳磨牙早失   B. 双侧第一乳磨牙早失

  C. 第二乳磨牙早失，第一恒磨牙尚未萌出或萌出中   D. 第一恒磨牙萌出后，单侧第二乳磨牙早失

  E. 两侧多个牙早失，用其他保持器困难的病例

【答案】C

【解析】远中导板间隙保持器适用于第二乳磨牙早失，第一恒磨牙尚未萌出或萌出中，故选 C，记忆性知识点。A、B、D 为带环（全冠）圈式间隙保持器适应证。E 为舌弓式间隙保持器适应证。

【破题思路】

远中导板保持器	第二乳磨牙早失，第一恒磨牙尚未萌出或萌出不足
带环（全冠）丝圈保持器	单侧或双侧单个乳磨牙早失；第二乳磨牙早失，第一恒磨牙完全萌出。如果基牙牙冠破坏较大，可以制作预成冠式丝圈保持器
充填式保持器	单个乳磨牙早失，间隙两侧的牙齿近缺隙面有邻面龋波及牙髓需做根管治疗者
舌弓保持器 Nance 腭弓式	两侧都存在第二乳磨牙或第一恒磨牙，全口多个牙缺失，近期内继承恒牙即将萌出，或不能配合戴功能性活动保持器者

---

3. 乳牙拔除的指征是

  A. 根分叉部 X 线透射区，牙根吸收 1/3   B. 外伤根尖 1/3 折断

  C. 牙髓活力测定无反应   D. 根尖周肿胀，松动Ⅲ度

  E. 根分叉病变，恒牙胚骨硬板未破坏

【答案】D

【解析】A、B、C、E 为根管治疗指征。Ⅲ度松动为拔牙指征，故选 D。

【破题思路】乳牙拔除的指征有：

不能保留的病牙，因咬合诱导需要拔除的乳牙

根尖周脓肿，松动明显

乳牙根管感染，而牙根吸收超过 1/2
乳牙外伤使牙根于近颈部 1/3 内折断者
乳牙炎症累及继承恒牙

4. 患儿，女，10 岁，诉下颌前牙松动时发现Ⅳ缺失，缺失牙间隙已明显缩小，拟采用哪种间隙保持器最为合适

A. 远中导板保持器　　　　B. 丝圈保持器　　　　C. 功能性活动保持器
D. 舌弓保持器　　　　　　E. 间隙扩展装置

【答案】E

【解析】因龋齿或乳牙早失使间隙变小或消失的，为恢复间隙以利于继承恒牙正常萌出，常常需要应用间隙扩展装置把变小或关闭的间隙扩开。其包括局部固定式间隙扩展装置，交互支抗和活动式间隙扩展装置。故选 E。

【破题思路】缺失牙间隙已缩小——间隙扩展装置。

5. 正常情况下，替牙一般是什么时期

A. 新生婴儿到六七个月　　　　　B. 六七个月到 3 周岁　　　　C. 儿童 6 岁到十二三岁
D. 12～13 岁到 18～21 岁　　　　E. 在第二恒磨牙萌出前都是替牙阶段

【答案】C

【解析】替牙期是指从恒牙开始萌出到乳牙全部被恒牙替换完毕的时期。此期儿童的年龄为 6～12 岁。故选 C。

【破题思路】替牙期——6～12 岁。

6. 乳尖牙过早拔除易造成

A. 恒尖牙异位萌出　　　　B. 恒侧切牙异位萌出　　　　C. 恒中切牙异位萌出
D. 第一前磨牙异位萌出　　E. 第二前磨牙异位萌出

【答案】A

【解析】乳尖牙退换时间较晚，过早拔除，其他牙齿占据位置，间隙不足，会造成尖牙异位萌出。故选 A。

【破题思路】乳尖牙早失——间隙缩窄——恒尖牙异位萌出。

7. 牙齿萌出各项中正确的是

A. 早萌乳牙牙根已经形成，不易脱落　　　　B. 婴儿牙槽嵴上的"马牙子"应尽快去除
C. 诞生牙若极度松动，应早拔除　　　　　　D. 诞生牙多是多生牙
E. 牙齿过早萌出应尽快拔除

【答案】C

【解析】早萌的乳牙牙根尚未发育或根发育很少，且只与黏骨膜联结而无牙槽骨支持，松动或极度松动，排除 A。"马牙子"即上皮珠，是牙板剩余以角化上皮珠的形式残存在颌骨或牙龈内，形成数个大头针帽大小的白色角化突起，一般不需治疗，出生后数周可自行脱落，排除 B。诞生牙是指婴儿出生时口腔内已萌出的牙，多数是正常牙，排除 D。如果乳牙早萌极度松动，有移位和误吸危险，应及时拔除；若松动不明显可保留观察，排除 E。故选 C。

【破题思路】

乳牙早萌	多见于下颌中切牙。诞生牙多是正常牙，少数是多生牙，早萌牙极度松动；新生牙，马牙子非牙	拔除极度松动的早萌牙
恒牙早萌	与乳磨牙早脱落有关，多伴有釉质发育不全	控制早失牙区的感染，对早萌牙进行局部涂氟治疗，预防龋齿

8. 牙齿萌出各项中错误的是
A. 乳切牙在1周岁内萌出均正常
B. 龈咀嚼可导致恒牙迟萌
C. 全身系统病可造成乳恒牙缺失
D. 多生牙可使恒牙萌出困难
E. 恒牙不萌出必须切开助萌
【答案】E
【解析】若牙根弯曲，牙轴方向异常或存在其他阻碍，行助萌术后恒牙也很难萌出，故选E。

【破题思路】

乳牙迟萌	1周岁后仍不萌出第一颗乳牙；超过3周岁尚未全部萌出	先天无牙畸形，全身因素如佝偻病、甲状腺功能减退、营养缺乏、良性脆骨症	拍X线牙片确定有无恒牙，对因治疗
恒牙迟萌	牙齿萌出时间滞后正常时间，最常见上颌中切牙萌出迟缓	局部因素：乳牙病变、早失或滞留；局部牙龈角化增生；恒牙牙根弯曲；间隙缩窄；多生牙或牙瘤的阻碍 全身因素：颅骨锁骨发育不全、先天性甲状腺分泌减少症	

9. 年轻恒牙是指
A. 刚萌出于口内，结构未发育成熟的牙齿
B. 牙冠萌出，形态和结构未完全形成和成熟的恒牙
C. 牙根虽已发育完成但仍粗大的牙齿
D. 牙根形成2/3正在萌出的牙齿
E. 萌出3年以上髓腔大的恒牙
【答案】B
【解析】年轻恒牙是指恒牙虽已萌出，但在形态、结构上尚未完全形成和成熟的恒牙，其根尖孔未形成。故选B。

【破题思路】年轻恒牙指虽然已经萌出，但是在形态和结构上尚未完全形成和成熟的恒牙。

10. 年轻恒牙的牙根形成一般在牙萌出后的
A. 4～6个月
B. 8～10个月
C. 1年
D. 2～3年
E. 6～7年
【答案】D
【解析】年轻恒牙的牙根要在萌出后2～3年才达到应有长度，3～5年后根尖才发育完成。在此期间，若因外伤、龋病或发育畸形等因素引起牙髓坏死或根尖周炎，可导致该牙根发育停止。故选D。

【破题思路】年轻恒牙的牙根形成——牙萌出后2～3年。

11. 乳牙牙根开始吸收在换牙前
A. 6～8个月
B. 9～10个月
C. 1～2年
D. 2～3年
E. 4～5年
【答案】D
【解析】乳牙一共20个，每个乳牙到一定时间就会因牙根吸收而自行脱落，恒牙就取而代之。这是一种生理现象，即为乳牙退换；乳牙牙髓腔大，牙髓组织丰富，在换牙前2～3年，牙根就开始吸收而使根尖孔变大。故选D。

【破题思路】乳牙牙根开始吸收——换牙前2～3年。

12. 为保证恒牙的正常萌出和排列，乳牙列中最重要的牙位是
A. 上颌乳尖牙和第二乳磨牙
B. 下颌乳尖牙和第一乳磨牙
C. 上颌乳中切牙和上颌第二乳磨牙
D. 下颌乳中切牙和下颌第二乳磨牙
E. 上颌乳尖牙和下颌乳磨牙
【答案】A
【解析】在乳牙列中乳尖牙位决定了牙弓的宽度和牙弓的长度，在乳恒牙替换过程中乳尖牙宽度增加，为切牙恒牙增加替换的距离，上颌恒尖牙最后萌出，乳尖牙占据了这个位置以免造成萌出移位。第二乳磨牙的萌

出决定了上下颌远中面的关系，进而影响恒牙替换后的牙列排列。故本题选 A。

【破题思路】上颌乳尖牙和第二乳磨牙早失——间隙极易消失。

13. 乳牙早失后是否需做功能性间隙保持器主要应考虑
A. 患儿年龄和牙列拥挤情况
B. 牙齿萌出的先后顺序
C. 继承恒牙的发育情况
D. 继承恒牙胚是否先天缺失
E. 乳磨牙缺失的数目和部位

【答案】E
【解析】本题所给出的5个选项都为是否制作间隙保持器所需要考虑的因素。但是功能性间隙保持器的适应证是：不论单侧、双侧，凡乳牙丧失两颗以上者；双侧性多个乳牙丧失者；乳前牙丧失者。在5个备选答案中只有E选项符合功能性间隙保持器的适应证。因此本题应选E。

【破题思路】功能性间隙保持器

适用于	作用
缺牙多于两个乳磨牙，两侧缺失多于一个乳磨牙，或伴有前牙缺失	保持缺牙的近远中长度，还能保持垂直高度和恢复咬合功能

14. 哪种乳牙不应该拔除
A. 牙冠破坏严重，已无法修复的乳牙
B. 根尖周炎症已涉及继承恒牙牙胚
C. 乳牙有牙髓炎症可治疗，但离替换时间很近
D. 受继承恒牙萌出力的推压，使根尖露出龈外常致局部黏膜创伤性溃疡
E. 有病灶感染迹象但能彻底治愈

【答案】E
【解析】乳牙拔除的指征有以下几种。①无法保留的乳牙：牙冠破坏严重，已无法修复的乳牙，因此A错误；根尖周病变较严重的乳牙，因此B错误；牙齿松动，因根管感染牙根吸收超过1/2以上的患牙；因根髓感染造成乳牙生理性吸收障碍，受继承恒牙萌出力的推压，使根尖露出龈外常致局部黏膜创伤性溃疡，因此D错误；牙外伤疑影响恒牙胚、骨折线上不能治愈的患牙。②因咬合诱导需要拔除的乳牙。③额外牙等。而选项C已经无保留价值，因此C错误。选项E能保留，因此不应该拔除。所以本题应选E。

15. 功能性活动保持器的适应证为
A. 第二乳磨牙早失，第一恒磨牙萌出不足
B. 第一乳磨牙早失
C. 乳磨牙缺失两个以上或两侧乳磨牙缺失或伴有乳前牙缺失
D. 两侧都存在第二乳磨牙或第一恒磨牙，近期内继承恒牙即将萌出
E. 因龋齿或乳牙早失使间隙变小或消失

【答案】C
【解析】可摘式功能性保持器的适应证是：乳磨牙缺失两个以上者，或两侧磨牙缺失，或伴有前牙缺失。本题选C。

【破题思路】

可摘式功能性保持器	缺牙多于两个乳磨牙，两侧缺失多于一个乳磨牙，或伴有前牙缺失。功能保持器相当于局部义齿，它不仅保持缺牙的近远中长度，还能保持垂直高度和恢复咬合功能

16. 有关乳牙滞留的描述错误的是
A. 继承恒牙已萌出，乳牙未按时脱落
B. 乳牙滞留应及时拔除
C. 无继承恒牙的乳牙滞留可以在口腔中维持相当长的时间

D. 恒牙未萌出，保留在恒牙列的乳牙
E. 常见于下颌乳中切牙

【答案】B

【解析】乳牙滞留是指继承恒牙已经萌出，未能按时脱落的乳牙，或者恒牙未萌出，保留在恒牙列中的乳牙。常见下颌乳中切牙滞留，恒中切牙于舌侧萌出，乳牙滞留于唇侧，呈现双排牙现象。其次第一乳磨牙的残冠或残根滞留于继承前磨牙的颊侧或舌侧。第二乳磨牙常因继承恒牙胚先天缺失而滞留。继承恒牙已经萌出，滞留的乳牙应该拔除。因先天缺失继承恒牙导致的滞留乳牙可不予处理。故选B。

【破题思路】乳牙滞留

定义：指继承恒牙已经萌出，未能按时脱落的乳牙。或者恒牙未萌出，保留在恒牙列中的乳牙

病因：继承恒牙萌出方向异常；先天缺恒牙；继承恒牙萌出无力；遗传因素

处理：① 先天缺失继承恒牙导致的滞留乳牙可不予处理
② 继承恒牙已经萌出，滞留的乳牙应该拔除

17. 防止和治疗恒牙早萌的重要环节是
A. 戴阻萌器
B. 控制局部炎症和感染
C. 若对颌乳牙缺失，应防止早萌牙过长
D. 局部涂氟，预防龋病
E. 固定松动的早萌恒牙

【答案】B

【解析】控制乳磨牙根尖周围炎症是防止恒牙早萌的重要治疗环节。对早萌牙是否进行阻萌，需根据早萌牙的松动情况，以及对颌牙存在与否而定，如早萌牙松动不明显，则可不阻萌，若对颌乳牙缺失，为防止早萌牙过长，可做阻萌器。实践证明，控制乳牙根尖周围炎症感染比阻萌更重要。因此，拔除乳牙残根、残冠、治疗有根尖病变的邻牙，是保证早萌牙继续发育的重要环节。其次，应对早萌牙进行局部涂氟，预防龋病的发生。故选B。

【破题思路】乳牙早失

原因	结果
乳牙严重感染	导致恒牙早萌

18. 下列关于乳牙牙根吸收特点中正确的是
A. 乳牙牙根吸收是从根尖 1/3 的唇侧面开始的
B. 乳磨牙从根分歧内侧面开始吸收
C. 牙根吸收是在牙根形成后 2～3 年开始的
D. 恒牙先天性缺失时乳牙不脱落
E. 乳牙根吸收开始时不能做牙髓治疗

【答案】B

【解析】乳牙牙根吸收是从根尖 1/3 的舌侧面开始的。排除A。牙根吸收时间各牙不一，如乳中切牙牙根形成 1.5 岁，4 岁牙根开始吸收；第二乳磨牙牙根形成于 3 岁，8 岁牙根开始吸收。排除C。恒牙先天性缺失时乳牙牙根的吸收仍可发生，但吸收缓慢，脱落较晚。排除D。乳牙根吸收开始时可以牙髓治疗。排除E。乳前牙牙根的吸收常从根尖 1/3 的舌侧面开始，乳磨牙牙根的吸收自根分叉的内侧面开始，斜面状地吸收。各牙根非同时、同样程度地吸收。下颌乳磨牙多为远中根比近中根先吸收，上颌乳磨牙之颊侧远中根和腭根比颊侧近中根易吸收。故选B。

【破题思路】

乳牙牙根吸收从根尖 1/3 的舌侧面开始，乳磨牙自根分叉的内侧面开始吸收

牙根吸收时间各牙不一，一般在换牙前 3 年左右

恒牙先天性缺失时乳牙牙根的吸收仍可发生，但吸收缓慢，脱落较晚

乳牙根吸收开始时可以牙髓治疗，超过 1/2 时不做根管治疗

19. 无继承恒牙胚的乳牙临床处理原则为
A. 拔除   B. 保留   C. 根管治疗
D. 做烤瓷冠   E. 做嵌体
【答案】B
【解析】恒牙先天缺失，乳牙的牙根不能吸收而滞留。此种情况可通过X线片确定有无恒牙，若无恒牙，可保留乳牙发挥咀嚼功能。故此题选B。

【破题思路】先天缺失继承恒牙导致的滞留乳牙可保留。

20. 可以恢复咬合高度和咀嚼功能的保持器是
A. 丝圈保持器   B. 下颌舌弓保持器   C. 可摘式功能保持器
D. 远中导板保持器   E. 充填式保持器
【答案】C
【解析】可摘式保持器可以恢复咬合高度，维持近远中距离和恢复咀嚼功能，故选C。但是由于可以摘下，要求儿童要配合治疗。

21. 牙齿萌出特点中错误的是
A. 左右对称同期萌出   B. 下颌牙比上颌同名牙萌出早
C. 女性萌出早于男性   D. 最早萌出的乳牙是上颌乳中切牙
E. 最早萌出的恒牙是下颌中切牙
【答案】D
【解析】该考试题属于基本知识类题目，考核的知识点是牙齿萌出的特点。牙齿萌出共有五个特点，备选答案中给出三点，即：左右对称同期萌出，下颌牙比上颌同名牙萌出早，女性萌出早于男性。如果熟记牙齿萌出的五个特点，很容易找出错误的选项。如果记忆不清，通过分析仍能找出错误的选项。备选答案E（最早萌出的恒牙是下颌中切牙）与B（下颌牙比上颌同名牙萌出早）是一致的，因而不会是错误的表述。而备选答案D（最早萌出的乳牙是上颌乳中切牙）显然与备选答案B、E相矛盾，所叙述的内容错误，所以，该考试题的正确答案为D。

【破题思路】牙齿萌出特点

性别：	女性萌出早于男性
时间与顺序：	在一定时间内，按一定顺序先后萌出
左右对称萌出：	中线左右同颌的同名牙几乎同时萌出
下颌早于上颌：	下颌牙的萌出要比上颌的同名牙早

22. 恒尖牙萌出困难多与哪种情形有关
A. 牙瘤   B. 额外牙   C. 先行的乳牙过早脱落
D. 含牙囊肿   E. 牙龈坚韧肥厚
【答案】C
【解析】恒尖牙萌出困难多与乳尖牙过早脱落，邻牙移位间隙缩小有关。因此本题的正确答案为C。

【破题思路】乳尖牙早失——间隙缩窄——恒尖牙萌出困难。

23. 男孩，7岁。诉下颌前牙松动。口腔检见：右下乳1松动Ⅲ度，牙冠有深龋洞，右下1已从舌侧萌出，诊断
A. 乳牙滞留   B. 乳牙早失   C. 乳牙根尖周炎
D. 乳牙牙周炎   E. 乳牙外伤
【答案】A
【解析】此患者口腔中右下乳1松动Ⅲ度，而右下1已从舌侧萌出，因此可排除B。本题中没有出现根尖周炎的症状，因此可排除C。没有出现牙周袋，因此可排除D。没有提到外伤史，因此可排除E。乳牙滞留是乳牙脱落时间晚于正常，此患者恒牙已经萌出，但乳牙尚未脱落，因此A正确。本题应选A。

24. 患儿，7岁。上颌乳中切牙脱落2个月，恒中切牙一直未萌出。患儿发育正常，颌面部对称。此处牙床饱满，牙龈颜色正常，X线片见有恒牙胚。临床处理宜选择
    A. 切开导萌　　　　　　　　B. 增加营养　　　　　　　　C. 观察
    D. 局部用药　　　　　　　　E. 修复治疗
【答案】C
【解析】乳牙早失后，如果继承恒牙于近期内不能萌出，间隙会减小，需要及时做间隙保持器，判断继承牙萌出的时间对是否做间隙保持器非常重要。可通过年龄来判断牙齿萌出时间，上颌恒中切牙萌出时间为7～8岁，同时通过X线判断恒牙胚存在并发育正常，因此给予该患儿观察处理，故选C。

【破题思路】牙床饱满，牙龈颜色正常——观察。

25. 女，5岁半。下颌恒中切牙舌侧萌出2/3，下颌乳中切牙Ⅱ度松动。诊断
    A. 下颌中切牙异位萌出　　　B. 下颌前牙拥挤　　　　　　C. 下颌乳中切牙替换期松动
    D. 下颌中切牙早萌　　　　　E. 下颌乳中切牙滞留
【答案】E
【解析】5岁半患儿是下颌中切牙活动萌出期，故D不符合。临床未提供B的症状。下颌乳中切不脱落，新牙已经萌出，故选E。

【破题思路】乳牙未脱落，继承恒牙已萌出——乳牙滞留。

26. 小儿在出生后10个月到1岁2个月期间，极度营养不良，可能造成哪些恒牙发育不良
    A. 所有下前牙与六龄牙　　　B. 所有上前牙与六龄牙　　　C. 所有后牙
    D. 双尖牙　　　　　　　　　E. 上双尖牙
【答案】A
【解析】第二磨牙硬组织从2.5～3岁开始形成，排除C。第一磨牙硬组织出生时已开始形成，2.5～3岁釉质完成。上下中切牙硬组织3～4个月开始形成，4～5岁釉质完成。上侧切牙硬组织10～12月开始形成，4～5岁釉质完成。下侧切牙硬组织3～4月开始形成，4～5岁釉质完成。上下尖牙硬组织4～5个月开始形成，6～7岁釉质完成。小儿在出生后10个月到1岁2个月期间上侧切牙硬组织不一定开始形成，故选A。

【破题思路】

牙位	上136 下1236	上2	4、5、7、8
发育受到影响时间	出生后第一年	出生后第二年	出生后第三年以后

27. 患儿，5岁，上前牙前突。检查：上前牙牙间隙，前牙开𬌗，可能原因为
    A. 吮指　　　　　　　　　　B. 咬上唇习惯　　　　　　　C. 咬下唇习惯
    D. 口呼吸　　　　　　　　　E. 偏侧咀嚼
【答案】A
【解析】吮指习惯持续会对牙列产生影响，造成错𬌗畸形，尤其是持续到混合牙列期时。吮指的压力可以造成上前牙前突，影响下前牙萌出，导致前牙深覆盖、前牙开𬌗。在后牙区可以造成上颌牙弓宽度减少以及后牙反𬌗。故选A。

【破题思路】吮指——前牙开𬌗。

28. 患儿，男，4岁，上颌乳前牙残根，根尖从唇侧龈黏膜穿出。不正确的处理是
    A. 拔除残根　　　　　　　　B. 口服抗菌药　　　　　　　C. 瘘管上碘酚
    D. 做间隙保持器　　　　　　E. 定期复查
【答案】D
【解析】上颌前牙萌出需6～12岁，拔除残根后可观察，定期复诊，若萌出过迟导致间隙变小，可再做间隙保持器，故选D。

【破题思路】乳前牙早失一般无须做间隙保持器。

(29～31题共用备选答案)
A. 乳牙滞留　　　　　　B. 乳牙迟萌　　　　　　C. 乳牙早萌
D. 乳牙早脱落　　　　　E. 牙齿固连

29. 邻牙倾斜，间隙变小，恒牙不能萌出是由于
【答案】D

30. 乳下前牙在出生时或生后不久即萌出属于
【答案】C

31. 乳牙长期不脱落，恒牙萌于舌侧是
【答案】A

【解析】乳牙早失后，相邻的牙齿向缺隙部位倾斜移位，对颌牙伸长，使间隔的近远中径和垂直径变小。乳牙早失时患儿年龄越小，牙列越拥挤，间隙变小的可能性就越大。故29题选D。乳牙早萌指在婴儿出生时或出生后3个月内即有乳牙萌出，最常见于下颌乳中切牙，临床罕见。故30题选C。乳牙滞留是指继承恒牙已经萌出，乳牙未能按时脱落；或者恒牙未萌出，乳牙保留在恒牙列中。故31题选A。

(32～34题共用备选答案)
A. 6个月　　　　　　　B. 2岁半　　　　　　　C. 6岁
D. 9岁　　　　　　　　E. 12岁

32. 乳牙全部萌出在
【答案】B

33. 第一恒磨牙萌出
【答案】C

34. 第二乳磨牙脱落
【答案】E

【解析】乳牙从出生后6个月开始萌出，一般在2岁半完全萌出，故32题选B。第一恒磨牙又称六龄牙，一般在6岁萌出，故33题选C。第二前磨牙萌出时间一般为10～12岁，故34题选E。

(35～37题共用备选答案)
A. 远中导板保持器　　　B. 功能性活动保持器　　C. 丝圈保持器
D. 舌弓保持器　　　　　E. 间隙扩展装置

35. 乳磨牙缺失两个以上者，应选择
【答案】B

36. 第一乳磨牙早失。应选择
【答案】C

37. 第二乳磨牙早失，第一恒磨牙尚未萌出或萌出不足者。应选择
【答案】A

【解析】功能性活动保持器即可摘式间隙保持器，适用于乳磨牙缺失两个及以上者，或两侧乳磨牙缺失，或伴有前牙缺失，故35题选B。丝圈保持器适用于单侧第一乳磨牙早失或第一恒磨牙萌出后第二乳磨牙单侧早失，故36题选C。远中导板保持器适用于第二乳磨牙早失，第一恒磨牙尚未萌出或萌出不足者，故37题选A。

(38～40题共用备选答案)
A. 吮指　　　　　　　　B. 咬下唇习惯　　　　　C. 口呼吸
D. 偏侧咀嚼习惯　　　　E. 吐舌习惯

38. 腭盖高拱，龈红肿，开唇露齿的病因是
【答案】C

39. 上前牙前突，散在间隙，前牙深覆盖的病因是
【答案】A

40. 上前牙唇倾，下前牙舌倾的病因是
【答案】B

【解析】由于张口呼吸破坏了口腔、鼻腔气压的正常平衡，影响了口腔和鼻腔的正常发育，口腔气压加大，而鼻腔气压相对减小，致使鼻腔不能向下扩展，造成腭盖高拱。因两侧颊肌压迫牙弓两侧，妨碍牙弓宽度的发

育，形成牙弓狭窄，上前牙前突，开唇露齿。故38题选C。手指含在上下牙弓之间，牙受力而引起上前牙前突，形成深覆盖或局部开𬌗。故39题选A。咬下唇增加了推上前牙向唇侧及下前牙向舌侧的压力，妨碍下牙弓及下颌向前发育，下前牙出现拥挤，上前牙唇倾。故40题选B。

41. 女孩，7岁。右下第一磨牙萌出2/3，左下第二乳磨牙早失，选用哪种保持器更好
 A. 带环丝圈保持器　　　　　B. 全冠丝圈保持器　　　　　C. 带环远中导板保持器
 D. 全冠远中导板保持器　　　E. 活动功能式保持器

【答案】C

【解析】带环和全冠丝圈保持器均适用于单侧第一乳磨牙早失或第一恒磨牙萌出后，第二乳磨牙单侧早失的病例，患者的第一磨牙和第二乳磨牙的分别在左右两侧。远中导板保持器，适于第二乳磨牙早失、第一恒磨牙尚未萌出或萌出不全，题目中未提交第一乳磨牙牙冠缺损或已经过RCT，故优选C。活动功能式保持器，适用于乳磨牙缺失两个以上者，或两侧磨牙缺失，或伴有前牙缺失，排除E。

【破题思路】第二乳磨牙早失，第一磨牙萌出不全或未萌出——远中导板保持器。

第四单元　牙齿发育异常

1. 关于牙齿发育异常的原因不正确的是
   A. 病因目前已明确　　　B. 遗传影响　　　C. 家族性因素
   D. 环境影响　　　　　　E. 局部性因素
   【答案】A
   【解析】牙齿发育异常的病因目前还不明确，有的来自遗传或家族性，有的来自环境或局部性的，因此本题的正确答案为A。

   【破题思路】牙齿发育异常——病因不明——局部或者全身因素。

2. 恒切牙助萌术应在什么情况下施行
   A. 牙根弯曲　　　　　　B. 牙轴方向异常　　　C. 额外牙阻碍
   D. 囊肿阻碍　　　　　　E. 增厚的龈片组织阻碍
   【答案】E
   【解析】由于乳切牙过早脱落，坚韧的龈组织阻碍恒切牙萌出者，可在局部麻醉下，施行开窗助萌术。即切除受阻牙切缘部位增厚的牙龈组织，暴露整个切缘，牙齿即可很快萌出。因此本题的正确答案为E。

   【破题思路】增厚的龈片组织阻碍恒牙萌出——切开助萌术。

3. 男孩，8个月。上前牙未萌出。体检发现颌面部发育正常，对称，上颌左右乳中切牙局部牙龈颜色正常，扪无明显隆起，临床处理应选择
   A. 拍曲面断层片　　　　B. 增加营养　　　　　C. 切开导萌
   D. 局部用药　　　　　　E. 观察
   【答案】E
   【解析】乳牙萌出时间一般从第6个月开始至2岁半全部出齐。若生后12个月还未萌出乳牙，则为出牙延迟，需考虑是否有全身性的因素影响乳牙萌出。但也有个体差异，有的婴儿出牙可早至出生后第4个月，亦有晚至13个月才萌出第1颗乳牙。该小儿目前8个月，颌面部发育未见异常，上颌左右乳中切牙局部牙龈颜色正常，且无隆起，现可暂予观察随访，等待乳牙自然萌出。故选E。

   【破题思路】牙龈颜色正常——观察。

4. 男孩，7岁。诉下颌前牙松动。口腔检查见：右下A松动Ⅰ度，牙冠有深龋洞，恒牙已从舌侧萌出，诊断
   A. 乳牙滞留　　　　　　B. 乳牙早失　　　　　C. 乳牙根尖周炎
   D. 乳牙牙周炎　　　　　E. 乳牙外伤
   【答案】A
   【解析】此患者口腔中仍有右下A，因此可排除B。本题中没有出现根尖周的症状，因此可排除C。没有出现牙周袋，因此可排除D。没有提到外伤史，因此可排除E。乳牙滞留是乳牙脱落时间晚于正常，此患者恒牙已经萌出，但乳牙尚未脱落，故选A。

   【破题思路】乳牙未脱落，恒牙萌出——乳牙滞留。

5. 在乳恒牙的临床鉴别中，下列哪一项不是鉴别要点
   A. 形态　　　　　　　　B. 时间　　　　　　　C. 磨耗度
   D. 排列位置　　　　　　E. 大小
   【答案】B
   【解析】乳恒牙的临床可通过形态、磨耗度、排列位置、大小鉴别，时间不是鉴别点，故选B。

【破题思路】乳恒牙鉴别要点
磨耗度：乳牙切嵴、牙尖磨耗明显。
色泽：乳牙色白，而恒牙微黄，更显光泽。
形态：乳牙牙冠高度短，近远中径相对较大，牙冠近颈1/3处突出明显、颈部收缩等特点。
大小：以同名牙相比，乳牙比恒牙小。
排列：完整的牙列中，可参考排列的次序加以鉴别。
X线片：显示根分叉度大、牙根生理性吸收、髓腔宽大等乳牙的特点以及继承恒牙牙胚的位置。

6. 乳牙滞留是指
  A. 继承恒牙已萌出，按时脱落的乳牙 B. 乳牙牙根大部分吸收，未能脱落的乳牙
  C. 乳牙牙根吸收2/3，未能脱落的乳牙 D. 恒牙未萌出，保留在恒牙列的乳牙
  E. 继承恒牙缺失，未能脱落的乳牙
【答案】D
【解析】乳牙滞留是指由于牙根的吸收不足，致使乳牙不及时脱落，恒牙异位萌出。或者恒牙未萌出，保留在恒牙列中的乳牙。因此选D。

7. 牙间多生牙常引起的错𬌗畸形表现是
  A. 开𬌗 B. 牙列拥挤 C. 反𬌗
  D. 深覆𬌗 E. 深覆盖
【答案】B
【解析】多生牙可萌出或可埋伏在骨中：由于多生牙额外增加了牙弓的牙量，所以，经常引起邻牙的错位或阻萌，牙列拥挤。故选B。

【破题思路】多生牙——易导致牙列拥挤。

8. 上颌第一恒磨牙异位萌出的治疗中，错误的是
  A. 早期发现可不处理，追踪观察 B. 如果8岁后仍不能萌出，需要矫治
  C. 最简单的方法是铜丝分离法 D. 第二乳磨牙远中根完全吸收，近中根完好，可做截根
  E. 若第二乳磨牙严重松动可以拔除，观察间隙变化
【答案】E
【解析】如果第一恒磨牙位于第二乳磨牙的远中深部，受第二乳磨牙牙根的影响，可将第二乳磨牙进行牙髓切断术。截去乳牙远中部分牙冠及牙根，待恒磨牙萌出后，用正畸方法将其推到正常位置。如果治疗无效，必须拔除第二乳磨牙使用间隙保持器，故选E。

【破题思路】第二乳磨牙严重松动——拔除——间隙保持器。

9. 下列不是乳牙滞留的原因的是
  A. 乳牙根吸收不足 B. 乳牙根尖病变引起骨组织破坏，使乳牙滞留原位
  C. 乳牙外伤 D. 恒牙先天缺失
  E. 牙齿固连
【答案】C
【解析】乳牙滞留的原因：①继承恒牙萌出方向异常，使乳牙根未吸收或吸收不完全；②先天缺失恒牙使乳牙根吸收缓慢；③乳牙根尖周病变破坏牙槽骨使恒牙早萌而乳牙滞留不脱落；④继承恒牙萌出无力，乳牙根不被吸收；⑤恒牙胚位置远离乳牙牙根；⑥某些遗传因素。乳牙外伤常导致乳牙早失，故选C。

10. 下列乳牙早失引起间隙改变，错误的是
  A. 乳切牙早失，间隙变化较小 B. 乳尖牙早失，间隙易变小
  C. 年龄越小间隙改变越快 D. 牙列拥挤严重，间隙容易关闭
  E. 第一恒磨牙萌出前，第一乳磨牙早失，间隙很少改变
【答案】E
【解析】牙齿在牙弓中保持正确的位置是多方面力量相互作用的结果。一旦失去平衡，就会造成牙齿位置

的改变。乳牙早失后缺牙间隙变小或消失,并导致继承恒牙萌出错位或阻生。乳牙过早丧失,将导致邻牙向缺牙间隙移位,对颌牙会上长或下垂,造成咬合紊乱,产生错𬌗畸形。故 E 叙述是错误的,答案选 E。

【破题思路】

乳切牙	由于恒切牙的发育,间隙很少丧失
乳尖牙	受侧切牙萌出的压迫造成牙根吸收而早失,间隙极易变小甚至消失
第二乳磨牙	如果第一恒磨牙正在活动萌出时,磨牙间隙很容易缩小和消失
第一乳磨牙	第一恒磨牙萌出前,间隙很容易缩小和消失

11. 乳尖牙早失最常见的原因是
A. 龋齿 B. 恒尖牙阻生 C. 先天缺失
D. 侧切牙萌出时的压迫 E. 牙外伤
【答案】D
【解析】乳尖牙常受侧切牙萌出的压迫,造成牙根吸收而早失,间隙极易变小甚至消失,致使恒尖牙错位萌出。故选 D。

【破题思路】乳尖牙早失——受侧切牙萌出的压迫造成牙根吸收而早失。

12. 下列造成乳磨牙早失最多见的原因是
A. 邻面龋 B. 牙齿固连 C. 慢性牙髓炎
D. 晚期龋被拔除 E. 外伤
【答案】D
【解析】造成乳牙早失的原因主要有:①因严重的龋病、牙髓病及根尖周病变而被拔除;②恒牙异位萌出,造成乳牙牙根过早吸收脱落;③牙齿因外伤脱落。还有一些乳牙是先天性的牙齿缺失。乳磨牙早失多见于晚期龋被拔除。故选 D。

【破题思路】

乳磨牙早失原因	① 因严重的龋病、牙髓病及根尖周病变而被拔除 ② 恒牙异位萌出,造成乳牙牙根过早吸收脱落 ③ 牙齿因外伤脱落。还有一些乳牙是先天性的牙齿缺失

(13~14题共用备选答案)
A. 乳牙滞留 B. 诞生牙 C. 新生牙
D. 乳牙早失 E. 恒牙早萌

13. 婴儿出生时就有的牙齿是
【答案】B

14. 下颌乳中切牙替换时,若恒中切牙于舌侧萌出,常出现
【答案】A
【解析】乳牙早萌有两种现象,一种是诞生牙,是指婴儿出生时口腔内已萌出的牙;另一种是新生牙,是指出生后30天内萌出的牙。乳牙滞留是指继承恒牙已萌出,未能按时脱落的乳牙,或恒牙未萌出,保留在恒牙列中的乳牙。最常见的是下颌乳中切牙滞留,后继之恒中切牙于舌侧萌出,乳牙滞留于唇侧,呈"双排牙"现象。

15. 乳牙牙根吸收的特点中正确的是
A. 乳前牙根吸收从根尖开始 B. 乳磨牙从根分歧内侧壁开始吸收,各根吸收速度一致
C. 先天缺失恒牙时,乳牙根不发生吸收 D. 乳牙根吸收1/2以上其牙髓发生退行性变
E. 乳牙牙根呈横向吸收
【答案】D
【解析】乳前牙牙根的吸收常从根尖1/3的舌侧面开始,由于后继恒牙牙胚向𬌗面和前庭方向移动,渐达乳牙根的正下方,使乳牙牙根呈横向吸收。有时牙根在唇侧留一薄薄的残片。乳磨牙牙根的吸收自根分叉的内

侧面开始，斜面状地吸收。各牙根非同时、同样程度地吸收。下颌乳磨牙多为远中根比近中根先吸收，上颌乳磨牙颊侧远中根和腭根比颊侧近中根易吸收。

16. 患者，男，20天，出生时萌出下颌中切牙两颗，Ⅲ度松动，并影响患儿吮吸母乳。下面说法不正确的是
    A. 乳牙早萌　　　　　　B. 新生期牙　　　　　　C. 拔除这两颗牙
    D. 改变喂养方式　　　　E. 若引起创伤性溃疡，涂以甲紫
    【答案】B
    【解析】牙齿早萌是指牙齿萌出时间超前于正常萌出时间，而且萌出的牙根发育尚不足根长1/3。乳牙早萌分为诞生牙和新生牙。诞生牙指婴儿出生时口腔内已萌出的牙齿，新生牙指出生后30天内萌出的牙齿。因此选B。

【破题思路】新生牙——出生后30天内萌出的牙齿。

17. 患儿，男，8岁5个月，乳中切牙已脱落，右上颌中切牙已萌出半年余，左上颌中切牙未见萌出，X线检查显示有左上颌中切牙牙胚。左上颌中切牙不萌出的原因不可能是
    A. 乳牙病变　　　　　　B. 乳牙过早脱落　　　　C. 乳牙滞留
    D. 局部牙龈角化增生　　E. 遗传
    【答案】C
    【解析】患儿乳中切牙已脱落，因此选C。

18. 患儿5岁半，左侧下颌第二乳磨牙早失，左侧下颌第一恒磨牙萌出1/3，左侧下颌第一乳磨牙已行根管治疗，并行大面积银汞充填。应做以下哪种处理
    A. 带环丝圈式保持器　　B. 腭弓式保持器　　　　C. 全冠远中导板保持器
    D. 活动功能保持器　　　E. 全冠丝圈式保持器
    【答案】C
    【解析】远中导板保持器适应证为第二乳磨牙早失，第一恒磨牙未萌出或萌出中，选C。

【破题思路】

远中导板保持器	第二乳磨牙早失，第一恒磨牙尚未萌出或萌出不足
带环（全冠）丝圈保持器	单侧或双侧单个乳磨牙早失；第二乳磨牙早失，第一恒磨牙完全萌出。如果基牙牙冠破坏较大，可以制作预成冠式丝圈保持器
充填式保持器	单个乳磨牙早失，间隙两侧的牙齿近缺隙面有邻面龋波及牙髓需做根管治疗者
舌弓保持器 Nance腭弓式	两侧都存在第二乳磨牙或第一恒磨牙，全口多个牙缺失，近期内继承恒牙即将萌出，或不能配合戴功能性活动保持器者

19. 患儿9岁，检查发现第一恒磨牙、中切牙及下颌侧切牙近切缘和牙尖出现釉质缺损，推断其发生障碍的时间为
    A. 胎儿10个月　　　　　B. 出生时　　　　　　　C. 出生后第一年
    D. 出生后第二年　　　　E. 出生后第三年
    【答案】C
    【解析】第一恒磨牙、中切牙及下颌侧切牙近切缘和牙尖出现釉质缺损，表示发育障碍发生在1岁以内。选C。

20. 患儿，3岁，胆小腼腆。前牙开𬌗，有散在间隙。此患儿有吮指的不良习惯。现阶段较好的处理是
    A. 不做处理，观察　　　　　　　　B. 手指涂抹药物以去除不良习惯
    C. 固定矫治器矫治　　　　　　　　D. 采取合适的护理和心理疏导方法
    E. 严厉管教，杜绝不良习惯
    【答案】D
    【解析】胆小腼腆属于心理问题，可采取合适的护理和心理疏导方法，故选D。

（21~22题共用题干）
患者，男，25天，出生后几天即发现下颌萌出一颗牙齿。
21. 最准确的诊断是

A. 诞生牙   B. 新生牙   C. 乳牙结构异常
D. 乳牙异位萌出   E. 畸形牙
【答案】B

22. 临床表现不可能的是
A. 额外牙   B. 正常牙   C. 牙根尚未发育
D. 极度松动   E. 上皮珠
【答案】E

【解析】乳牙早萌分为诞生牙和新生牙。诞生牙指婴儿出生时口腔内已萌出的牙齿，新生牙指出生后30天内萌出的牙齿。因此21题选B。诞生牙和新生牙多数是正常牙，少数是多生牙，牙根尚未发育或根发育很少，且只与黏骨膜联结而无牙槽骨支持，松动或极度松动。大多数婴儿在出生后4～6周时，口腔上腭中线两侧和齿龈边缘出现一些黄白色的小点，很像是长出来的牙齿，俗称"马牙"或"板牙"，医学上叫作上皮珠。因此22题选E。

(23～24题共用题干)
某女，6岁3个月，主诉下前牙长出"双层牙"，求治。

23. 常见应考虑的诊断是
A. 牙瘤   B. 多生牙   C. 乳牙滞留
D. 乳牙下沉   E. 恒牙早期
【答案】C

24. 引起乳前牙区"双层牙"的常见原因是
A. 恒牙错位   B. 恒牙过早萌出
C. 恒牙向前庭方向运动不充分   D. 乳牙牙根与牙槽骨发生骨性粘连
E. 在乳牙牙根吸收过程中，新的牙骨质和牙槽骨沉积
【答案】C

【解析】混合牙列期，最常见的是下颌乳中切牙滞留，后继之恒中切牙于舌侧萌出，乳牙滞留于唇侧，呈"双排牙"现象，23题选C。引起乳前牙区"双层牙"的常见原因是恒牙向前庭方向运动不充分，24题选C。

(25～27题共用备选答案)
A. 631 | 136   B. 上颌6   C. 下颌5
D. 上颌3   E. 上颌2

25. 畸形中央尖可见于
【答案】C

26. 畸形舌尖多见于
【答案】E

27. 釉质发育障碍发生在1岁以内的累及的牙齿为
【答案】A

【解析】畸形中央尖最多见于下颌第二前磨牙，其次为下颌第一前磨牙。25题选C。畸形舌侧尖多见于恒牙，上颌侧切牙多见，其次是上颌中切牙。26题选E。第一恒磨牙，中切牙及下颌侧切牙近切缘和牙尖出现釉质缺损，表示发育障碍发生在1岁以内。27题选A。

(28～30题共用备选答案)
A. 乳牙滞留   B. 牙齿迟萌   C. 乳牙早萌
D. 乳牙早失   E. 融合牙

28. 乳牙松动不脱落，继承恒牙从其舌侧萌出的现象是
【答案】A

29. 婴儿出生时口腔内有一颗小牙齿属于
【答案】C

30. 萌出间隙变小，邻牙缺隙处倾斜，恒牙不能正常萌出的原因是
【答案】D

【解析】乳牙至替换期仍不脱落称为乳牙滞留，28题选A。在出生时或生后不久即萌出的乳牙属于乳牙早萌，29题选C。乳牙过早脱落，引起间隙改变，造成咬合关系紊乱，恒牙不能正常萌出，30题选D。

第五单元　牙外伤

1. 牙齿震荡主要影响
A. 牙釉质　　　　　　　　　B. 牙本质　　　　　　　　　C. 牙周膜
D. 牙骨质　　　　　　　　　E. 牙髓

【答案】C
【解析】牙齿震荡是单纯牙齿支持组织损伤，故主要影响牙周膜，选C。

【破题思路】牙齿震荡——牙周膜的轻度损伤。

2. 乳牙移位正确的处理是
A. 将移位乳牙复位以后，一般预后较好　　　　　B. 发现牙髓或根尖感染时应及时拔牙
C. 乳牙嵌入牙槽应拉出复位　　　　　　　　　　D. 乳牙部分脱出牙槽窝，复位后易松动，应拔牙
E. 乳牙全脱出，一般不再植

【答案】E
【解析】移位乳牙复位预后取决于该牙移位程度和松动度，不选A。发现牙髓或根尖感染时应行牙髓摘除术，不选B。乳牙部分脱出牙槽窝，对于移位不严重，可顺利复位的牙齿，可考虑复位后固定，定期复查，不选D。乳牙全脱出，一般不再植，选E。是否保留挫入乳牙取决于挫入程度和牙根与恒牙胚的关系，如果挫入1/2以内，未伤及恒牙胚，不做处理，观察其自动再萌出。严重挫入，应及时拔除，不选C。

【破题思路】

乳牙脱位	处理
嵌入性脱位	乳牙嵌入时影响了恒牙胚，立即拔除；不影响恒牙胚，观察
部分脱位	复位固定；复位后松动严重，应拔牙
完全性脱位	不进行再植术

3. 牙齿完全脱出后，公认为较好而且易得的储存液体是
A. 血液　　　　　　　　　B. 生理盐水　　　　　　　　C. 组织培养液
D. 牛奶　　　　　　　　　E. 唾液

【答案】B
【解析】公认为较好而且易得的储存液体是生理盐水。

【破题思路】

牙齿储存	生理盐水较好且最易获得，其他液体如血液、组织培养液和唾液等。

4. 牙齿完全脱出后，不适宜的处理方法是
A. 应立刻做再植术　　　　　B. 将牙齿保存于牛奶中　　　　C. 再植前彻底刮除根面的污物
D. 无须即刻进行牙髓治疗　　E. 固定时间一般为7～10天

【答案】C
【解析】再植前用生理盐水冲洗患牙表面污物，不能刮根面，会损伤牙周膜，故选C。

【破题思路】牙齿完全脱出再植前——生理盐水冲洗。

5. 外伤牙齿多发生于
A. 上颌中切牙　　　　　　　B. 下颌中切牙　　　　　　　C. 上颌侧切牙
D. 下颌侧切牙　　　　　　　E. 第二乳磨牙

【答案】A

【解析】外伤牙齿多发生于上颌中切牙，故选A。

> 【破题思路】外伤牙齿——上颌中切牙常见。

6. 关于乳牙外伤不正确的是
   A. 多发生在2～4岁儿童
   B. 年轻恒牙外伤发生率高于乳牙
   C. 多发生在室内
   D. 牙齿移位较常见，约占乳牙外伤的80%
   E. 乳牙外伤中，以冠折多见

【答案】E

【解析】乳牙外伤多发生在1～2岁儿童，近年来有学者报道2～4岁儿童乳牙外伤有增加趋势。不选A。年轻恒牙外伤发生率高于乳牙，不选B。乳牙外伤造成牙齿移位较常见，特别是刚萌出的乳牙，表现为嵌入脱出，唇舌向移位及不完全脱出等，约占乳牙外伤80%。不选D，选E。

> 【破题思路】
>
> | 乳牙 | 乳牙外伤多在室内 | 1～2岁儿童 | |
> | --- | --- | --- | --- |
> | 年轻恒牙 | 年轻恒牙外伤多在室外 | 7～9岁儿童 | 外伤牙齿移位多见 |

7. 患者，4岁。因外伤左上乳中切牙内陷移位，牙龈无明显撕裂伤，牙槽突无折断，X线片显示：恒牙胚未受波及。正确的处理是
   A. 立即复位固定
   B. 立即拔除
   C. 定期复诊观察
   D. 牵引复位
   E. 不做处理

【答案】C

【解析】患儿牙龈无明显撕裂伤，牙槽突无折断，恒牙胚未受波及，故无须特殊处理，但应定期复诊观察。立即复位固定可能造成牙周感染；该牙无须立即拔除，若随访时发现该乳牙不能自行萌出则应予以拔除，以免影响恒牙的发育；上乳中切牙一般从5岁开始替换，此时无须牵引复位。故选C。

> 【破题思路】乳牙嵌入性脱位，恒牙胚未受影响——观察。

8. 乳牙外伤正确的是
   A. 应尽量保留患牙到替牙期
   B. 嵌入移位，均需复位
   C. 完全脱位时，需做再植术
   D. 受伤当时应用电活力测试仪检查牙髓状况
   E. 为不影响恒牙萌出应尽快拔除外伤乳牙

【答案】A

【解析】嵌入移位，未伤及恒牙胚，不做处理，观察其自动萌出，不选B、E。乳牙完全脱位时，一般不再植，不选C。受伤当时应用电活力测试仪会出现假阴性，不选D。对于距替换时间较长的患牙，在不影响继承恒牙牙胚发育且患儿和家长能够配合的情况下，应尽量保留患牙，故选A。

9. 乳牙外伤的最大影响是
   A. 影响美观
   B. 影响咀嚼
   C. 影响发音
   D. 影响继承恒牙
   E. 影响颌骨发育

【答案】D

【解析】乳牙外伤的最大影响是影响继承恒牙。乳牙外伤时一定要评估其对恒牙胚的影响。乳牙挫入对恒牙胚的危害最大。故选D。

> 【破题思路】乳牙外伤的最大影响——继承恒牙。

10. 对恒牙胚影响较大的乳牙外伤为
    A. 牙齿震荡
    B. 全脱出
    C. 挫入
    D. 冠折
    E. 根折

【答案】C

【解析】乳牙外伤的治疗一定要考虑外伤对恒牙发育的影响，其中挫入即牙齿嵌入牙槽骨中，乳牙牙根下方就是恒牙胚，恒牙胚周围骨板受到创伤，嵌入的牙根如果朝向恒牙胚有可能影响恒牙发育，造成釉质发育不全、牙根弯曲埋伏阻生等，故选C。

11. 乳牙外伤好发年龄为

A. 出生～8个月　　　　　　B. 1～2岁　　　　　　C. 3～4岁
D. 5～6岁　　　　　　　　　E. 7～9岁

【答案】B

【解析】该题考核乳牙外伤年龄。1～2岁孩子刚学会走路容易摔倒或撞在物体上引起牙外伤。7～9岁是恒牙外伤高发年龄，故选B。

【破题思路】乳牙外伤好发年龄——1～2岁。

12. 女，15岁。1年前前牙碰伤未治，近3日牙龈肿痛不能咬物。查右上1，牙冠近中切角折断，牙冠变黑，叩痛（++），Ⅰ度松动，唇侧牙龈红肿。该患牙应诊断为

A. 外伤冠折　　　　　　　B. 牙髓坏死　　　　　　C. 慢性牙髓炎
D. 急性根尖炎　　　　　　E. 慢性根尖炎

【答案】D

【解析】患者近3日牙龈肿痛不能咬物。查1，叩痛（++），Ⅰ度松动，唇侧牙龈红肿。故选D。

【破题思路】牙龈肿痛，叩痛（++），Ⅰ度松动——急性根尖炎。

13. 患儿，9岁。左上1冠折1/3，露出鲜红牙髓，叩（+），不松，牙龈无明显异常，X线片示：未见根折，根尖呈喇叭口状。治疗宜选择

A. 间接盖髓术　　　　　　B. 直接盖髓术　　　　　　C. 活髓切断术
D. 根管治疗　　　　　　　E. 干髓术

【答案】C

【解析】患儿冠折露髓，根尖未发育完全，为促进牙根发育选择活髓切断术，故选C。

【破题思路】年轻恒牙外伤露髓——活髓切断术。

14. 男孩，12岁。半年前上前牙外伤，冠折露髓未治疗，现因唇侧牙龈肿就诊。医师必须做检查是

A. 叩诊　　　　　　　　　B. 查松动度　　　　　　　C. 温度测验
D. X线片检查　　　　　　E. 牙周袋探诊

【答案】D

【解析】牙外伤治疗前的X线片对于诊断和治疗方案选择非常重要；对外伤牙摄X线牙片，确认患牙有无根折及根折部位、移位和牙槽有无损伤。该患者应立即行X线片检查，根据检查结果确立进一步处理方案。故选D。

【破题思路】外伤检查——X线片。

15. 女孩，10岁。上颌前牙碰伤两小时。查：右上1近中切角切断，牙本质暴露，未见穿髓点，有探痛，叩痛（±），不松，牙齿无移位，牙周膜和牙槽骨未见异常。临床治疗应采用

A. 间接盖髓术　　　　　　B. 直接盖髓术　　　　　　C. 根管治疗
D. 光固化修复　　　　　　E. 活髓切断术

【答案】D

【解析】光固化修复由树脂按照牙体外形形成贴面后，通过光固化作用使树脂固化于牙体表面，主要用于前牙的修复，常用于贴面、龋洞充填、缺损修补、牙冠制作等。该患者近中切角切断，有轻度刺激症状，余均未见明显异常，可选用光固化修复。故选D。牙体缺损但未损伤，牙髓无明显症状，可以考虑光固化修复。

【破题思路】牙体缺损但未损伤，牙髓无明显症状，可以考虑光固化修复。

16. 男，12岁。2天前碰伤右上前牙，自觉有伸长感。检查牙轻微松动，牙髓活力试验同正常牙，轻度叩痛，无咬合创伤。诊断为

　　A. 牙齿震荡　　　　　　　B. 半脱出　　　　　　　C. 侧方移位
　　D. 亚脱位　　　　　　　　E. 根尖周炎

【答案】A

【解析】该题考核的知识点是区别牙齿外伤中的牙震荡和牙脱位。自觉牙有伸长感，牙冠无缺损，轻微松动和叩痛，牙髓活力测验同正常牙；虽然自觉牙有伸长感，但无创伤，上述临床表现都是牙震荡的诊断指标。牙脱位在临床检查时牙齿有明显松动，牙齿无位置改变，牙髓活力试验正常，因此不支持其他干扰答案的诊断。

【破题思路】前牙外伤伸长感，排除牙折牙移位——牙齿震荡。

17. 女孩，13岁。三天前上中切牙外伤，现咬物痛。查：左上中切牙牙冠完整，叩(+)，电测无活力，Ⅰ度松动，扪(−)，龈无红肿。X线示根折线在根尖1/3处。处置应是

　　A. 调𬌗观察　　　　　　　B. 盖髓治疗　　　　　　C. 活髓切断
　　D. 根管治疗　　　　　　　E. 患牙拔除

【答案】A

【解析】根尖1/3处根折由于不容易感染，愈后较好。如无明显松动，只需嘱患儿禁用受伤部位咀嚼，为防二次创伤，可进行调𬌗，不用固定，定期追踪复查。而盖髓治疗、活髓切断则适用于有牙髓病的患儿。根管治疗适用于牙冠折断，牙髓暴露的病例；也可用于近1/3根折及根中1/3根折复诊牙髓已失去活力或牙髓坏死的病例。年轻恒牙应尽量保留，一般不应拔除患牙。故本题选A。

【破题思路】根尖1/3折断——调𬌗观察。

18. 女，2岁。上前牙外伤半小时就诊。左上乳切牙挫入，牙冠向唇侧倾斜，不松动，牙龈淤血。患儿哭闹，无法拍摄根尖片。下一步的处理方法是

　　A. 观察　　　　　　　　　B. 根管治疗　　　　　　C. 局麻下复位固定
　　D. 3个月后牵引复位　　　　E. 拔除

【答案】E

【解析】该题考核乳牙外伤挫入的治疗原则。恒牙胚多在乳牙根的腭侧，如果乳牙挫入牙冠向唇侧倾斜，则牙根向腭侧移位，有可能对恒牙胚造成影响，因此应该拔除患牙。如果乳牙牙冠向舌侧倾斜，则牙根有可能远离恒牙胚，可以观察自行萌出，不主张复位造成二次创伤。幼小患儿如果不合作，无法完成治疗可以拔除外伤牙，故选E。

【破题思路】患儿哭闹不配合——拔除外伤牙。

19. 男，8岁，骑自行车意外摔倒，大门牙脱出口腔，掉在地上，嘴唇磕破、出血。患儿及家长采取何种措施有利于医师治疗

　　A. 出血伤口涂上云南白药，若能止血，回家观察　　　　B. 马上到就近医院清理伤口
　　C. 捡起牙齿，干净的软纸包裹立即医院治疗　　　　　　D. 用水和软刷把捡回的牙齿擦干净，立即就诊
　　E. 把牙泡在牛奶或含在口中立即到医院就诊

【答案】E

【解析】此题考查全脱出牙齿的储存。首先一定要找回牙齿，其次要在湿润环境下储存，如生理盐水、牛奶、唾液等，切忌干燥，另外，不要损伤牙齿牙根表面（牙周膜），故选E。

【破题思路】

牙齿储存	储存条件和储存时间的长短至关重要。生理盐水较好且最易获得，其他液体如血液、组织培养液和唾液等。切忌干燥
清洁患牙	应用生理盐水清洗患牙
清洗牙槽窝	应用生理盐水冲洗牙槽窝

20. 男，18岁。上前牙外伤，未折断。半年后，该牙逐渐变色，变色的原因是
   A. 患牙失去血液供应　　　　　　　　　B. 细菌分解产物进入牙本质小管
   C. 脓性分泌物进入牙本质小管　　　　　D. 胆固醇结晶进入牙本质小管
   E. 血红蛋白的分解产物进入牙本质小管
   【答案】E
   【解析】该题考核的知识点是牙齿外伤的临床表现出现的原因。牙外伤最易发生在前牙。外伤牙的根尖部受撞击后，根尖孔部位的血管折断、撕裂，牙髓血液供应障碍，发生渐进性无菌性坏死，血红蛋白的分解产物进入牙本质小管，使患牙变色。所以，外伤牙冠变色的原因是血红蛋白的分解产物进入了牙本质小管，即该题的正确答案为E。

【破题思路】外伤牙髓坏死变色原因：血红蛋白的分解产物进入牙本质小管。

21. 女，8岁。上前牙外伤1周后就诊。右上中切牙冠折2/3，近中达龈下1mm，露髓处探诊不疼痛，出血暗红，叩诊（+），Ⅰ度松动。X线片未见根折，根发育8期。处理方法选择
   A. 氢氧化钙牙髓切断术　　　B. 甲醛甲酚牙髓切断术　　　C. 根尖诱导成形术
   D. 根管治疗术　　　　　　　E. 拔除
   【答案】C
   【解析】该题考核根尖诱导成形术的适应证。此牙出血暗红、叩诊疼痛等表明牙髓已经感染，由于牙根发育8期，即牙根形成2/3，故选择根尖诱导成形术。

【破题思路】年轻恒牙外伤，出血暗红——牙髓感染——根尖诱导成形术。

（22～24题共用题干）
女孩，7岁。右上颌中切牙外伤冠折，切角缺损，即刻来院就诊。口腔检查发现：穿髓孔大，探痛明显，可疑叩痛。

22. 治疗首选
   A. 直接盖髓术　　　　　B. 活髓切断术　　　　　C. 拔髓术
   D. 根管治疗术　　　　　E. 塑化疗法
   【答案】B

23. 进行这种治疗成功的关键是
   A. 保证患者无痛　　　　B. 保持操作无菌　　　　C. 止血彻底
   D. 盖髓剂的选择　　　　E. 拔髓彻底
   【答案】B

24. 若治疗成功，家长要求修复缺损的牙冠应
   A. 局麻备牙，全冠修复　　B. 桩冠修复　　　　　C. 打固位钉，复合树脂充填
   D. 切角嵌体　　　　　　　E. 解释病情，待患儿成年后再做修复
   【答案】C
   【解析】年轻恒牙牙冠折断露髓，应尽可能保持并保持生活牙髓，年轻恒牙的牙髓组织抵抗力强，若露髓孔不大且外伤时间短可作直接盖髓治疗。但临床经验表明，直接盖髓不易成功，因此可在局麻下做活髓切断术，如外伤时间较长，有牙髓炎症甚至有牙髓坏死症状时应及时做去髓治疗。年轻恒牙去根髓时应注意不损伤牙乳头，可做根尖诱导成形术。由于患儿穿髓孔大，探痛明显且即刻来院就诊最优选活髓切断术，22题选B。活髓切断术应用于深龋、部分冠髓牙髓炎、前牙外伤冠折露髓的牙齿。由于患者前牙因外伤露髓但暴露时间短，应无细菌，牙髓断面洁净无菌，为保存生活牙髓，保护牙乳头，在操作过程中应严格无菌操作，23题故选B。因患儿未满18周岁，根尖发育未完全，不能行桩冠修复。但前牙缺损影响美观，会给儿童心理造成一定的压力。所以最好是打固位钉，复合树脂充填，24题故选C。

【破题思路】

年轻恒牙外伤穿髓孔大	检查	治疗	成功的关键	修复
	X线片	活髓切断术	无菌操作	复合树脂充填

(25～28题共用题干)

患儿,8岁,上前牙外伤折断1h。局部检查右上中切牙牙冠斜折,切角缺损,牙髓暴露,触痛明显,松动(-)。

25. 哪项检查对确定患牙治疗方案最有帮助
A. 牙髓活力电测定　　　　B. 根尖X线片　　　　C. 全景曲面断层片
D. 咬合关系检查　　　　　E. 冷热测验
【答案】B

26. 检查中,最有可能发现的情况是
A. 冷热测验反应敏感　　　B. 牙髓坏死,探触牙髓无反应,电活力测试(-)　C. 咬合关系紊乱
D. X线片示根尖孔呈喇叭口状　E. 牙周袋很深,唇侧牙龈瘘管
【答案】D

27. 首选的治疗是
A. 盖髓术　　　　　　　　B. 根管治疗+桩冠修复　　C. 牙髓摘除术
D. 根尖诱导成形术　　　　E. 活髓切断术
【答案】E

28. 若治疗成功,家长要求修复缺损的牙应
A. 嵌体修复　　　　　　　B. 局麻备牙,全冠修复　　C. 备洞,银汞充填
D. 支架固位,光敏树脂修复　E. 解释病情
【答案】D

【解析】一般的牙髓活力电测定不适于乳牙和年轻恒牙。根尖X线片检查是常用的牙外伤检查手段,可以判断牙齿的整体情况。咬合关系检查是否存在咬合创伤。冷热测验不适合低龄儿童和非合作儿童,热测避免烫伤。故25题选B。患牙为年轻恒牙,牙齿未发育完成,根尖孔呈喇叭口状。故26题选D。活髓切断术是除去已有病变的冠髓,保留健康根髓的治疗方法。适用于乳牙、年轻恒牙,深龋去除腐质露髓,不适于盖髓时,或有过牙齿疼痛病史的磨牙、前磨牙;年轻恒牙牙根尚未完全发育完成的单根管牙,因外伤冠折断露髓,或意外穿髓孔较大者,活髓切断术是年轻恒牙露髓后的首选,故27题选E。年轻恒牙冠折造成切角缺损后牙齿最大直径变小,需要及时修复外形,常采用即刻光固化复合树脂修复,故28题选D。待患儿成年后再做修复。

(29～31题共用题干)

患儿,女,6岁半。患儿半年前摔伤上前牙,未做治疗。近1个月发现上前牙牙齿变黑。检查:牙面暗褐色,龋齿极浅,釉质表面有裂纹。叩痛(±),松动Ⅰ度。龋深,探及穿髓孔,叩痛(±),松动Ⅰ度,牙龈略红。X线显示根分歧有局限性,低密度影,3牙囊完整,牙根刚开始发育,上方骨板较厚。

29. 上前牙变色的原因可能是
A. 龋齿　　　　　　　　　B. 外伤　　　　　　　　C. 发育异常
D. 创伤　　　　　　　　　E. 牙髓感染
【答案】B

30. 上述的诊断是
A. 深龋　　　　　　　　　B. 可复性牙髓炎　　　　C. 慢性牙髓炎
D. 慢性根尖周炎　　　　　E. 牙周炎
【答案】D

31. 如果X线显示,根分歧有广泛性低密度影,3牙根刚开始发育,牙囊不完整,上方骨板破坏,治疗措施是
A. 口服消炎药　　　　　　B. 根管治疗　　　　　　C. 干髓术
D. 拔除　　　　　　　　　E. 牙根刮治术
【答案】D

【解析】外伤牙齿震荡后牙髓坏死使牙齿变色,29题故选B。从临床表现主要是X线片显示低密度影可诊断是慢性根尖周炎,30题故选D。如果病变侵及恒牙胚应该拔除乳牙,31题故选D。

【破题思路】	
上前牙变色	牙髓坏死
X线显示根尖低密度影	慢性根尖周炎
牙囊不完整,上方骨板破坏	恒牙胚受到影响,拔除乳牙

(32～33题共用题干)

患儿，女，8岁。右上前牙撞在自行车车把上，牙齿折断1h后就诊。检查：右上中切牙牙冠折断2/3，近中髓角暴露，叩诊（+），不松动。颌骨关节软组织均未见损伤。

32. 初诊临床做的重要检查是
A. 牙髓探诊　　　　　　　　B. 牙周探诊　　　　　　　　C. 拍摄X线片
D. 电活力测验　　　　　　　E. 咬合检查
【答案】C

33. 未见根折，牙根发育8期，无咬合创伤，应选择治疗
A. 观察　　　　　　　　　　B. 直接盖髓术　　　　　　　C. 活髓切断术
D. 根尖诱导成形术　　　　　E. 牙髓摘除术
【答案】C

【解析】年轻恒牙外伤最重要的检查是X线片。检查牙根发育状况，有无根折、脱出。外伤当时避免做电活力检查以免损伤牙髓。咬合检查也很重要，但最重要的检查还是X线片，故32题选C。右上中切牙牙冠折断2/3，近中髓角暴露，牙根发育8期，说明牙根未完全形成，故选择活髓切断术，33题选C。

【破题思路】		
年轻恒牙外伤	检查 X线片	治疗 活髓切断术

(34～35题共用备选答案)
A. 年轻恒牙冠折牙本质暴露　　B. 年轻恒牙根折　　　　　　C. 全脱位半小时的恒牙
D. 乳牙嵌入　　　　　　　　　E. 乳牙牙齿震荡

34. 需氢氧化钙护髓的牙外伤
【答案】A

35. 需做再植术的是
【答案】C

【解析】年轻恒牙牙本质薄，离髓腔近，外界刺激会通过牙本质小管传入牙髓，所以年轻恒牙冠折牙本质暴露，不论暴露程度，一定要进行护髓治疗，故34题选A。年轻恒牙根折的治疗原则是使断端复位，固定患牙，消除咬合创伤。乳牙嵌入不拉出复位，以避免二次创伤。如嵌入乳牙不能自行萌出，说明与牙槽骨固连，为避免影响恒牙萌出，应拔除。乳牙牙齿震荡可能产生牙髓病变，应根据年龄和具体情况考虑牙髓治疗或拔牙。全脱位恒牙在15～30min内再植成功率较高，故35题选C。

(36～39题共用备选答案)
A. 牙髓切断术　　　　　　　　B. 再植术　　　　　　　　　C. 固定术
D. 定期观察　　　　　　　　　E. 牙髓摘除术

36. 乳牙冠折露髓牙根未完全形成
【答案】A

37. 乳牙根折松动
【答案】C

38. 乳牙全脱位
【答案】D

39. 乳牙牙震荡后变褐色
【答案】E

【解析】乳牙冠折且牙根未完全形成，对露髓时间短（24h内），可采取部分冠髓切断术或冠髓切断术。乳牙根尖1/3折断时，牙齿一般只有轻微松动，可让患儿避免使用患牙咬合2～3周，不做其他处理，根尖部断端常被生理性吸收。一般手术后复查若出现牙髓感染则行牙髓摘除术。若中部折断冠方牙齿极度松动，应拔除冠部断端，避免极度松动的牙齿脱落被患儿误吸。如果患儿配合良好，冠部断端没有严重移动，考虑固定，但效果不确定，通常会乳牙早失。乳牙全脱位一般不再植，定期观察恒牙发育情况。乳牙牙震荡后变褐色说明牙髓已经坏死，此时行牙髓摘除术。

口腔黏膜病学

第一单元 口腔黏膜感染性疾病

1. 对Ⅰ和Ⅱ型单纯性疱疹病毒有高度选择性的抗病毒药是
  A. 利巴韦林　　　　　B. 干扰素　　　　　C. 聚肌胞
  D. 阿昔洛韦　　　　　E. 胸腺素
【答案】D
【解析】单纯性疱疹是由单纯性疱疹感染引起，单纯疱疹的治疗应为全身抗病毒治疗、局部治疗、对症和支持治疗及中医中药治疗。利巴韦林为合成的核苷类抗病毒药，对呼吸道合胞病毒（RSV）具有选择性抑制作用，选项A正确。干扰素（IFN）是一种广谱抗病毒剂，作用无特异性，对多数病毒均有一定抑制作用，选项B错误。聚肌胞为一种干扰素诱导剂，在体内细胞诱导下产生干扰素，有类似干扰素的作用，故有广谱抗病毒和免疫调节功能，用于病感染性疾病和肿瘤的辅助治疗，选项C错误。胸腺素可增强细胞免疫功能，选项E错误。

2. 用于鉴别疱疹样口疮与疱疹性口炎的重要的一项是
  A. 预后好坏　　　　　B. 病损大小　　　　　C. 疼痛程度
  D. 有无皮损　　　　　E. 针刺反应
【答案】D
【解析】疱疹性口炎好发于婴幼儿，急性发作，全身症状较重，成簇的小水疱，破溃后成为大片的浅表溃疡，损害遍及口腔黏膜各处包括牙龈、上腭、舌、颊和唇黏膜，可伴皮肤损害；疱疹样口疮好发于成人，反复发作，全身反应较轻，为散在的小溃疡，无发疱期，损害仅限于口腔非角化黏膜，无皮肤损害，两者可通过有无皮肤损害鉴别，选项D正确。预后的好坏、病损大小以及疼痛程度不能用于鉴别疱疹样口疮与疱疹性口炎，A、B、C均无法鉴别。针刺反应为白塞病的特征性表现，不能鉴别疱疹样口疮与疱疹性口炎，选项E错误。

3. Ⅰ型单纯疱疹病毒复发感染的常见部位是
  A. 颊黏膜　　　　　B. 舌背黏膜　　　　　C. 舌腹及舌侧缘黏膜
  D. 唇黏膜　　　　　E. 唇红及周缘皮肤
【答案】E
【解析】单纯疱疹病毒分为Ⅰ型单纯疱疹病毒和Ⅱ型单纯疱疹病毒。Ⅰ型单纯疱疹病毒主要引起口腔黏膜、咽、口周皮肤、面部、腰以上皮肤黏膜及脑的感染；Ⅱ型疱疹病毒主要引起腰部以下的皮肤黏膜及生殖器的感染。

4. 患者，女，70岁，口角糜烂疼痛不适数周，检查见全口牙齿缺失多且余留牙磨耗严重，口角区皮肤皱褶多、潮湿、发白、皲裂、糜烂、结薄痂。渗出物涂片见较多菌丝。诊断为
  A. 白斑　　　　　B. 念珠菌性口角炎　　　　　C. 唇疱疹
  D. 盘状红斑狼疮　　　　　E. 慢性唇炎
【答案】B
【解析】此题诊断为"口角炎"。特征表现是"湿白、糜烂"，此特征也是口角炎的关键字眼，在题干中见到此关键字眼，首先应想到的诊断是口角炎，再结合题干中给的相关信息，如"涂片检查见菌丝"，由此可诊断为念珠菌性口角炎。白斑，为吸烟男性较多见，可发生在口腔黏膜的任何部位，常以颊黏膜多见，涂片检查无菌丝出现。唇疱疹，非真菌性疾病，故排除。盘状红斑狼疮，是自身免疫性疾病，女性多见，损害可发生在皮肤或口腔黏膜处。口腔损害特征表现为圆形或椭圆形的红斑，周围有放射状排列的白色细短条纹；皮肤损害以头面部最常见，特征表现为蝴蝶斑，上可附有鳞屑，将鳞屑取下可见"角质栓"。慢性唇炎，又称为慢性非特异性唇炎，多与长期持续性刺激有关，也有可能和精神因素有关。

5. 患者，女，64岁，口角及黏膜疼痛不适，影响进食活动。已戴全口义齿两年，经检查确诊为义齿性口炎和念珠菌性口角炎，下列治疗措施不妥的是
  A. 2%小苏打溶液含漱　　　　　B. 口服西地碘　　　　　C. 口服制霉菌素
  D. 口服氟康唑　　　　　E. 口服泼尼松
【答案】E
【解析】泼尼松等糖皮质激素药物不能用于口腔念珠菌病的治疗，这样会加重病情。治疗真菌性疾病应使用2%～4%碳酸氢钠或是制霉菌素等。义齿性口炎常伴有念珠菌性口角炎，发生概率为30%。

6. 患者，女，50岁，下唇唇红覆盖有灰白色鳞屑，唇红及口角区皲裂、出血。脱落上皮直接涂片PAS染

色发现假菌丝和孢子，最可能的诊断是

  A. 腺性唇炎   B. 慢性唇炎   C. 盘状红斑狼疮

  D. 念珠菌性唇炎   E. 史-约综合征

【答案】D

【解析】题干中所提及题眼关键字眼为"假菌丝和孢子"，由此可直接诊断为念珠菌性疾病。再来根据题干中所给出的临床表现，进行明确诊断。"下唇唇红覆盖有灰白色鳞屑，唇红及口角区皲裂、出血"临床表现最终定格在"口唇"，故明确诊断为"念珠菌性唇炎"。腺性唇炎下唇多见，唇部可有不同程度的肿胀肥厚，患部有明显的肿胀感。慢性唇炎又称慢性非特异性唇炎，常与精神因素或长期持续性刺激有一定的关系。盘状红斑狼疮是一种自身免疫性疾病，可发生在皮肤和黏膜上，最常发生在头面部的皮肤，可呈蝴蝶斑；而在黏膜好发于下唇部，为"日光放射状条纹"。史-约综合征是多形性红斑的重型表现，属于超敏反应性疾病，常见的致敏药物包括：磺胺类药物、抗惊厥药物、非甾体消炎药及嘌呤醇。此病有自限性，一般4～6周可痊愈。

7. 男，3个月。口内出现白膜1周，伴低热。检查上下唇内侧，双颊黏膜广泛充血，可见凝乳状的白色斑片，用力可擦去，确诊应该进行的检查是

  A. 血常规检查   B. 尿常规检查   C. 涂片检查

  D. 病理检查   E. 血清学检查

【答案】C

【解析】题干中所提及，"凝乳状的白色斑片，用力可擦去"，可直接作出诊断，即念珠菌性疾病中的伪膜型念珠菌病。该疾病的检查方法以实验室检查为主，常用的方法为涂片检查、培养、活检。其中涂片检查为首选，镜下可见菌丝和孢子。

念珠菌病相关分型

伪膜型念珠菌病（鹅口疮/雪口病）		多见于婴幼儿。表现为乳白色绒状伪膜
急性红斑型（萎缩型）念珠菌病（抗生素口炎）		多见于用抗生素、激素后的患者。表现为黏膜上出现外形弥散的红斑
慢性红斑型（萎缩型）念珠菌病（义齿性口炎）		见于使用义齿的患者。可表现为义齿承托区黏膜泛红。义齿性口炎大多数伴有念珠菌性口角炎，概率30%
慢性增殖型念珠菌病	念珠菌性白斑	表现黏膜上有白色斑块，也可表现为病损之间有红色斑块。
	念珠菌性肉芽肿	黏膜上有结节状或增生

8. 男，75岁。全口无牙，戴全口义齿近10年，因黏膜不适就诊。检查可见黏膜呈红亮色、水肿、有黄白色假膜，直接镜检见菌丝和芽孢。该患者治疗中应选用的药物为

  A. 制霉菌素   B. 氯苯那敏   C. 羟氯喹

  D. 青霉素   E. 阿莫西林

【答案】A

【解析】题干中见"菌丝和芽孢"直接判定为白念珠菌类疾病。此题是问题型考题，须先做出诊断后再选择药物。戴全口义齿患者的黏膜充血发红，并有黄白色假膜，涂片镜检见菌丝阳性，很容易作出义齿性口炎的诊断。义齿性口炎为口腔念珠菌病的一型，治疗应采取抗真菌的治疗措施，选项A是抗真菌药物，其他选项都不是抗真菌药物。

9. 女，2个月。啼哭，哺乳困难2周来诊。检查口腔黏膜出现白色凝乳状的斑点及斑块，可擦去，基底黏膜发红。临床应当初步诊断为

  A. 鹅口疮   B. 复发性口腔溃疡   C. 疱疹性龈口炎

  D. 球菌性口炎   E. 克罗恩病

【答案】A

【解析】此题仍为白念珠菌类疾病，题中可见到相关字眼"白色凝乳状"的斑点及斑块，并且可擦去。鹅口疮多见于婴幼儿，题中患者为出生2个月的婴幼儿。

10. 下列疾患可造成舌乳头萎缩，除了

  A. 扁平苔藓   B. 干燥综合征   C. 盘状红斑狼疮

  D. B族维生素缺乏   E. 口腔念珠菌感染

【答案】C

【解析】可造成舌乳头萎缩的疾病有：扁平苔藓，舌背丝状及菌状乳头萎缩，上皮变薄，红亮光滑，常伴有糜烂，选项A可以；干燥综合征又叫舍格伦综合征，舌背丝状乳头萎缩，舌表面光滑潮红呈镜面舌，选项B

可以；B族维生素缺乏症，病程长者表现为萎缩性舌炎，舌乳头萎缩，舌面光滑，呈亮红色，选项D可以；口腔念珠菌感染严重时舌背黏膜呈鲜红色并有舌乳头萎缩，选项E可以。

11. 服用氟康唑适宜治疗
    A. 口腔结核　　　　　　　　B. 带状疱疹　　　　　　　　C. 球菌性口炎
    D. 口腔念珠菌病　　　　　　E. 急性疱疹性龈口炎
    【答案】D
    【解析】氟康唑、酮康唑、伊曲康唑、制霉菌素是用于治疗真菌性感染的疾病。所给选项中，D口腔念珠菌病是真菌感染性疾病，故选此答案。口腔结核疾病的治疗常选用抗结核药物：异烟肼、利福平、沙丁胺醇、吡嗪酰胺等。急性疱疹性龈口炎、带状疱疹治疗可选用抗病毒药物：阿昔洛韦、伐昔洛韦、利巴韦林，同时可用营养神经的药物维生素B_2。球菌性口炎的治疗可选用抗生素消炎来控制感染。

12. 新生儿雪口病的发生率是
    A. 0.02　　　　　　　　　　B. 0.03　　　　　　　　　　C. 0.04
    D. 0.05　　　　　　　　　　E. 0.06
    【答案】C
    【解析】新生儿雪口病的发生率为4%，选项C正确。新生儿雪口病是由念珠菌造成新生儿口腔的急性感染性炎症，多发生在出生后2～8天内，好发部位为颊、舌、软腭及唇。

13. Ⅱ型单纯疱疹病毒与下列哪种疾病的发生有关
    A. 水痘　　　　　　　　　　B. 带状疱疹　　　　　　　　C. 伪膜性口炎
    D. 宫颈癌　　　　　　　　　E. 鼻咽癌
    【答案】D
    【解析】疱疹性龈口炎是由HSV病毒所引起，分为Ⅰ型和Ⅱ型。HSV-Ⅰ型病毒主要引起口腔黏膜、咽、口周皮肤、面部、腰部以上的皮肤及脑的感染，如：唇癌、鼻咽癌等。HSV-Ⅱ型病毒主要引起腰部以下皮肤及生殖器的感染，如：宫颈癌。

14. 不可用糖皮质激素治疗的疾病是
    A. 天疱疮　　　　　　　　　B. 类天疱疮　　　　　　　　C. 单纯疱疹
    D. 复发性口腔溃疡　　　　　E. 多形性红斑
    【答案】C
    【解析】单纯疱疹性疾病是感染了HSV病毒所引起的感染性疾病。单纯疱疹病毒感染性疾病在治疗时不可选用激素药物来治疗，原因是会使病毒扩散，从而加重疾病。天疱疮、类天疱疮属于自身免疫性疾病，因天疱疮感染较重，故可使用激素来减轻患者痛苦。

15. 下面哪种菌为常见的机会致病菌
    A. 白念珠菌　　　　　　　　B. 金黄色葡萄球菌　　　　　C. 草绿色链球菌
    D. 溶血性链球菌　　　　　　E. 肺炎双球菌
    【答案】A
    【解析】白念珠菌为机会致病菌，致病力弱。金黄色葡萄球菌、草绿色链球菌、溶血性链球菌、肺炎双球菌为细菌，可引起膜性口炎。

16. 不属于口腔念珠菌病常见的临床症状为
    A. 口干　　　　　　　　　　B. 烧灼感　　　　　　　　　C. 疼痛
    D. 溃疡　　　　　　　　　　E. 味觉减退
    【答案】D
    【解析】口腔念珠菌病的临床常见症状主要为口干、发黏、口腔黏膜烧灼感、疼痛、味觉减退等，并无溃疡类的症状。

17. 口腔念珠菌病好发于婴幼儿的有
    A. 义齿性口炎　　　　　　　B. 鹅口疮　　　　　　　　　C. 抗生素口炎
    D. 念珠菌唇炎　　　　　　　E. 念珠菌口角炎
    【答案】B
    【解析】鹅口疮又称伪膜型念珠菌病，好发于婴幼儿，病损可发生于口腔黏膜任何部位，表现为色白如雪的柔软小斑点。义齿性口炎又称慢性红斑型（萎缩型）念珠菌病，好发于佩戴义齿的人群，病损区域可见义齿承托区黏膜广泛发红，形成鲜红色界限弥散的红斑。抗生素口炎又称急性红斑型（萎缩型）念珠菌病，多见于应用抗生素、激素后的患者，病损区域可见口腔黏膜上出现外形弥散的红斑。念珠菌口角炎可伴行义齿垂直距离降低，表现为口角潮红、湿白或皲裂。

18. 下列各项除了哪项以外不是口角炎的常见症状
A. 皮肤、黏膜充血　　　　B. 黏膜丘疹　　　　C. 口角湿白
D. 口角皲裂　　　　E. 口角糜烂
【答案】B
【解析】口角炎可单侧或双侧同时发生，典型的症状常为口角湿白且糜烂。口角炎可分为急性期与慢性期，急性期的口角炎口角区常为皮肤黏膜充血、红肿，可伴有分泌物渗出、疼痛明显；而慢性期口角炎常表现为口角区皮肤及黏膜增厚呈灰白色，可有放射状裂纹的产生，但疼痛不明显。并无"黏膜丘疹"的临床表现，此特点可见于扁平苔藓、迷脂症等疾病。

19. 口角炎的治疗原则为
A. 局部激素治疗，全身抗生素治疗　　　　B. 全身激素治疗，局部抗生素治疗
C. 局部激素治疗，口服维生素　　　　D. 全身激素治疗，局部维生素外用
E. 根据不同的病因选择抗菌、抗霉或补充营养的治疗
【答案】E
【解析】口角炎根菌病因可分为感染性、创伤性、接触性及营养不良性。治疗措施及用药应根据口角炎的类型所选择。

感染性口角炎	真菌性口角炎	可用氟康唑、酮康唑；如口角区有渗出可用2%～4%碳酸氢钠进行湿敷
	细菌性口角炎	可用氯己定湿敷或口服头孢克洛、林可霉素、诺氟沙星
	病毒性口角炎	局部可用氯己定液湿敷或涂布阿昔洛韦软膏
创伤性口角炎		以局部处理为主。局部冲洗或湿敷后涂布聚维酮碘
接触性口角炎		首要措施是去除过敏原，停止服用可疑药物
营养不良性口角炎		局部治疗：湿敷后去除痂皮涂布软膏。全身治疗：补充维生素、叶酸等

20. 哪种药物不能用于口腔念珠菌病的治疗
A. 2%～4%碳酸氢钠（小苏打）溶液　　　　B. 氯己定
C. 西地碘　　　　D. 泼尼松
E. 制霉菌素
【答案】D
【解析】口腔念珠菌病是真菌感染性疾病。治疗原则为去除诱发因素，积极治疗基础疾病。分为局部或全身治疗，局部治疗药物：2%～4%碳酸氢钠（小苏打）溶液、氯己定、西地碘（华素片：适用于混合感染，口感好。抗炎杀菌能力强）、制霉菌素、咪康唑。题干中选项可排除D，泼尼松是糖皮质激素，可用于抗炎、抗毒、抗休克、抗变态反应及增强造血功能。但感染性疾病使用激素时，均应慎重。

21. 疱疹性龈口炎多见于
A. 6个月～3岁婴幼儿　　　　B. 学龄前儿童　　　　C. 青少年
D. 中年人　　　　E. 老年人
【答案】A
【解析】口腔单纯疱疹是由单纯疱疹病毒引起的病毒感染性疾病。口腔单纯疱疹可分为原发性疱疹性龈口炎（又称急性疱疹性龈口炎）和复发性疱疹性龈口炎。疱疹性龈口炎以6岁以下儿童较多见，尤其是6个月至2岁的儿童更为多见；而复发性感染则成人多见。故答案选择A。

22. 疱疹性龈口炎的病因是
A. 细菌　　　　B. 病毒　　　　C. 真菌
D. 衣原体　　　　E. 立克次体
【答案】B
【解析】口腔单纯疱疹是由单纯疱疹病毒引起的病毒感染性疾病。带状疱疹、手足口、疱疹性咽峡炎都属于病毒感染性疾病。

23. 治疗急性疱疹性龈口炎首选的全身药物为
A. 广谱抗生素　　　　B. 无环鸟苷　　　　C. B族维生素
D. 皮质类固醇　　　　E. 口炎冲剂
【答案】B

【解析】急性疱疹性龈口炎属于病毒感染性疾病。应选用抗病毒药物进行治疗，分为全身抗病毒治疗和局部治疗。

全身抗病毒治疗	核苷类抗病毒药物	抗单纯疱疹最有效的药物主要有阿昔洛韦（无环鸟苷）、伐昔洛韦、泛昔洛韦、更昔洛韦
	广谱抗病毒药物	利巴韦林（病毒唑），妊娠早期禁用
局部治疗	0.1%依沙吖啶溶液漱口、3%阿昔洛韦软膏涂搽。氦氖激光治疗	

题干中所涉及的无环鸟苷，无环鸟苷又称阿昔洛韦，属于代表药物，用于治疗口腔黏膜病毒感染性疾病，因此答案选择B。而广谱抗生素、糖皮质激素不适用病毒感染性疾病。广谱抗生素可用于细菌感染性疾病，激素可用于天疱疮等治疗。

24. 临床怀疑口腔念珠菌感染时，首先选用的辅助诊断技术为
   A. 唾液培养　　　　　　　　B. 唾液及血清念珠菌抗体测定　　　　C. 血清铁及维生素
   D. 直接在病损区涂片镜检　　E. 活体组织检查
【答案】D
【解析】真菌感染性疾病主要依靠病史、临床特点并结合真菌学检查进行诊断。一般来说，临床常用涂片法、培养法，涂片镜检。活体组织检查可以用于慢性或肥厚性损害的真菌感染性疾病。

涂片法	直接镜检	该方法对于确定念珠菌致病性有意义，也是临床上最常用的
	革兰染色	检查结果为染色呈阳性
	PAS染色	染色后，芽孢呈红色、菌丝呈蓝色
培养法	将菌种放入培养基3～4日后，形成多数的菌落，便于进行诊断	

25. 球菌性口炎又称为
   A. 鹅口疮　　　　　　　B. 假膜性口炎　　　　　　　C. 急性坏死溃疡性龈炎
   D. 疱疹性口炎　　　　　E. 口炎型口疮
【答案】B
【解析】此题考查的是疾病的别称，近几年考题中多以别称出现较多。鹅口疮又称雪口病、伪膜性念珠菌疾病、急性假膜型念珠菌口炎，真菌感染性疾病，引起念珠菌病的主要是白念珠菌、热带念珠菌和高丽念珠菌；假膜性口炎又称球菌性口炎，细菌感染性疾病，是由金黄色葡萄球菌、草绿色链球菌、溶血性链球菌、肺炎双球菌等引起的口腔急性损害；急性坏死溃疡性龈炎（ANUG）是微生物引起的特殊感染，在病变处可发现大量的梭形杆菌和螺旋体及中间普氏菌；疱疹性口炎是口腔单纯疱疹，是由单纯疱疹病毒（HSV）引起的口腔黏膜及口周皮肤的以疱疹为主的感染性疾病。口炎型口疮即是疱疹样阿弗他溃疡，临床表现为溃疡小，浅而多，可达十几个或几十个不等。

26. 急性疱疹性龈口炎的临床特征为
   A. 口腔黏膜散在的溃疡　　　　　　　B. 口腔黏膜出现簇集的小水疱
   C. 口腔黏膜上白色凝乳状的绒膜　　　D. 疱疹沿神经排列，不超过中线
   E. 口腔黏膜、手掌、足底出现水疱、丘疹等病损
【答案】B
【解析】急性疱疹性龈口炎是由口腔单纯疱疹病毒（HSV）引起的口腔黏膜或口周皮肤的以疱疹为主的感染性疾病。其特征是出现簇集性小水疱，有自限性，且易复发。所以答案选择B。口腔黏膜上出现白色凝乳状的绒膜多数是急性假膜型念珠菌性口炎（鹅口疮）；疱疹沿着神经排列，不超过中线是病毒感染性疾病——带状疱疹；口腔黏膜、手掌及足底出现病损也是病毒感染性疾病——手足口病，多见于3岁以下的幼儿。

27. 复发性单纯疱疹性口炎与复发有关的诱因不包括
   A. 局部机械损伤　　　　　　B. 过度疲劳　　　　　　　C. 妇女月经期
   D. 微量元素缺乏　　　　　　E. 感冒
【答案】D
【解析】复发性单纯疱疹性口炎常见类型为唇疱疹。其常见的诱发因素中包括阳光、局部机械损伤、疲劳、免疫功能下降、感冒发热、月经、情绪紧张等。并无微量元素缺乏，所以诱因可排除D。

28. 复发性疱疹性口炎一般好发部位
   A. 口唇　　　　　　　　　B. 颊黏膜　　　　　　　　C. 舌背
   D. 牙龈　　　　　　　　　E. 腭黏膜
   【答案】A
   【解析】复发性疱疹性口炎一般好发部位是口唇或接近口唇处，故又称复发性唇疱疹，选项A正确。少数复发损害可影响到牙龈和腭黏膜，颊黏膜和舌背罕见。

29. 口腔结核病损最常见的形式为
   A. 结核初疮　　　　　　　B. 结核性溃疡　　　　　　C. 结核性骨髓炎
   D. 寻常狼疮　　　　　　　E. 硬化性肉芽肿
   【答案】B
   【解析】口腔结核疾病多数是继发于肺结核或肠结核。在口腔黏膜多表现为结核性溃疡、结核性肉芽肿。结核性溃疡是口腔中最常见的继发性结核性损害。答案应选B。口腔任何部位均可发生结核性溃疡，常以舌部为主。溃疡形成后，除去溃疡表面渗出物后可见暗红色桑葚肉芽肿。溃疡边缘微隆，呈鼠啮状，并向中央卷曲，形成潜掘状边缘。

30. 患者，女，40岁，患病前有感冒史，前天唇周感觉灼痒，半天后出现红斑及成簇的饱满小水疱，张力大且疱液清亮，一天后疱破糜烂后结痂。拟诊断为
   A. 口角炎　　　　　　　　B. 盘状红斑狼疮　　　　　　C. 唇疱疹
   D. 扁平苔藓　　　　　　　E. 鹅口疮
   【答案】C
   【解析】复发性疱疹性口炎一般复发感染的部位在口唇周围，题中交代患者唇周围有小水疱，呈簇集性且有感冒史，感冒和轻度发热均可诱发疱疹再次出现，题中交代患者患病前有感冒发生，可初步诊断为复发性疱疹性龈口炎。选项C唇疱疹为复发性疱疹性龈口炎的最常见的类型。盘状红斑狼疮可发生于唇红，以下唇唇红部多见，可与日光照射有关。病损表现为形状不规则、大小不等的红斑，且周围有放射状白色短条纹的产生，也称日光放射状条纹。扁平苔藓被WHO所列为癌前状态，中年女性多见，病损可发生于皮肤、黏膜、生殖器及指甲。

31. 患者，男，23岁，一周来熬夜备考，前日出现乏力不适，开始并没有在意，觉左口角区有烧灼感、痒感、张力增加。晚上出现成簇的小水疱7～8个，周围发红，不适感明显。今日疱破后糜烂结浅黄痂，触之有清亮液体流出。回忆几年前口角曾有类似病损出现。拟诊断为
   A. 天疱疮　　　　　　　　B. 疱疹样口炎　　　　　　C. 原发性疱疹性龈口炎
   D. 复发性疱疹性龈口炎　　E. 手足口病
   【答案】D
   【解析】此答案为复发性疱疹性龈口炎。复发性疱疹性龈口炎一般复发感染的部位为口唇周围，题中交代患者口角周围有成簇的小水疱发生，且几年前发作过，具有复发性。而想诊断复发性疱疹性龈口炎需有口唇周围的发作部位且有成簇性的小水疱，还需伴有复发史作为支持，才可诊断为复发性疱疹性龈口炎。所以根据上述，答案应选择D。天疱疮为自身免疫性疾病，想诊断天疱疮疾病，必须有"尼氏征阳性、揭皮试验阳性、棘层松解现象"出现才可诊断。疱疹样口炎又称疱疹样阿弗他溃疡，此病特点为口腔黏膜出现十几个或几十个直径小于2mm的溃疡。而原发性的疱疹性龈口炎特点为病损可发生于口腔任何部位，好发此类型的年龄为6岁以下儿童，6个月至2岁尤为好发。手足口病是病毒感染性疾病，此病特点为手、足及口腔黏膜均可同时出现病损。

32. 患者，女，56岁，佩戴全口义齿一年，近日义齿区黏膜疼痛不适，影响进食活动。检查：在上颌义齿腭侧面区域黏膜呈亮红色、水肿，有斑点状假膜。涂片见孢子和菌丝，患者同时有口角炎。该患者应诊断为
   A. 球菌性口炎　　　　　　B. 扁平苔藓　　　　　　　　C. 白斑
   D. 疱疹性口疮　　　　　　E. 义齿性口炎
   【答案】E
   【解析】义齿性口炎为真菌感染性疾病，是慢性红斑型（萎缩型）念珠菌病。损害部位常在上颌义齿腭侧面接触的黏膜，多见于女性。口角炎的多数患者可同时患有义齿性口炎，30%的义齿性口炎患者合并口角炎。根据题中关键字眼及相关信息可进行诊断，题中交代患者为一名戴有全口义齿一年的中年女性，在义齿的腭侧面有点状假膜的生成。且符合根据慢性红斑型念珠菌病的临床特点，再根据题中关键字眼"菌丝、孢子"可最终确诊为义齿性口炎。

第一单元 口腔黏膜感染性疾病

(33～35题共用题干)

女，2.5岁。高烧3天，口腔溃疡病2天。啼哭，流涎，拒食。体检发现患儿全口牙龈红肿，上腭黏膜可见密集的针头大小透明水疱，部分已破溃为浅表溃疡，周围黏膜充血水肿广泛。

33. 本病的致病性微生物是
   A. 病毒　　　　　　　　　　B. 细菌　　　　　　　　　　C. 真菌
   D. 螺旋体　　　　　　　　　E. 放线菌
   【答案】A

34. 本病最可能的诊断是
   A. 口炎型口疮　　　　　　　B. 疱疹性龈口炎　　　　　　C. 带状疱疹
   D. 手足口病　　　　　　　　E. 鹅口疮
   【答案】B

35. 应选用的治疗药物是
   A. 制霉菌素　　　　　　　　B. 毛果芸香碱　　　　　　　C. 利巴韦林
   D. 庆大霉素　　　　　　　　E. 四环素
   【答案】C
   【解析】根据此题提供的临床表现：口内黏膜上有小水疱，疱破后融合成浅表溃疡，可诊断为疱疹性龈口炎。疱疹性龈口炎是由单纯疱疹病毒所引起的病毒感染性疾病。其治疗方法以全身或局部抗病毒为主要治疗方法，全身治疗中可选用核苷类药物（代表药物阿昔洛韦）或全身广谱抗病毒药物利巴韦林（病毒唑）。

36. 男，50岁，下唇灼痛，出现成簇小水疱3天，口腔检查：下唇唇红部有多个呈簇状分布的小溃疡，部分形成痂壳。患者前1周曾有感冒发热史。临床可诊断为
   A. 复发性轻型阿弗他溃疡　　B. 原发性疱疹性龈口炎　　　C. 唇疱疹
   D. 念珠菌唇炎　　　　　　　E. 复发性重型阿弗他溃疡
   【答案】C
   【解析】复发性疱疹性龈口炎多见于成人，疾病特点为口唇周围皮肤可出现簇集性的小水疱。并可有诱发因素，如：感冒发热、局部机械损伤等。并无菌丝、孢子等检查结果及口腔黏膜的疱疹出现，可排除B、D。单纯疱疹有发疱期，因为疱壁较薄，极易破，破后小水疱表面可形成糜烂面，此时可与溃疡进行鉴别诊断，溃疡类疾病并无发疱期。复发性轻型阿弗他溃疡疾病具有周期性、复发性、自限性及"红黄凹痛"的特征；复发性重型阿弗他溃疡又称腺周口疮，溃疡深而大，似弹坑状，溃疡的直径多数大于1cm，其深可达肌层，故愈后可留瘢痕。

37. 不适用于口腔单纯性疱疹治疗的药物是
   A. 阿昔洛韦　　　　　　　　B. 利巴韦林　　　　　　　　C. 泼尼松
   D. 干扰素　　　　　　　　　E. 聚肌胞
   【答案】C
   【解析】口腔单纯疱疹为病毒感染性疾病，治疗药物首选是抗病毒药。全身和局部抗病毒药物：阿昔洛韦、伐昔洛韦、泛昔洛韦、更昔洛韦等；0.1%依沙吖啶溶液、氯己定溶液。干扰素、聚肌胞也可以抗病毒，禁用激素。

(38～41题共用题干)

患儿，男，1岁，发病2日，起初低热乏力，流涎、拒食。今起口腔黏膜广泛充血且有成簇小水疱及小溃疡，很快形成大面积糜烂。患儿疼痛、哭闹，检查可见病损集中在口腔前部，未累及牙龈。

38. 拟诊断为
   A. 复发性口腔溃疡　　　　　B. 原发性疱疹性龈口炎　　　C. 多形性红斑
   D. 手足口病　　　　　　　　E. 带状疱疹
   【答案】B

39. 临床症状分期不包括
   A. 前驱期　　　　　　　　　B. 充血期　　　　　　　　　C. 水疱期
   D. 糜烂期　　　　　　　　　E. 愈合期
   【答案】B

40. 病因为
   A. 真菌感染　　　　　　　　B. HSV Ⅱ感染　　　　　　　C. 柯萨奇A4型病毒感染
   D. HSV-Ⅰ型病毒感染　　　　E. 柯萨奇A6型病毒感染

【答案】D

41. 不适当的治疗方法是
A. 阿昔洛韦　　　　　　　　B. 聚肌胞　　　　　　　　C. 转移因子
D. 漱口液　　　　　　　　　E. 泼尼松

【答案】E

【解析】根据题干中交代患者"口腔黏膜广泛充血且有成簇小水疱及小溃疡，很快形成大面积糜烂"，可考虑为口腔单纯疱疹疾病，可根据患者年龄进一步确诊，题中涉及患者年龄为1岁，符合原发性单纯疱疹（好发年龄6个月至2岁）的发病年龄及特征。复发性口腔溃疡是复发性阿弗他溃疡疾病，溃疡类疾病无发疱期，而原发性疱疹性龈口炎临床具有四期：前驱期、水疱期、糜烂期、愈合期。根据此特点。口腔单纯疱疹是由单纯疱疹病毒（HSV）引起的皮肤黏膜以疱疹为主的感染性疾病，并非真菌感染。HSV分为Ⅰ型和Ⅱ型，HSV-Ⅰ型主要引起腰部以上的感染，而HSV-Ⅱ型主要引起腰部以下的感染。病毒感染的治疗方法可选择核苷类药物及漱口液等，但不能使用激素来进行治疗，这样会导致病毒扩散。

（42～44题共用题干）

患者，男，65岁，双侧口角糜烂1月余。临床检查见口内无牙颌，垂直距离短，双口角皮肤黏膜充血、湿白、皲裂。

42. 欲确定该病的病因应进行以下检查，除了
A. 甲苯胺蓝染色　　　　　　B. 细菌培养　　　　　　　C. 口角涂片
D. 真菌培养　　　　　　　　E. 血清维生素水平测定

【答案】A

43. 垂直距离变短可造成
A. 口角潮湿　　　　　　　　B. 口角干燥　　　　　　　C. 营养不良
D. 不引起口角病变　　　　　E. 口内不适

【答案】A

44. 欲确定患者有无球菌感染应
A. 根据病理结果确诊　　　　B. 根据临床症状确诊　　　C. 根据以往病史确诊
D. 根据细菌培养确诊　　　　E. 根据药敏试验确诊

【答案】D

【解析】患者因口腔内无牙导致垂直距离变低，使双侧口角向下垂，长期有口水的浸润，导致口角处黏膜皮肤有充血及湿白糜烂的症状出现，可以诊断为口角炎。形成口角炎的原因有多种，感染（真菌、细菌、念珠菌）、创伤、维生素的缺乏。口角炎因病因不同，所以检查的方式方法不同，可以使用培养法、涂片法及维生素的测定，甲苯胺蓝染色是白斑的辅助检查。球菌性感染是细菌感染性疾病，欲想确定是否是细菌感染性疾病可以使用细菌培养法进行确诊。

45. 口腔念珠菌病常发生于以下情况，不包括
A. 长期精神紧张　　　　　　B. 长期使用免疫抑制　　　C. 患有慢性消耗性疾病
D. 长期使用广谱抗生素　　　E. 白念珠菌本身毒力增强

【答案】A

【解析】口腔念珠菌病为真菌感染性疾病，是人类最常见的口腔真菌感染，其中以白念珠菌最为常见。念珠菌为机会致病菌，常发生于大手术后、放疗后、干燥综合征患者及消化道疾病患者、慢性消耗性疾病的人群，其次是长期使用抗生素、激素、免疫抑制剂的患者，以及发生在念珠菌菌落增多的时候。与长期精神紧张因素相关的疾病最常见的是扁平苔藓。题中所问有关念珠菌疾病，所以可排除长期精神紧张的因素。

46. 在临床上以下哪3型属于念珠菌性口炎的分型
A. 急性假膜型、急性红斑型、萎缩型　　　　　B. 慢性肥厚型、急性红斑型、溃疡型
C. 急性假膜型、急性红斑型、充血型　　　　　D. 急性假膜型、急性红斑型、坏死型
E. 急性假膜型、急性红斑型、慢性肥厚型

【答案】E

【解析】口腔念珠菌病临床可分为：急性假膜型、急性红斑型、慢性红斑型、慢性肥厚型。

47. 下列哪项是球菌口炎的治疗方法
A. 口服酮康唑：成人剂量为每日1次口服200mg，2～4周1个疗程
B. 使用抗生素和磺胺类药物；局部可用氯己定漱口剂
C. 注射链霉素每日0.5g，或异烟肼每日0.1g局部封闭，每日或隔日1次

D. 注射干扰素或转移因子，口服止痛药物
E. 全身使用肾上腺皮质激素

【答案】B

【解析】球菌性口炎是细菌感染性疾病，主要致病菌为金黄色葡萄球菌、草绿色链球菌、溶血性链球菌以及肺炎双球菌。治疗方法以控制感染为主要原则，根据药敏试验及病情轻重选用有针对性的抗生素进行消炎控制，以及局部药物，如：0.1%依沙吖啶溶液、0.05%氯己定溶液、1%过氧化氢等进行含漱。

48. 下列不是急性疱疹性口炎与疱疹样口疮的区别的是
A. 性别差异
B. 好发年龄不同
C. 前者为急性发作、全身反应较重；后者为反复发作、全身反应较轻
D. 前者病损表现为成簇小水疱；后者病损表现为散在小溃疡
E. 前者病损可伴皮肤损害，后者病损无皮肤损害

【答案】A

【解析】此题考查两者的鉴别诊断，也就是不同之处。急性疱疹性龈口炎是以簇集性小水疱为特点，可发生于口腔黏膜和皮肤处，多见于6个月至2岁的儿童，发病严重者会出现全身症状；疱疹样口疮又称疱疹样阿弗他溃疡，好发于成人，具有周期性、复发性、自限性，其特点为红黄凹痛、口腔内发生十几个或几十个直径小于2mm溃疡，似"满天星"，并无皮肤病损。

49. 单纯性疱疹病毒易侵犯的部位不包括
A. 口腔 B. 皮肤 C. 眼
D. 神经系统 E. 消化道

【答案】E

【解析】单纯疱疹是由单纯疱疹病毒所致的皮肤黏膜病，临床上以簇集性小水疱为特征，有自限性，易复发。人类是单纯疱疹病毒的天然宿主，单纯性疱疹病毒易侵犯口腔、皮肤、眼、会阴部及神经系统易受累，但不会侵犯消化道，选择E。

50. 原发性疱疹性龈口炎好发人群是
A. 6岁以下儿童 B. 老年人 C. 青少年
D. 更年期妇女 E. 40岁左右的中年人

【答案】A

【解析】口腔单纯疱疹是由单纯疱疹病毒引起的感染性疾病。口腔单纯疱疹分为原发性和复发性，两者发病人群不相同。原发性疱疹性龈口炎好发于6岁以下儿童，6个月至2岁的儿童尤为多见；复发性疱疹性龈口炎好发于成人。

51. 唇疱疹是
A. 自身免疫性疾病 B. 慢性感染性疾病 C. 急性感染性疾病
D. 变态反应性疾病 E. 免疫缺陷病

【答案】C

【解析】考查知识点为唇疱疹的病因。唇疱疹是单纯疱疹病毒引起的急性感染性疾病，首先可排除选项A和B。本病不属于免疫缺陷和变态反应性疾病，可以排除选项D和E。本病属于急性感染性疾病。

52. 女，50岁。近口角处颊黏膜白色斑块近1年，不能擦去。组织学见上皮增生。内有中性粒细胞浸润和散在微脓肿，角化层有垂直于上皮的PAS阳性菌丝，结缔组织内慢性炎细胞浸润。最可能的病理诊断是
A. 白斑 B. 红斑 C. 念珠菌病
D. 口腔结核 E. 慢性盘状红斑狼疮

【答案】C

【解析】可在题中寻找关键字眼"PAS阳性菌丝"，见到PAS或菌丝可直接诊断为念珠菌疾病。组织学中，白斑的表现为上皮呈过度角化或角化不全；念珠菌病可在上皮浅层聚集形成特征性的微小脓肿、可有上皮增生。这是两者最基本的病理区别。红斑的病理表现：表层为角化不全或混合角化，上皮有增生。结缔组织中血管扩张、充血及血管增生，故在临床上表现为红斑。口腔结核的病理表现：病变组织中心可见结核结节。结节中心为干酪样坏死，其外环绕多层上皮样细胞和朗格汉斯细胞。慢性盘状红斑狼疮的病理表现：上皮过度角化或不全角化，角化层可有剥脱，颗粒层明显。皮肤病损有时可见角质栓。根据上述疾病的病理表现中，不难区分念珠菌疾病的病理现象。

53. 男，80岁。全口无牙，戴全口义齿近15年，因黏膜不适就诊。查见黏膜呈红亮色，水肿。有黄白色

309

假膜。直接镜检见菌丝和芽孢。对于该患者的治疗中不妥的用药为

A. 制霉菌素　　　　　　　　B. 酮康唑　　　　　　　　C. 碳酸氢钠漱口液
D. 克霉唑　　　　　　　　　E. 青霉素

【答案】E

【解析】在题干中见到"菌丝、孢子"可直接诊断为"念珠菌疾病"，此疾病是真菌感染性疾病。治疗措施以祛霉为主，可进行全身或局部治疗。全身常用药物为：氟康唑、伊曲康唑、酮康唑。局部治疗药物：2%~4%碳酸氢钠、氯己定、西地碘、制霉菌素、咪康唑等。青霉素是抗生素类，用于治疗细菌感染性疾病。不可用于真菌感染性疾病，因其会加重病症状。

54. 女，47岁。5天前患感冒后，上唇及周围皮肤出现多个成簇的针头大小水疱，随后破裂，形成糜烂、结痂，患者自述病变部位灼痒疼痛。下列诊断正确的是

A. 唇疱疹　　　　　　　　　B. 带状疱疹　　　　　　　C. 复发性阿弗他溃疡
D. 药物过敏性口炎　　　　　E. 天疱疮

【答案】A

【解析】在题干中见到"唇周围皮肤有簇集性的小水疱"可直接诊断为口腔单纯疱疹的复发性——唇疱疹。带状疱疹的典型症状为：病损沿着神经呈带状分布，不超过中线，疼痛明显，愈后不复发。复发性阿弗他溃疡的特点为：红黄凹痛，具有自限性、复发性、周期性，无发疱期，这点可与单纯疱疹进行鉴别。药物过敏性口炎，需要有药物接触史才可以进行相应诊断。天疱疮为自身免疫性疾病，其重要诊断指标为：尼氏征阳性、棘层松解现象、揭皮试验阳性。

55. 急性疱疹性口炎的临床特征为

A. 口腔黏膜散在的溃疡　　　　　　　　B. 口腔黏膜出现簇集的小水疱
C. 口腔黏膜上白色凝乳状的绒膜　　　　D. 疱疹沿神经排列，不超过中线
E. 口腔黏膜、手掌、足底出现水疱、丘疹等病损

【答案】B

【解析】本病发病往往在发热后，好发于口腔黏膜和唇红部及邻近口周皮肤；先是出现散在红色斑疹，很快斑疹上形成散在或成丛的小水疱，周围有红边；初起时发痒，继而有痛感。水疱很快溃破，形成浅溃疡迅即结痂，数日即脱落自愈。

56. 女性，45岁，因左侧面颊部皮肤及左侧舌黏膜发红、起疱3天，伴剧痛来诊。查体：体温38.5℃，左侧面部皮肤及左侧舌背、颊黏膜可见粟粒大小的密集成片的透明水疱，周围皮肤黏膜可见充血性红斑。化验：WBC 7.8×10⁹/L，中性粒细胞62%，淋巴细胞34%。拟诊断为带状疱疹。带状疱疹与单纯疱疹的最主要鉴别点在于

A. 性别不同　　　　　　　　B. 前驱症状不同　　　　　C. 病程长短不同
D. 临床表现不同　　　　　　E. 全身症状不同

【答案】D

【解析】单纯疱疹的口腔黏膜任何部位皆可发展成簇小水疱，似针头大小，而带状疱疹是单侧的，沿神经分布的皮肤-黏膜疱疹，二者的临床表现不同，所以此题选择D。单纯疱疹是单纯疱疹病毒感染所致，带状疱疹为水痘-带状疱疹病毒感染所致，性别不是鉴别点，A选项错误。二者的前驱症状相同，均为头痛发热，疲乏不适等症状，B选项错误。病程也相差无几，单纯疱疹的病程约7~10天，带状疱疹的病程为1~2周，C选项错误。两者均有全身反应E选项错误，A、B、C、E这些都不是最主要的鉴别点。

57. 男婴，出生5天。啼哭拒食，口腔黏膜出现微凸的软白小点，擦去后可露出出血面，拟诊为

A. 早萌乳牙　　　　　　　　B. 婴儿白斑　　　　　　　C. 新生儿雪口病
D. 牙龈角化上皮珠　　　　　E. 白色海绵状斑痣

【答案】C

【解析】雪口病多发于出生后2~8日内的新生儿。病损在黏膜上可有散在的白色小斑点，附着不紧密，稍用力可擦掉后，黏膜糜烂面可轻度出血。患儿因疼痛烦躁不安、啼哭、哺乳困难，有时有轻度发热。

58. 女，20岁。因口角糜烂就诊，检查时发现左口角唇红、皮肤稍肿，上覆黄色的痂，周围有残存的粟粒大的小疱及淡黄色渗出液；周围皮肤轻度色素沉着，追问病史，发病前该部位曾有烧灼感，且既往在劳累、感冒或例假前屡有发生。最可能的诊断是

A. 细菌性口角炎　　　　　　B. 唇疱疹　　　　　　　　C. 疱疹性口炎
D. 真菌性口炎　　　　　　　E. 营养不良性口角炎

【答案】B

【解析】唇疱疹通常发生于发烧、感染、感冒,或日晒风吹后、生活紧张、月经期间、睡眠不足或当免疫系统受抑制时。根据该患者表现诊断为唇疱疹。

(59～62题共用题干)

患儿,男,3个月。口内黏膜有白膜,伴有低热5天。患儿5天前开始出现烦躁不安、啼哭、拒食,并有低热,3天前发现口内黏膜上有小白点,后逐渐变大,曾服用抗生素未见好转。口内检查:口内黏膜广泛充血,颊、舌及唇有散在的乳凝状白色斑片,斑片可用力揭去,露出红色糜烂黏膜。体温37.5℃。

59. 为确诊应进行的实验室检查是
A. 组织病理　　　　　　　　B. 血常规　　　　　　　　C. 尿常规
D. 涂片检查　　　　　　　　E. 免疫荧光
【答案】D

60. 可能的诊断是
A. 口炎型口疮　　　　　　　B. 疱疹性龈口炎　　　　　C. 带状疱疹
D. 手足口病　　　　　　　　E. 鹅口疮
【答案】E

61. 本病的主要诊断依据是
A. 患儿烦躁不安　　　　　　B. 患儿体温37.5℃　　　　C. 口内黏膜充血
D. 乳凝状白色斑片　　　　　E. 患儿啼哭、拒食
【答案】D

62. 可选用的治疗药物是
A. 制霉菌素　　　　　　　　B. 毛果芸香碱　　　　　　C. 利巴韦林
D. 庆大霉素　　　　　　　　E. 四环素
【答案】A

【解析】此题提供的关键字眼口腔黏膜"乳凝状白色斑片,用力可擦去"及临床表现"患者出现烦躁不安、啼哭、拒食,并有低热"为本例诊断依据。根据此临床表现可诊断为鹅口疮。鹅口疮又称急性假膜型念珠菌病,为真菌感染性疾病,其致病菌为白念珠菌。想诊断念珠菌疾病首选实验室检查涂片,若检查结果见菌丝、孢子,即可确诊。念珠菌病的治疗药物中可用制霉菌素、氟康唑、酮康唑、伊曲康唑。

(63～66题共用题干)

女,65岁无牙颌,全口总义齿修复5年,近来感义齿不合适,口角疼痛。检查见双口角湿白皲裂,上腭义齿承托区黏膜充血发红。

63. 应进一步做的检查是
A. 手指皮肤有无红斑　　　　　　　　B. 血常规检查
C. 口角湿白区涂片及培养检查念珠菌　D. 口角病损区活检
E. 针刺反应试验
【答案】C

【解析】通过戴用义齿,上腭义齿承托区黏膜充血发红,口角湿白皲裂这些临床表现,临床印象为口腔念珠菌病,口腔念珠菌病的临床常用检查方法是涂片及培养检查念珠菌,所以C正确。口腔念珠菌病较少出现皮肤表现,所以A错误。血常规检查意义不大,所以B错误。口角病损区活检没必要。

64. 最可能的异常表现是
A. 皮肤无红斑　　　　　　　B. 白细胞总数升高　　　　C. 涂片见念珠菌丝及孢子
D. 活检组织病理为棘层松解　E. 针刺反应阳性
【答案】C

【解析】根据上一道题,口腔念珠菌病的涂片表现为芽生孢子和假菌丝。

65. 假如上述检查无异常发现,最有助于快速诊断的是
A. 颊黏膜涂片　　　　　　　B. 唇黏膜涂片　　　　　　C. 前庭沟黏膜涂片
D. 舌腹黏膜涂片　　　　　　E. 腭黏膜及义齿承托区黏膜涂片
【答案】E

【解析】如果口角湿白区涂片及培养检查无异常,根据上腭义齿承托区黏膜充血发红和义齿承托区是念珠菌的积聚部位,还可以做颊黏膜及义齿承托区黏膜涂片,所以E正确。颊黏膜、唇黏膜、前庭沟黏膜和舌腹黏膜没有临床症状,不优先考虑做这些部位涂片。

66. 该患者治疗可采用下列方法,除了
A. 2%～4%碳酸氢钠溶液清洁口腔
B. 1%克霉唑溶液清洗或含漱
C. 1%甲紫液涂擦
D. 口服制霉菌素
E. 口服广谱抗生素

【答案】E

【解析】念珠菌是机会致病菌,其中一个易感因素就是长期佩戴义齿,导致菌群平衡失调,念珠菌成为致病菌而导致临床症状。2%～4%碳酸氢钠溶液清洁口腔形成碱性环境,抑制念珠菌生长繁殖,所以不选A。1%克霉唑溶液清洗或含漱可以抑菌和抗真菌作用,所以不选B。制霉菌素有抑菌作用,不易被肠道吸收,可以口服。

(67～68题共用题干)

女,40岁。半年来口腔反复疼痛,"溃疡"就诊,半年来患者有反复低热,原因不明。检查可见患者消瘦,慢性病容,口内颊、舌、腭黏膜大量灰白色假膜,易撕下,遗留浅层糜烂或渗血的表面,牙龈红肿,部分龈缘糜烂。

67. 此时,最有诊断意义的检查是
A. 检查血常规
B. 检查肝功肾功
C. 假膜涂片查细菌
D. 假膜涂片查真菌
E. 检查血清抗体

【答案】D

【解析】根据病史和临床表现初步考虑急性假膜型念珠菌病。要明确诊断口腔念珠菌病,除依靠病史和临床表现外,还需要实验室检查证实损害组织中存在致病菌。念珠菌是机会致病菌,属于假丝酵母样真菌。对于真菌性感染首先的检查方法为病损区域涂片。

68. 如果上题的检查阳性,患者可诊断为
A. 急性假膜型白假丝酵母病
B. 急性萎缩型白假丝酵母病
C. 慢性萎缩型白假丝酵母病
D. 慢性增殖型白假丝酵母病
E. 慢性黏膜皮肤念珠菌病

【答案】A

【解析】要明确诊断口腔念珠菌病,除依靠病史和临床表现外,还需要实验室检查证实损害组织中存在病原菌。假膜阳性说明患有念珠菌病,综合临床表现、病史和涂片检查可确诊为急性假膜型念珠菌病。

(69～70题共用备选答案)
A. Ⅰ型单纯疱疹病毒
B. 草绿色链球菌
C. 变形链球菌
D. 白念珠菌
E. 苍白密螺旋体

69. 膜性口炎的病原菌是
【答案】B

70. 鹅口疮的病原菌是
【答案】D

【解析】膜性口炎又称球菌性口炎,病原体主要是金黄色葡萄球菌、草绿色链球菌、溶血性链球菌和肺炎双球菌等常驻细菌;鹅口疮又名雪口病,是白念珠菌感染所引起。Ⅰ型单纯疱疹病毒可引起口腔单纯疱疹;变形链球菌主要引起龋病;苍白密螺旋体是梅毒的病原体。

(71～72题共用备选答案)
A. 口服无环鸟苷
B. 调整咬合,去除过锐、过陡的牙尖、牙嵴
C. 青霉素肌注
D. 链霉素肌注
E. 2%～4%碳酸氢钠漱口

71. 治疗单纯疱疹
【答案】A

72. 治疗白斑
【答案】B

【解析】单纯疱疹首选全身抗病毒治疗,一般选用核苷类药物,无环鸟苷(又称阿昔洛韦);白斑首要的治疗措施是除去刺激因素,如戒烟禁酒,少吃烫辣食物等,去除残根、残冠、不良修复体等。

(73～75题共用备选答案)
A. 细菌感染、病毒感染、真菌感染
B. 细菌感染
C. 病毒感染
D. 真菌感染
E. 病因不清,是多种因素的作用

73. 口角炎的病因是
【答案】A

74. 义齿性口炎的病因是
【答案】D
75. 复发性口腔溃疡
【答案】E
【解析】口角炎是口角区炎症的总称，以皲裂、口角糜烂和结痂为主要症状。根据发病原因可分为感染性、创伤性、接触性、真菌性。义齿性口炎主要是义齿基底部吸附了真菌，从而发生了义齿性口炎。复发性口腔溃疡可能由于局部刺激或全身因素引起，目前认为该病的发生是多种因素综合作用的结果。

(76~80题共用备选答案)
A. 鹅口疮　　　　　　　　　B. 红斑型白念　　　　　　　C. 义齿性口炎
D. 念珠菌白斑　　　　　　　E. 念珠菌口角炎

76. 慢性萎缩型白色念珠菌病
【答案】C
77. 急性萎缩型白色念珠菌病
【答案】B
78. 慢性增殖型白色念珠菌病
【答案】D
79. 念珠菌感染有关疾病
【答案】E
80. 急性假膜型白色念珠菌病
【答案】A
【解析】念珠菌感染包括念珠菌性口角炎和念珠菌性唇炎，其中念珠菌性口角炎可分为四型。①慢性萎缩型（红斑型）念珠菌病，又称义齿性口炎。②急性萎缩型即急性红斑型念珠菌口炎，又称抗生素口炎，多见于长期使用抗生素、激素后及HIV感染者。③慢性增殖型念珠菌病，又称慢性肥厚型念珠菌病，也称念珠菌白斑，念珠菌性白斑有高于4%的恶变率，特别是高龄患者应提高警惕。④急性假膜型念珠菌口炎，又叫雪口病或鹅口疮。

81. 患儿，3岁。体温38℃，哭闹，拒食，多涎，口腔黏膜广泛充血，其上有成簇的多数小溃疡，此时选择治疗措施，应避免
A. 使用退热剂降体温　　　　B. 使用地塞米松降体温　　　C. 使用抗病毒药
D. 给予足量的维生素C　　　E. 局部涂1%甲紫
【答案】B
【解析】本题考查的是治疗原则问题。考生需先做出正确诊断，然后选择治疗措施，根据患儿的年龄、全身状况和口腔病损成簇的表现，可诊断为疱疹性龈口炎。该病的治疗是不宜使用激素类药物的。

(82~84题共用题干)
患者，2个月，高热1天，口腔溃疡病2天。啼哭，流涎，拒食。体检发现患者上腭黏膜可见密集的针头大小透明水疱，部分已破溃为浅表溃疡，周围黏膜充血水肿广泛。

82. 本病例最可能的诊断为
A. 鹅口疮　　　　　　　　　B. 口蹄疫　　　　　　　　　C. 贝氏口疮
D. 口炎型口疮　　　　　　　E. 疱疹性龈口炎
【答案】E

83. 根据本病例的临床表现，首选的辅助检查为
A. 尿常规检查　　　　　　　B. 血常规及分类检查　　　　C. 活检
D. T细胞亚群测定　　　　　E. 肝肾功能
【答案】B

84. 不适宜本病例治疗的措施是
A. 注意休息加强营养　　　　B. 全身应用抗病毒药物　　　C. 局部用皮质激素雾化吸入
D. 补充大量维生素　　　　　E. 中医中药
【答案】C
【解析】疱疹性龈口炎是口腔单纯疱疹的原发性。其主要好发人群为6岁以下的儿童，尤其是6个月至2岁的儿童。原发性疱疹性龈口炎的疾病特征：口腔黏膜任何部位可发展成簇的小水疱，因为疱壁较薄，疱形成后不久可破溃形成浅表溃疡，由于疱疹是簇集性的，疱破后，可融合形成不规则的较大溃疡。对于口腔单纯疱

疹的辅助检查有血常规、疱疹涂片、单纯疱疹病毒的分离培养及免疫学检查，其中血常规是首先的辅助检查措施。口腔单纯疱疹是由单纯疱疹病毒引起的感染性疾病，治疗的时候应选用全身或局部的抗病毒治疗，如核苷类药物中的代表药物阿昔洛韦（无环鸟苷）及全身广谱的抗病毒药物病毒唑（利巴韦林），不宜选用激素类药物进行治疗，以防造成病毒扩散。

（85～86题共用备选答案）
  A. 创伤性溃疡   B. 放射性溃疡   C. 化学性灼伤
  D. 热损伤   E. 疱疹性口炎

85. 长期刺激可发生癌变的是
【答案】A

86. 黏膜充血，小疱疹或成簇小疱疹，7～10天痊愈是
【答案】E

【解析】创伤性溃疡是一种不易察觉的病损，特别是老年患者，这种溃疡具有癌变的可能性，因此，早期发现、早期就医、早期去除不良刺激物，对于预防溃疡癌变具有很重要的意义。疱疹性口炎是一种由单纯疱疹病毒所致的口腔黏膜及口周皮肤感染性疾病，临床上以出现簇集性小水疱为特征，病程7～10天，有自限性，易复发。

87. 易患口腔念珠菌病的人群为
  A. 嗜烟者   B. 嗜酒者   C. 更年期妇女
  D. 患有胆道疾病者   E. 长期大量应用抗生素者
【答案】E

【解析】念珠菌病为真菌感染性疾病，为机会致病菌。虽然致病力弱，但易好发于新生儿和老年人，当婴幼儿营养不良，患全身重度消耗性疾病（如糖尿病、血液病、肿瘤等），或是长期大量使用广谱抗生素、激素、免疫抑制剂等，皆可诱发念珠菌感染。

88. 下列哪项不是口腔单纯性疱疹的主要传播途径
  A. 唾液   B. 飞沫   C. 疱疹液
  D. 胎儿经产道感染   E. 输血
【答案】E

【解析】单纯疱疹主要通过飞沫、唾液及疱疹液直接接触传播。也可以通过食具和衣物间接传染。传染方式主要为直接经呼吸道、口腔、鼻、眼结膜、生殖器黏膜或破损皮肤进入人体。故选项A、B、C、D均为口腔单纯疱疹的主要传播途径。输血可传播的疾病有艾滋病、甲型肝炎、乙型肝炎。

89. 机体在对抗口腔单纯性疱疹感染过程中，最具作用的是
  A. 唾液溶菌酶   B. 唾液黏蛋白   C. 细胞免疫
  D. 上皮角蛋白   E. 体液免疫
【答案】C

【解析】口腔单纯疱疹的免疫属于特异性免疫。体液免疫清除的是游离在寄主细胞外的抗原及其产生的有毒物质；细胞免疫则摧毁侵入到寄主细胞内的病毒、胞内寄生菌或外来的组织团块、癌变的细胞等。疱疹病毒免疫过程是两种免疫方式联合作用，但是HSV的特异性致使效应T细胞占主要作用，即细胞免疫起主要作用。选项A、B、D、E是机体的防御屏障，起辅助作用。

90. 男婴，5天。啼哭、哺乳困难，临床检查见患儿两颊黏膜、软腭充血，黏膜上有散在的色白如雪的柔软小斑点，针帽大小，斑点稍用力可擦掉。该患儿可能患有的疾病是
  A. 扁平苔藓   B. 疱疹样口疮   C. 雪口病
  D. 天疱疮   E. 复发性阿弗他溃疡
【答案】C

【解析】雪口病多在新生儿出生后2～8天内发生。好发部位为唇、颊、舌、软腭，损害区黏膜充血，有色白如雪的小斑点，其特点是稍用力可将斑点擦掉，暴露红的糜烂面及轻度出血。扁平苔藓好发于中年女性，其病损特点为小丘疹连成的线状白色、灰白色花纹。疱疹样口疮及复发性阿弗他溃疡临床特征为"黄、红、凹、痛"，具有周期性、复发性、自限性。天疱疮的特点为揭皮实验阳性、尼氏征阳性、棘层松解现象。

91. 患者，男，65岁。近日低热、乏力，右侧面部出现椭圆形红斑，红斑上发生水疱，损害未超过中线。患者自述病变部位灼痒疼痛。下列处理正确的是
  A. 注射链霉素每日0.5g，或异烟肼每日0.1g局部封闭，每日或隔日一次
  B. 注射干扰素或转移因子，口服镇痛药物

C. 口服磺胺类药物
D. 酮康唑：成人剂量为每日一次口服 200mg，2～4 周一个疗程
E. 口服各种维生素及微量元素

【答案】B

【解析】此题是问题型考题，需先根据临床表现作出诊断，再来选择治疗措施。带状疱疹以沿单侧周围神经分布的簇集性小水疱为特征，不超过中线，常伴有明显的神经痛，疱疹愈合后不易复发。根据临床表现诊断该患者为带状疱疹感染，治疗用抗病毒药物、免疫调节药物、止痛及神经营养药、激素。

（92～95 题共用题干）

患儿，1.5 岁。双颊、唇、眼黏膜突发成簇针头大小透明小水疱及溃疡，伴啼哭、流涎、发热。

92. 拟诊为
　A. 雪口病　　　　　　　　B. 原发性疱疹性龈口炎　　　C. 疱疹性口疮
　D. 复发性口腔溃疡　　　　E. 疱疹性咽峡炎

【答案】B

【解析】题目中成簇针头大小透明水疱，提示我们是单纯疱疹，年龄 1.5 岁提示我们可能是原发性疱疹性龈口炎，继发性唇疱疹好发于成人，故选 B。

93. 防治该病以下哪项不妥
　A. 隔离并注意口腔卫生　　　B. 全身应用广谱抗生素治疗　　C. 口服阿昔洛韦
　D. 大剂量激素冲击疗法　　　E. 局部应用中成药，如锡类散、西瓜霜等

【答案】B

【解析】单纯疱疹的治疗分为全身和局部，全身应用抗病毒治疗，包括口服核苷类抗病毒药和利巴韦林，局部治疗包括抗病毒药物和中成药的擦拭，漱口，涂抹，含化等，还有物理治疗如氦氖激光治疗。故不包括抗生素治疗。

94. 该病病因
　A. 白念珠菌感染　　　　B. 病毒感染　　　　C. 细菌感染
　D. 遗传因素　　　　　　E. 营养不良

【答案】B

【解析】首先要判断出题干中所述疾病，根据患儿年龄以及成簇水疱、流涎，不难判断出原发性疱疹性龈口炎，属于单纯疱疹，致病原因主要是 HSV-Ⅰ型病毒。

95. 治疗中哪项错误
　A. 口服阿昔洛韦　　　　　　　　　　B. 患处 0.01% 硫酸锌湿敷，再用新霉素软膏涂擦
　C. 充分休息加强营养　　　　　　　　D. 口服或注射皮质激素以缓解较重的炎症反应
　E. 如继发感染可配合全身抗菌治疗

【答案】E

【解析】首先判断出患儿所患疾病是原发性疱疹性龈口炎，致病原因主要是 HSV-Ⅰ型病毒，治疗应以抗病毒为主，A、B、D 都对抗病毒治疗有效，C 充分的休息加强营养是对症和支持治疗的一部分。继发感染后应配合抗病毒治疗。

（96～98 题共用题干）

男婴，1 岁，近日哭闹、拒食、流涎，检查见邻近磨牙的上腭和龈缘处见大面积浅表溃疡，上覆黄色假膜，偶见个别针头大小水疱。

96. 该患儿可能患有的疾病是
　A. 天疱疮　　　　　　　B. 带状疱疹　　　　　　C. 球菌性口炎
　D. 急性疱疹性龈口炎　　E. 复发性阿弗他溃疡

【答案】D

【解析】从临床表现看该患儿处于急性疱疹性龈口炎的糜烂期。前驱期患儿哭闹、拒食、流涎，水疱期在邻近乳磨牙的上腭和龈缘处多见成簇小水疱，糜烂期水疱破溃可引起大面积糜烂，并能造成继发感染，上覆黄色假膜，故此题选择 D。天疱疮有揭皮实验阳性，题干中并未有此特征，故选项 A 错误。带状疱疹初起损害颜面部皮肤，以沿神经分布的簇集性小水疱为特征。故选项 B 错误。球菌性口炎及复发性阿弗他溃疡无水疱期。故选项 C、E 错误。

97. 治疗该病的正确方法是
　A. 泼尼松片 60mg/d，分 3 次口服，控制病情后减量

B. 口服各种维生素及微量元素
C. 局部使用氯己定含漱剂清洗患儿口腔，口服利巴韦林或口炎宁冲剂
D. 注射链霉素每日 0.5g 或异烟肼每日 0.1g 局部封闭，每日或隔日一次
E. 局部使用 2% 碳酸氢钠清洗患儿口腔，口服酮康唑

【答案】C

【解析】此疾病为单纯疱疹。口腔单纯疱疹是由单纯疱疹病毒感染所致，需进行全身或局部的抗病毒治疗，应选择核苷类药物（阿昔洛韦）或广谱抗病毒药物（利巴韦林）抑制病毒生长，对症支持治疗。激素类用于带状疱疹病毒感染，故选项 A 错误。选项 B 口服维生素为支持治疗，而不必服用微量元素。选项 D 为抗结核菌用药。选项 E 为抗真菌感染用药。

98. 下面哪项关于该病的描述是正确的
    A. 该病预后差，需住院进行全面治疗
    B. 由于引发该病的病原微生物可经口 - 呼吸道传播，故该患儿应避免接触其他儿童与幼儿
    C. 该病是变态反应性疾病，无传染性，患儿不需隔离
    D. 该病成人多发，在儿童很少见
    E. 该病病理表现为非特异性溃疡，后期可见肉芽组织增生

【答案】B

【解析】患儿由单纯疱疹病毒感染所致，单纯疱疹病毒可通过飞沫、唾液及疱疹液直接接触传播，也可以通过食具和衣物间接传染，故患儿需隔离，选项 C 错误。本病以 6 岁以下儿童多见，尤其是 6 个月至 2 岁更多，故选项 D 错误。组织病理可见有上皮内疱形成，胞核内可见病毒包涵体，上皮下方结缔组织中有水肿、血管扩张充血和炎症细胞浸润，故选项 E 错误。该病预后良好，少数情况，该病可能在体内广泛播散，极少数病例引起脑炎或脑膜炎。在有严重并发症发生时才需住医院行全面治疗，故选项 A 错误。

99. 义齿性口炎病因是
    A. 细菌感染　　　　B. 真菌感染　　　　C. 自身免疫功能缺陷
    D. 变态反应　　　　E. 病毒感染

【答案】B

【解析】义齿性口炎患者黏膜呈亮红色水肿，或有黄白色的条索或斑点状假膜，涂片检查可见菌丝和孢子。选项 C 自身免疫功能缺陷多引起贝赫切特综合征（又称白塞综合征）、天疱疮。选项 D 变态反应多引起变态反应性口炎。

（100～102 题共用备选答案）
A. 单侧带状群集分布的水疱和神经痛
B. 突然发生的急性炎症，发病前有用药史
C. 有创伤史，溃疡形态往往与机械性刺激因子相吻合
D. 早期患儿损害区黏膜充血，散在色白如雪的小斑点，不久可融合成白色斑片，可继续扩大蔓延
E. 溃疡小而多，散在分布于黏膜任何部位，直径小于 2mm，相近溃疡可融合成片

100. 符合急性假膜型念珠菌性口炎的临床表现是
【答案】D

101. 疱疹样溃疡的临床表现为
【答案】E

102. 创伤性溃疡的诊断依据是
【答案】C

【解析】急性假膜型念珠菌口炎以新生儿最多见，损害区黏膜充血，有散在的色白如雪的小斑点，用力可擦去，不久可融合成白色斑片，可继续扩大蔓延，严重者波及扁桃体、咽部。疱疹样溃疡疾病的特点：口腔黏膜可发生十几个或几十个直径小于 2mm 的溃疡，因数目较多又分布散，似"满天星"。想诊断创伤性溃疡需要有创伤因子的存在，并且创伤刺激物与溃疡相契合。选项 B 为药物变态反应性口炎的临床表现。

第二单元　口腔黏膜溃疡性疾病

1. 不会发生恶变的有
A. 白斑
B. 扁平苔藓
C. 慢性盘状红斑狼疮
D. 口腔红斑
E. 复发性阿弗他溃疡

【答案】E

【解析】白斑及红斑属于癌前病变或潜在恶性疾患，有恶变的概率。WHO将扁平苔藓、盘状红斑狼疮列入癌前状态的范畴，故也具有恶变的概率。依次排除。

2. 复发性口腔溃疡的确切病因是
A. 细菌感染
B. 病毒感染
C. 遗传因素
D. 营养障碍
E. 尚不清楚

【答案】E

【解析】本病病因尚不明确，目前认为本病的发生是多种因素综合作用的结果。

3. 复发性口腔溃疡在临床上可分为以下哪几型
A. 轻型、口炎型、重型
B. 轻型、疱疹型、特殊型
C. 轻型、疱疹型、坏死型
D. 普通型、特殊型
E. 充血型、溃疡型、坏死型

【答案】A

【解析】复发性阿弗他溃疡在临床上分为三型。分别是：轻型阿弗他溃疡、疱疹样阿弗他溃疡、重型阿弗他溃疡。

4. 口炎型口疮的特征是
A. 一般1～5个溃疡，直径2～4mm，多发生于唇颊黏膜
B. 多为单个大溃疡，直径超过1cm，多发于颊、软腭等处
C. 数目多少、直径大小变化很大，可见明显的局部刺激因素
D. 溃疡单发，病程长，呈潜掘状
E. 多发溃疡可达几十个，直径1～2mm似"满天星"，亦可融合成片，黏膜充血

【答案】E

【解析】口炎型口疮又称疱疹样阿弗他溃疡，疾病特点为：口腔黏膜任何部位均可发生直径小于2mm，十几个或几十个的溃疡。因溃疡数量多，直径小，故被比喻为"满天星"。

5. 关于腺周口疮的临床表现，下列哪项是错误的
A. 损害常为多个大溃疡，罕见单发
B. 溃疡直径大于1cm
C. 常累及深层黏膜腺组织
D. 溃疡周围组织红肿或微显隆起
E. 病程可达数周至数月，愈后可留瘢痕

【答案】A

【解析】腺周口疮又称重型阿弗他溃疡。溃疡可表现大而深，似"弹坑状"，溃疡发作数量1～2个，直径多在1cm以上，深达黏膜下层或肌层，愈后可留瘢痕。

6. 治愈后会留下瘢痕的疾病是
A. 创伤性血疱
B. 口炎型口疮
C. 疱疹性口炎
D. 腺周口疮
E. 血管神经性水肿

【答案】D

【解析】因为腺周口疮病损深达黏膜下层或肌层，故愈合后可留瘢痕。

7. 复发性口腔溃疡是一种有自限性疾病，通常轻型复发性口腔溃疡患者病程为
A. 2～4天
B. 10～14天
C. 1个月
D. 数月
E. 一年之内

【答案】B

【解析】复发性阿弗他溃疡具有自限性、周期性、复发性。可分三型，其三型愈合时间均不一样，轻型阿弗他溃疡一般第5天左右溃疡开始愈合，10～14天溃疡愈合，不留瘢痕，故答案为B。重型阿弗他溃疡因病损深达肌层，故愈合时间长，多为一至数月，愈合后会有瘢痕产生。

8. 患者，男，24岁，主诉舌部疼痛4天，进食酸辣等刺激性食物可加剧疼痛。检查见左舌缘及舌腹有一直径1mm溃疡，"黄红凹痛"表现，基底柔软，有复发史。溃疡一周左右可自行愈合。拟诊断为
   A. 疱疹性口疮 B. 球菌性口炎 C. 轻型口疮
   D. 重型口疮   E. 多形性红斑

【答案】C

【解析】患者具有反复发作溃疡史，且可自愈，说明有自限性。溃疡数量少，直径未超过1cm，可排除D。探之基底为柔软可排除癌性溃疡，再加病损出现典型性的特征表现："黄红凹痛"，可诊断为轻型口疮。题中并未交代患者有簇集性水疱发生可排除A。球菌性口炎需有细菌作为致病菌才可进行相应诊断，排除B。多形性红斑是超敏反应性疾病，并无"黄红凹痛"等特征。

9. 男，50岁。反复发作口腔溃疡30余年，多见于唇、颊、舌等部位，每次数量不等，近3年来发作频繁，几乎无间歇期。溃疡较大。愈合时间长，舌部有瘢痕形成。此次悬雍垂出现一大面积的溃疡已4周，疼痛影响进食来诊。查外阴、生殖器无病损。该病所属类型是
   A. 轻型口疮   B. 口炎型口疮 C. 腺周口疮
   D. 白塞综合征 E. 唇疱疹

【答案】C

【解析】该患者口腔黏膜反复发生溃疡，说明具有复发性。虽愈合时间长，但是说明溃疡具有自限性及周期性。符合复发性阿弗他溃疡的基本特点，可排除E。患者检查见外阴、生殖器均无病损，可排除D。复发性阿弗他溃疡分为轻型、疱疹型、重型三类，前两型愈合后不留瘢痕，且溃疡直径小，多以唇颊舌腭黏膜多见，位置靠前。由此可排除A、B。重型口疮又称腺周口疮，溃疡发作时数量少，1~2个，溃疡直径多数大于1cm以上，溃疡深达肌层，愈后可有瘢痕产生。

10. 患者，女，36岁，主诉上唇中份疼痛3天，进食刺激性食物可加剧疼痛。口腔检查：相对右上第一中切牙唇侧黏膜见一直径为2mm溃疡，上覆假膜，溃疡基底充血，触痛明显，基底柔软。主诉近似病史约3年，每年发作8~10次，溃疡10~14天可自行愈合。拟诊断为
   A. 盘状红斑狼疮 B. 天疱疮   C. 轻型口疮
   D. 重型口疮   E. 多形性红斑

【答案】C

【解析】患者口腔黏膜反复发生溃疡，且溃疡直径小于10mm，10~14天可自行愈合，说明具有复发性、周期性、自限性，符合复发性溃疡特征。因可以愈合，加之基底部柔软，可以诊断为轻型口疮。

11. 下列哪项属于非自伤性溃疡
    A. 褥疮性溃疡   B. 自伤性溃疡 C. 化学灼伤性溃疡
    D. 热损伤性溃疡 E. 以上均是

【答案】A

【解析】非自伤性溃疡指口腔中各种导致创伤性溃疡的机械性刺激因素引起相应部位的溃疡。褥疮性溃疡由持久的非自伤性机械刺激造成，多见于老年人，残根残冠或不良修复体长期损伤黏膜，溃疡深及黏膜下层，边缘轻度隆起，色泽灰白，疼痛不明显，属于非自伤性溃疡，故本题选择A。B选项自伤性溃疡好发于性情好动的青少年或患多动症的儿童。由自伤性刺激引起，患者常有下意识地咬唇、咬颊或用铅笔尖、竹筷等尖锐物点刺颊脂垫等不良习惯。C选项化学灼伤性溃疡由刺激性的化学药物或修复材料引起的口腔黏膜损伤。D选项热损伤性溃疡因饮料、开水、食物过烫引起的黏膜灼伤；或因口腔内低温治疗操作不当引起的冻伤。B、C、D、E均是自伤性溃疡。

12. 创伤性溃疡的临床特征为
    A. 溃疡形态与刺激物相吻合 B. 溃疡呈菜花状，基底有浸润 C. 患者多有低热、乏力、盗汗
    D. 溃疡可自愈   E. 溃疡表浅，周围红晕，疼痛明显

【答案】A

【解析】创伤性溃疡的形成是因为口腔黏膜长期受到机械刺激，溃疡的部位、大小、形状应与刺激因素相吻合。

13. 儿童创伤性溃疡最好发的部位是
    A. 舌缘   B. 颊黏膜   C. 舌系带附近
    D. 前庭沟黏膜 E. 舌背

【答案】C

【解析】考查知识点为创伤性溃疡的临床表现。无论是婴儿还是成年人，前庭沟均是创伤性溃疡的少发部位，所以首先可以排除选项D。舌缘、舌背和颊黏膜的创伤性溃疡往往由后牙咬伤所致。而儿童创伤性溃疡多是因为

过短的舌系带和过锐的新萌出的下中切牙长期摩擦刺激引起的溃疡。下前牙最易引起舌系带两侧黏膜的溃疡。

（14～16题共用备选答案）

A. 溃疡较小，表面微凹陷，少量黄色渗出，周围充血
B. 溃疡深达黏膜下层，边缘高起，咽部及口角可见瘢痕
C. 溃疡较深，边缘不整，基底有浸润
D. 溃疡与刺激物相邻，周缘白色水肿
E. 溃疡基底暗红色桑葚样肉芽肿，边缘鼠啮状

14. 重型阿弗他溃疡的溃疡特点为

【答案】B

15. 轻型阿弗他溃疡的溃疡特点为

【答案】A

16. 创伤性溃疡的溃疡特点为

【答案】D

【解析】应熟知重型阿弗他溃疡的临床表现，A中溃疡微凹陷不是本病的特点，D中溃疡与刺激物相邻，周缘白色水肿，是创伤性溃疡的表现，C中基底浸润是癌性溃疡的特点，E中基底暗红色桑葚样肉芽肿，边缘鼠啮状是结核性溃疡的表现。B中内容是重型阿弗他溃疡的特点。轻型阿弗他溃疡的临床表现，溃疡较小，表面微凹陷，少量黄色渗出，周围充血。创伤性溃疡是由口腔内的残根、残冠摩擦、刺激所致，其临床特点是：溃疡附近常有刺激物，并与溃疡相吻合。

17. 复发性口腔溃疡较少发生的部位是

A. 颊　　　　　　　　　B. 腭弓　　　　　　　　　C. 硬腭
D. 软腭　　　　　　　　E. 舌缘

【答案】C

【解析】复发性口腔溃疡好发于唇、颊、舌缘等，口腔黏膜任何部位均能发生。但在角化完全的部位则少见，如：硬腭。

18. 复发性轻型口腔溃疡的临床表现下列哪项是正确的

A. 损害常为单个呈圆形或椭圆形的小溃疡，边缘整齐，有红晕
B. 直径可逐渐扩大至1～2cm累及深层黏膜
C. 愈合后有瘢痕或有组织缺损
D. 病程可长达数周至数月之久
E. 一般都始发于口角区黏膜

【答案】A

【解析】复发性轻型口腔溃疡为复发性溃疡中最常见的一型。溃疡好发于唇、舌、颊、软腭等无角化或角化较差的黏膜，故可排除E。溃疡孤立散在，一般直径5～10mm，故B错误，可排除。溃疡局部有灼痛，可持续10～14天，愈合后不留瘢痕。

19. 女，34岁。口腔反复溃疡10年，加重1年。10年来口腔溃疡反复发作，近1年来发作次数明显增加，并且与月经周期有关。否认其他系统性疾病史。检查：体温37.5℃，舌前部散在多个小溃疡，直径1～2mm，溃疡边缘整齐，呈"满天星"状，周围充血明显，下颌下淋巴结肿大，最可能的诊断是

A. 复发性疱疹性龈口炎　　B. 复发性疱疹性口炎　　C. 疱疹样阿弗他溃疡
D. 重型复发性阿弗他溃疡　　E. 轻型复发性阿弗他溃疡

【答案】C

【解析】疱疹样阿弗他溃疡多发于成年女性。好发于唇、舌、颊等无角化或角化较差的黏膜，溃疡直径小于2mm，数目多，散在分布，似"满天星"，黏膜充血发红，可伴有头痛、低热、局部淋巴结肿痛等症状。根据临床症状及检查，最可能诊断为疱疹样阿弗他溃疡。

20. 患者，女，38岁，口腔溃疡反复发作，时轻时重，近来溃疡此起彼伏影响进食及工作，经检查诊断为疱疹样口疮。下列治疗措施不妥的是

A. 氯己定溶液含漱　　　B. 口服西地碘　　　C. 使用0.5%达克罗宁
D. 使用转移因子　　　　E. 使用氨苯砜

【答案】E

【解析】本题诊断为疱疹样口疮，疾病具有周期性、复发性、自限性。溃疡无特效治疗方法，治疗以消除致病因素、减轻症状、缩短病程、控制复发，缓解病情为目的。

药物治疗	局部	达克罗宁止痛、氯己定漱口液、糖皮质激素、西地碘片或地喹氯铵含片
	全身	维生素C、抗生素、转移因子
物理治疗	激光、微波照射溃疡	
中医中药治疗	六味地黄丸、龙胆泻肝丸、导赤丸	

(21～23题共用题干)

患者，男，18岁，口腔溃疡反复发作，溃疡发作间隔时间没有规律，每次溃疡虽然数目不多，但持续时间长，经常3周都不愈合，患者痛苦不堪。此次右颊黏膜溃疡已有10余天，仍疼痛明显。口腔检查发现右颊黏膜相对第三磨牙附近有一个深在溃疡，可探至肌层，直径1cm左右，界线清楚，边缘红肿隆起。

21. 拟诊断为
A. 口腔结核　　　　　　　　B. 颊部鳞癌　　　　　　　　C. 腺周口疮
D. 轻型口疮　　　　　　　　E. 创伤性溃疡
【答案】C

22. 对本病描述正确的是
A. 溃疡边缘不齐，周围有浸润　　B. 是细菌感染引起　　　　　C. 溃疡好发于成年人
D. 本病具有传染性　　　　　　　E. 虽然愈合时间长，但有自限性
【答案】E

23. 对预后的描述正确的是
A. 溃疡愈后不留瘢痕　　　　B. 溃疡愈后留瘢痕　　　　　C. 溃痛长期不愈
D. 预后局部黏膜色素沉着　　E. 可能会癌变
【答案】B
【解析】根据题中相关临床表现，患者口腔黏膜反复发生直径1cm、数量少的溃疡，且愈合时间较长，疼痛较为明显，这些特点符合腺周口疮的临床表现。虽然溃疡深达肌层，直径大于1cm，愈合时间长，但是具有自限性。因腺周口疮深达肌层或黏膜下层，故愈合后可留有瘢痕。

24. 早期孤立，直径较小的阿弗他溃疡，用何种药物灼治以促进愈合并止痛
A. 3%碘酊　　　　　　　　B. 70%乙醇　　　　　　　　C. 20%三氯醋酸
D. 10%硝酸银　　　　　　　E. 3%过氧化氢
【答案】D
【解析】治疗口腔溃疡时蘸10%硝酸银点于溃疡区数秒，溃疡面组织立刻变白，形成保护层，能防止细菌入侵，减轻理化刺激的传入，有效缓解疼痛，有利于病变区组织的愈合修复。

25. 患者，女，65岁下颌义齿基托边缘锐利，下后牙前庭沟处可见一处深在溃疡，边缘隆起疼，痛不明显，最可能的诊断是
A. 自伤性溃疡　　　　　　　B. 结核性溃疡　　　　　　　C. 癌性溃疡
D. 压疮性溃疡　　　　　　　E. Riga-Fede溃疡
【答案】D
【解析】压疮性溃疡是由持久的非自伤性机械性刺激所造成，多见于老年人。残根残冠或不良修复体长期损伤黏膜，溃疡深及黏膜下层，边缘轻度隆起，色泽灰白，疼痛不明显。本例中根据其年龄特征、有不良修复体存在及临床表现，最可能的诊断应为压疮性溃疡。

26. 女，26岁。舌尖溃疡疼痛3天。口腔溃疡反复发作5年，每月发作1次。发作部位不固定，一次1～2处，7天左右可自行愈合，外阴部未发生过类似溃疡。检查发现左舌尖黏膜有一直径为2～3mm的溃疡，周边有红晕；表面覆有浅黄色假膜。可能的诊断是
A. 轻型口疮　　　　　　　　B. 疱疹性龈炎　　　　　　　C. 口炎型口疮
D. 白塞综合征　　　　　　　E. 腺周口疮
【答案】A
【解析】本题知识点为阿弗他溃疡的临床分型及表现。本题的5个选项都可出现口腔溃疡病损，但从题干可得知本病反复发作，可自愈，但无发疱期，可以首先排除B。根据溃疡发作情况，一次1～2处，直径为2～3mm大小，7天左右可自行愈合，可以排除C和E。外阴部未发生过类似溃疡，排除白塞综合征。

(27～29题共用题干)

男，36岁。3年前患空洞型肺结核，经治疗病情稳定。2个月前下唇黏膜出现一个大溃疡，疼痛明显，经抗炎治疗1个月无效。活检确诊为口腔结核。

27. 该患者溃疡的临床特征是
A. 溃疡表浅，形状不规则，表面灰黄色假膜
B. 溃疡深大，基底呈粟粒状小结节，边缘不整，表面有污秽假膜，似"鼠啮状"
C. 溃疡深大，基底有颗粒状突起，似"菜花状"，边缘及基底有硬结
D. 溃疡较深，边缘轻微隆起，中央凹陷，表面有灰白假膜，疼痛明显
E. 溃疡表浅，面积较大，多为双侧分布
【答案】B

28. 对该患者溃疡的诊断最具价值的病理变化是
A. 形成类上皮结节，中央为干酪样坏死
B. 复层鳞状上皮坏死形成溃疡
C. 炎性细胞浸润
D. 非典型增生
E. 基底细胞液化变性
【答案】A

29. 其正确处理方法应为
A. 不治疗，观察
B. 休息和加强营养
C. 增强机体免疫功能
D. 全身给予异烟肼、链霉素和对氨基水杨酸钠标准治疗18个月
E. 全身给予异烟肼、利福平和乙胺丁醇短程治疗
【答案】E

【解析】在口腔黏膜最常见表现的是结核性溃疡、结核性肉芽肿。结核性溃疡是口腔中最常见的继发性结核损害。常以舌部最为常见，溃疡深大，基底呈粟粒状小结节，边缘不整，似"鼠啮状"结核病理变化特征为结核结节，为一种增殖性病变，结节中央为干酪样坏死，其外环绕多层上皮细胞和朗哥汉斯细胞。抗结核治疗标准方案为全身给予异烟肼、利福平和乙胺丁醇短程治疗，此方案可以取得较为理想的效果。

(30~32题共用题干)
患者，女，21岁，主诉舌尖疼痛4天，进食及说话可疼痛加重。检查可见舌尖中份及舌腹黏膜有一直径2.5mm溃疡3个，周围充血明显，上覆黄色假膜，触痛明显，基底柔软。7年来溃疡反复发作，时轻时重，近几月发作次数增多，溃疡数目增加，愈合时间延长。

30. 拟诊断为
A. 疱疹样口疮
B. 轻型口疮
C. 天疱疮
D. 重型口疮
E. 疱疹性口炎
【答案】B

31. 非本病病损的好发部位
A. 颊黏膜
B. 唇黏膜
C. 舌黏膜
D. 牙龈黏膜
E. 口底黏膜
【答案】D

32. 对于本病病因比较恰当的描述为
A. 完全是细胞免疫及体液免疫的问题
B. 由细菌和病毒感染引起的
C. 完全是遗传因素决定的
D. 完全是环境因素引起的
E. 多种因素综合作用的结果
【答案】E

【解析】此患者口腔反复发生溃疡，且个数不超5个，直径为近3mm，溃疡周围充血明显，且其上有假膜产生，由此可诊断为复发性轻型阿弗他溃疡。复发性溃疡好发于唇颊舌腭处角化不良或无角化的黏膜，并非角化完全的牙龈处。复发性阿弗他溃疡病因尚不明确，目前认为本病的发生是多种因素综合作用的结果。

(33~35题共用题干)
患者，男，68岁，口腔溃疡一月左右不见好转，疼痛明显，影响咀嚼及说话等活动。检查见牙周情况尚可，牙齿排列基本整齐，右下第二磨牙残冠边缘锐利，牙体中心可见大块牙龈息肉，相对舌缘见一深在溃疡，直径1.2cm左右，边缘轻度隆起，色泽灰白，触痛并不明显。

33. 拟诊断为
A. 轻型口疮
B. 癌性溃疡
C. 天疱疮
D. 腺周口疮
E. 创伤性溃疡
【答案】E

34. 拟采取的主要措施为
A. 口服抗生素　　　　　　B. 迅速活检　　　　　　C. 拔除残冠
D. 氯己定含漱　　　　　　E. 局部涂消炎防腐药
【答案】C

35. 本病的病因为
A. 化学性灼伤　　　　　　B. 自伤性刺激　　　　　C. 冷热刺激伤
D. 非自伤性刺激　　　　　E. 机械刺激引起
【答案】E

【解析】患者右侧下颌有残冠，且边缘锐利，为刺激因素的存在。牙体中心可见大块牙龈息肉，说明牙齿长期处于需要治疗的阶段。刺激因素的相对舌缘，可见一深在溃疡，其溃疡与刺激因子相契合，可诊断为创伤性溃疡。对于创伤性溃疡的治疗，应首先去除局部刺激因素，拔除残冠。长期的机械刺激对黏膜可造成创伤性溃疡。

(36～37题共用备选答案)
A. 病因不清，多种因素共同作用　　B. 长期使用激素、免疫力降低、婴幼儿　　C. 病毒感染
D. 螺旋体感染　　　　　　　　　　E. 局部刺激

36. 手足口病的病因
【答案】C

37. 创伤性溃疡的病因
【答案】E

【解析】手足口病是由柯萨奇病毒引起具有小流行性的皮肤黏膜病。创伤性溃疡的发生是因为口腔黏膜长期受到机械刺激。

(38～41题共用备选答案)
A. 溃疡孤立存在，表面微凹，少量黄色渗出，周缘充血
B. 溃疡深达黏膜下，边缘高起，咽部及口角可见瘢痕
C. 溃疡与刺激物相邻，周缘白色水肿及角化
D. 溃疡较深，边缘不整，基底有浸润
E. 溃疡浅表，基底暗红色桑葚样肉芽肿，边缘鼠啮状

38. 腺周口疮的溃疡特点为
【答案】B

39. 轻型口疮的溃疡特点为
【答案】A

40. 结核性口腔溃疡的溃疡特点为
【答案】E

41. 褥疮性溃疡的溃疡特点为
【答案】C

【解析】腺周口疮又称重型阿弗他溃疡，溃疡表现大而深，似弹坑状，溃疡直径大于1cm以上，深达肌层，愈后有瘢痕。故38题选B。轻型口疮特点为，溃疡直径5～10mm，溃疡一般个数3～5个，约5天左右溃疡开始愈合，10～14天溃疡愈合，不留瘢痕。结核性溃疡关键题眼为"溃疡边缘可成鼠啮状或潜掘状"，亦可有桑葚样肉芽肿特点。褥疮性溃疡为创伤性溃疡，多发于佩戴义齿的人群。

42. 复发性阿弗他溃疡是最常见的口腔黏膜病，其患病率高达多少左右
A. 10%　　　　　　　　　　B. 30%　　　　　　　　　C. 20%
D. 40%　　　　　　　　　　E. 50%
【答案】C

【解析】复发性阿弗他溃疡在一般人群中发病率为20%，特定人群可高达50%，女性多于男性。

43. 对于重型阿弗他溃疡患者，可用下列哪种药物做局部封闭
A. 曲安奈德混悬液　　　　　B. 庆大霉素注射液1.0mL　　　C. 青霉素
D. 2% 四环素　　　　　　　E. 0.25% 金霉素液
【答案】A

【解析】重型阿弗他溃疡因溃疡深达肌层，常伴有低热乏力等全身不适症状的出现，故此应用局部与全身相结合的方法来治疗。重型阿弗他溃疡可于病损局部黏膜下注射糖皮质激素，如曲安奈德、倍他米松等。

322

44. 关于轻型阿弗他溃疡临床表现，错误的是
A. 溃疡中间凹陷，基底不硬
B. 周边围有约1mm的充血红晕带
C. 表面覆有浅黄色假膜
D. 灼痛感明显
E. 经治疗后才能愈合
【答案】E
【解析】轻型阿弗他溃疡临床表现为：黄红凹痛既溃疡表面覆盖浅黄色假膜、周边围有约1mm的充血红晕带、溃疡中间凹陷，基底不硬、灼痛感明显，所以A、B、C、D均正确。阿弗他溃疡具有不治自愈的自限性。

45. 下列关于复发性阿弗他溃疡临床特点的描述，错误的是
A. 先出现密集分布的针头大小的小水疱后破溃形成溃疡
B. 病程一般为7～14天
C. 呈周期性复发且有自限性
D. 好发于中青年
E. 溃疡表现为孤立的、圆形或椭圆形的浅表性溃疡
【答案】A
【解析】复发性阿弗他溃疡有自限性、复发性、周期性。其特征为典型的"红、黄、凹、痛"。

(46～48题共用备选答案)
A. 轻型口疮　　B. 重型口疮　　C. 疱疹样口疮
D. 贝赫切特综合征　　E. 疱疹性口炎

46. 溃疡为圆或椭圆形，直径2～4mm，边缘整齐，周围有1mm宽的红晕，溃疡数目不多，一般每次1～5个，7～14天愈合
【答案】A

47. 溃疡直径10～30mm，深达黏膜下层或肌层，或发于口腔后部，持续数周至数月，愈合后遗留瘢痕
【答案】B

48. 舌腹、口底多见，溃疡直径仅1～2mm，数目较多，可达数十个或以上，散在分布
【答案】C
【解析】轻型复发性阿弗他溃疡起初为黏膜充血水肿，继而形成浅表溃疡，圆或椭圆形，直径5～10mm，5天左右开始愈合，一般10～14天溃疡愈合，不留瘢痕。重型口疮溃疡面直径可大于10mm，大而深，似"弹坑"，可深达黏膜下层腺体及腺周组织，周围组织红肿隆起，基底微硬，表面有灰黄色假膜或灰白色坏死组织，疼痛剧烈，持续数周至数月，愈合后留瘢痕。疱疹样口疮的溃疡小而多，散在分布如"满天星"。贝赫切特综合征又称白塞综合征，口、眼、生殖器的病损是其特征。疱疹性口炎有成簇小水疱，多发生于婴幼儿。

49. 男，78岁。左下颌后牙黏膜出现破溃疼痛1年。口腔检查：左下67残冠，颊侧黏膜上有一个直径1.5cm的深溃疡，周围硬，边缘不齐，底部呈菜花状，扪诊基底部有硬结。触诊下颌下淋巴结肿大。为明确诊断，最佳辅助诊断方法是
A. X线片检查
B. 刮片检查
C. 结核菌素试验
D. 活体组织病理学检查
E. 超声体层检查
【答案】D
【解析】此题需要先进行诊断，患者左下颌有残冠，残冠长期反复刺激造成相应处形成深的溃疡，扪诊基底部有硬结，说明基底部有浸润，下颌下淋巴结相应肿大，应诊断为癌性溃疡。对于癌性溃疡最佳且准确的辅助诊断方法为：组织活检。

(50～51题共用题干)
女，45岁。唇部黏膜肿胀破溃3个月余。口腔检查：下唇左侧可见一个直径1cm的浅表、微凹；溃疡，基底有少许渗出物，渗出物下可见桑葚样肉芽肿，溃疡边缘清楚，微隆，呈鼠啮状。

50. 为明确诊断，下列哪项是最需要的
A. 结核菌素试验
B. 取渗出物直接涂片查菌丝
C. 浓缩集菌培养
D. 检查有无局部刺激因素
E. 活体组织病理学检查
【答案】A
【解析】根据临床特点，对于无复发史而又长期不愈的浅表溃疡，且溃疡边缘微隆，呈鼠啮状。应怀疑为口腔结核性溃疡，结核史及结核菌素试验有助于明确诊断。活体组织病理学检查应在感染控制后进行，否则会误诊。

51. 病理学检查示：结节中央部分有大量肿胀的组织细胞和朗格汉斯细胞，有密集淋巴细胞浸润，结合临

床表现诊断为
  A. 结核性溃疡   B. 复发性重型阿弗他溃疡   C. 癌性溃疡
  D. 创伤性溃疡   E. 坏死性涎腺化生
  【答案】A
  【解析】口腔结核性炎的病理表现为结缔组织中形成多个结节，结节的中心为无结构的干酪样物质，环绕着许多上皮样细胞和朗格汉斯多核巨细胞，结节最外层为大量淋巴细胞。复发性阿弗他溃疡的病理表现为溃疡表面有纤维素渗出物形成假膜或坏死组织覆盖，固有层胶原纤维水肿变性，均质化或弯曲断裂，炎症细胞大量浸润，故 B 错误。癌性溃疡多为鳞状细胞癌，具有不同程度的鳞状分化，故 C 错误。创伤性溃疡表现为非特异性溃疡，上皮连续性破坏，表层脱落坏死形成凹陷，溃疡底部结缔组织中有炎性细胞浸润，故 D 错误。坏死性涎腺化生的病理表现为溃疡周围的表面上皮呈假上皮瘤样增生，腺小叶坏死，腺泡壁溶解消失，黏液外溢形成黏液池，腺导管上皮呈明显的鳞状化生，形成大小不等的上皮岛或上皮条索，故 E 错误。

52. 在临床上遇到创伤性溃疡，最主要的首先应该做的是
  A. 抗炎治疗   B. 止痛治疗   C. 活检
  D. 去除刺激物   E. 抗菌治疗
  【答案】D
  【解析】尽快去除刺激因素是创伤性溃疡治疗的首要措施，包括拔除残根残冠，磨改过锐牙尖和边缘嵴，修改不良修复体，纠正咬唇咬颊不良习惯，改变婴儿喂食方式，手术矫正舌系带过短等。

（53～54 题共用题干）
  女，65 岁。戴全口义齿后，出现两侧龈颊沟疼痛 2 个月。检查：两侧下颌龈颊沟各有一线状溃疡，以右侧为重。义齿双侧基托边缘压迫溃疡处，义齿右侧基托边缘较长。

53. 该患者最可能的诊断是
  A. 结核性溃疡   B. 义齿性口炎   C. 癌性溃疡
  D. 白塞综合征   E. 创伤性溃疡
  【答案】E
  【解析】创伤性溃疡是指由于物理性、机械性或化学性刺激而产生的口腔软组织损害。残根、残冠的尖锐边缘，不良修复体等可使相对应的黏膜形成溃疡或糜烂面。结核性溃疡边缘微隆，呈鼠啮状，周边有倒凹，底不平呈粟粒状小结节，表面污秽假膜。排除 A。癌性溃疡，溃疡深大，边缘突起，底部呈菜花样，基底及周围有硬性浸润，排除 C。白塞综合征有眼口生殖器三联征，排除 D。义齿性口炎好发于老年人，黏膜水肿或有黄白色条索状，斑点状假膜。

54. 该患者现阶段首选的治疗措施是
  A 手术切除溃疡   B. 调磨或重做义齿   C. 抗结核治疗
  D. 局部激光治疗   E. 局部止痛治疗
  【答案】B
  【解析】创伤性溃疡物理损伤首先应去除局部刺激因素，如拔除残根，修改或拆除不合适的修复体，磨改锐利的牙尖或切嵴。该患者由于戴全口义齿导致创伤性溃疡应调磨或重做义齿。

（55～57 题共用题干）
  女，青年。有溃疡反复发作的病史 10 年，每次发作溃疡少于 5 个，症状轻，可以自行愈合。

55. 诊断为
  A. 轻型口疮   B. 疱疹型溃疡   C. 腺周口疮
  D. 疱疹性口炎   E. 贝赫切特综合征（白塞综合征）
  【答案】A

56. 本次发病溃疡扩大，直径 1～2cm，深及黏膜层，呈"弹坑状"损害，应诊断为
  A. 轻型口疮   B. 疱疹型溃疡   C. 腺周口疮
  D. 疱疹性口炎   E. 贝赫切特综合征
  【答案】C
  【解析】重型阿弗他溃疡又称腺周口疮，溃疡大而深，"似弹坑"，可深达黏膜下层腺体及腺周组织，直径可大于 1cm，溃疡期持续时间较长，可达 1～2 个月或更久，通常 1～2 个溃疡。

57. 复发性口腔溃疡治疗措施中，近期疗效最佳的是
  A. 口腔局部消炎，止痛、促愈合   B. 手术切除
  C. 注射转移因子或口服左旋咪唑   D. 针对与发病有关的全身和局部因素治疗

E. 补充营养

【答案】C

【解析】复发性口腔溃疡的治疗可分为局部和全身治疗，但首先要保持口内清洁，病情严重时给以全身性药物，特别是免疫功能异常者。对于复发频繁且病情较重或长期不愈的溃疡，可考虑全身治疗以减少复发并促进愈合，尤其是针对病因的治疗，如细胞免疫功能低下者，以免疫增加剂治疗，往往能提高疗效。临床上常选用转移因子、左旋咪唑、胸腺肽等，以提高患者的免疫功能。

58. 在复发性阿弗他溃疡全身治疗中，正确使用糖皮质激素类药物的方法是

A. 泼尼松 60mg/d，分 3 次口服，控制病情后减量

B. 泼尼松 80～100mg/d，分 3 次口服，控制病情后减量

C. 泼尼松 100～200mg/d，分 3 次口服，控制病情后减量

D. 泼尼松 10～30mg/d，分 3 次等量口服，溃疡控制后逐渐减量

E. 泼尼松 60～80mg/d，分 3 次口服，控制病情后减量

【答案】D

【解析】复发性阿弗他溃疡全身治疗中，糖皮质激素类药物常用泼尼松，每片 5mg，开始时每日 10～30mg，每日 3 次等量服用或采取最高暮低法，待溃疡控制后逐渐减量。选项 A、B、C、E 中泼尼松的用量稍大，可用于重症的药物变态反应性口炎。

59. 对于发作不频繁、个数较少、溃疡期较长的患者，为了减轻症状、促进溃疡面早日愈合，可用腐蚀性药物烧灼溃疡面。下列哪种药物不具备此种功能

A. 0.5% 盐酸达克罗宁液　　B. 8% 氯化锌　　C. 50% 三氯醋酸

D. 10% 硝酸银　　E. 95% 乙醇

【答案】A

【解析】对于发作不频繁、个数较少、溃疡期较长的患者，可用腐蚀性药物烧灼溃疡使组织的蛋白凝固，形成假膜，促进溃疡愈合，腐蚀性药物有 10% 硝酸银、50% 三氯醋酸、95% 乙醇、8% 氯化锌等，故此题选择 A。选项 B、C、D、E 都是烧灼溃疡面用的腐蚀性药物。

60. 创伤性溃疡治疗中，首要措施是

A. 局部使用抗生素　　B. 局部封闭　　C. 全身使用肾上腺皮质激素

D. 尽快去除刺激因素　　E. 理疗

【答案】D

【解析】创伤性溃疡治疗的首要措施是尽快去除刺激因素，包括拔除残根残冠，磨改过锐牙尖和边缘嵴，修改不良修复体，纠正不良习惯，改变喂养方式，手术矫正舌系带过短等，去除刺激因素后，溃疡很快明显好转或愈合。选项 A 为溃疡伴有感染者，选项 B、C 为重型溃疡的治疗，选项 E 为辅助治疗，可减少渗出促进愈合。

61. 患者口腔反复发生溃疡，1 周左右可自愈，近期发作频繁，溃疡小而多，以唇、颊、舌为主，黏膜充血、疼痛明显，唾液增多且口臭，局部淋巴结肿大。下列诊疗措施不妥的是

A. 消炎止痛含漱液　　B. 使用肾上腺皮质激素　　C. 使用转移因子

D. 注射卡介苗　　E. 进行活组织检查

【答案】E

【解析】根据题干叙述可以判断患者最可能患的疾病是疱疹样型复发性阿弗他溃疡，治疗措施主要包括药物治疗、物理治疗和心理治疗。其中药物治疗包括局部用药、全身用药和中医中药，局部药物有消炎、镇痛、促进愈合以及糖皮质激素类药物，如软膏、含漱剂、雾化剂、凝胶、曲安奈德口腔糊剂等，全身药物有糖皮质激素、免疫抑制剂、免疫增强剂等，如地塞米松、环磷酰胺、转移因子、卡介苗、胸腺素、干扰素等。一般不需要做特别的实验室检查及活检。对大而深，病程长的溃疡，应警惕癌性溃疡的可能，必要时才做活检以明确诊断。

62. 患者，女，26 岁。口腔反复溃疡半年。检查见左颊黏膜有 5 个直径 2～4mm 小溃疡，圆形，边界清晰，散在。溃疡中央凹陷，基底不硬，周围有充血的红晕带，上覆浅黄色假膜。患者进食疼痛。对于该病的病因描述正确的是

A. 由于机体免疫因素造成　　B. 病因复杂，存在明显个体差异，目前尚不清楚

C. 由于细菌、病毒感染而致　　D. 由于精神紧张造成

E. 因营养不良造成

【答案】B

【解析】目前复发性阿弗他溃疡的病因及致病机制仍不明，存在明显的个体差异，学界的趋同看法是多种因素综合作用的结果。多种因素包括免疫因素、遗传因素、系统性疾病因素、感染因素、环境因素及其他因素。

第三单元 口腔斑纹类疾病

1. 男，40岁，主诉颊黏膜白色斑块约1年。检查可见左侧颊黏膜约1cm×1.5cm的白色斑块，边界清楚，微高出黏膜，表面有毛刺状突起。此病的诊断可能是
   A. 颗粒型白斑　　　　　B. 均质性白斑　　　　　C. 疣状型白斑
   D. 慢性盘状红斑狼疮　　E. 口腔扁平苔藓

【答案】C

【解析】考查知识点是白斑的临床表现。本题是病例题，需从题干中找出答题依据。"白色斑块，边界清楚"未提及网纹，表明口腔白斑病的可能性大，可排除D和E。题干中未提及病损有红白颗粒，可排除A。口腔白斑病中"表面有毛刺状突起"提示可能是疣状型白斑。

2. 颗粒状白斑多见于
   A. 口角区黏膜　　　　　B. 软腭咽部　　　　　　C. 舌背咽部
   D. 口底舌腹　　　　　　E. 牙龈

【答案】A

【解析】口腔白斑病可分为均质型和非均质型，均质型包括斑块状、皱纹纸状；非均质型颗粒状、疣状及溃疡状。斑块状为口腔黏膜上出现白色或灰白色均质型斑块，平或稍高出黏膜表面，边界清楚，触之柔软，不粗糙或略粗糙，周围黏膜正常，患者多无症状或略有粗糙感；皱纹纸状白斑多发生于口底及舌腹，可有刺激痛；颗粒状白斑，颊黏膜口角多见，白色损害似颗粒状突起，致黏膜表面不平整，似有小片状或点状糜烂，患者可有刺激痛，本型白斑多可查到白念珠菌感染；疣状白斑表面粗糙呈刺状或绒毛状突起，明显高出黏膜且硬，多发生于牙槽嵴、口底、舌腭等部位，增殖型疣状白斑是疣状白斑的一个亚型，易复发癌变风险高；溃疡状白斑有糜烂或溃疡，患者疼痛。

3. 扁平苔藓的口腔表现不包括
   A. 糜烂　　　　　　　　B. 水疱　　　　　　　　C. 疱疹
   D. 斑块　　　　　　　　E. 皲裂

【答案】E

【解析】皲裂是黏膜表面的线状裂口，由炎性浸润使组织失去弹性变脆而成，如口角皲裂；而扁平苔藓是上皮过度不全角化，基底层液化变性，固有层有密集的淋巴细胞浸润，不会表现为皲裂，而表现为斑块、水疱、疱疹，若水疱破裂，则表现为糜烂。

4. 男，50岁。主诉：右下牙龈处粗糙感半年，伴溃疡疼痛月余。检查：右下第一磨牙牙龈处有一个1cm×2cm大小的白色斑块，厚而高起，表现呈小结节状突起，较硬，白色斑块的右上方有一小溃疡，有触痛。组织病理学检查上皮过度角化，棘层增厚。诊断为
   A. 白色角化病　　　　　B. 均质性白斑　　　　　C. 颗粒状白斑
   D. 疣状白斑　　　　　　E. 扁平苔藓

【答案】D

【解析】白色角化病：病损附近多有机械摩擦刺激物。均质性白斑：白色斑块，微高出黏膜表面，表面略粗糙，呈皱纸状，可有细小裂纹。颗粒状白斑：损害常如三角形，底边位于口角，损害的色泽为红白间杂，红色区域为萎缩的赤斑，赤斑表面"点缀"着结节样或颗粒状白斑。疣状白斑损害隆起，表面高低不平，伴有乳头状或毛刺状突起，触诊微硬，损害区粗糙感明显，通常因溃疡形成而发生疼痛。扁平苔藓：病损为白色小丘疹，针头大，属角化病损，有白色丘疹组成各种花纹。

5. 可促使扁平苔藓病损加剧的药物是
   A. 青霉素　　　　　　　B. 异烟肼　　　　　　　C. 雷公藤
   D. 维生素　　　　　　　E. 泼尼松

【答案】B

【解析】扁平苔藓是一种慢性炎症性的皮肤病，临床可表现为紫红色的扁平丘疹（故又称扁平红苔藓）。目前该病的病因尚不明确。考虑与免疫异常、精神紧张、病毒感染、遗传等有一定关系，某些药物如异烟肼、奎尼丁等可引起扁平苔藓样药疹或加重此病，故选B；扁平苔藓与细菌感染关系不大，青霉素不是其主要治疗药物，排除A；雷公藤属于免疫抑制剂类，可用于扁平苔藓的全身治疗，排除C；维生素的代谢中间产物视黄酸（维生素A酸）类药物可用于局部治疗，排除D；泼尼松属于肾上腺皮质激素，用于全身治疗，排除E。

6. 口腔扁平苔藓的癌变率约为
A. 1%　　　　　　　　　　B. 5%　　　　　　　　　　C. 10%
D. 15%　　　　　　　　　E. 20%
【答案】A

7. 唇红糜烂为主要特征，病史较长可造成皮肤脱色斑使唇红与皮肤界限模糊的损害是
A. 口腔扁平苔藓　　　　B. 慢性盘状红斑狼疮　　　C. 多形性红斑
D. 类天疱疮　　　　　　E. 口腔白斑
【答案】B
【解析】慢性盘状红斑狼疮（DLE）的好发部位是下唇唇红黏膜，初起为暗红色丘疹或斑块，随后形成红斑样病损，片状糜烂，病变区可超出唇红缘而累及皮肤，唇红与皮肤界限消失，此为DLE的特征性表现，故本题选B。

（8～10题共用备选答案）
A. 内分泌紊乱的中年以上妇女　　B. 有烟酒嗜好的中年以上男性　　C. 病毒感染的儿童
D. 长期使用抗生素者　　　　　　E. 患慢性胃肠道疾病者
8. 易患白斑的人群是
【答案】B
9. 白假丝酵母病易受感染的人群
【答案】D
10. 扁平苔藓好发于
【答案】A
【解析】局部刺激因素在白斑的发病中具有很重要的作用，吸烟是普通的原因；白假丝酵母病多因抗生素的大量使用，发生菌群失调，或免疫抑制剂的应用使免疫力降低；扁平苔藓发病与精神因素、免疫因素、内分泌因素、感染因素、微循环障碍因素、微量元素缺乏以及某些全身疾病有关。

11. 关于白斑的发病因素下列哪项是正确的
A. 咀嚼槟榔可导致白斑　　　B. 菌斑刺激可导致白斑　　　C. 戒烟可导致白斑
D. 白斑有家族遗传倾向　　　E. 高血压易患白斑
【答案】A
【解析】白斑的发病因素：吸烟等理化刺激（吸烟、烈性酒、过烫或酸辣食物、嚼槟榔等）、念珠菌感染、全身因素（微量元素、遗传易感性、脂溶性维生素缺乏等），和菌斑、高血压无关。

12. 以下不属于口腔白色角化症好发部位的是
A. 颊　　　　　　　　　　B. 硬腭　　　　　　　　　C. 唇红
D. 口底　　　　　　　　　E. 舌背
【答案】D
【解析】口腔白色角化症又称口腔白色角化病、良性角化，是长期机械或化学刺激造成的口腔黏膜局部白色角化的斑块或斑片。口腔白色角化症可发生于口腔任何部位，尤其是唇颊舌及硬腭。并无口底处。

13. 患者，男，32岁。双颊出现白色条纹病损半年。查：双颊及下唇内侧黏膜有条形白纹。临床应诊断为
A. 球菌性口炎　　　　　　B. 扁平苔藓　　　　　　　C. 癌性溃疡
D. 单纯疱疹　　　　　　　E. 盘状红斑狼疮
【答案】B
【解析】扁平苔藓病损大多左右对称，可发生在口腔黏膜任何部位，以颊部最多见。病损为小丘疹连成的线状白色、灰白色花纹，花纹可表现为多种形状，也可表现为白色斑块状。

14. 以下关于口腔白斑的论述哪项是错误的
A. 一种白色或灰白色的斑块　　　　　　B. 可以发生在口腔和外阴黏膜上
C. 临床上和病理上不能被诊断为其他疾病　　D. 是一种排他性诊断
E. 不包括局部刺激引起的白色角化症
【答案】B
【解析】口腔白斑病是发生于口腔黏膜上以白色为主的损害，不能擦去，也不能以临床和组织病理学方法诊断为其他可定义的损害，属于癌前病变或潜在恶性疾患范畴。包括吸烟、局部摩擦等局部因素去除后可以消退的单纯性过角化病，不发生在外阴黏膜上。

15. 不引起剥脱性龈病损的疾病是
A. 白斑　　　　　　　　　B. 天疱疮　　　　　　　　C. 扁平苔藓

D. 类天疱疮 E. 红斑狼疮

【答案】A

【解析】天疱疮损害特点表现为口腔黏膜的大疱，疱壁薄而透明，水疱易破，出现不规则的糜烂面，破后留有残留的疱壁，并向四周退缩，发生在牙龈，易误诊为剥脱性龈炎。类天疱疮牙龈是最早出现体征的部位，最典型的表现为剥脱性龈炎样损害。糜烂性扁平苔藓可表现为牙龈的剥脱性损害，颜色鲜红，触之易出血，但其邻接处或口腔其他部位可查见白色条纹，红斑狼疮黏膜损害为圆形或椭圆形红斑，糜烂凹下似盘状，边缘稍隆，可发生于牙龈，类似剥脱性龈炎病损，只有白斑一般不引起剥脱性龈病损。

(16～18题共用题干)

患者，男，56岁。下唇糜烂半年不愈。临床检查见下唇唇红有1cm×1.2cm红色萎缩斑，中央凹陷，边缘隆起，有放射状白色角化条纹，口腔内未见病损。

16. 如果患者同时患皮损，常见部位是

A. 躯干 B. 前胸 C. 腰背
D. 四肢 E. 头面部

【答案】E

【解析】下唇唇红黏膜是慢性盘状红斑狼疮的好发部位，初起为暗红色丘疹或斑块，随后形成红斑样病损，片状糜烂，中心凹下呈盘状，周边有红晕，在红晕外围是呈放射状排列的白色短条纹。可诊断该患者患有慢性盘状红斑狼疮，局限型主要累及头面部皮肤及口腔黏膜，A、B、C、D为慢性盘状红斑狼疮播散型的发病部位。

17. 患者不必做以下哪项进一步检查

A. 过敏试验 B. 组织病理检查 C. 免疫病理检查
D. 皮肤病损检查 E. 血清抗核抗体检查

【答案】A

【解析】慢性盘状红斑狼疮常检查：皮肤病损检查，可见有"角质栓"或"蝴蝶斑"；血清抗核抗体检查，可出现抗核抗体；免疫病理检查可见"狼疮带"；组织病理检查可见上皮过度角化或不全角化，上皮棘层萎缩变薄，基底细胞层液化变性，B、C、D、E均为慢性盘状红斑狼疮的检查。

18. 治疗该病可选用

A. 抗病毒药物 B. 氯喹 C. 视黄酸
D. 抗真菌药物 E. 氯苯那敏

【答案】B

【解析】慢性盘状红斑狼疮的治疗：尽量避免或减少日光照射、局部治疗、全身治疗。氯喹是免疫抑制剂，主要通过稳定溶酶体膜、抑制免疫等机制，而产生抗炎、减少免疫复合物的形成、减轻组织和细胞损伤。选项A为病毒感染用药，选项C用于治疗扁平苔藓，选项D用于治疗念珠菌性口炎，选项E用于治疗变态反应性疾病。

(19～21题共用题干)

患者，女，49岁，自觉右颊黏膜粗糙感一月，伴有刺激痛。临床检查：双颊黏膜有白色条纹，呈树枝状。

19. 下列哪项可作为本病诊断的依据

A. 眼结膜充血 B. 鼻黏膜充血 C. 生殖器溃疡史
D. 皮损有Wickham纹 E. 月经紊乱

【答案】D

【解析】扁平苔藓的临床表现为黏膜上白色、灰白色线状花纹组成多种形状病损，线纹间及病损周围黏膜正常，无充血、糜烂。皮肤病损可见Wickham纹。选项A+C是贝赫切特综合征的临床特点，选项B是鼻炎的特点，选项E是灼口综合征的病因。

20. 下列哪项检查对诊断最为主要

A. 间接免疫荧光检查 B. 病损组织细胞培养 C. 脱落法细胞学检查
D. 组织病理学检查 E. 甲苯胺蓝染色检查

【答案】D

【解析】组织病理见上皮过度不全角化、基底层液化变性以及固有层有密集的淋巴细胞呈带状浸润可诊断为扁平苔藓。选项A为盘状红斑狼疮的检查，选项B不能得到交界组织的损害情况，选项C多用于大规模防癌普查，选项E主要用于早期鳞癌的检查。

21. 下列哪项不是该病特点

A. 女性多发 B. 男性多发 C. 口腔病损多部位发生
D. 口腔病损具对称性 E. 皮损有Wickham纹

【答案】B

【解析】该疾病是中年女性多发。

22. 口腔扁平苔藓发病可能与以下因素有关的是
   A. 吸烟、外伤、心理因素
   B. 遗传、吸烟酗酒、细菌感染
   C. 心理因素、吸烟、不良修复体
   D. 内分泌因素、病毒感染、自身免疫
   E. 心理因素、不良修复体、内分泌因素
【答案】D
【解析】口腔扁平苔藓发病可能与心理因素、内分泌因素、病毒感染、自身免疫和遗传有关。

(23～26题共用题干)

女，50岁。以颊黏膜粗糙感、反复刺激性疼痛就诊。检查：双颊黏膜及下唇红有网状白纹，右颊及唇红病损，轻度充血。

23. 可作为本病诊断依据的是
   A. 眼结膜充血
   B. 鼻出血史
   C. 皮损有Wickham纹
   D. 皮肤靶形红斑
   E. 皮肤大疱形成
【答案】C

24. 如需明确诊断，最可靠的检查是
   A. 活检组织做病理检查
   B. 病损组织细胞培养
   C. 脱落细胞涂片检查
   D. 药物诊断性治疗
   E. 病损区甲苯胺蓝染色
【答案】A

25. 该病例最可能的诊断为
   A. 盘状红斑狼疮
   B. 多形渗出性红斑
   C. 扁平苔藓
   D. 白色角化病
   E. 类天疱疮
【答案】C

26. 鉴别诊断时最需与该疾病鉴别的是
   A. 盘状红斑狼疮
   B. 多形渗出性红斑
   C. 口腔溃疡
   D. 白色海绵状斑痣
   E. 白色角化症
【答案】A

【解析】扁平苔藓的诊断依据典型的临床表现和病理表现。题干中所述的"双颊黏膜及下唇白色网纹"符合扁平苔藓对称、多部位发生、好发于颊黏膜等典型的临床特点，但下唇的白色网纹也不能排除盘状红斑狼疮的可能。因此，皮损的表现特点和部位可有助于临床诊断。选项A、B、D和E的皮损特点都与本题口腔黏膜病损无关。对于扁平苔藓来说，典型的临床表现结合组织病理检查是诊断的"金标准"。扁平苔藓的特征性病损是黏膜白色角化条纹，选项B、C多形渗出性红斑和口腔溃疡不出现此病损，首先可排除；白色海绵状斑痣和白色角化症虽然是白色病损，但不表现网纹样病损。

(27～29题共用题干)

男，60岁，体检时检查发现舌背部白色斑块。患者吸烟30年，每天20支，检查右侧舌背部可见2cm×1.3cm均质白色斑块，边界清楚，未见充血糜烂，口腔其他部位黏膜未见花纹。

27. 根据病史和临床表现，可能的诊断是
   A. 地图舌
   B. 盘状红斑狼疮
   C. 念珠菌舌炎
   D. 口腔白斑病
   E. 扁平苔藓
【答案】D

28. 如需明确诊断，最可靠的检查是
   A. 活检组织做病理检查
   B. 病损组织细胞培养
   C. 脱落细胞涂片检查
   D. 药物诊断性治疗
   E. 病损区甲苯胺蓝染色
【答案】A

29. 可采取的治疗方法和措施是
   A. 脱敏治疗
   B. 化疗
   C. 手术治疗
   D. 抗生素治疗
   E. 放射治疗
【答案】C

【解析】题干提供了典型的白斑表现"2cm×1.3cm均质白色斑块，边界清楚"，口腔其他部位黏膜未见白色花纹。白斑的明确诊断需依赖组织病理学检查。目前来说，白斑尚无理想的治疗方法，临床上此类患者首要的措施是除去各种刺激因素，定期复查。对于范围较小的白斑（<2cm）或白斑区发生溃疡或基底变硬、表面

增厚显著时，应及早予以手术切除。

30. 关于白斑的临床分型下列哪项说法是错误的
A. 分为均质型和非均质型
B. 非均质性分为疣状型、颗粒型和溃疡型
C. 均质型表现为均质斑块或表面有皱褶
D. 疣状型属于非均质型
E. 非均质性包括疣状型、颗粒型和萎缩性
【答案】E
【解析】白斑可分为均型和非均质型。均质型的特点为：皱纹纸状，略高于黏膜。而非均质状有颗粒型、溃疡型、疣状型。

31. 白斑的好发部位是
A. 口底黏膜
B. 舌腹黏膜
C. 颊、舌黏膜
D. 软、硬腭黏膜
E. 唇红及唇黏膜
【答案】C
【解析】白斑可发生口腔黏膜任何部位，以颊黏膜最多见，唇、舌较多。上腭及牙龈还有口底比较少见。

32. 与OLP发病因素无关的有
A. 神经精神因素
B. 感染因素
C. 创伤因素
D. 免疫学因素
E. 遗传因素
【答案】C
【解析】OLP又称口腔扁平苔藓，是具有潜在恶变风险，因此WHO将其列为癌前状态。OLP发病机制尚不明确，可能与多种因素有关。可包括：感染因素、精神神经因素、遗传因素、免疫学因素等。无创伤因素，故排除C。

33. 白斑的诊断最确切的是
A. 组织病理检查
B. 血液生化检查
C. 家族史
D. 临床检查
E. 直接免疫荧光检查
【答案】A
【解析】白斑的诊断需根据临床表现和病理表现作出综合判断才能完成。脱落细胞检查和甲苯胺蓝染色等可辅助诊断。当白斑可疑癌变时，可做组织活检，更为准确。

34. 慢性盘状红斑狼疮好发于口腔黏膜的
A. 颊部黏膜
B. 舌背黏膜
C. 下唇黏膜
D. 上唇黏膜
E. 上腭黏膜
【答案】C
【解析】盘状红斑狼疮可出现皮肤及黏膜的病损。当患者出现口腔损害时，损害可发生在口腔任何部位，以下唇唇红部多见，可能与下唇易受日光照射有关。

35. 慢性盘状红斑狼疮在皮肤的典型表现是
A. 多形性红斑
B. 蝶形红斑
C. 靶形红斑
D. 疱形红斑
E. 萎缩性红斑
【答案】B
【解析】盘状红斑狼疮可出现皮肤及黏膜的病损。80%的盘状红斑狼疮病损发生于面部、头皮、颈部等光暴露的部位。以头面部最为常见，表现为界限清楚的紫红色丘疹或斑块，呈蝴蝶状，称为蝴蝶斑。其表面有黏着性鳞屑，去除鳞屑后可见扩张的毛囊孔里有"角质栓"。

36. 患者，女，38岁，自觉左颊黏膜粗糙半月，有时伴有刺激痛。临床检查见双颊黏膜有网状条纹，左颊黏膜充血。以下哪项还可以作为诊断依据
A. 鼻充血
B. 眼结膜充血
C. 外阴溃疡史
D. 月经紊乱
E. 皮肤有Wickham纹
【答案】E
【解析】中年女性患者口腔两颊黏膜出现网状条纹，其呈对称性。现出现左侧黏膜粗糙半个月，且颊黏膜充血。可初步怀疑为扁平苔藓，扁平苔藓不仅在黏膜上可出现对称性的网状条纹，还可在皮肤上有Wickham纹的出现。

37. 患者，女，35岁，发现舌背白色病损4个月，检查发现其舌背左侧约0.5cm×0.5cm白色角化条纹。边界欠清楚，表面光滑略呈淡紫色。患者发病前有精神创伤史，下肢皮肤有多角形紫红色丘疹，表面有Wickham条纹。分析该患者，诊断可能是
A. 白斑
B. 扁平苔藓
C. 白色角化症

D. 梅毒斑 E. 盘状红斑狼疮

【答案】B

【解析】根据临床表现进行疾病诊断。患者为中年女性，不仅有精神创伤史，也在口腔及皮肤上均出现病损表现。口腔病损呈白色角化条纹，皮肤上有 Wickham 纹的出现，可诊断为扁平苔藓。

38. 患者，女，42 岁，下唇唇红发生椭圆形红斑糜烂，边缘稍隆，周边有红晕并见毛细血管扩张及红晕周围呈放射状排列的细短白纹。病损区超出唇红缘累及皮肤，唇红与皮肤界限消失。拟诊断为

A. 糜烂性唇炎 B. 唇扁平苔藓 C. 唇盘状红斑狼疮
D. 腺性唇炎 E. 变态反应性唇炎

【答案】C

【解析】患者下唇唇红发生红斑且糜烂，其红斑周围有红晕及红晕周围有白色的放射状短条纹，由此可诊断为盘状红斑狼疮。

39. 患者，女，41 岁，下唇糜烂半年不愈。临床见下唇唇红缘有一 1cm×1.5cm 红色萎缩斑，中央凹陷，边缘隆起有放射状白色角化条纹。口内未见其他病损。下列因素中可能与患者发病关系最为密切的是

A. 内分泌因素 B. 消化道因素 C. 心血管
D. 冷热刺激 E. 日光照射

【答案】E

【解析】患者下唇唇红部出现红色斑块，糜烂半年，红斑中央凹陷，其边缘有放射状白色条纹。此特点符合盘状红斑狼疮的口腔表现，故此诊断为盘状红斑狼疮。盘状红斑狼疮的口腔病损好发于下唇部，可能与下唇易受日光照射有关。

40. 患者，男，45 岁，发现左颊黏膜白色斑块 1 个月，临床检查：除左颊孤立性白色斑块外未发现其他病损。下列哪项提供的信息不足以作为本病的发病因素

A. 吸烟习惯 B. 病损局部机械刺激 C. 白念珠菌感染
D. 唾液 pH 值偏高 E. 嗜酒习惯

【答案】D

【解析】患者口腔黏膜中出现白色斑块 1 个月，其白色病损为独立的白色斑块。可暂时诊断为白斑。能够引起白斑的因素中不包括唾液 pH 值偏高。唾液 pH 值偏高可能是胃酸过多引起的。

41. 患者，男，38 岁。吸烟 10 年，已戒烟 1 年。双颊黏膜及舌背黏膜有片状白色均质的斑块，表面高低不平。质地稍硬，不能被擦掉。该患者白色病损最可能的临床印象是

A. 白色水肿 B. 伪膜型念珠菌病 C. 皮脂腺异位
D. 白斑 E. 扁平苔藓

【答案】D

【解析】患者为烟龄 10 年的男性。口腔内出现对称的白色斑块，呈均质状，略高于黏膜，不能被擦去。可与 ABCE 进行相鉴别，故答案为 D。急性假膜型念珠菌病用力可将白色病损擦去。白色水肿是多见于颊黏膜，黏膜增厚发白，但很柔软，口镜牵拉后，白色病损可以减轻或消失。皮脂腺异位又称迷脂症，两颊黏膜及唇部黏膜多见，为正常现象。扁平苔藓为中年女性多见，虽病因尚不明确但与吸烟因素关系不大，且黏膜可出现白色的角化条纹。

42. 以下哪项措施不宜用于白斑治疗

A. 口服维生素 A B. 硝酸银烧灼 C. 戒烟
D. 手术切除 E. 局部涂鱼肝油

【答案】B

【解析】此题考查的是白斑的治疗方法。白斑的治疗目前尚无根治方法，其治疗原则是：卫生宣教、消除局部刺激因素、监测并预防癌变。治疗药物可用维生素 A 及维生素 A 酸、维生素 E、鱼肝油等，还可手术治疗：切除。硝酸银烧灼治疗属于刺激病损，故不可使用该方法。

43. 女性发病多于男性的是

A. 慢性盘状红斑狼疮 B. 地图舌 C. 牙龈癌
D. 沟纹舌 E. 龋病

【答案】A

【解析】盘状红斑狼疮是结缔组织病的典型代表，调查发现，慢性盘状红斑狼疮的发病率约为 0.4%～0.5%，女性患者约为男性的 2 倍，A 选项对。牙龈癌的发病情况男性多于女性，C 选项错误。地图舌，沟纹舌，龋病无明显的性别差异。

44. 白斑的发病特点如下，除外
A. 与吸烟有关　　　　　　　　B. 女性多于男性　　　　　　　C. 与刺激食物有关
D. 发病以中老年较多　　　　　E. 与某些全身因素有关
【答案】B
【解析】白斑可发生于口腔各部位黏膜，发生于年龄较大者，如50岁以上者，男性多发，白斑的发病与局部的长期刺激以及某些全身因素有关，吸烟是白斑最为常见的原因，食过烫或酸辣食物、嚼槟榔等也与白斑的发生有关。

45. 不属于斑纹类疾病的是
A. 多形性红斑　　　　　　　　B. 口腔白斑　　　　　　　　　C. 口腔红斑
D. 扁平苔藓　　　　　　　　　E. 口腔黏膜下纤维化
【答案】A
【解析】口腔黏膜斑纹类疾病包括口腔扁平苔藓、口腔白色角化症、口腔白斑病、口腔红斑病、盘状红斑狼疮、白色海绵状斑痣、口腔黏膜下纤维化性变。B、C、D、E均是。多形性红斑为口腔黏膜超敏反应性疾病。

46. 与扁平苔藓发病因素无关的是
A. 神经精神因素　　　　　　　B. 病毒感染　　　　　　　　　C. 过度吸烟饮酒
D. 免疫学因素　　　　　　　　E. 可能的遗传因素
【答案】C
【解析】扁平苔藓的病因和发病机制目前尚不明确，临床和基础研究结果显示可能与多种致病因素有关，如免疫因素、精神因素、内分泌因素、感染因素、微循环障碍、遗传因素、系统性疾病以及口腔局部刺激因素等。其中细胞介导的局部免疫应答紊乱在其发生发展中具有重要作用。

47. 属于癌前期病变的是
A. 白色水肿　　　　　　　　　B. 白色角化症　　　　　　　　C. 白皱病
D. 结核性溃疡　　　　　　　　E. 均质性白斑
【答案】E
【解析】癌前病变有白斑、红斑。白色水肿、白皱病、白色角化症属于癌前状态。

48. 口腔扁平苔藓最主要的临床表现是
A. 白色角化条纹　　　　　　　B. 色素沉着　　　　　　　　　C. 糜烂
D. 溃疡　　　　　　　　　　　E. 水疱
【答案】A
【解析】OLP病损为角化的小丘疹连成的线状白色、灰白色花纹，属异常角化病损。白色花纹可组成网状、树枝状、环状或半环状等多种形状，也可表现为白色斑块状。病损大多左右对称，可发生于口腔黏膜任何部位，以颊部多见。病损区黏膜可为正常，或发生出血、糜烂、溃疡、萎缩和水疱等。可有色素沉着。但最主要临床表现是线状白色、灰白色花纹。

49. 不易癌变的白斑类别是
A. 疣状型白斑　　　　　　　　B. 白斑呈白皱纸状　　　　　　C. 白斑基底有浸润
D. 发生在左侧舌腹部的白斑　　E. 无明确原因的白斑
【答案】B
【解析】口腔白斑属癌前病变，其癌变率为3%～5%。易癌变的白斑类型：位于舌缘、舌腹、口底以及口角等危险部位，疣状型、颗粒型、溃疡型，具有上皮异常增生者；患有白念珠菌感染者；病变时间较长者；有刺激痛或自发痛者。

50. 下列为白斑的临床分型，除了
A. 颗粒型　　　　　　　　　　B. 增殖型　　　　　　　　　　C. 均质型
D. 溃疡型　　　　　　　　　　E. 疣状型
【答案】B
【解析】①均质型：病损特点表现为白色斑块，微高出黏膜面，表面略粗糙，呈皱纸状，有时出现细小裂纹，一般无自觉症状，或有发涩感。②疣状型：病损表现为白色斑块，厚而高起，表面呈刺状或结节状突起，质较硬，有粗涩感。③颗粒型：病损特点为在发红的黏膜面上有细小颗粒样白色角化病损，高出黏膜面，表面不平似绒毛样，多有刺激痛。④溃疡型：病损特点为在白色斑块基础上有溃疡形成，常有明显的疼痛。

51. 口服雷公藤适用于
A. 复发性口腔溃疡　　　　　　B. 药物过敏性口炎　　　　　　C. 接触性口炎

D. 扁平苔藓　　　　　　　　　　E. 白斑

【答案】D

【解析】雷公藤适用于红斑狼疮等结缔组织与自身免疫性疾病，可用于口腔扁平苔藓的治疗。

(52～54题共用题干)

患者，男，38岁，发现左上第二双尖牙腭侧牙龈发白3天，检查见患部有1cm×0.5cm大小白色角化斑块，表面呈刺状。

52. 下列哪项信息无助于诊断或者鉴别诊断

　　A. 家族史　　　　　　　　B. 梅毒病史　　　　　　　　C. 局部残根、残冠
　　D. 吸烟　　　　　　　　　E. 药物过敏史

【答案】E

53. 下列哪项措施对确立诊断最为关键

　　A. 直接免疫荧光检查　　　B. 涂片检查　　　　　　　　C. 血化验
　　D. 组织病理检查　　　　　E. 甲苯胺蓝染色

【答案】D

54. 下列哪项是本病的治疗措施之一

　　A. 激素治疗　　　　　　　B. 免疫调整　　　　　　　　C. 给予抗生素
　　D. 心理治疗　　　　　　　E. 追踪观察

【答案】E

【解析】患者左上腭侧牙龈处发白3天，且患部有1cm×0.5cm大小的角化斑块，表面呈刺状。初步诊断为非均质型白斑。对于白斑的诊断尤为重要，较为准确的是组织活检。白斑的发病原因尚不清楚，可能与局部长期刺激及某些全身因素有关。如：烟酒理化刺激、白念珠菌感染、人乳头瘤病毒的感染，甚至是微量元素的缺乏。但白斑的发生与药物过敏无关，药物过敏可引起药物过敏口炎。对于白斑防治的重要手段是组织病理活检和定期随访。

(55～57题共用题干)

患者，女，48岁，有口腔黏膜粗涩感，进刺激食物感疼痛半年，检查发现其舌背左右各一黄豆大小白色病损，浅淡，表面乳头消失，质软。双颊自口角至颊脂垫尖处广泛白色角化网纹，基底充血发红。双舌缘舌腹也可见类似病损。

55. 询问病史及临床检查时应注意以下几点，除了

　　A. 皮肤有无损害　　　　　B. 指（趾）甲有无病损　　　C. 外生殖器有无病损
　　D. 有无肺结核史　　　　　E. 发病前有无精神因素

【答案】D

56. 对该患者的诊断最可能是

　　A. 增殖性念珠菌病　　　　B. 假膜型念珠菌病　　　　　C. 皮脂腺异位
　　D. 扁平苔藓　　　　　　　E. 白斑

【答案】D

57. 最恰当的治疗方案为

　　A. 手术切除　　　　　　　B. 长期抗真菌治疗，定期复查　　C. 不需治疗及随访
　　D. 全身长期大剂量激素治疗　E. 消除可能的诱因，局部或全身治疗，定期复查

【答案】E

【解析】患者为中年女性，其舌背左右各一白色病损，说明病损呈对称性。黏膜有进食刺激痛，双侧颊黏膜有广泛白色角化网纹。根据这些特点可初步诊断为该疾病是口腔扁平苔藓（OLP）。OLP的临床表现中并无肺结核史，具有结核史的疾病是结核性溃疡。对于OLP的治疗，目前尚无特效的治疗方法，首先应先消除可能的刺激因素，对于病损区域可局部或全身进行治疗，定期追踪随访。

(58～61题共用备选答案)

　　A. 易患水痘的人群　　　　B. 易患白念珠菌感染的人群　　C. 易患白斑的人群
　　D. 易患扁平苔藓的人群　　E. 易患游走性舌炎的人群

58. 患胃肠道疾病者

【答案】E

59. 长期服用抗生素者

【答案】B

60. 内分泌紊乱的中年以上妇女
【答案】D
61. 有烟酒嗜好的中年男性
【答案】C
【解析】游走性舌炎又称地图舌，病因尚不清楚，儿童发生地图舌常与患胃肠道疾病有关。当患者长期服用抗生素或激素时，会使机体菌群失调，念珠菌大量繁殖，即会导致念珠菌的感染。内分泌紊乱的中年女性易患OLP。吸烟饮酒的中年男性是白斑的好发人群。

(62～63题共用备选答案)
A. 成簇的小水疱，可发生于口腔黏膜的任何部位　　B. 口腔寻常狼疮
C. 皮肤上有Wickham纹　　D. 唇红黏膜出现放射状或平行排列的细白纹
E. 靶状红斑

62. 慢性盘状红斑狼疮的临床表现有
【答案】D
63. 扁平苔藓的临床表现有
【答案】C
【解析】盘状红斑狼疮可有皮肤及口腔黏膜的病损表现。口腔病损可发生在口腔任何部位，以下唇唇红多见，可能与日光照射有关，故在唇红部呈现为红斑周围出现放射状的短白色条纹。扁平苔藓的病损可发生在皮肤、黏膜、指甲、生殖器，口腔病损常呈对称的白色角化网状条纹，皮肤则有Wickham纹的存在。

(64～66题共用备选答案)
A. 牙龈　　B. 颊黏膜　　C. 上腭
D. 舌背　　E. 下唇唇红

64. 扁平苔藓的好发部位为
【答案】B
65. 类天疱疮的好发部位为
【答案】A
66. 盘状红斑狼疮的好发部位为
【答案】E
【解析】扁平苔藓的病损可发生在皮肤、黏膜、指甲、生殖器。口腔病损中最好发于颊部，病损多呈对称性。类天疱疮的病损好发位置于牙龈处。盘状红斑狼疮可发生于皮肤中的头面部呈蝴蝶斑，口腔损害好发于任何部位，以下唇唇红部多见。

67. 对急性大面积或多灶性糜烂性扁平苔藓的糖皮质激素治疗应采用
A. 大剂量，短疗程　　B. 大剂量，长疗程　　C. 小剂量，短疗程
D. 小剂量，长疗程　　E. 以上均不是
【答案】C
【解析】当局部治疗OLP时，可选择全身用药。对于顽固性糜烂型OLP可给予短期、小剂量糖皮质激素治疗。

68. 与口腔白斑病发病无关的因素有
A. 吸烟等理化刺激　　B. 念珠菌感染　　C. 细菌感染
D. 微循环障碍　　E. 遗传素质
【答案】C
【解析】白斑的发病原因目前尚不清楚。可能与局部长期刺激及某些全身因素有关，可以是烟酒等理化刺激、白念珠菌的感染、微量元素的缺乏等。

69. 关于白斑的发病因素下列哪项说法是正确的
A. 戒烟可导致白斑　　B. 咀嚼槟榔可导致白斑　　C. 菌斑刺激可导致白斑
D. 白斑有家族遗传倾向　　E. 免疫低下可造成白斑
【答案】B
【解析】口腔白斑病是发生于口腔黏膜上以白色为主的损害，不能擦去，也不能以临床和组织病学的方法诊断为其他可定义的损害。烟草是口腔白斑病发病的重要因素，A错误。食用过烫或酸辣食物、咀嚼槟榔等局部理化刺激也与口腔白斑病的发生有关，B正确。白斑无遗传倾向D错误，白斑和免疫及菌斑无关，C、E错误。

70. 男，62岁。舌部出现白色病损3年加重半年。查：舌背两侧各有一块约1～1.2cm白色斑块，双颊白色斑块存在。临床诊断应与下列哪种疾病鉴别

A. 天疱疮   B. 盘状红斑狼疮   C. 口腔扁平苔藓
D. 单纯疱疹   E. 以上均不是

【答案】C

【解析】患者为中年男性，其舌背两侧出现白色斑块3年，现白色病损加重半年，白斑呈对称性。可暂时诊断为白斑。白斑属于斑纹类疾病，应与OLP进行相鉴别诊断，OLP中年女性多见，口腔病损亦可对称性发生。白斑还可与白色角化症、白色水肿、白色海绵状斑痣、迷脂症、念珠菌病、扁平苔藓病相鉴别。

71. 口腔扁平苔藓属于

A. 急性感染性疾病   B. 免疫缺陷性疾病   C. 过敏性疾病
D. 自身免疫性疾病   E. 慢性炎症性疾病

【答案】E

【解析】口腔扁平苔藓（OLP）是一种皮肤-黏膜慢性炎症性疾病，一般认为发病可能与心理因素、内分泌因素、病毒感染、自身免疫和遗传有关。其中，细胞介导的局部免疫应答紊乱在OLP的发展中具有重要作用。

第四单元 唇舌疾病

1. 与慢性唇炎无关的因素
   A. 气候条件　　　　　　　B. 烟酒刺激　　　　　　　C. 先天遗传
   D. 不良习惯　　　　　　　E. 化妆品等的刺激
   【答案】C
   【解析】慢性唇炎未发现与先天遗传有关。慢性唇炎病因目前尚不明确，一般与温度、化学、机械刺激性因素等长期持续性刺激有关，如：寒冷、气候干燥、风吹等。与先天遗传无关。

2. 地图舌的病损边缘表现为
   A. 丝状乳头片状剥脱　　　B. 红色光滑区　　　　　　C. 糜烂
   D. 凹陷　　　　　　　　　E. 隆起
   【答案】E
   【解析】地图舌好发于舌背、舌缘等部位。病损呈片状乳头萎缩，呈不规则的红斑区域，边缘表现为丝状乳头增厚呈微隆起的边缘。

3. 患者，女，65岁，发现舌背红色斑块1年，病损时常变换位置，无自觉症状，偶有刺激，患者的诊断不可能是
   A. 游走性舌炎　　　　　　B. 地图样舌炎　　　　　　C. 地图舌
   D. 溃疡性舌炎　　　　　　E. 萎缩性舌炎
   【答案】D
   【解析】地图舌又称游走性舌炎、地图样舌炎。表现为中央区丝状乳头萎缩引起萎缩，周围丝状乳头增生引起稍隆起。病损的位置和形态不断变化，似在"游走"，患者舌背出现斑块性病损，病损时常变换位置，符合游走特征。

4. 慢性唇炎发病的重要原因是
   A. 饮食不当　　　　　　　B. 心理障碍　　　　　　　C. 因干燥而有舔唇不良习惯
   D. 高血压　　　　　　　　E. 以上都不是
   【答案】C
   【解析】慢性唇炎病因目前尚不明确，一般与温度、化学、机械刺激性因素等长期持续性刺激有关，如：寒冷、气候干燥、风吹等。

5. 地图舌是一种
   A. 慢性增生性舌炎　　　　B. 急性萎缩性舌炎　　　　C. 慢性萎缩性舌炎
   D. 病毒感染性舌炎　　　　E. 慢性营养不良性舌炎
   【答案】C
   【解析】地图舌是一种浅表性非感染性的舌部炎症，常以丝状乳头萎缩为特征。

6. 沟纹舌伴有巨唇、面瘫时称
   A. 梅-罗综合征　　　　　B. 莱特尔综合征　　　　　C. 贝赫切特综合征
   D. 灼口综合征　　　　　　E. 干燥综合征
   【答案】A
   【解析】沟纹舌表现为舌背一条或长或短的中心深沟和多条不规则的副沟。当沟纹舌伴有巨唇、面瘫时称梅-罗综合征，选择A。B莱特尔综合征是指包括关节炎、尿道炎和结膜炎的三联征。C贝赫切特综合征即白塞病，为口-眼-生殖器三联征。D灼口综合征是以舌部为主要发病部位，以瘙痒样疼痛为主要表现的一组综合征。E干燥综合征即舍格伦综合征，是一种侵犯外分泌腺体尤以侵犯唾液腺和泪腺为主的慢性自身免疫性疾病。主要表现为口、眼干燥，也可有多器官、多系统损害。

7. 维生素B缺乏除有口角炎外，还表现为
   A. 鼻炎、唇炎　　　　　　B. 鼻炎、舌炎　　　　　　C. 舌炎、唇炎
   D. 咽炎、唇炎　　　　　　E. 鼻炎、咽炎
   【答案】C
   【解析】维生素B缺乏是由B族维生素缺乏引起的多种疾病的总称。不同的维生素缺乏可引起不同的疾病，维生素B的缺乏可引起口角炎、舌炎、唇炎、眼炎、继发性贫血等。

8. 毛舌发生在
A. 舌背　　　　　　　　　B. 舌尖　　　　　　　　　C. 舌根
D. 舌缘　　　　　　　　　E. 口底
【答案】A
【解析】毛舌是舌背丝状乳头过度伸长和延缓脱落形成的毛发状损害。好发于舌背中后部，也可累及整个舌背。

9. 以下哪项不是丝状乳头萎缩的原因
A. 贫血　　　　　　　　　B. 舔唇习惯　　　　　　　C. 维生素B缺乏
D. 真菌感染　　　　　　　E. 地图舌
【答案】B
【解析】丝状乳头萎缩可由多种原因引起，选项中的舔唇习惯是可以造成慢性唇炎的因素，根据排除法进行排查。

10. 患者，女，56岁。舌背后1/3处存在散在肿大突起，轮廓清晰，发红。疼痛不明显，患者无意间发现，恐慌来诊。患者的诊断为
A. 叶状乳头炎　　　　　　B. 菌状乳头炎　　　　　　C. 轮廓乳头炎
D. 舌癌　　　　　　　　　E. 丝状乳头炎
【答案】C
【解析】舌乳头在舌背有四种表现形成，分别是丝状乳头、菌状乳头、轮廓乳头、叶状乳头。每种乳头可因一些因素引起萎缩或肿胀的表现，形成乳头炎。题中交代患者的舌背后1/3处有散在肿大，疼痛不明显。根据肿大位置可判定为是轮廓乳头肿大，导致乳头炎的发生。

丝状乳头炎	黏膜的表面萎缩消失，全舌鲜红，光滑如镜面
菌状乳头炎	分布于舌前和舌尖部，炎症时可以肿胀、充血、灼热、疼痛不适等
叶状乳头炎	分布于舌缘后部，靠近咽部，为5～8条纵行皱襞。炎症时红肿，常有明显的不适感

11. 游走性舌炎患者可能有的症状是
A. 自发痛　　　　　　　　B. 口干　　　　　　　　　C. 冷热痛
D. 烧灼刺激痛　　　　　　E. 阵发性疼痛
【答案】D
【解析】游走性舌炎表现在舌背、舌尖、舌边缘等处出现大小不等的红斑，形状不规则，外围有一圈白色或黄白色的边界，形似地图而得名；一般无自觉症状，仅在吃刺激性食物时有舌头发痒、烧灼痛或麻刺感。

12. 男性，38岁。全身不适，食欲减退2天，伴上唇左侧唇红黏膜及周围皮肤起疱、结痂来诊。在考虑诊断时下列哪种疾病最不可能
A. 疱疹性口炎　　　　　　B. 唇疱疹　　　　　　　　C. 带状疱疹
D. 手足口病　　　　　　　E. 慢性唇炎
【答案】E
【解析】慢性唇炎表现以脱屑为主的慢性脱屑性唇炎或以渗出糜烂为主的慢性糜烂性唇炎，与该患者起疱、结痂的症状不符，所以此题选择E。A疱疹性口炎也称唇疱疹，由单纯疱疹病毒引起，表现为在口唇或其周围起疱，一般持续24小时，随后破裂，接着是糜烂、结痂。C带状疱疹由水痘-带状疱疹病毒引起，表现为沿单侧神经分布的簇集性小水泡，可融合成大疱，严重者可为血疱或脓疱，也可破溃、结痂。D手足口病由肠道病毒引起，在口腔黏膜、手掌、足底出现散在水疱、丘疹于斑疹。这几种病都有起疱、结痂的表现，都是可能的诊断。

13. 地图舌的治疗应采用
A. 清除牙菌斑　　　　　　B. 切除花纹　　　　　　　C. 去除残根残冠
D. 无症状者一般不需治疗　E. 服用抗生素治疗
【答案】D
【解析】关于地图舌的治疗因病因尚不清楚，所以一般无症状的患者是不需要治疗的，应避免进食辛辣刺激的食物。

14. 慢性非特异性唇炎出现脓血性痂皮时，应首选的治疗措施是
A. 湿敷至痂皮脱落　　　　B. 红霉素软膏涂布　　　　C. 氟轻松软膏涂布
D. 金霉素软膏涂布　　　　E. 曲安奈德混悬液局部注射

【答案】A

【解析】慢性非特异性唇炎出现脓血性痂皮时，应首选的治疗措施是湿敷至痂皮脱落。直至结痂消除，渗出停止，皲裂愈合，然后才能涂布软膏类药物。

15. 地图舌患者可能有的症状是
    A. 自发痛　　　　　　　　B. 口干　　　　　　　　C. 冷热疼
    D. 烧灼刺激痛　　　　　　E. 阵发性疼痛

【答案】D

【解析】地图舌又称为游走性舌炎、剥脱性舌炎，表现在舌背、舌尖、舌边缘等处出现大小不等的红斑，形状不规则，外围有一圈白色或黄白色的边界，形似地图而得名；一般无自觉症状，仅在吃刺激性食物时有舌头发痒、烧灼痛或麻刺感。

16. 有关皲裂的叙述，错误的是
    A. 黏膜或皮肤发生的线状裂口，称为皲裂
    B. 发生皲裂的原因是某些疾病或炎性浸润使组织失去弹力变脆
    C. 核黄素的缺乏可以引起皲裂
    D. 皲裂较浅，仅限于黏膜的上皮层时，容易愈合而不留瘢痕；皲裂较深，达黏膜下层时，愈合后将留有瘢痕
    E. 愈合后一般不留瘢痕

【答案】E

【解析】由于皮肤干燥或慢性炎症使皮肤的弹性减低或消失，再加上外力的作用而形成的，故A、B、C正确，皲裂较浅时，容易愈合而不留瘢痕；皲裂较深可达肌层，愈合后留有瘢痕。

17. 局部刺激和咽部炎症波及引起的舌乳头炎是
    A. 丝状乳头炎　　　　　　B. 菌状乳头炎　　　　　　C. 叶状乳头炎
    D. 轮廓乳头炎　　　　　　E. 味蕾

【答案】C

【解析】因叶状乳头位于舌部侧缘，靠近咽部，富含舌扁桃体等淋巴样组织。在咽部发生炎症时常波及此乳头，局部刺激亦可引起炎症，患者常有明显的刺激痛或不适感。

18. 男孩，13岁。舌有时出现刺激痛近1年，检查见舌背有3块光滑的红色剥脱区，微凹陷，直径5～10mm，有两块已相连，剥脱区边缘为白色微高起的弧形或椭圆形所包绕，宽约1.5mm。可诊断为
    A. 舌扁平苔藓　　　　　　B. 舌乳头炎　　　　　　C. 萎缩性舌炎
    D. 地图舌　　　　　　　　E. 裂纹舌

【答案】D

【解析】地图舌的病损部位由周边区和中央区组成，中央区表现为丝状舌乳头萎缩微凹，黏膜充血发红，表面光滑的剥脱样红斑；周边区表现为丝状舌乳头增厚，呈黄白色条状或弧线状分布，与周围正常黏膜呈明显分界。题中给出的症状符合地图舌的诊断，因此D正确。选项A、B和C都可出现舌背的红色剥脱区，但周围没有白色弧线围绕，因此A、B、C错误，题干中并没有提到舌体的裂纹，因此E错误。

19. 女，30岁。因唇部干燥、脱屑就诊，检查发现患者唇红部轻度肿胀，干燥，脱屑，皲裂，追问病史患者新购一支口红，既往从未使用过此品牌。最可能的诊断是
    A. 湿疹糜烂型唇炎　　　　B. 干燥脱屑型唇炎　　　　C. 唇疱疹
    D. 血管神经性水肿　　　　E. 白念珠菌感染性唇炎

【答案】B

20. 男，18岁。以上唇肿胀2年就诊，检查发现双唇肿胀，稍硬，有弹性，唇红部鲜红色，皱褶，以上唇明显。左侧鼻唇沟变浅，口角稍下垂。口内检查可见舌背多数沟裂。正确的诊断应该是
    A. 湿疹糜烂型唇炎　　　　B. 干燥脱屑型唇炎　　　　C. 真菌性唇炎
    D. 梅-罗综合征　　　　　　E. 沟纹舌

【答案】D

【解析】从题干可看出患者有明显的复发性口面部肿胀、复发性周围性面瘫、裂舌（沟纹舌）三联征，是梅-罗综合征的典型表现。

21. 女，50岁。以舌烧灼样疼痛半年就诊。检查可见舌背厚白苔，两侧边缘近根部红肿，有粟粒状突起和垂直向较深的沟裂，咽充血，水肿，诊断应为
    A. 沟纹舌　　　　　　　　B. 地图舌　　　　　　　　C. 舌叶状乳头炎
    D. 舌菌状乳头炎　　　　　E. 舌轮廓乳头炎

【答案】C

【解析】叶状乳头位于舌部侧缘，接近咽部，实为淋巴样组织，在咽部发生炎症时常波及此乳头。局部刺激亦可引起炎症。患者舌烧灼样疼痛，两侧边缘近根部红肿，有粟粒状突起和垂直向较深的沟裂，咽充血，故诊断为舌叶状乳头炎。

22. 慢性唇炎的临床表现如下，除外
A. 唇肿胀　　　　　　　　　B. 皲裂　　　　　　　　　C. 脱屑
D. 结痂　　　　　　　　　　E. 放射状斑纹

【答案】E

【解析】慢性唇炎的临床表现有唇肿胀、皲裂、脱屑、结痂、糜烂等，自觉灼热疼痛，或发胀发痒，但是没有放射状斑纹。放射状斑纹多见于盘状红斑狼疮，而A、B、C、D的内容都可以出现在慢性唇炎的临床表现上。

23. 患者，女，6岁。舌背部出现不定的圆形线斑，检查：舌背中部偏左有一圆形丝状乳头剥脱区，色红、微凹陷，无疼痛，直径约10mm，边缘发白，微凸出，舌活动正常。全身未见异常。应诊断为
A. 药物过敏性口炎　　　　　B. 球菌性口炎　　　　　　C. 接触性口炎
D. 扁平苔藓　　　　　　　　E. 游走性舌炎

【答案】E

【解析】游走性舌炎根据临床表现即可诊断。①儿童多见，成人中女性多于男性。②病损主要位于舌背、舌尖、舌缘。③基本病损为丝状乳头萎缩后形成的圆形或椭圆形红色剥脱区，钱币大小，边缘有1～2mm宽的丝状乳头增生形成的黄白色边缘。④损害可单独存在或多个存在，可相互融合成形状不一的地图状改变。⑤损害可突然出现，突然消失，一昼夜即改变位置和形状，也可持续数日或数周不变。⑥半数以上患者合并沟纹舌。

（24～25题共用题干）

患者，女，42岁。发现舌背红色斑块1年，病损时常改变位置，无自觉症状，偶有刺激痛。

24. 患者的诊断可能是
A. 口腔白斑　　　　　　　　B. 扁平苔藓　　　　　　　C. 地图舌
D. 舌乳头炎　　　　　　　　E. 肉芽肿性舌炎

【答案】C

【解析】地图舌好发于舌背、舌尖、舌缘部。中央区表现为丝状舌乳头萎缩微凹。黏膜冲洗发红、表面光滑的剥脱样红斑。起初为小点状，逐渐扩大为地图样，持续1周或数周内消退，同时又有新病损出现，似在舌背移动"游走"。病损多在舌前2/3游走，可昼夜间发生明显的位置移动。患者一般无疼痛等不良感觉。

25. 此病的发生与以下哪项相关度最小
A. 胃肠功能紊乱　　　　　　B. 贫血　　　　　　　　　C. 病灶感染
D. 情绪　　　　　　　　　　E. 舌黏膜发育不良

【答案】E

【解析】游走性舌炎的病因如下。①遗传因素；②免疫因素；③精神心理因素；④其他因素：包括人群起源差异因素；内分泌（月经紊乱，妊娠期）、营养因素（消化不良，维生素B族缺乏，儿童缺锌）、口腔的局部因素（乳牙萌出，龋齿），还有个体体质强弱、脂溢性皮炎、Reiter's综合征、贫血、胃肠紊乱、感染性病灶等。

26. 关于游走性舌炎，下列哪种说法是正确的
A. 好发于舌腹部　　　　　　B. 病损区中间表现为丝状乳头萎缩　　　C. 患者有自发痛
D. 又称为萎缩性舌炎　　　　E. 发病与口腔环境不佳有关

【答案】B

【解析】游走性舌炎好发于舌背、舌尖、舌缘。病损部位由周边区和中央区组成。中央区表现为丝状乳头萎缩凹陷，黏膜充血发红，表面光滑的剥脱样红斑。周边区表现为丝状乳头增厚，呈黄白色条带状或弧线状分布，宽约数毫米，与周围正常黏膜形成明显的分界。患者一般无疼痛症状，合并感染时可有疼痛感。确切病因尚不明确，可能的主要因素包括遗传、免疫、精神心理因素及其他因素，不包括口腔环境的好坏。萎缩性舌炎是指舌黏膜的萎缩性改变，除黏膜表面舌乳头萎缩消失外，舌上皮全层以至舌肌都萎缩变薄，全舌色泽红，光滑如镜面，也可呈苍白，又称光滑舌或镜面舌。故不选D。